Bergner / Seidel

Galenische Übungen

Bergner / Seidel

Galenische Übungen

Dr. Annina Bergner, Höchberg
Dr. Kirsten Seidel, Kiel

Mit 235 Abbildungen und 50 Tabellen

DAV Deutscher Apotheker Verlag

Zuschriften an
lektorat@dav-medien.de

Anschriften der Autoren
Dr. Annina Bergner
Friedrich-Koenig-Weg 6
97204 Höchberg

Dr. Kirsten Seidel
Lehmkoppel 4
24107 Kiel

Um die Lesbarkeit des Buches zu verbessern, verzichten wir auf die Nennung männlicher und weiblicher Sprachformen. Alle personenbezogenen Begriffe beziehen sich unterschiedslos auf Menschen jeden Geschlechts.
Alle Links zu externen Inhalten wurden zum Zeitpunkt der Drucklegung gewissenhaft auf Aktualität geprüft. Wir bitten jedoch um Ihr Verständnis, dass der Deutsche Apotheker Verlag keinen Einfluss hat auf die dauerhafte Verfügbarkeit externer Online-Ressourcen und demzufolge keinen zeitlich unbegrenzten Zugang zu diesen Inhalten gewährleisten kann. Der Verlag übernimmt trotz sorgfältiger inhaltlicher Kontrolle für externe Links zu fremden Inhalten keine Haftung.

Bibliografische Information der Deutschen Nationalbibliothek
Die Deutsche Nationalbibliothek verzeichnet diese Publikation in der Deutschen Nationalbibliografie; detaillierte bibliografische Daten sind im Internet unter https://portal.dnb.de abrufbar.

1. Auflage 2024
ISBN 978-3-7692-7924-5
ISBN 978-3-7692-8383-9 (E-Book, PDF)

Birkenwaldstraße 44, 70191 Stuttgart
www.deutscher-apotheker-verlag.de
Printed in Germany

Satz: primustype Hurler GmbH, Notzingen
Grafik: Ruth Hammelehle, Bad Boll
Druck und Bindung:
Aumüller Druck, Regensburg
Umschlagabbildung: aninna/stock.adobe.com
Umschlaggestaltung: deblik, Berlin

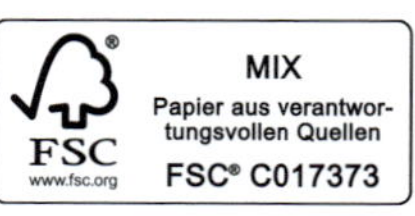

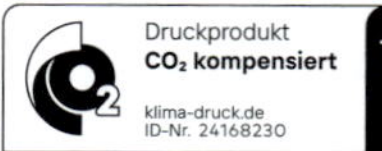

Vorwort

Dringend benötigte Arzneimittel für Kinder waren letzten Winter schwer zu bekommen. Abhilfe konnte hier vielfach die Herstellung von Arzneimitteln in der Apotheke schaffen. Flüssige Zubereitungen mit Paracetamol und Ibuprofen sowie antibiotikahaltige Säfte wurden zahlreich als Rezepturarzneimittel zubereitet. Nicht umsonst gehört die Arbeit in der Rezeptur daher mit zu den wichtigsten Tätigkeiten aller pharmazeutischen Mitarbeiter. Auf dem Gebiet der Arzneimittelherstellung besitzt keine andere Berufsgruppe vergleichbare Kenntnisse.

Das vorliegende Buch richtet sich an die Schülerinnen und Schüler einer PTA-Schule, die im Fach „Galenische Übungen“ die Herstellung von Arzneimitteln lernen. Am Ende der Schulzeit sollen die Schülerinnen und Schüler dabei in der Lage sein, verschiedene Darreichungsformen gemäß ärztlicher Anweisung nach den anerkannten pharmazeutischen Regeln herzustellen. Dazu werden in einem einführenden Kapitel zunächst grundlegende Informationen zur Herstellung von Arzneimitteln vermittelt. Anschließend werden die einzelnen Darreichungsformen wie Teemischungen, Pulver und Puder, Kapseln, Granulate, Lösungen, Suspensionen, Emulsionen, halbfeste Arzneiformen, Rektalia und Vaginalia sowie sterile Arzneiformen ausführlich vorgestellt. Auch auf das neu im Lehrplan aufgenommene Verblistern von Arzneimitteln wird eingegangen. In jedem Kapitel werden zunächst die wichtigsten theoretischen Grundlagen zur jeweiligen Arzneiform erklärt und anschließend wird auf die Herstellung, nötige Berechnungen, Inprozess- und Endkontrollen, Dokumentation, Verpackung sowie Kennzeichnung anhand zahlreicher praktischer Beispiele eingegangen. Die Texte sind durch diverse eingefügte Abbildungen und Tabellen aufgelockert, wichtige Informationen sind in speziellen „Merke“ Kästen zu finden. Spezielle „Rezepturtipps“ enthalten praxisrelevantes Wissen, das aus unserer langjährigen Tätigkeit als Apothekerin, Lehrerin und Dozentin zusammengetragen wurde.

Unser Dank gilt allen Mitarbeiterinnen und Mitarbeitern des Deutschen Apotheker Verlags, die bei der Entstehung des Buchs mitgeholfen haben. Die Zusammenarbeit war wie immer konstruktiv und angenehm.

Höchberg und Kiel im Frühjahr 2024

Dr. Annina Bergner
Dr. Kirsten Seidel

Inhaltsverzeichnis

Abkürzungsverzeichnis

AMG	Arzneimittelgesetz
AMK	Arzneimittelkommission der Deutschen Apotheker
ApBetrO	Apothekenbetriebsordnung
BfArM	Bundesinstitut für Arzneimittel und Medizinprodukte
d	Teilungswert
DAB	Deutsches Arzneibuch
DAC	Deutscher Arzneimittel-Codex, Bestandteil des DAC/NRF
HLB	Hydrophilic-Lipophilic-Balance
IE	Internationale Einheit
LAF	Laminar Air Flow
mPa·s	Millipascalsekunde
NRF	Neues Rezeptur-Formularium, Bestandteil des DAC/NRF
Ph. Eur.	Europäisches Arzneibuch, Pharmocopaea europaea
UpM	Umdrehungen pro Minute
ZL	Zentrallaboratorium Deutscher Apotheker e. V.
ZRB	Ziegler Rezepturbibliothek

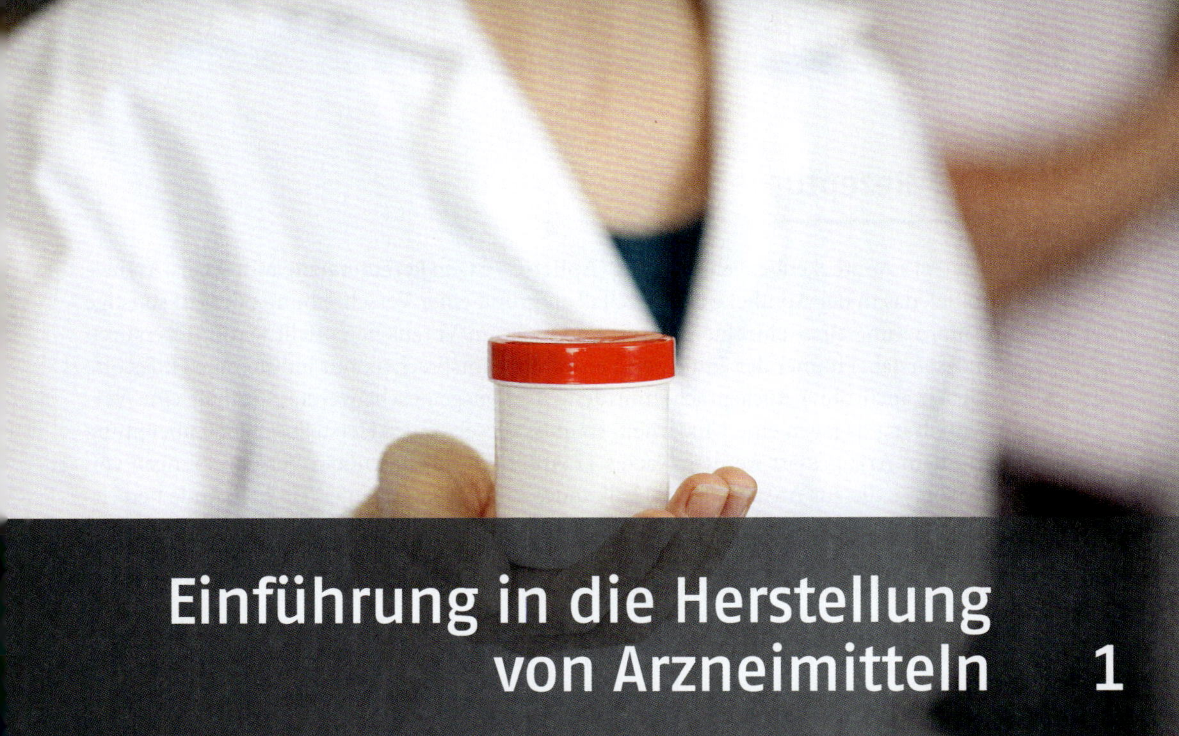

Einführung in die Herstellung von Arzneimitteln 1

Dr. Annina Bergner

Eine Versorgung der Bevölkerung mit Arzneimitteln ist über industriell vorgefertigte Medikamente allein nicht möglich. In Apotheken individuell hergestellte Zubereitungen sind daher unersetzbar. Ein Beispiel ist die Pädiatrie, wenn Rezepturarzneimittel fehlende Fertigarzneimittelmittel in niedriger Dosierung ersetzen. Jede Apotheke muss Rezepturen herstellen können. Diese Anfertigung von Arzneimitteln ist ein wichtiges Tätigkeitsfeld des gesamten pharmazeutischen Personals. Keine andere Berufsgruppe weist auf dem Gebiet der Galenik ein vergleichbares Wissen auf.

1.1 Rezeptur

Laut § 1a Apothekenbetriebsordnung (ApBetrO) ist ein **Rezepturarzneimittel** ein „Arzneimittel, das in der Apotheke im Einzelfall aufgrund einer Verschreibung oder auf sonstige Anforderung einer einzelnen Person und nicht im Voraus hergestellt wird". Rezepturen müssen dabei immer der ärztlichen Verordnung entsprechen, nur indifferente Hilfsstoffe dürfen auch ohne Rücksprache mit dem Arzt ausgetauscht werden. Enthält eine Verschreibung dagegen eine Unklarheit, so muss diese vor der Herstellung der Zubereitung mit dem Arzt geklärt werden. Nach § 17 ApBetrO müssen zudem Verschreibungen von Personen, die zur Ausübung der Heilkunde, Zahnheilkunde oder Tierheilkunde berechtigt sind, in einer der Verschreibung angemessenen Zeit ausgeführt werden. Dieser **Kontrahierungszwang** gilt selbstverständlich auch für Rezepturarzneimittel, die Apotheke darf die Herstellung einer Zubereitung nicht ablehnen.

1.2 Defektur

Im Gegensatz zu den Rezepturen werden Defekturarzneimittel in der Apotheke auf Vorrat hergestellt. Die Chargengröße ist dabei auf hundert abgabefertige Packungen pro Tag begrenzt. Füllt eine Apotheke beispielsweise fünf Tüten Pfefferminztee nach Standardzulassung ab, handelt es sich hier bereits um eine Defekturarzneimittelherstellung.

Herstellung nach Standardzulassung

Fertige Abpackungen von beispielsweise Pfefferminzblättern unterliegen als Fertigarzneimittel normalerweise der Zulassungspflicht. Damit aber nicht jede Apotheke für diese Arzneimittel eine eigene Zulassung beantragen muss, sind diese davon befreit. Es existieren dazu Standardzulassungsmonographien, die genau beschreiben, wie das Arzneimittel herzustellen und zu verpacken ist. Für die Apotheke relevant sind unter anderem Vorschriften zur Herstellung von Tee mit Kamillenblüten oder Wasserstoffperoxid-Lösung.

Das Gleiche gilt auch für die Herstellung einer häufig vorkommenden Rezepturvorschrift in größerem Maßstab und die anschließende Abfüllung in Abgabegefäße. Ob es sich bei einer Zubereitung um ein Defekturarzneimittel handelt, wird immer dadurch bestimmt, ob die **Herstellung auf Vorrat** erfolgt.

Zur Defekturherstellung wird auch die Anfertigung von Rezepturkonzentraten und Zwischenprodukten zur Weiterverarbeitung gezählt. Beispiele aus dem Apothekenalltag sind dabei die Herstellung von Alkohol-Wasser-Gemischen oder von Dermatika-Grundlagen.

MERKE

Im Gegensatz zu den Rezepturen ist bei der Herstellung eines Defekturarzneimittels keine Plausibilitätsprüfung vorgesehen. Defekturen werden üblicherweise aufgrund häufiger ärztlicher Verordnung angefertigt, ihre Plausibilität kann daher als geprüft angenommen werden.

1.3 Literatur und Hilfsmittel

Bei der Herstellung von Arzneimitteln gelten die Vorschriften aus dem Arzneimittelgesetz (AMG) und der Apothekenbetriebsordnung (ApBetrO), bei der Verarbeitung von Gefahrstoffen sind auch die Bestimmungen des Gefahrstoffrechts zu beachten.

1.3.1 Arzneibuch

Nach § 55 AMG enthält das Arzneibuch anerkannte pharmazeutische Regeln zur Herstellung von Arzneimitteln in der Apotheke und besteht aus drei Teilen:

- Europäisches Arzneibuch (Ph. Eur.),
- Deutsches Arzneibuch (DAB),
- Homöopathisches Arzneibuch (HAB).

Alle drei Arzneibücher sind gleich aufgebaut und bestehen aus einem allgemeinen und einem speziellen Teil. Der allgemeine Teil enthält unter anderem Prüfverfahren für Ausgangsstoffe und Reagenzien, der spezielle Teil beschreibt dagegen die einzelnen Monographien. Alle drei Arzneibücher gelten grundsätzlich gemeinsam. Texte aus dem Europäischen Arzneibuch gelten also auch in Verbindung mit den Regeln des DAB und des HAB.

Deutsches Arzneibuch

Das Deutsche Arzneibuch wird in deutscher Sprache herausgegeben und wurde lange Zeit mit arabischen Zahlen fortlaufend nummeriert. Ab dem DAB 10 aus dem Jahr 1991 liegt es als Loseblattwerk vor und erleichtert so den Austausch mit den aktualisierten Vorschriften der Nachträge. Mittlerweile sind im Deutschen Arzneibuch nur noch Texte zu finden, die nicht im Europäischen Arzneibuch aufgeführt sind. Die Regeln des Europäischen Arzneibuchs ersetzen also nach und nach die nationalen Regeln. Mittlerweile trägt das Deutsche Arzneibuch statt fortlaufender Ziffern die Jahreszahl seines Inkrafttretens im Namen.

Europäisches Arzneibuch

Beim Europäischen Arzneibuch (Ph. Eur.) handelt es sich um ein dreibändiges Grundwerk mit einzelnen Nachträgen, die in der Reihenfolge ihres Erscheinens nummeriert sind. Der erste Band der Ph. Eur. gliedert sich in einen „Allgemeinen Teil“ mit fünf Kapiteln und einen Teil mit den einzelnen Monographiegruppen. Dabei werden Geräte erklärt, z. B. der Normaltropfenzähler oder die unterschiedlichen Siebe, und Methoden der pharmazeutischen Technologie wie die Bestimmung des Schütt- und Stampfvolumens oder die Prüfung auf Gleichförmigkeit der Masse. Zu finden sind hier auch die Definitionen zu den Arzneiformen wie Pulver, Kapseln oder flüssige Zubereitungen zur Einnahme. Im zweiten und dritten Band des Ph. Eur. sind in alphabetischer Reihenfolge Monographien zu Arznei- und Hilfsstoffen zu finden.

Wichtige Regeln des Arzneibuchs zur Herstellung von Arzneimitteln

- Zur Herstellung von Lösungen ist als Lösemittel Wasser gemeint, falls nichts anderes angegeben ist.
- Bei den Herstellungsvorschriften sind bei „Teilen" stets Massenteile gemeint, es muss also abgewogen werden.
- Konzentrationen werden in Prozent angegeben:

m/m Prozent = Masse in Masse	g in 100 g Endprodukt
V/V Prozent = Volumen in Volumen	ml in 100 ml Endprodukt
V/m Prozent = Volumen in Masse	ml in 100 g Endprodukt
m/V Prozent = Masse in Volumen	g in 100 ml Endprodukt

- Temperaturen werden in °C angegeben:

Tiefgekühlt	–1 bis –15 °C
Kühlschrank	2 bis 8 °C
Kalt	8 bis 15 °C
Raumtemperatur	15 bis 25 °C

Homöopathisches Arzneibuch

Alle üblichen homöopathischen Herstellungsvorschriften sind im Homöopathischen Arzneibuch aufgeführt, die Gliederung dieses Arzneibuchs entspricht derjenigen der Ph. Eur.

1.3.2 DAC und NRF

Neben den Arzneibüchern kann zur Herstellung von Zubereitungen in der Apotheke auf weitere praxisrelevante Hilfen zurückgegriffen werden.

DAC/NRF-Werk

Der Deutsche Arzneimittel-Codex (DAC) und das Neue Rezeptur-Formularium (NRF) stellen eine Ergänzung zum Arzneibuch dar. Das DAC/NRF-Werk liegt als Loseblattsammlung und als DVD-ROM vor, Abonnenten steht zusätzlich noch eine Onlineausgabe zur Verfügung. Es enthält Monographien und Prüfverfahren zur alternativen Identifizierung von Ausgangsstoffen und standardisierte Rezepturvorschriften mit apothekengerechten Herstellungsmethoden sowie pharmazeutischen und medizinischen Erläuterungen.

Der DAC erleichtert die Eingangsprüfung von Ausgangsstoffen in der Apotheke, die jeweiligen Vorschriften sind dabei nach den Vorgaben des Arzneibuchs aufgebaut, und es wird darauf geachtet, dass zumindest die Feststellung der Identität in jedem normalen Apothekenlabor durchgeführt werden kann. Einige Anlagen im DAC sind zudem wertvolle Informationsquellen bei der Arzneimittelherstellung:

- Anlage A: Angaben zur Konservierung von Augentropfen,
- Anlage B: Angaben zur Isotonisierung,

- Anlage D: Vergleichende Aufstellung über die Siebe der verschiedenen Arzneibücher,
- Anlage E: Tabelle für spezifische Tropfenzahlen,
- Anlage F: Verdrängungsfaktoren für Zäpfchen und Vaginalzäpfchen,
- Anlage L: 2-Propanoltabellen.

NRF-Rezepturen

Im Neuen Rezeptur-Formularium sind zahlreiche geprüfte Rezepturvorschriften zu finden. Diese sind dabei nach Anwendungsgebieten (Gruppe 1 bis 34) und innerhalb der einzelnen Gebiete alphabetisch nach Anfangsbuchstaben des Arzneistoffs im Titel der Rezeptur angeordnet. Für jede Zubereitung sind die einzelnen Wirk- und Hilfsstoffe, genaue Angaben zur Herstellung und Vorschläge für geeignete Packmittel zu finden. Zusätzlich können auch Informationen zur Anwendung und Kennzeichnung der Zubereitung nachgelesen werden. Weiterhin sind die chemischen, physikalischen und galenischen Eigenschaften aller Inhaltsstoffe genau beschrieben.

REZEPTURTIPP

Folgende häufig vorkommende Stammzubereitungen sind im NRF zu finden:

- Konserviertes Wasser DAC (NRF S.6.),
- Hydrophile Basisemulsion DAC (NRF S.25.),
- Mannitol-Siliciumdioxid-Füllmittel (NRF S.38.).

Weitere nützliche Arbeitshilfen sind unter www.dac-nrf.de zu finden.

DAC/NRF-Rezepturhinweise

Diese Rezepturhinweise sind gezielt für die Herstellung von Rezepturen in der Apotheke entwickelt worden, es können dabei ausführliche Informationen zu Ausgangsstoffen und Darreichungsformen gefunden werden. In einer Datenbank kann gezielt nach einzelnen Stichpunkten gesucht werden.

Rezepturenfinder

Bei ungewöhnlichen Rezepturen kann ein Blick in den Rezepturenfinder helfen. Hier werden neben standardisierten Vorschriften auch freie Rezepturen erfasst und kommentiert. Nicht alle vorgestellten Zubereitungen sind dabei zur Nachahmung geeignet, auch ungeeignete Beispiele werden vorgestellt.

Tabellen für die Rezeptur – Plausibilitätsprüfung in der Apotheke

Bei der Plausibilitätsprüfung von nicht standardisierten Rezepturvorschriften können die „Tabellen für die Rezeptur“ eine wichtige Hilfe sein. Sie liefern übersichtlich zusammengestellt Informationen zu Hilfs- und Wirkstoffen, Dermatika-Grundlagen, rezeptierbaren pH-Bereichen und Konservierungsmitteln:

- Plausibilitätsprüfung nach ApBetrO und BAK-Leitlinien zur Qualitätssicherung,
- Eingangsprüfung der Ausgangsstoffe,
- bedenkliche Stoffe und Arzneimittel,
- Dosierung der Wirkstoffe zur Lokalanwendung: Normkonzentrationen, pädiatrische Konzentrationen und obere Richtkonzentrationen der Dermatikawirkstoffe,

- Wirkstoffprofile,
- galenisches Profil standardisierter Dermatika-Grundlagen,
- Ethanol-Wasser-Gemische DAB,
- 2-Propanol-Wasser-Gemische DAC,
- Lipide in wässrig-alkoholischer Lösung,
- Hydrogelbildner,
- Tenside – Emulgatoren und Solubilisatoren,
- pH-Korrigenzien,
- Konservierung der Rezepturarzneimittel,
- Verwendbarkeitsfristen der Dermatika-Grundlagen,
- Empfehlungen zur Festlegung der Aufbrauchfrist.

Rechenhilfen

Praktische Rechenhilfen erleichtern das Arbeiten in der Rezeptur. Diese enthalten im Excel-Format ein Tabellenblatt mit einer kurzen Beschreibung, ein Blatt mit einem praktischen Beispiel und ein weiteres mit der Berechnung. Diese Hilfen gibt es für folgende Berechnungen:

- Berechnung der Einwaagekorrekturfaktoren,
- Bestimmung der Mindesteinwaage bei Rezepturwaagen,
- Volumeneinstellung nicht abgeteilter Pulver zum Einnehmen,
- Volumeneinstellung nicht abgeteilter Pulver, einfache und zusammengesetzte,
- pulvergefüllte Hartkapseln: Ansatzberechnung/Inprozessprüfung,
- Zäpfchen und Vaginalzäpfchen: Ansatzberechnung/Inprozessprüfung.

Arbeitsvorlagen für Herstellung und Prüfung

Zu den NRF-Rezepturen gibt es Arbeitsvorlagen, die in einem Dokument jeweils eine Herstellungsanweisung mit Inprozessprüfung sowie ein Herstellungsprotokoll enthalten. Diese Vorlagen können apothekenintern angepasst und für eine künftige Herstellung gespeichert werden.

Vorlagen für die Kommunikation mit dem Arzt

Bei Unklarheiten bezüglich einer Zubereitung ist Rücksprache mit dem verordnenden Arzt nötig. Zur Erleichterung dieser Kommunikation existieren Musterbriefe für häufig auftretende Probleme.

REZEPTURTIPP

Eine weitere wichtige Literaturquelle bei der Herstellung von Arzneimitteln stellt das **Synonym-Verzeichnis** dar. Es enthält für Ausgangsstoffe und Zubereitungen die Bezeichnungen in deutscher, alt- und neulateinischer sowie in englischer und französischer Sprache.

1.3.3 Laborprogramme

Bei der Arbeit in der Rezeptur können Laborprogramme eine weitere Unterstützung sein. Diese sind speziell für Apotheken entwickelt und liefern in Sekundenschnelle wichtige Daten. Das **Dr. Lennartz Laborprogramm für Apotheken** enthält unter anderem zur Prüfung von zahlreichen Ausgangsstoffen, Drogen und Packmitteln alle wichtigen Methoden zur Identitätsprüfung sowohl aus den Arzneibüchern als auch aus anderen wissenschaftlichen Werken. Auch kann bei diesem Programm eine Plausibilitätsprüfung einer herzustellenden Rezeptur durchgeführt und passende Herstellungsanweisungen und Protokolle können erstellt werden. Weiterhin werden automatisch Etiketten zur Beschriftung vorgeschlagen. Das aktuelle Update enthält nun auch die **Ziegler Rezepturbibliothek** mit einer Sammlung von Rezepturen mit zeitgemäßen Grundlagen und Fertigarzneimitteln. Dabei fließen individuelle Stabilitätsuntersuchungen verschiedener Firmen bei der Festlegung der Haltbarkeit und Aufbewahrungsbedingungen mit ein. Ein weiteres Programm, das in Apotheken häufig verwendet wird, ist die Software **Labor+** des Unternehmens **pharma4u**. Dieses Laborprogramm enthält den Baustein Plausicheck+, mit dem sich ebenfalls eine Plausibilitätsprüfung und eine Rezepturdokumentation durchführen lassen.

MERKE
Laborprogramme sind immer nur als Ergänzung zur eigenen Fachkompetenz anzusehen. Alle Mitarbeiter in der Rezeptur müssen jederzeit in der Lage sein, unter Zuhilfenahme von Literatur eine Plausibilitätsprüfung eigenständig durchführen zu können.

1.4 Geräte in Labor und Rezeptur

Im Folgenden sind die wichtigsten Gerätschaften, die bei der Herstellung von Arzneimitteln und bei der Arbeit im Labor eine Rolle spielen, zu sehen. Spezielle Geräte sind jeweils bei den einzelnen Arzneiformen zu finden (o Abb. 1.1 bis o Abb. 1.6).

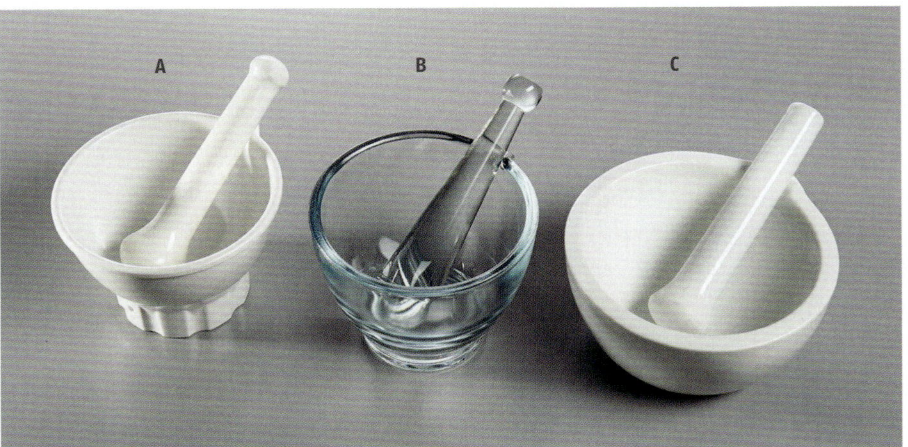

o **Abb. 1.1** Fantaschalen. A aus Melamin, B aus Glas, C raue Reibschale

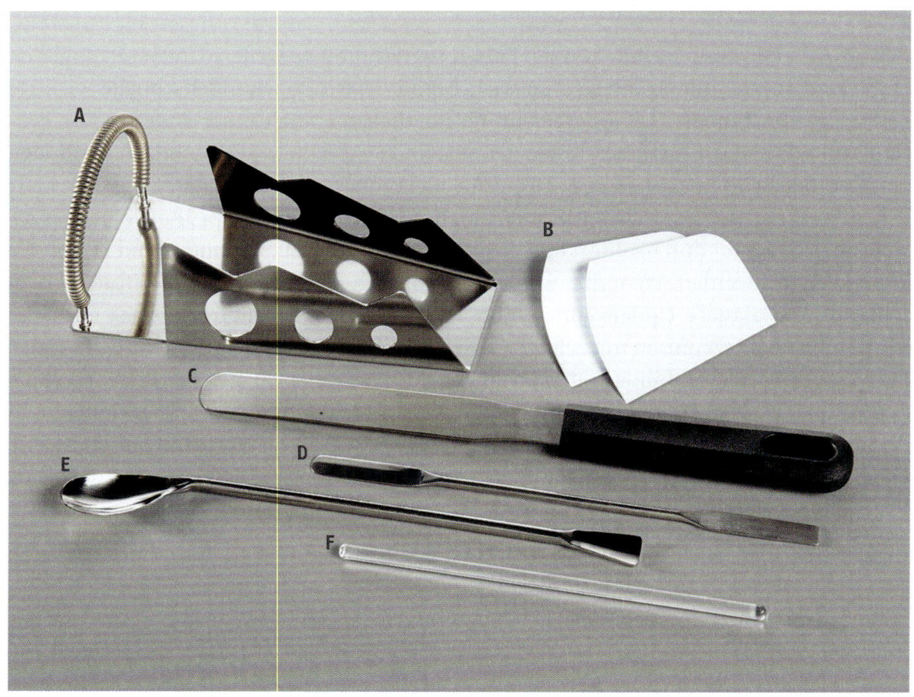

Abb. 1.2 **A** Spatelschlitten, **B** Kartenblätter, **C** Salbenspatel, **D** Spatel, **E** Löffelspatel, **F** Glasstab

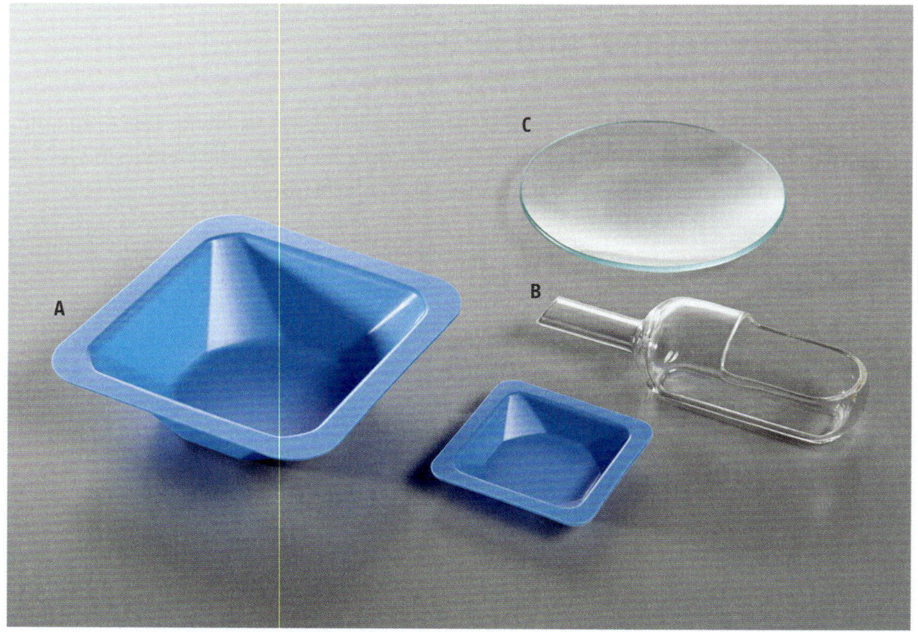

Abb. 1.3 **A** Wägeschiffchen aus Kunststoff, **B** Wägeschiffchen aus Glas, **C** Uhrglas

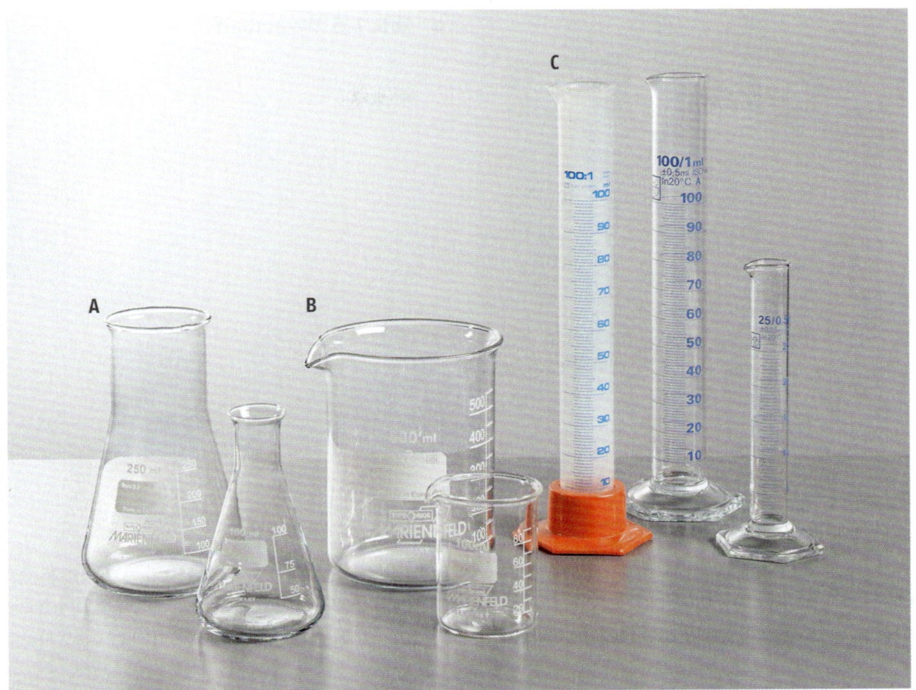

Abb. 1.4 A Bechergläser, B Erlenmeyerkolben, C Messzylinder

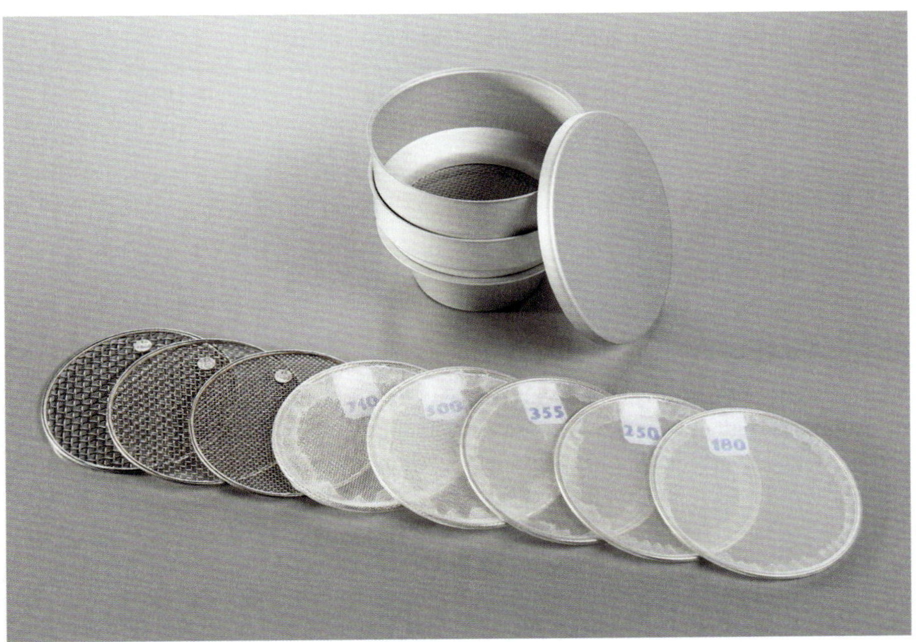

Abb. 1.5 Rezeptursiebe

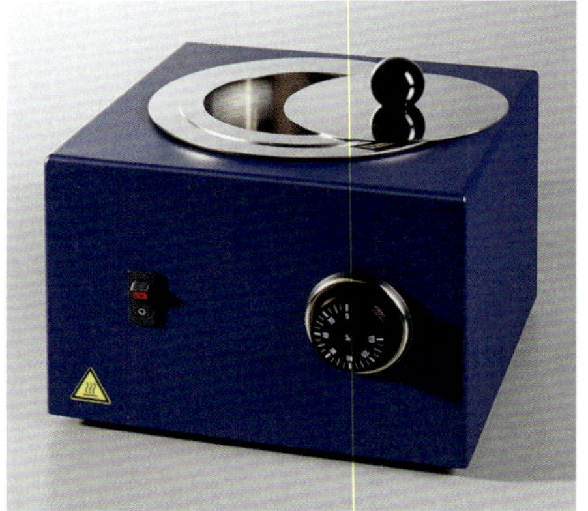

Abb. 1.6 Wasserbad

1.5 Waagen und Abwiegen

Waagen gehören bei der Herstellung von Arzneimitteln zu den wichtigsten Arbeitsgeräten. Die genaue Einwaage der benötigten Wirk- und Hilfsstoffe zählt zu den entscheidenden Schritten während der Herstellung. Fehler beim Wiegen lassen sich naturgemäß später nicht mehr ausgleichen.

Beim Abwiegen von Substanzen wird die Masse bestimmt, als Basiseinheit der Masse wird dabei Kilogramm oder Teile davon, nämlich Gramm oder Milligramm, verwendet (Tab. 1.1).

Tab. 1.1 Umrechnung von gebräuchlichen Einheiten der Masse

1 kg	= 1000 g	= 10^3 g	= 10^6 mg
1 g	= 1000 mg	= 10^3 mg	= 0,001 kg
1 mg	= 0,001 g	= 10^{-6} kg	
1 µg	= 0,001 mg	= 10^{-6} g	

1.5.1 Waagen

In der Apotheke sind unterschiedliche Waagen zu finden. Dabei kommen üblicherweise elektronische Digitalwaagen zum Einsatz. Mechanische Waagen wie Handwaagen oder Balkenwaagen spielen bei der Arzneimittelherstellung keine Rolle mehr.

MERKE
Elektronische Waagen arbeiten nach dem Masse-Kraft-Vergleich mithilfe einer eingebauten elektrischen Spule. Der fließende Strom ist der magnetischen Kraft proportional, je größer die aufgelegte Last, desto mehr Strom fließt. Die Strommenge wird in Gramm umgerechnet und auf einem Display angezeigt.

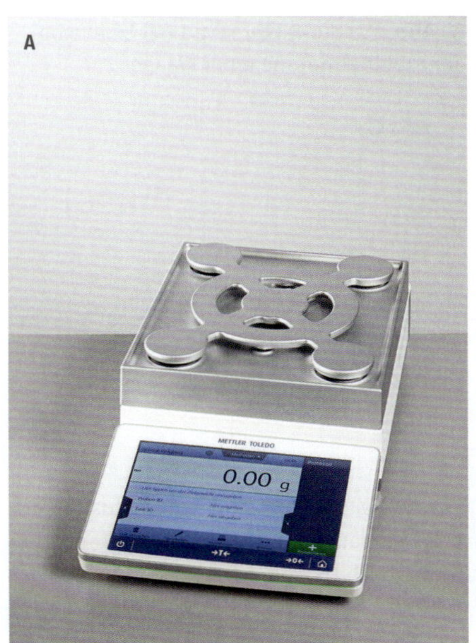

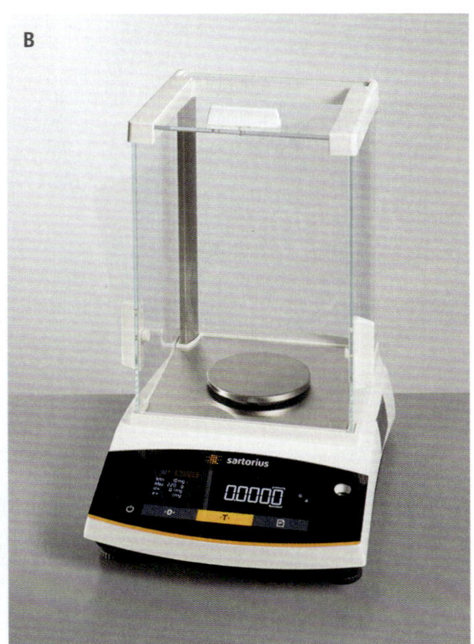

Abb. 1.7 A Rezepturwaage, B Analysenwaage

Bei den elektronischen Waagen kann zwischen Analysenwaagen (Feinwaagen) und Rezepturwaagen (Präzisionswaagen) unterschieden werden (Abb. 1.7). **Analysenwaagen** können drei oder vier Stellen nach dem Komma abwiegen, haben einen Ablesebereich von 0,001 g- bzw. 0,0001 g-Schritten und gehören zu den Waagen der Genauigkeitsklasse I. **Rezepturwaagen** geben dagegen nur die erste Stelle nach dem Komma mit hinreichender Genauigkeit an, sie werden zu den Waagen der Genauigkeitsklasse II gezählt.

Eichung

Zur Herstellung und Prüfung von Arzneimitteln verwendete Waagen müssen alle zwei Jahre geeicht werden. Dabei handelt es sich um eine vom Gesetzgeber vorgeschriebene Prüfung eines Messgeräts auf die Einhaltung der eichrechtlichen Vorschriften. Ein Beauftragter des Eichamtes führt diese Eichung mithilfe amtlicher Gewichtsstücke durch.

Kalibrierung

Unter Kalibrieren versteht man die Überprüfung der Richtigkeit der Digitalanzeige einer Waage. Diese wird am besten täglich in der Apotheke durchgeführt. Dazu wird ein geeignetes Prüfgewicht auf die Waagschale gelegt und mit der elektronischen Anzeige auf der Waage verglichen. Bei unzulässig hohen Abweichungen muss daraufhin eine Justierung erfolgen.

Justierung

Durch eine Justierung kann eine exakte Einstellung der Waage erfolgen. Dadurch wird eine Abweichung zwischen dem angezeigten und dem wahren Messwert beseitigt. Zunächst wird dazu die Libelle der Waage richtig eingestellt, durch Drehen an den Stellfüßen wird die Waage so ausbalanciert, bis sich die Luftblase wieder in der Mitte befindet.

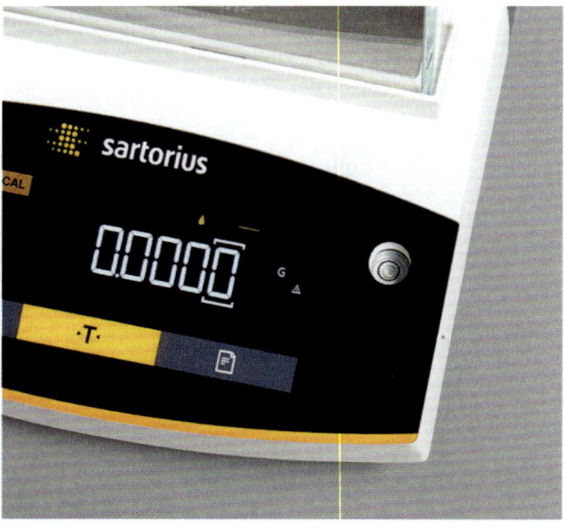

Abb. 1.8 Korrekter Stand der Libelle bei der Inbetriebnahme einer Waage

Anschließend wird eine Justierung mithilfe von Prüfgewichten und einem Justierprogramm für elektronische Waagen durchgeführt. Dieses läuft durch ein in der Waage integriertes Gewicht und die Funktion „isoCAL" automatisch (Abb. 1.8).

1.5.2 Kenndaten einer Waage

Um eine korrekte Einwaage von Substanzen erreichen zu können, müssen verschiedene Angaben auf dem Kennzeichnungsschild einer Waage beachtet werden.

Mindestlast

Die Mindestlast gibt die untere Grenze des Wägebereichs an. Diese erforderliche Mindestlast muss dabei mit der Einwaage jeder einzelnen Rezeptursubstanz überschritten werden. Sie lässt sich nicht durch Vorlast in Form eines Gefäßes oder durch Drücken der Tara-Taste umgehen. Beträgt die Mindestlast einer Waage also 0,5 g, dann darf keine Masse mit weniger als 0,5 g darauf abgewogen werden.

Höchstlast (Maximallast)

Die Maximallast gibt die maximale Belastung der Waage an, dies darf nicht überschritten werden. Um Schaden an der Waage zu vermeiden, erlischt bei modernen Waagen bei einer Überlastung der Waage die Anzeige, und der Wägevorgang ist beendet.

REZEPTURTIPP

Bei Analysenwaagen liegt der Wägebereich meist im Bereich von 0,01–100 g, bei Rezepturwaagen zwischen 1 g und 500–1000 g.

Eichwert

Unter dem Eichwert (e) einer Waage versteht man die Verkehrsfehlergrenze im unteren Teil des Wägebereichs. Typische Werte für eine Analysenwaage sind dabei e = 0,001 g und für Rezepturwaagen e = 0,1 g. Auf einer Analysenwaage kann also eine Masse von 1,0 g mit einer Genauigkeit von ± 1 Milligramm abgewogen werden, auf einer Präzisionswaage nur mit ± 100 Milligramm.

Teilungswert

Ein weiterer wichtiger Wert für das korrekte Abwiegen ist der Teilungswert (d). Er macht eine Aussage über die Ablesegenauigkeit und liegt bei Rezepturwaagen häufig bei 0,01 g. Das Gewicht kann also bis auf 10 mg genau abgelesen werden. Bei digitalen Waagen ist der Teilungswert um eine Dezimalstelle kleiner als der Eichwert. In der elektronischen Anzeige wird zwar eine weitere Stelle nach dem Komma angegeben, diese ist aber durch einen Rahmen oder eine Schattierung als „Hilfsanzeigeeinrichtung" gekennzeichnet.

Genauigkeit der Einwaage

Die digitale Anzeige einer Waage kann genau abgelesen werden. Diese ist aber nicht mit der Richtigkeit des angezeigten Werts gleichzusetzen. Wichtig ist in diesem Zusammenhang der Begriff der Minimaleinwaage. Dabei handelt es sich um die kleinste Masse, bei der mit einer bestimmten Waage die geforderte Genauigkeit des Abwiegens erreicht werden kann. Wird der Teilungswert d einer Waage mit 100 multipliziert, so erhält man eine Minimaleinwaage mit einer Genauigkeit der Wägung von 1 %.

GUT ZU WISSEN

aha

Zur Herstellung von 20 g Creme mit Triamcinolonacetonid 0,025 % werden 0,005 g Wirkstoff benötigt. Auf einer rezepturüblichen Analysenwaage mit einem Teilungswert von d = 0,0001 beträgt die Minimaleinwaage 0,01 g, ein Abwiegen ist daher nicht möglich. Geringe Mengen an Wirkstoff sollen daher mithilfe von Verreibungen eingewogen werden.

Das NRF empfiehlt beim Abwiegen von Substanzen folgende Genauigkeiten (Abb. 1.9):

- bei Wirkstoffen 1 %,
- bei Hilfsstoffen wie Konservierungsmitteln und beim Auffüllen auf das Endgewicht der Zubereitung 2 %,
- bei indifferenten Hilfsstoffen wie Dermatika-Grundlagen oder Lösemitteln maximal 10 %.

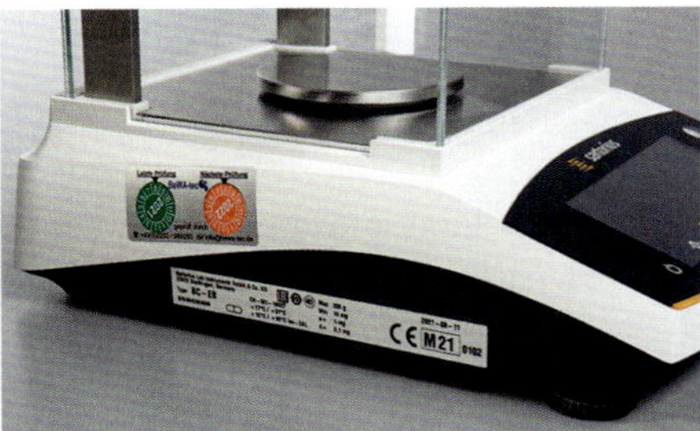

Abb. 1.9 Kenndaten einer Analysenwaage

1.5.3 Wägetechniken

Elektronische Waagen bieten verschiedene Möglichkeiten zur Durchführung des Wägevorgangs.

Tara-Modus

Dieser Wägemodus wird auch Additionsmethode genannt. Jede Einwaage wird einzeln auf der Waage vorgenommen und die Endmasse durch Addition ermittelt.

- Nach Aufstellen des Wägegefäßes wird die Tara-Taste gedrückt, die Waage befindet sich dann in Nullstellung.
- Nach jeder Einwaage wird erneut die Tara-Taste gedrückt, die Einzelmassen können abgelesen werden.
- Der Gesamtinhalt der Zubereitung ergibt sich aus der Addition der Teilmengen.

Fehleinwaagen bei einzelnen Substanzen können leicht erkannt werden, aufgetretene Verluste durch Verdunstung können so aber nicht nachvollzogen werden.

Zuwaage-Modus

Diese Wägetechnik wird auch als Ergänzungsmethode bezeichnet, dabei kann ohne Betätigung der Tasten eingewogen werden.

- Nach Aufstellen des Gefäßes auf die Waage wird wieder die Tara-Taste gedrückt.
- Danach wird die Tara-Taste aber nicht mehr betätigt.
- Bei jeder Einwaage addieren sich die einzelnen Massen und die Summe aller Stoffe wird angezeigt.

Beim Zuwaage-Modus kann die Endmasse einer Zubereitung sofort kontrolliert und Verdunstungsverluste ausgeglichen werden. Einzelne Fehleinwaagen können aber durch den nächsten Wägeschritt verdeckt werden.

Differenz-Methode

Bei der Auffüll-Methode werden einzelne Massen nicht konkret angezeigt, sondern müssen errechnet werden.

- Das Wägegefäß wird auf die Waage gestellt und das Gewicht notiert, die Tara-Taste darf nicht gedrückt werden.
- Die Masse des Ansatzgefäßes muss immer vom Anzeigewert abgezogen werden.
- Die Zubereitung wird bis zur gewünschten Endmasse aufgefüllt.

Diese Methode wird häufig bei länger dauernden Herstellungsprozessen angewendet. Diese Wägetechnik erlaubt die Weiterführung der Herstellung auch beim Wechsel auf eine andere Waage.

REZEPTURTIPP

Unabhängig von der eingesetzten Wägetechnik ist es empfehlenswert, das Gewicht des Ansatzgefäßes zu bestimmen und zu notieren. So kann bei einem Verlust der eingestellten Tara der Ansatz im Differenzmodus fertiggestellt werden.

1.5.4 Tipps zur Einwaage

Aufstellen der Waage

Waagen sind grundsätzlich auf ebenen Oberflächen abzustellen. Um stabile Wägeergebnisse zu erhalten, sind weitere Punkte zu beachten:

- Um die Wege kurz zu halten, sollten Analysenwaage und Rezepturwaage nahe beieinanderstehen.
- Geöffnete Fenster und ein laufender Abzug sind ungünstig, da Luftbewegungen die korrekte Funktion der Waage beeinträchtigen.
- Schwingungen von Arbeitsgeräten wie automatischen Rührsystemen müssen ausgeschlossen werden.

Inbetriebnahme

- Morgens sofort die Waage anschalten, da diese eine gewisse Anwärmzeit (meist 30 Minuten) braucht, um betriebsbereit zu sein.
- Vor jeder Rezeptur überprüfen, ob die Luftblase der Nivelliereinrichtung mittig steht.
- Bei Waagen mit vollautomatischer isoCAL-Funktion entsprechende Taste drücken und auf die Null-Anzeige warten.
- Ansonsten tägliche Funktionsüberprüfung und Kalibrierung der Waage durch Auflegen von externen Gewichten.

Um eine hohe Genauigkeit beim Abwiegen zu erzielen, sind Mengen unter 1 g grundsätzlich auf der Analysenwaage abzuwiegen. Außerdem sollte bei stark wirksamen Stoffen das **Vier-Augen-Prinzip** zum Einsatz kommen, die Einwaage sollte also durch eine zweite Person kontrolliert werden. Bei niedrig dosierten Wirkstoffen sind nach Möglichkeit Rezepturkonzentrate zu verwenden. Unterhalb der Mindestlast einer Waage dürfen keine Zuwaagen durchgeführt werden. Bei stark adhäsiven Feststoffen empfiehlt sich zur Inprozesskontrolle eine Rückwägung der Wägeunterlage.

Ablauf eines Wägevorgangs

- Standgefäße neben der Waage bereitstellen,
- Wägemodus auswählen,
- Wägeteller mit 2-Propanol 70 % (V/V) reinigen,
- Wägegut in der Mitte der Wägeunterlage einwiegen,
- flüchtige Stoffe am Ende der Herstellung einwiegen,
- Seitenschieber der Analysenwaage bei jedem einzelnen Wägevorgang schließen,
- verschüttetes Wägegut sofort mit einem Pinsel oder Tuch entfernen.

1.5.5 Einwaagekorrektur

Wirkstoffgehalt

Bei einigen Rezepturgrundstoffen sind Einwaagekorrekturen nötig. Bei diesen Stoffen reicht es nicht aus, die auf der Rezepturvorschrift angegebene Menge abzuwiegen. Solche Korrekturen spielen bei Wirkstoffen und Konservierungsmitteln eine Rolle, bei Hilfsstoffen sind sie nicht nötig. Auch bei Fertigarzneimitteln als Bestandteil einer Zubereitung wird keine Einwaagekorrektur durchgeführt.

Gehaltsschwankungen kommen bei vielen Arzneistoffen vor, die zulässige Abweichung dazu ist in der jeweiligen Stoffmonographie im Arzneibuch zu finden. Kommt dann allerdings noch ein hoher Wassergehalt oder Trocknungsverlust hinzu, kann es auch bei korrekter Einwaage leicht zu einer zu niedrigen Dosierung kommen.

Beispiel Erythromycin

Das Arzneibuch fordert für den Wirkstoff einen Gehalt von 93–102 % und lässt zusätzlich einen Wassergehalt von bis zu 6,5 % zu. Im Extremfall enthält eine Charge Erythromycin einen Gehalt von 93 % und einen Wasseranteil von 6,5 %. Ohne eine Korrektur der Einwaage wäre eine entsprechende Rezeptur deutlich unterdosiert.

Es gilt folgender Zusammenhang:

Einwaagekorrekturfaktor $f = \frac{Gehalt_{Soll}}{Gehalt_{Ist}}$

Der **Soll-Gehalt** ist 100 %.

Der **Ist-Gehalt** von Erythromycin mit einem Gehalt von 93 % und einem Trocknungsverlust von 6,5 % kann folgendermaßen berechnet werden:

$Gehalt_{Ist} = 93\,\% \times (100\,\% - 6{,}5\,\%) \div 100 = 86{,}96\,\%$

$Gehalt_{Ist} = \frac{93 \times (100 - 6{,}5)}{100} \approx 86{,}96\,\%$

$f = 100\,(\%) \div 86{,}96\,(\%) = 1{,}150$

Für jede Charge einer Rezeptursubstanz muss ein individueller Einwaagekorrekturfaktor berechnet werden.

Einwaagekorrekturfaktor

Der ermittelte Einwaagekorrekturfaktor f gibt an, mit welchem Wert die auf dem Rezept angegebene Menge des Arzneistoffs (m_{soll}) multipliziert werden muss, damit der Gehalt im fertigen Arzneimittel richtig ist.

$$m_{soll\ erhöht} = f \times m_{soll}$$

Die berechnete Menge an Arzneistoff ($m_{soll\ erhöht}$) ist dann die Masse an Substanz, die tatsächlich abgewogen werden muss. Dieser Wert wird dann auch im Herstellungsprotokoll notiert.

MERKE

- Einwaagekorrekturen werden bei Wirkstoffen und Konservierungsmitteln ab einem Mindergehalt von 2 % durchgeführt.
- Der Korrekturfaktor f wird bei der Eingangskontrolle der Substanz auf drei Stellen nach dem Komma berechnet.
- Bei einem Gehalt über 100 % erfolgt keine Erniedrigung der Einwaage (erst ab 110 %).
- Im Herstellungsprotokoll wird die erhöhte Soll-Einwaage notiert.
- Bei der Kennzeichnung der Rezeptur wird die ursprünglich verordnete Menge an Wirkstoff angegeben.

Datenbank mit Wirkstoffen

Eine wertvolle Hilfe bei der Berechnung von Korrekturfaktoren leistet die „DAC/NRF-Rechenhilfe Einwaagekorrekturfaktoren". Abonnenten des DAC/NRF können die Excel-Tabelle online nutzen oder downloaden. Damit können Einwaagekorrekturfaktoren für Rezeptursubstanzen berechnet werden. Zunächst kann die Substanz nach Anfangsbuchstaben geordnet aus einem Tabellenblatt ausgewählt werden, entsprechende Werte aus Prüfzertifikat für Gehalt und Trocknungsverlust bzw. Wassergehalt können dann eingegeben werden. In einem Ergebnisfeld kann dann der jeweilige Korrekturfaktor auf drei Nachkommastellen abgelesen werden.

Gehaltsangabe als Aktivität (IE)

Bei Arzneistoffen mit biologischer Aktivität wird auf dem Prüfzertifikat kein prozentualer Gehalt angegeben, sondern eine Angabe der Aktivität in Internationalen Einheiten (IE), meist in Milligramm getrockneter Substanz. Zu solchen Rezepturgrundstoffen gehören beispielsweise Nystatin, Gentamicinsulfat oder Neomycinsulfat. Der Arzt verordnet hier meist eine Zubereitung mit einer bestimmten Aktivität, mithilfe der Datenbank können die Aktivität der ungetrockneten Rezeptursubstanz und die benötigte Einwaage berechnet werden.

Hydrophile Nystatin-Creme 70 000 IE/g (NRF 11.105)

Nystatin, mikrofein gepulvert	1 750 000 IE
Glycerol 85 %	q. s.
Anionische hydrophile Creme DAB, konserviert mit 0,1 % Sorbinsäure	zu 100,0 g

Der Gehalt der Creme wird in Internationalen Einheiten (IE) angegeben, die in einer bestimmten Masse enthalten sind. Verschiedene Chargen von Nystatin enthalten unterschiedliche Aktivitäten und Wassergehalte, die genaue Einwaage an Wirkstoff muss erst berechnet werden.

Auf dem Prüfzertifikat ist die Angabe zu finden, dass die vorliegende Charge 4700 IE pro Milligramm wasserfreier Substanz enthält. Wie viel Milligramm Nystatin müssen für 1 750 000 IE eingewogen werden?

$$1\,750\,000\ \text{IE} \div 4700\ \text{IE/mg} = 372{,}34\ \text{mg}$$

Zur Herstellung der Zubereitung werden also 372,34 mg Nystatin, bezogen auf die wasserfreie Substanz, benötigt. Auf dem Prüfzertifikat ist ein Wassergehalt von 2,5 % zu finden, die Einwaage muss also um 2,5 % (Faktor 1,025 = 100 % ÷ 97,5 %) erhöht werden.

$$x = 372{,}34\ \text{mg} \times (100\,\% \div 97{,}5\,\%) = 382\ \text{mg}$$

1.5.6 Entnahme von Ausgangsstoffen

Feste und halbfeste Substanzen

Rezepturgrundstoffe werden entweder in der Originalverpackung des Herstellers gelagert oder in der Apotheke in Standgefäße umgefüllt. Eine Entnahme von Substanzen darf grundsätzlich nur mit sauberen, desinfizierten Geräten erfolgen, die Gefäße sind unmittelbar danach wieder zu verschließen. Um Verwechslungen zu verhindern, zeigt bei der Entnahme das Etikett des Gefäßes zur herstellenden Person hin.

MERKE
Um Verunreinigungen von Substanzen zu verhindern, dürfen möglicherweise zu viel entnommene Bestandteile nicht mehr ins Standgefäß zurückgegeben werden.

Halbfeste Salbengrundlagen werden an ihrer Oberfläche mit dem Salbenspatel geglättet, eine glatte Fläche bietet weniger Angriffsfläche für Keime und Sauerstoff.

Flüssigkeiten

Flüssige Rezepturbestandteile werden zum Abwiegen nach Möglichkeit direkt aus dem Standgefäß gegossen, nach der Entnahme ist der Ausgussrand des Gefäßes zu reinigen. Bei der Einwaage kleiner Mengen an Flüssigkeiten bietet sich dagegen die Verwendung eines **Normaltropfenzählers** an. Dabei handelt es sich um eine Vorrichtung zum Abmessen kleiner Flüssigkeitsmengen in Form von Tropfen. Der Zähler muss dazu senkrecht und keinesfalls schräg gehalten werden, da ansonsten die Größe der Tropfen verändert und eine exakte Dosierung nicht möglich ist. Eine Tabelle mit verschiedenen flüssigen Substanzen, die über die Anzahl an Tropfen in einer Zubereitung verarbeitet werden können, ist im Deutschen Arzneimittel-Codex (DAC) in der Anlage E zu finden.

1.6 Hygienemaßnahmen

Eine Herstellung qualitativ einwandfreier Arzneimittel ist nur mithilfe eines Hygienemanagements möglich. Die nötigen Maßnahmen zur Einhaltung der entsprechenden Hygienevorschriften können unabhängig von der herzustellenden Darreichungsform festgelegt werden.

1.6.1 Gesetzliche Vorschriften

Die Anforderungen an den Arbeitsplatz in der Rezeptur unter hygienischen Gesichtspunkten werden im § 4 ApBetrO beschrieben. Der Herstellungsbereich muss dabei von drei Seiten von den übrigen Apothekenräumen abgetrennt sein, Teemischungen müssen aufgrund der Entstehung mikrobiell belasteter Stäube an einem anderen Arbeitsplatz zubereitet werden.

1.6.2 Herstellung von Arzneimitteln

Vor Beginn der Arbeiten in der Rezeptur sind unter hygienischen Gesichtspunkten folgende Punkte zu beachten:

- Der Bereich der Herstellung ist zu reinigen, und alle nicht benötigten Materialien sind zu beseitigen.
- Die Herstellung von Zubereitungen sollte möglichst ohne Unterbrechung durchgeführt werden, offene Produkte sind abzudecken.

- Originalrezepte sollen nicht in den Bereich der Herstellung mitgenommen werden, eine entsprechende Kopie kann zur Dokumentation wichtiger Herstellungsschritte eingesetzt werden.
- Alle das Produkt berührenden Gegenstände werden zuvor mit 2-Propanol 70 % (V/V) desinfiziert.

Ausgangsstoffe

Zur Herstellung dürfen nur mikrobiell einwandfreie Ausgangsstoffe eingesetzt werden, die Qualität muss durch ein gültiges Prüfzertifikat bestätigt werden. Zur Entnahme von Ausgangsstoffen aus Vorratsgefäßen dürfen nur saubere Löffel und Spatel verwendet werden. Das Gefäß muss wieder zügig verschlossen werden. Zu viel entnommene Substanz darf grundsätzlich nicht zurückgegeben werden.

Packmittel

Primärpackmittel werden ebenfalls mit Prüfzertifikat in die Apotheke geliefert, bei der Eingangskontrolle werden diese auf Sauberkeit und Unversehrtheit überprüft. Einmal verwendete Packmittel werden grundsätzlich nicht wieder verwendet. Eine Ausnahme besteht für Glasgefäße im Sprechstundenbedarf, diese können nach einer gründlichen Reinigung und Sterilisation erneut eingesetzt werden.

Waschbecken und Handtücher

Waschbecken sollen immer sauber und trocken gehalten werden, da feuchte Bedingungen die Vermehrung von Keimen begünstigen. Die Hände werden idealerweise mit Einmaltüchern aus Papier abgetrocknet. Werden Handtücher mehrmals verwendet, so müssen diese nach dem Gebrauch in einem verschlossenen Behälter aufbewahrt werden.

Abfallentsorgung

Als Abfalleimer sind geschlossene Behälter mit einem Fußpedal zu bevorzugen. Während der Herstellung dürfen diese keinesfalls berührt werden, da es sich dabei um möglicherweise kontaminierte Oberflächen handelt.

1.6.3 Personalhygiene

Die Herstellung einwandfreier hygienischer Zubereitungen hängt entscheidend vom richtigen Verhalten der Mitarbeiter ab.

- Im Bereich der Herstellung sind Essen und Trinken nicht erlaubt.
- Sprechen, Husten und Niesen in Richtung des offenen Produkts sollte nicht erfolgen.
- Das Produkt berührende Gegenstände und die Zubereitung selbst sind möglichst nicht zu berühren.

Kleidung

Jeder Mitarbeiter sollte im Herstellungsbereich seine persönliche Hygienekleidung tragen. Der Rezepturkittel aus Baumwolle sollte lange Ärmel haben und nur für die Tätigkeiten in der Rezeptur angezogen werden. Er sollte stets geschlossen sein.

Handschuhe

Bei Arbeiten am offenen Produkt wird das Tragen von Einweghandschuhen empfohlen, geeignet sind dazu beispielsweise puderfreie allergenarme Latexhandschuhe.

REZEPTURTIPP

Das Anziehen der Einweghandschuhe erfolgt immer nach der Reinigung und Desinfektion der Hände. Schmuck wie Uhren und Ringe müssen vorher abgelegt werden.

Mund- und Nasenschutz

Bei Arbeiten am offenen Produkt sollten die Mitarbeiter immer einen Mund-Nasen-Schutz tragen. Dieser muss regelmäßig gewechselt werden, da es bei längerem Tragen zur Durchfeuchtung kommen kann. Werden Gefahrstoffe zur Herstellung von Rezepturen eingesetzt, ist das Tragen eines Mundschutzes bei bestimmten Gefährlichkeitsmerkmalen ohnehin vorgeschrieben.

Kopfhaube

Die Haare sollten mit einer Kopfhaube bedeckt werden. So kann eine mikrobiologische Verunreinigung der Zubereitung durch Hineinfallen eines Haares verhindert werden. Kopfhauben können in verschiedenen Größen als Einmalartikel erhalten werden, bei längeren Haaren ist auf eine vollständige Bedeckung zu achten.

1.6.4 Desinfektionsmittel

Desinfizieren vernichtet krank machende Keime an totem oder lebendem Material. Durch diese Maßnahme kommt es zu einer deutlichen Reduktion der Ausgangskeimzahl. Desinfizierte Gegenstände sind aber nicht steril, Dauerformen von Bakterien (Sporen) können dadurch nicht erfasst werden.

Alkohole zur Desinfektion

Alkohol-Wasser-Mischungen eignen sich besonders gut zur Desinfektion von produktberührenden Flächen und der Hände sowie der Handschuhe. Sie besitzen eine schnelle Wirkung und verdunsten ohne Rückstand. Zur Verwendung in der Rezeptur kommen dabei meist Ethanol 80 % (V/V) und 2-Propanol 70 % (V/V). Allerdings sind sie nur zur Desinfektion von Flächen bis 2 m^2 geeignet, da die flüchtigen Verbindungen über die Luft verdunsten und dann vom Anwender eingeatmet werden können.

Sprühen oder Wischen?

Bei einer Wischdesinfektion werden alle Oberflächen zuverlässig desinfiziert. Dazu wird ein sauberes Tuch mit dem Desinfektionsmittel getränkt und die Fläche gründlich benetzt und abgewischt. Nach dem Trocknen kann dann eine Herstellung von Arzneimitteln erfolgen. Eine Sprühdesinfektion gilt als nicht so effektiv wie eine Wischdesinfektion und wird daher nur für schlecht zugängliche Stellen empfohlen.

1.6.5 Händedesinfektion

Eine Desinfektion der Hände ist bei der Herstellung mikrobiologisch einwandfreier Arzneimittel besonders wichtig. Dazu werden die Hände zunächst mit Detergenzien gereinigt und mit Einmalhandtüchern abgetrocknet, anschließend werden diese mit einem Händedesinfektionsmittel desinfiziert. Zur hygienischen Entnahme wird das Desinfektionsmittel mit einem Spendersystem per Armhebel entnommen. Brennen die Hände beim Einreiben mit alkoholischen Präparaten, so ist die Haut bereits geschädigt. Nur intakte Haut lässt sich ausreichend desinfizieren, aus diesem Grund sollten die Hände während der Arbeitszeit mehrmals mit geeigneten Pflegeprodukten eingecremt werden.

Vorgehensweise

Eine Desinfektion der Hände sollte grundsätzlich vor Beginn der Herstellung erfolgen, dann etwa alle 30 Minuten wiederholt werden. Das Präparat wird dabei direkt in die trockene Haut eingerieben. Alle Bereiche der Hand müssen dabei vollständig mit Flüssigkeit benetzt werden. Neben der Standardeinreibemethode EN 1500 mit einer festen Abfolge von sechs Schritten sind auch andere Methoden zur erfolgreichen Händedesinfektion geeignet. Als besonders praxistauglich hat sich die eigenverantwortliche Einreibemethode (siehe Kasten „Auf einen Blick“) gezeigt. Zur sicheren Händedesinfektion werden ungefähr 30 Sekunden benötigt, kürzere Zeiten führen zu schlechteren Ergebnissen.

AUF EINEN BLICK

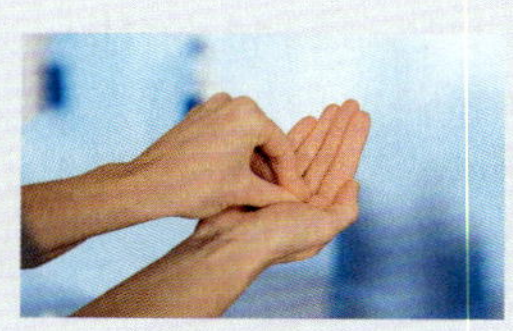

In die hohle, trockene Hand wird ausreichend Händedesinfektionsmittel gegeben. Alle Bereiche der Hände müssen mit dem Präparat benetzt sein.

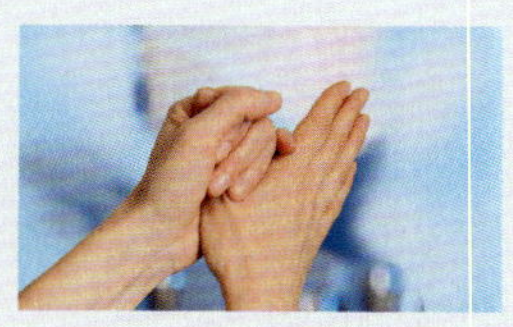

Danach wird die Flüssigkeit sorgfältig in die Hände eingerieben. Alle Hautpartien sollen erfasst werden.

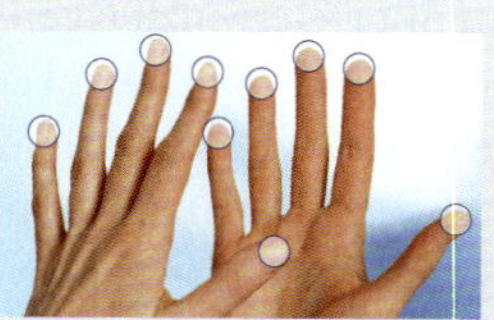

Beim Einreiben sind die Fingerkuppen und die Daumen besonders zu beachten.

1.6.6 Wasser für die Rezeptur

Zur Herstellung von Arzneimitteln in der Apotheke muss stets hygienisch einwandfreies Wasser verwendet werden. In der Rezeptur spielen folgende zwei Wasserqualitäten aus dem Europäischen Arzneibuch (Ph. Eur.) eine Rolle:

- Gereinigtes Wasser,
- Wasser für Injektionszwecke.

Gereinigtes Wasser

Gereinigtes Wasser (Aqua purificata) Ph. Eur. wird zur Herstellung von Rezepturen eingesetzt, die weder steril noch pyrogenfrei sein müssen. Dabei handelt es sich meist um Arzneiformen zur dermalen und oralen Anwendung, aber auch um nasale, rektale und vaginale Darreichungsformen.

Aqua purificata wird in der Apotheke meist mithilfe von Ionenaustauschern gewonnen. Dabei wird Trinkwasser durch ein Granulat von Ionenaustauschern geleitet und dadurch demineralisiert. Das entsalzte Wasser erfüllt aber noch nicht die Anforderungen des Arzneibuchs an die mikrobielle Qualität von Gereinigtem Wasser.

REZEPTURTIPP

Vor der Verwendung zur Herstellung von Arzneimitteln muss Gereinigtes Wasser einer Methode zur Keimreduktion unterzogen werden. Dazu eignet sich das Aufkochen von Wasser in einem Gefäß mit glatter Oberfläche für mindestens 5 Minuten. Das Gefäß muss vorher sorgfältig gereinigt und zum Abkühlen abgedeckt werden.

Wasser für Injektionszwecke

Zur Herstellung steriler Arzneimittel wie Augentropfen muss Wasser für Injektionszwecke (Aqua ad iniectabilia) Ph. Eur. verwendet werden. Laut Arzneibuch darf dieses Wasser ausschließlich durch Destillation von Trinkwasser oder Gereinigtem Wasser gewonnen werden. Destilliertes Wasser ist frei von Keimen und gelösten Salzen, ein Abkochen vor der Verwendung ist daher nicht nötig.

1.7 Gefahrstoffe und Arbeitsschutz

1.7.1 Gefahrstoffe in der Rezeptur

Bei der Herstellung von Rezepturen kommen häufig gefährliche Stoffe zum Einsatz. In der Apotheke ist der Austausch von Gefahrstoffen in ärztlich verordneten Zubereitungen selbstverständlich nicht erlaubt, alle Mitarbeiter in Rezeptur und Labor müssen daher über die entsprechenden Gefahren bei der Arzneimittelherstellung und über die anzuwendenden Schutzmaßnahmen informiert sein.

Gefahrensymbole

Jedes Gefäß mit einem Gefahrstoff muss mit einem Gefahrenpiktogramm nach dem GHS-System (Globally Harmonised System of Classification and Labelling of Chemicals) versehen sein. Diese zeigen auf den ersten Blick die Art der Gefahr. Insgesamt gibt es neun verschiedene Gefahrenpiktogramme (o Abb. 1.10).

Je nach Gefährdungsgrad der Substanz muss zusätzlich noch ein **Signalwort** „Gefahr“ oder „Achtung“ auf das Gefäß geklebt werden. Jeder Substanz oder jedem Gemisch wird dabei nur ein Signalwort zugeordnet, das Wort „Gefahr“ hat dabei die höhere Priorität.

Gefahrenhinweise – H-Sätze

Der Begriff H-Satz leitet sich von der englischen Bezeichnung „Hazard-Statement“ (hazardous, gefährlich) ab. H-Sätze weisen auf die gefährlichen Eigenschaften eines Stoffs hin und haben zusammen mit den Gefahrenpiktogrammen und dem Signalwort eine wichtige Warnfunktion für den Anwender. Die Einteilung der H-Sätze unterliegt einer bestimmten Systematik, die erste Ziffer von insgesamt drei Zahlen gibt dabei die Art der Gefahr an:

- H 2XY: physikalische Gefahr,
- H 3XY: Gesundheitsgefahr,
- H 4XY: Umweltgefahr.

Für die Arbeit in der Rezeptur werden die Gefahrstoffe mit H-Sätzen der 300er-Reihe, also solche mit Gesundheitsgefahr, noch mal in drei Kategorien eingeteilt:

- dermale Gefahr,
- inhalative Gefahr,
- Gefährdung der Augen.

GHS01
Explodierende Bombe
GHS02
Flamme
GHS03
Flamme über einem Kreis
GHS04
Gasflasche
GHS05
Ätzwirkung
GHS06
Totenkopf mit gekreuzten Knochen
GHS07
Ausrufezeichen
GHS08
Gesundheitsgefahr
GHS09
Umwelt

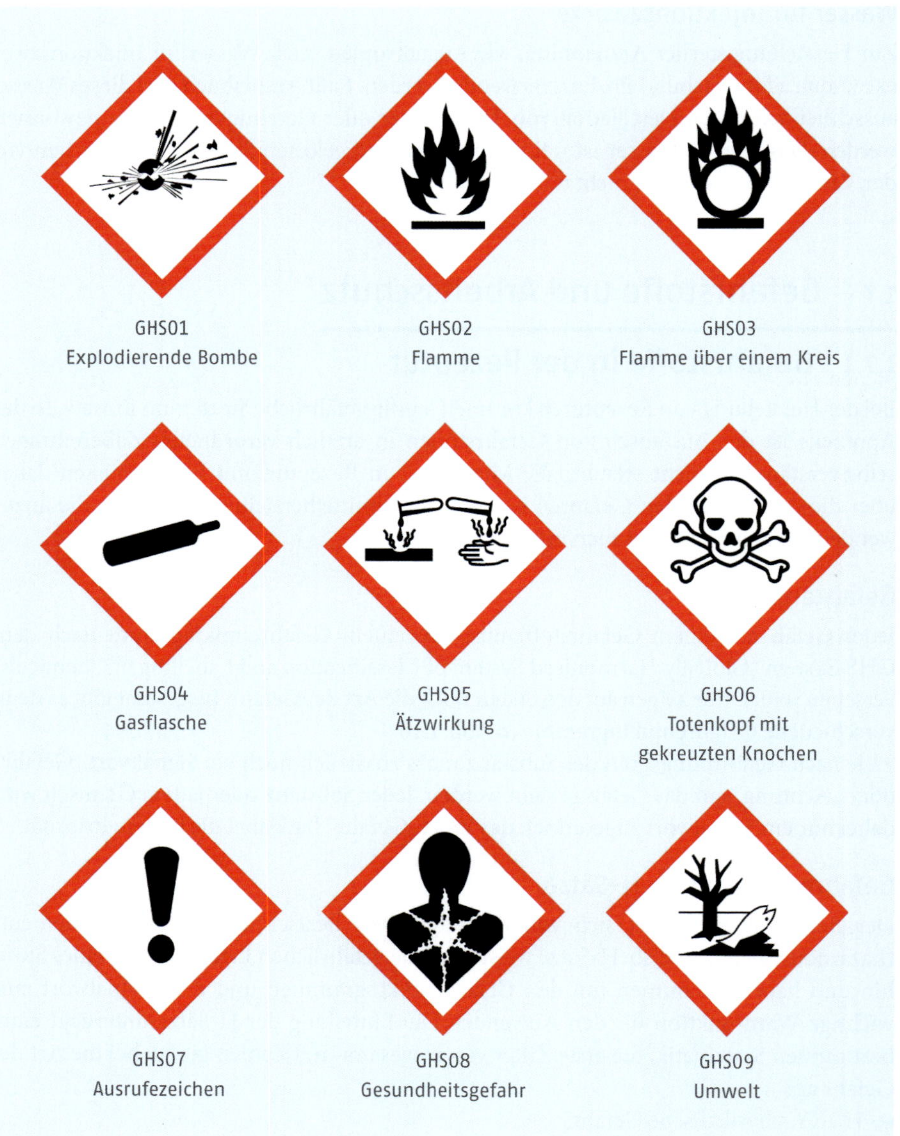

Abb. 1.10 Gefahrenpiktogramm nach GHS

Rezeptursubstanzen mit dermaler Gefahr können beim Kontakt mit der Haut Gefahren für die Gesundheit auslösen oder zu allergischen Hautreaktionen führen. Bei inhalativer Gefahr besteht eine Gesundheitsgefahr beim Einatmen, bei einer Gefahr für die Augen kann es zu schweren Augenreizungen oder Augenschäden kommen.

Sicherheitshinweise – P-Sätze

Bei den P-Sätzen handelt es sich um Sicherheitshinweise (Precautionary-Statements), die dem Anwender Hinweise zum sicheren Umgang mit dem entsprechenden Gefahrstoff geben.

1.7.2 Arbeitsschutzmaßnahmen

Das Festlegen geeigneter Arbeitsschutzmaßnahmen stellt einen wichtigen Teil bei der Herstellungsplanung im Vorfeld dar. Die zu treffenden Maßnahmen hängen entscheidend von der herzustellenden Arzneiform ab. Beim Anfertigen von festen Darreichungsformen wie Pulvern oder Kapseln kann es leicht zum Einatmen von Stäuben kommen, bei der Herstellung von Dermatika ist diese Gefahr deutlich kleiner. Eine Lösung kann leicht unbeabsichtigt ins Gesicht spritzen, eine halbfeste Arzneiform eher nicht. Die Bundesapothekerkammer (BAK) hat daher in ihren Empfehlungen zu Arbeitsschutzmaßnahmen bei Tätigkeiten mit Gefahrstoffen verschiedene Standards zur Rezepturherstellung entworfen. Diese Rezepturstandards beschreiben unter Berücksichtigung der Arbeitsschutzmaßnahmen die Herstellung der wichtigsten Arzneiformen. Für jede Tätigkeit in der Rezeptur stehen zwei Standards zur Verfügung, einer für den Umgang mit CMR-Stoffen der Kategorie 1A und 1B und einer für alle anderen Gefahrstoffe. Die Abkürzung CMR steht dabei für cancerogen, mutagen und reproduktionstoxisch, entsprechende Gefahrstoffe sind an den H-Sätzen 340, 350 oder 360 zu erkennen.

MERKE

Zu den CMR-Stoffen gehören unter anderem die häufig zur Herstellung von Rezepturen eingesetzten Wirkstoffe Betamethasonvalerat, Clobetasolpropionat und Triamcinolonacetonid.

Der Umgang mit CMR-Stoffen erfordert große Vorsicht. Aus diesem Grund sind für Zubereitungen mit solchen Substanzen eigene Rezepturstandards entwickelt worden (o Abb. 1.11). Schwangeren und stillenden Müttern ist der Umgang mit solchen Stoffen verboten.

Die Rezepturstandards und weitere Informationen zum Thema „Arbeitsschutz im Rezepturbetrieb“ sind auf der Homepage der ABDA (Bundesvereinigung Deutscher Apothekerverbände) unter www.abda.de zu finden.

Sachkundiges Personal

Im Bereich der Arzneimittelherstellung und im Labor der Apotheke sollen sich nur Mitarbeiter aufhalten, die unmittelbar an der Herstellung beteiligt sind. Diese Mitarbeiter müssen über entsprechende Gefahren beim Umgang mit Gefahrstoffen informiert sein und wissen, welche Schutzmaßnahmen anzuwenden sind.

Verwendung von Rezepturkonzentraten

Der Einsatz von Konzentraten trägt entscheidend zum Arbeitsschutz bei der Herstellung von Arzneimitteln bei. Dauer und Ausmaß der Exposition bei der Verwendung von Gefahrstoffen können so deutlich reduziert werden. Die einzelnen Substanzen müssen vor dem Einarbeiten in eine Dermatika-Grundlage nicht angerieben werden, eine Gefahr durch Einatmen von Stäuben besteht daher nicht.

Laborabzug

Wenn möglich, sollten Tätigkeiten mit Gefahrstoffen unter einem geeigneten Laborabzug stattfinden. Vor allem beim Öffnen von Gefäßen mit Feststoffen oder beim Anreiben pul-

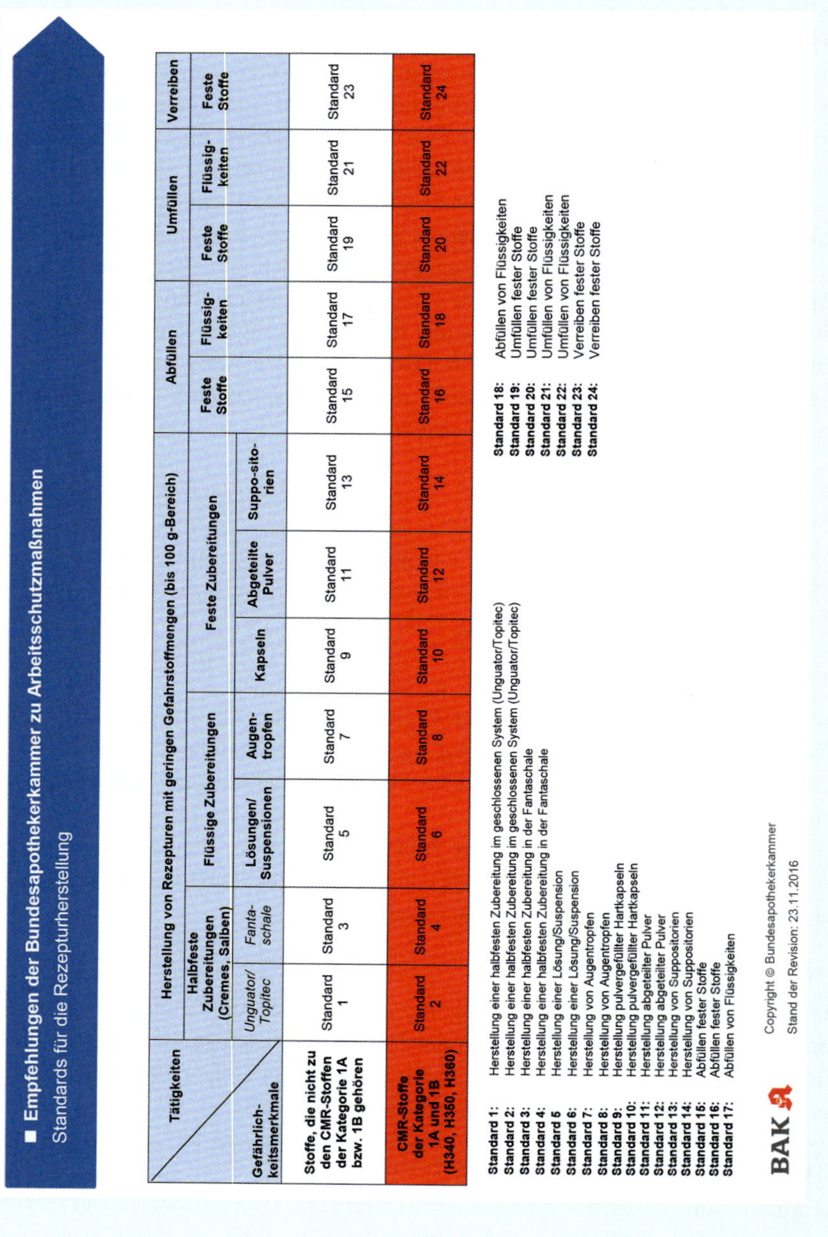

Empfehlungen der Bundesapothekerkammer zu Arbeitsschutzmaßnahmen
Standards für die Rezepturherstellung

Tätigkeiten	Herstellung von Rezepturen mit geringen Gefahrstoffmengen (bis 100 g-Bereich)							Abfüllen		Umfüllen		Verreiben
	Halbfeste Zubereitungen (Cremes, Salben)		Flüssige Zubereitungen		Feste Zubereitungen			Feste Stoffe	Flüssig-keiten	Feste Stoffe	Flüssig-keiten	Feste Stoffe
Gefährlich-keitsmerkmale	*Unguator/ Topitec*	*Fanta-schale*	Lösungen/ Suspensionen	Augen-tropfen	Kapseln	Abgeteilte Pulver	Suppo-sito-rien					
Stoffe, die nicht zu den CMR-Stoffen der Kategorie 1A bzw. 1B gehören	Standard 1	Standard 3	Standard 5	Standard 7	Standard 9	Standard 11	Standard 13	Standard 15	Standard 17	Standard 19	Standard 21	Standard 23
CMR-Stoffe der Kategorie 1A und 1B (H340, H350, H360)	Standard 2	Standard 4	Standard 6	Standard 8	Standard 10	Standard 12	Standard 14	Standard 16	Standard 18	Standard 20	Standard 22	Standard 24

Standard 1: Herstellung einer halbfesten Zubereitung im geschlossenen System (Unguator/Topitec)
Standard 2: Herstellung einer halbfesten Zubereitung im geschlossenen System (Unguator/Topitec)
Standard 3: Herstellung einer halbfesten Zubereitung in der Fantaschale
Standard 4: Herstellung einer halbfesten Zubereitung in der Fantaschale
Standard 5: Herstellung einer Lösung/Suspension
Standard 6: Herstellung einer Lösung/Suspension
Standard 7: Herstellung von Augentropfen
Standard 8: Herstellung von Augentropfen
Standard 9: Herstellung pulvergefüllter Hartkapseln
Standard 10: Herstellung pulvergefüllter Hartkapseln
Standard 11: Herstellung abgeteilter Pulver
Standard 12: Herstellung abgeteilter Pulver
Standard 13: Herstellung von Suppositorien
Standard 14: Herstellung von Suppositorien
Standard 15: Abfüllen fester Stoffe
Standard 16: Abfüllen fester Stoffe
Standard 17: Abfüllen von Flüssigkeiten
Standard 18: Abfüllen von Flüssigkeiten
Standard 19: Umfüllen fester Stoffe
Standard 20: Umfüllen fester Stoffe
Standard 21: Umfüllen von Flüssigkeiten
Standard 22: Umfüllen von Flüssigkeiten
Standard 23: Verreiben fester Stoffe
Standard 24: Verreiben fester Stoffe

BAK

Stand der Revision: 23.11.2016

Abb. 1.11 Empfehlungen der Bundesapothekerkammer (BAK) zu Arbeitsschutzmaßnahmen. Standards für die Rezepturherstellung in der Apotheke

verförmiger Substanzen können gefährliche Stäube entstehen, und der Abzug sollte geschlossen sein. Ist eine Einwaage von Substanzen unter dem Abzug nötig, so sollte dieser während des Abwiegens kurz ausgeschaltet werden, da der Luftzug die Genauigkeit der Waage beeinflusst.

Arbeiten mit Kanülen

Zur Herstellung von sterilen Augentropfen werden zur Sterilfiltration spitze Kanülen eingesetzt. Von diesen geht eine erhebliche Verletzungsgefahr aus. Gebrauchte Kanülen müssen daher sicher entsorgt werden, im Handel sind dafür spezielle Kanülensicherungsboxen erhältlich.

1.7.3 Persönliche Schutzausrüstung

Bei allen Tätigkeiten mit Gefahrstoffen kommt dem Tragen einer persönlichen Schutzausrüstung eine besondere Bedeutung zu. Der ohnehin aus hygienischen Gründen vorgeschriebene Rezepturkittel trägt zusätzlich zum Arbeitsschutz bei und ist bei jedem Kontakt mit gefährlichen Stoffen vorgeschrieben. Abhängig von der Gefahrenkategorie der einzelnen Substanzen, kommen dann noch Schutzhandschuhe, Atemschutzmaske und Schutzbrille hinzu.

Farbkonzept der Bundesapothekerkammer

Die BAK hat ein Farbleitsystem zur Kennzeichnung von Standgefäßen in der Apotheke entwickelt. Dadurch kann die nötige Schutzausrüstung bei der Herstellung von Arzneimitteln auf einen Blick erkannt werden. Zusätzlich zu der gesetzlich vorgeschriebenen Beschriftung werden dabei je nach Gefährdungspotenzial Punkte mit unterschiedlichen Farben auf das Gefäß geklebt (◘ Tab. 1.2).

Der rote Punkt ist ausschließlich für CMR-Substanzen reserviert. Benötigt eine Rezeptursubstanz von ihrer Gefährdung her alle drei farbigen Punkte, also gelb, orange und blau, so darf die Kennzeichnung nicht einfach in einen roten Punkt umgewandelt werden.

Vorratsgefäße

Aus praktischen Gründen wird in der Apotheke meist das Originalgefäß der Herstellerfirma als Standgefäß verwendet, die Kennzeichnung ist dann schon vollständig. Auf das Gefäß sollte dann nur noch der entsprechende farbige Punkt geklebt werden. Werden

◘ **Tab. 1.2** Farbige Punkte zur Kennzeichnung von Standgefäßen mit Gefahrstoffen

Farbe	Gefahr	Persönliche Schutzausrüstung
● (gelb)	Gefahr durch Hautkontakt	Schutzhandschuhe
● (orange)	Gefahr durch Einatmen	Atemschutz
● (blau)	Gefahr für die Augen	Schutzbrille
● (rot)	Gefahr durch Kontakt (CMR-Stoffe Kat. 1A und 1B)	Schutzhandschuhe, Atemschutz, Schutzbrille

Stoffe und Zubereitungen aus dem Originalgefäß in Vorratsgefäße umgefüllt, so können diese, wenn sie in für den Handgebrauch erforderlichen Mengen gelagert und zur unmittelbaren Verwendung bereitgehalten werden, vereinfacht gekennzeichnet werden. Neben dem Namen des Gefahrstoffs reicht dann eine Kennzeichnung mit dem jeweiligen Piktogramm und Signalwort aus. Empfehlenswert sind das Aufbringen der Nummer der H-Sätze und die Anwendung des Farbkonzepts der BAK.

Die herstellenden Personen können sich dann an den Farbmarkierungen auf dem Gefäß orientieren und die nötige persönliche Schutzausrüstung auf einen Blick erkennen. Bei hautschädigenden Stoffen sind geeignete **Schutzhandschuhe** anzuziehen. Diese sind nach den Eigenschaften des Gefahrstoffs auszuwählen. Hinweise dazu sind auf dem Sicherheitsdatenblatt der jeweiligen Substanz zu finden. Bei staubenden Gefahrstoffen und der damit verbundenen Gefahr des Einatmens ist eine passende **Atemschutzmaske** wichtig. Dabei werden FFP2-Masken empfohlen. Diese Partikel filtrierenden Halbmasken halten im Gegensatz zu einfachen OP-Masken gefährliche Stäube zuverlässig zurück. Die FFP2-Filter halten 94 % eines Natriumchlorid-Prüfaerosols zurück und sind für Tätigkeiten in der Rezeptur zum Einmalgebrauch bestimmt. Stellen Substanzen eine Gefahr für die Augen dar, ist konsequent eine **Schutzbrille** mit seitlichem Spritzschutz zu tragen. Diese sollte nach der Verwendung gereinigt und mit alkoholischen Desinfektionsmitteln desinfiziert werden.

1.8 Fachsprache

1.8.1 Arbeitsanweisung

Jede ärztliche Verordnung für eine Rezeptur soll eine **Arbeitsanweisung** (Subscriptio) vom Arzt für die Apotheke enthalten. Diese Arbeitsanweisung teilt dem pharmazeutischen Personal mit, wie die verschriebenen Wirkstoffe zu verarbeiten sind.

Häufig erfolgt die Formulierung der Subscriptio in lateinischer Sprache, diese muss korrekt ins Deutsche übersetzt werden können. Die Arbeitsanweisung kann mit Rp., der lateinischen Abkürzung für recipe (nimm), beginnen. Anschließend werden die Bestandteile der Rezeptur mit der zu verwendenden Menge in der Einheit Gramm genannt. Die Namen der Wirk- und Hilfsstoffe wurden früher fast ausschließlich in lateinischer Sprache genannt. Mittlerweile werden hier aber meist die deutschen Namen verwendet.

Lateinische Rezepturhinweise

„aa ad" (ana partes aequales = zu gleichen Teilen): Bei gleichen Mengen mehrerer Rezepturbestandteile ist es üblich, nur bei der zuletzt genannten Substanz die Menge anzugeben und diese mit dem Zeichen aa zu versehen.

„aa ad" (ana partes aequales ad = zu gleichen Teilen auf): Soll mit zwei oder mehreren Stoffen in gleichen Anteilen eine bestimmte Gesamtmasse erreicht werden, kann bei Rezepturen mit dem zuletzt genannten Stoff aa ad mit der gewünschten Gesamtmasse der Zubereitung geschrieben werden.

Beispiel:

Zinkoxid	
Talkum	aa 10,0 g
Glycerol 85 %	
Gereinigtes Wasser	aa ad 50,0 g

Unter Berücksichtigung der lateinischen Rezepturhinweise müssen zur Herstellung dieser Zinkoxid-Schüttelmixtur folgende Mengen abgewogen werden:

Zinkoxid	10,0 g
Talkum	10,0 g
Glycerol 85 %	15,0 g
Gereinigtes Wasser	15,0 g

Folgende Angabe der Arbeitsanweisung ist gebräuchlich:

M. D. S.	misce, da, signa	mische, gib ab, bezeichne

Die angegebenen Dosen sollen gemischt werden (= Gesamtmenge), in ein Behältnis abgepackt und gekennzeichnet werden. Der Angabe „signa“ folgt meistens die Gebrauchsanweisung des Arztes, diese ist auf dem Etikett anzugeben.

Zur Herstellung eines Pulvers kann die Arbeitsanweisung auch folgendermaßen angegeben werden:

m. f. pulv.	misce fiat pulvis	mische, dass ein Pulver entstehe

Bei einzeldosierten Arzneiformen wie abgeteilten Pulvern, Kapseln und Zäpfchen gibt es zwei verschiedene Arbeitsanweisungen:

Dispensiermethode (Multiplikationsmethode):
Auf dem Rezept steht die Einzeldosis, diese muss bei der Herstellung mit der Anzahl der Dosen multipliziert werden:

d. tal. dos. Nr. X	
dentur tales doses numero X	10 solcher Mengen sollen gegeben werden

Dividiermethode:
Auf dem Rezept steht die Gesamtmenge, diese muss in 10 Dosen aufgeteilt werden:

div. in part. aequ. Nr. X	
divide in partes aequales numero X	teile in 10 gleiche Teile

1.8.2 Abkürzung und Bedeutung der lateinischen Bezeichnungen

aa	ana partes aequales	zu gleichen Teilen
aa ad	ana partes aequales ad	zu gleichen Teilen bis
ad		bis zu
ad man. med.	ad manus medici	zu Händen des Arztes
ad us. ext.	ad usum externum	zum äußerlichen Gebrauch
ad us. int.	ad usum internum	zum innerlichen Gebrauch
ad us. prop.	ad usum proprium	zum eigenen Gebrauch
alb.	albus	weiß
alc.	alcoholum	Alkohol
anhydr.	anhydricus	wasserfrei
aq.	aqua	Wasser
aquos.	aquosum	wasserhaltig
aut id.	aut idem	oder das Gleiche
aut simil.	aut simile	oder etwas Ähnliches
cap.	capsulae	Kapseln
comp.	compositus	zusammengesetzt
conc.	concisus	geschnitten
cont.	contusus	zerstoßen
crist.	cristallisatus	kristallin
d.	da	gib
dil.	dilutus	verdünnt
div. i. part. aeq.	divide in partes aequales	teile in gleiche Teile
dos.	dosis, doses	Menge, Mengen
emuls.	emulsio	Emulsion
extr.	extractum	Extrakt
f.	fiat, fiant	es soll(en) entstehen
flav.	flavus	gelb
fort.	fortis	stark
gelat.	gelatinosus	aus Gelatine
glob. vag.	globuli vaginales	Vaginalglobuli
gutt., gtt.	guttae	Tropfen
inh.	inhalatio	Inhalation
inj.	injectio	Injektion
lin.	linimentum	Liniment
liq.	liquor, liquidus	Flüssigkeit, flüssig
lot.	lotio	Lotion
m.	misce	mische
mass.	massa	Masse
m. d. s., M. D. S.	misce, da, signa	mische, gib, bezeichne
m. f.	misce fiat (fiant)	mische, dass es werde(n)
mixt.	mixtura	Mixtur
muc.	mucilago	Schleim
Nr. (No, N)	numero	Anzahl
oculent.	oculentum	Augensalbe

oculog.	oculoguttae	Augentropfen
ol.	oleum	Öl
otog.	otoguttae	Ohrentropfen
part. aequal.	partes aequales	gleiche Teile
pro baln.	pro balneo	für das Bad
pro inf.	pro infantibus	für Kinder
pulv., plv.	pulvis, pulveratus	Pulver, gepulvert
q. s.	quantum satis	so viel wie nötig
rhinog.	rhinoguttae	Nasentropfen
Rp.	recipe	nimm
S.	signa	bezeichne
s.	sine	ohne
s. conf.	sine confectione	ohne Verpackung
sir.	sirupus	Sirup
sol.	solutio, solutus	Lösung, gelöst
spec.	species	Teemischung
supp.	suppositorium	Zäpfchen
susp.	suspensio	Suspension
tal. dos.	tales doses	solche Mengen
trit.	trituratio	Verreibung
ungt.	unguentum	Salbe

Zur Angabe der gewünschten Mengen werden auf pharmazeutischen Rezepten traditionell römische Zahlen verwendet (◘ Tab. 1.3).

◘ **Tab. 1.3** Wichtige römische Zahlen

Arabisch	Römisch	Arabisch	Römisch	Arabisch	Römisch
1	I	11	XI	70	LXX
2	II	12	XII	80	LXXX
3	III	15	XV	90	XC
4	IV	18	XVIII	100	C
5	V	20	XX	120	CXX
6	VI	25	XXV	150	CL
7	VII	30	XXX	200	CC
8	VIII	40	XL	500	D
9	IX	50	L	1000	M
10	X	60	LX	2000	MM

1.9 Plausibilitätsprüfung

Vor der Herstellung muss jede in der Apotheke hergestellt Rezeptur auf ihre Plausibilität hin überprüft werden. Dies gilt für verschreibungspflichtige wie auch für nicht verschreibungspflichtige Zubereitungen.

Die Plausibilitätsprüfung umfasst dabei nach § 7 ApBetrO folgende Punkte:

- Dosierung,
- Applikationsart,
- Art, Menge und Kompatibilität der Ausgangsstoffe untereinander sowie deren gleichbleibende Qualität im fertig hergestellten Arzneimittel über dessen Haltbarkeitszeitraum,
- Haltbarkeit des Rezepturarzneimittels.

MERKE
Standardisierte Rezepturen wie NRF-Vorschriften oder solche aus der ZRB-Bibliothek gelten als plausibel, im Rahmen der Plausibilitätsprüfung müssen hier wie bei jedem anderen Arzneimittel nur die patientenindividuellen Aspekte überprüft werden.

1.9.1 Bedenkliche Stoffe

Arzneimittel mit bedenklichen Stoffen dürfen nach § 5 des Arzneimittelgesetzes (AMG) nicht abgegeben oder angewendet werden.

AMG § 5 Verbot bedenklicher Arzneimittel

(1) Es ist verboten, bedenkliche Arzneimittel in den Verkehr zu bringen oder bei einem anderen Menschen anzuwenden.
(2) Bedenklich sind Arzneimittel, bei denen nach dem jeweiligen Stand der wissenschaftlichen Erkenntnis der begründete Verdacht besteht, dass sie bei bestimmungsgemäßem Gebrauch schädliche Wirkungen haben, die über ein nach den Erkenntnissen der medizinischen Wissenschaft vertretbares Maß hinausgehen.

Eine Liste mit bedenklichen Rezepturgrundstoffen wird regelmäßig in der pharmazeutischen Fachpresse veröffentlicht und ist auch im NRF im Kapitel I.5.2.1. zu finden.

Vor der Herstellung einer Rezeptur muss überprüft werden, ob einer der rezeptierten Bestandteile als bedenklich gilt. ◻ Tab. 1.4 enthält eine Auswahl an bedenklichen Rezepturgrundstoffen, die bei der Herstellung von Arzneimitteln von Bedeutung sein können.

Tab. 1.4 Auswahl bedenklicher Substanzen mit Bedeutung in der Apotheke (AMK-Liste, Stand 05/2018)

Stoffe	Begründung
Aliphatische Amine (Di- und Triethanolamin; ausgenommen Triethanolamin zur äußerlichen Anwendung ≤ 2,5 %)	Nitrosaminbildung mit kanzerogener Wirkung
Arnikablüten zum Einnehmen (ausgenommen Homöopathika ab D4)	Gefahr von Dyspnoe, Tachykardie und Gastroenteritis
Benzol (ausgenommen Homöopathika ab D6)	Kanzerogen
Borsäure sowie deren Ester und Salze (ausgenommen Heilwässer und Puffer in Augentropfen, ausgenommen Homöopathika ab D4)	Mangelnde Wirksamkeit, Vergiftungen möglich
Bufexamac	Häufige Kontaktallergien
Chloroform	Hepatotoxisch, nephrotoxisch, kanzerogen
Formaldehyd in Gynäkologika und in Konzentrationen über 0,2 % in anderen Arzneimitteln, in zahnärztlichen Arzneimitteln in Konzentrationen über 0,05 % (ausgenommen in Warzenmitteln)	Schwere allergische Reaktionen, Kontaktekzeme, kanzerogen
Naphthalin (ausgenommen Homöopathika ab D4)	Hämolytische Anämie, Methämoglobinbildung, tödliche Vergiftungen bei Kindern durch Inhalation und topische Anwendung
2-Naphthol (auch äußerlich)	Nephrotoxisch
Phenol zur Anwendung auf Haut und Mundschleimhaut	Krampfgift, Reizung von Haut und Schleimhäuten
Quecksilber(I)-chlorid, Quecksilber(II)-oxid	Mutagen, teratogen, neurotoxisch, nephrotoxisch
Schlankheitsrezepturen mit mehreren stark wirksamen Bestandteilen wie Appetitzügler, Diuretika, Schilddrüsenhormone oder Antidiabetika	Todesfälle durch derartige Rezepturen

1.9.2 Qualität der Ausgangsstoffe

Zur Herstellung von Arzneimitteln dürfen nach § 11 ApBetrO nur Ausgangsstoffe verwendet werden, deren ordnungsgemäße Qualität festgestellt ist.

Zur Rezepturherstellung verwendete Substanzen müssen vom pharmazeutischen Hersteller mit einem Prüfzertifikat nach § 6 ApBetrO in die Apotheke geliefert werden. Dieses Zertifikat muss in der Apotheke bei der Eingangskontrolle der Substanz auf Gültigkeit, Plausibilität und Vollständigkeit überprüft werden.

Folgende Punkte müssen dabei beachtet werden:

- Das Prüfzertifikat muss den Vorgaben einer gültigen Monographie aus Ph. Eur., DAB oder DAC entsprechen. In Ausnahmefällen kann auch ein Prüfverfahren des pharmazeutischen Herstellers verwendet werden, es muss dann aber den allgemeinen Vorschriften des Europäischen Arzneibuchs entsprechen.
- Alle vorgeschriebenen Prüfungen der Monographie müssen auf dem Prüfzertifikat mit einem eindeutigen Untersuchungsergebnis aufgeführt sein.
- Die Chargenbezeichnung auf dem Behältnis der Substanz muss mit der Bezeichnung auf dem Zertifikat übereinstimmen.
- Das Prüf- und Verfalldatum sowie die Lagerbedingungen müssen aufgeführt sein.
- Das Prüfzertifikat muss von einer Sachkundigen Person unterzeichnet sein.

Nur wenn alle oben aufgeführten Mindestangaben enthalten sind, braucht die Apotheke bei der Eingangskontrolle nur die Identität des vorliegenden Ausgangsstoffs feststellen.

1.9.3 Überprüfung der Dosierung

Ein wesentlicher Bestandteil der Plausibilitätsprüfung ist eine Überprüfung der verordneten Wirkstoffkonzentration. Folgende Informationsquellen können zur Überprüfung der Dosierung verwendet werden:

- NRF-Tabellen für die Rezeptur – Plausibilitätsprüfung in der Apotheke,
- Plausibilitäts-Check Rezeptur (Ziegler),
- Normdosen gebräuchlicher Arzneistoffe und Drogen (Haffner, Schultz, Schmidt, Braun).

Obere Richtkonzentration dermatologischer Wirkstoffe

Bei der Verordnung von Dermatika können zu hoch konzentrierte Arzneistoffe ein Risiko für den Patienten darstellen. Im NRF ist in der Tabelle I.6.-1 eine Übersicht der oberen therapeutischen Konzentration für wichtige dermale Wirkstoffe zu finden. ◻ Tab. 1.5 zeigt einige häufig vorkommende Arzneistoffe in Dermatika mit ihrer oberen Richtkonzentration.

Im Rahmen seiner Therapiefreiheit darf der Arzt auch höhere Konzentrationen als die obere Richtkonzentration verordnen, dies muss er aber auf dem Rezept ausdrücklich kennzeichnen.

Therapeutische Konzentration

Die therapeutische Konzentration bezeichnet den für Dermatika üblichen Konzentrationsbereich der verwendeten Arzneistoffe. ◻ Tab. 1.6 zeigt eine Zusammenstellung der therapeutischen Konzentration häufig vorkommender Wirkstoffe.

Tab. 1.5 Obere Richtkonzentration ausgewählter Dermatika-Wirkstoffe (nach NRF)

Wirkstoff	Obere Richtkonzentration
Betamethasonvalerat	0,15 %
Clobetasolpropionat	0,05 %
Dithranol (Erstverordnung zu Therapiebeginn)	0,1 %
Dithranol (Weitere Behandlung)	3 %
Kaliumpermanganat	0,001 %
Metronidazol	3 %
Minoxidil	5 %
Mometasonfuroat	0,1 %
Salicylsäure (großflächig)	3 %
Tretinoin	0,1 %
Triamcinolonacetonid	0,2 %
Triclosan	3 %

1.9.4 Applikationsart

Im Rahmen der Plausibilitätsprüfung muss auch die Art der Anwendung des Rezepturarzneimittels überprüft werden. Manche Wirkstoffe und vor allem Konservierungsmittel sind für bestimmte Applikationsarten nicht geeignet. Bei verschreibungspflichtigen Rezepturen muss die Art der Anwendung aus der Verordnung hervorgehen, ansonsten muss mit dem Arzt Rücksprache gehalten werden. Bei apothekenpflichtigen Zubereitungen kann die Applikation auch im Gespräch mit dem Patienten geklärt werden.

1.9.5 Kompatibilität der Ausgangsstoffe untereinander

Ein besonders wichtiger Punkt bei der Überprüfung der Rezepturvorschrift stellt die Verträglichkeit aller Inhaltsstoffe untereinander dar. Gerade in nicht standardisierten Rezepturen kommen Unverträglichkeiten häufig vor, dabei kann man zwischen manifesten und larvierten Inkompatibilitäten unterscheiden. **Manifeste Unverträglichkeiten** machen sich direkt während der Herstellung bemerkbar, es kann dabei zum Ausfällen von Substanzen kommen, oder die Grundlage verflüssigt sich deutlich. Problematisch sind in der Praxis vor allem die **larvierten Unverträglichkeiten**. Hier laufen die Reaktionen so langsam ab, dass sie bei der Herstellung in der Apotheke zunächst nicht auffallen. Die Veränderung der Qualität wird dann meist erst beim Patienten zu Hause bemerkt.

Tab. 1.6 Therapeutische Konzentration für ausgewählte Wirkstoffe in Dermatika (nach NRF)

Wirkstoff	Therapeutische Konzentration
Aluminiumchlorid-Hexahydrat	10 bis 30 %
Ammoniumbituminosulfonat	5 bis 50 %
Betamethasonvalerat	0,025 bis 0,15 %
Chlorhexidindigluconat	0,1 bis 2 %
Clotrimazol	1 bis 2 %
Dithranol	0,05 bis 3 %
Erythromycin	0,5 bis 4 %
Harnstoff	3 bis 40 %
Hydrocortison	0,25 bis 1 %
Lauromacrogol 400	0,5 bis 10 %
Metronidazol	0,5 bis 3 %
Octenidindihydrochlorid	0,1 bis 0,2 %
Prednisolon	0,25 bis 0,5 %
Salicylsäure	1 bis 60 %
Tretinoin	0,025 bis 0,1 %
Triamcinolonacetonid	0,025 bis 0,1 %
Triclosan	1 bis 3 %
Zinkoxid	bis 50 %

Unverträglichkeiten von Wirkstoffen: ionische Wechselwirkungen

In wasserhaltigen Rezepturen werden Unverträglichkeiten zwischen einzelnen Wirkstoffen häufig durch chemische Reaktionen zwischen Anionen und Kationen hervorgerufen. Dabei können schwerlösliche Salze entstehen, und die Freisetzung der Wirkstoffe ist deutlich verschlechtert. Daher dürfen anionische und kationische Arzneistoffe in wasserhaltigen Zubereitungen nicht gemeinsam verarbeitet werden (Tab. 1.7).

Rezeptierbarer pH-Bereich

Bei wasserhaltigen Rezepturen ist weiterhin zu überprüfen, ob die rezeptierbaren pH-Bereiche aller Inhaltsstoffe zusammenpassen. Dies ist vor allem bei Wirk- und Konservierungsstoffen wichtig.

Tab. 1.7 Häufig vorkommende ionische Wirkstoffe in Dermatika

Anionische Wirkstoffe	Kationische Wirkstoffe
■ Ammoniumbituminosulfonat ■ Diclofenac-Natrium ■ Eosin-Dinatrium ■ Kaliumpermanganat ■ Natriumchlorid ■ Natriumlactat	■ Aluminiumchlorid-Hexahydrat ■ Chlorhexidindigluconat ■ Clindamycinhydrochlorid ■ Ethacridinlactat-Monohydrat ■ Gentamicinsulfat ■ Miconazolnitrat ■ Octenidindihydrochlorid ■ Polihexanid

DEFINITION

Unter dem rezeptierbaren pH-Bereich einer Substanz versteht man den pH-Bereich in einer Rezeptur, in dem während eines angemessenen Zeitraums eine chemisch-physikalisch stabile Darreichungsform hergestellt werden kann.

Verschiedene Wirkstoffe dürfen in wasserhaltigen Zubereitungen nur dann gemeinsam verarbeitet werden, wenn die rezeptierbaren pH-Bereiche zumindest teilweise überlappen. Die rezeptierbaren pH-Bereiche zahlreicher Arzneistoffe sind in den Tabellen für die Rezeptur des NRF zu finden. ◘ Tab. 1.8 zeigt eine Zusammenstellung dieser pH-Bereiche für häufig vorkommende Wirkstoffe.

Unverträglichkeiten zwischen Wirkstoffen und Hilfsstoffen: ionische Wechselwirkungen

Unverträglichkeiten aufgrund von Wechselwirkungen von Kationen mit Anionen treten häufig beim Einsatz anionischer Grundlagen auf (◘ Tab. 1.9).

Diese enthalten anionische Emulgatoren oder Gelbildner, die mit kationischen Wirkstoffen inkompatibel sind. Ein **Beispiel** ist:

Octenidindihydrochlorid	0,05 g
Anionische hydrophile Creme DAB	zu 50,0 g

Der kationische Wirkstoff Octenidindihydrochlorid ist mit anionischen Grundlagen unverträglich, die ursprünglich gewünschte Anionische hydrophile Creme DAB enthält mit dem Komplexemulgator Emulgierender Cetylstearylalkohol (Typ A) einen anionischen Emulgator. Als Alternative muss zur Verarbeitung eine nichtionische O/W-Grundlage ausgewählt werden, geeignet wäre beispielsweise Basiscreme DAC.

Grenzflächenaktive Wirkstoffe und W/O-Cremes

Auch das Zusammentreffen grenzflächenaktiver Wirkstoffe mit wasserreichen, lipophilen W/O-Cremes führt häufig zu Problemen. Grenzflächenaktive Rezepturgrundstoffe wie Ammoniumbituminosulfonat oder Lauromacrogol 400 sollten daher nach Möglichkeit mit wasserfreien Grundlagen verarbeitet werden. Teilweise können auch Cremes mit

Tab. 1.8 Rezeptierbarer pH-Bereich für ausgewählte Wirkstoffe in Dermatika (nach NRF)

Wirkstoff	Rezeptierbarer pH-Bereich
Aluminiumchlorid-Hexahydrat	≤ 4
Ammoniumbituminosulfonat	3 bis 10
Betamethasonvalerat	2 bis 5
Chlorhexidindigluconat	4 bis 8
Clioquinol	≤ 8
Clobetasolpropionat	2 bis 9
Clotrimazol	3,5 bis 10
Dithranol	≤ 7
Erythromycin	7 bis 10 (Suspension), 8 bis 9 (Lösung)
Harnstoff	1 bis 12
Hydrocortison	3 bis 6,5
Lauromacrogol 400	pH-unabhängig
Metronidazol	3 bis 8
Octenidindihydrochlorid	2 bis 12
Salicylsäure	≤ 4
Tretinoin	≥ 3
Triamcinolonacetonid	2 bis 9
Triclosan	1 bis 9
Zinkoxid	4 bis 12

Tab. 1.9 Anionische Grundlagen und enthaltene Hilfsstoffe

Hilfsstoff	Anionische Grundlage
Emulgierender Cetylstearylalkohol (Typ A; O/W-Emulgator)	Anionische hydrophile Creme DAB Anionische hydrophile Creme SR DAC (NRF S.27.) Wasserhaltiges Liniment SR DAC (NRF S.40.)
Carbomer = Polyacrylsäure	Carbomergel pH 5/pH 6,5 (NRF S.43.) 2-Propanolhaltiges Carbomergel DAB Wasserhaltiges Carbomergel DAB
Carmellose-Natrium 600	Carmellose-Natrium-Gel DAB

reduziertem Wassergehalt hergestellt werden, dabei sollte aber auf geprüfte Rezepturvorschriften zurückgegriffen werden.

Phenole und Emulgatoren mit Macrogol-Struktur oder Gelbildner vom Celluloseether-Typ

Zur Herstellung hydrophiler Cremes werden häufig Grundlagen mit nichtionischen Emulgatoren mit Macrogol-Struktur eingesetzt. Treffen nun phenolische Wirkstoffe wie Triclosan oder Konservierungsmittel wie die PHB-Ester auf solche Emulgatoren, kann die Funktion des Emulgators gestört werden, und das O/W-Emulsionssystem bricht. Die gleiche Unverträglichkeit tritt auch bei der gemeinsamen Verarbeitung von phenolischen Substanzen mit Gelbildner vom Celluloseether-Typ auf.

Phenolische Wirkstoffe und Konservierungsmittel sollten vorzugsweise mit anionischen Cremes und anionischen hydrophilen Gelen verarbeitet werden.

MERKE

Die beiden häufig in Rezepturen vorkommenden Wirkstoffe Salicylsäure und Dithranol gehören chemisch gesehen zwar zu den Phenolen, dies spielt aber im Zusammenhang mit Unverträglichkeiten in Zubereitungen keine Rolle.

Unverträglichkeiten zwischen einzelnen Hilfsstoffen

Häufig verordnen Ärzte eine Fertigarzneimittel-Creme und lassen diese mit einer weiteren Grundlage verdünnen. Doch beim Aufeinandertreffen von W/O- und O/W-Zubereitungen kommt es meist zur Trennung von lipophiler und hydrophiler Phase und damit zum Brechen der Emulsion. Das Verdünnen von Fertigarzneimitteln darf daher grundsätzlich nur mit einer Grundlage des gleichen Emulsionstyps erfolgen.

1.9.6 Umgang mit Plausibilitätsproblemen

Am Ende der Plausibilitätsprüfung muss eine Abschlussbewertung vorgenommen werden. Aus dieser muss eindeutig hervorgehen, ob die Rezeptur hergestellt werden kann. Wirkstoffe oder die Dosierung dürfen ohne Rücksprache mit dem Arzt selbstverständlich nicht verändert werden. Anders sieht es beim Austausch von Dermatika-Grundlagen aus, diese dürfen rein rechtlich gesehen auch ohne Rücksprache mit dem Mediziner verändert werden. Dies gilt allerdings nur, wenn die Grundlage keine arzneiliche Wirkung hat und die Wirkung der Arzneistoffe durch den Austausch nicht nachteilig beeinflusst wird. Die neu auszuwählende Grundlage muss daher möglichst ähnliche galenische Eigenschaften aufweisen.

1.10 Dokumentation

Aus Gründen der Arzneimittelsicherheit müssen pharmazeutische Tätigkeiten im Bereich der Herstellung dokumentiert werden. Diese Dokumentation kann in Papierform oder auch elektronisch erfolgen.

Zubereitungsspezifische

Herstellungsanweisung für Rezepturarzneimittel

nach § 7 Abs. 1a ApBetrO

Muster-Apotheke Maria und Michael Muster OHG

Deutscher-Apotheker-Verlag-Str. 1 13245 Musterstadt

Rezepturbezeichnung: Erythromycin 2% in Linola
Herstellungsanweisung
Dokument-Nr.: RH230830-0001 Gültig ab: 30.08.2023
Applikationsart: dermal
Plausibilitätsprüfung: Das Rezepturarzneimittel ist eine ZRB-Rezeptur und ist plausibel.
ZRB-Nummer: ZRB D06-22

Zusammensetzung:

Ausgangsstoffe	Menge verordnet	Menge soll	Waage ausgewählt	Korr.-faktor
1 Erythromycin (mikrofein gepulvert)	1,0000 g	1,0000 g	Rezepturwaage	ja
2 Tween 20-Lösung 10%	q.s. g	q.s. g	Rezepturwaage	
3 Linola Creme	ad 50,0000 g	49,0000 g	Rezepturwaage	

Zur Ermittlung des Einwaagekorrekturfaktors siehe DAC/NRF-Text I.2.1.1. und Wirkstoffdatenbank bei den DAC/NRF-Tools.

Packmittel	Anzahl
1 Drehdosierkruke TopiTec 50g/70 ml	1

Produktionszuschlag: 0,0 %

Vorbereitung des Arbeitsplatzes:
Der Arbeitsplatz ist gemäß Hygieneplan (§ 4a ApBetrO) vorzubereiten (u. a. Reinigung und Desinfektion der Arbeitsflächen 1× täglich sowie vor jedem Arbeitsgang). Sowohl die internen Festlegungen über hygienisches Verhalten am Arbeitsplatz und zur Schutzkleidung des Personals (§ 4a ApBetrO) als auch die allgemeinen Maßnahmen zum Arbeitsschutz und zur Personalhygiene (z.B. Händedesinfektion, Kopfhaube, geschlossener Kittel) sind einzuhalten.

Arbeitsschutzmaßnahmen:
Schutzhandschuhe. Mundschutz. Das Rezepturarzneimittel enthält Gefahrstoffe. Entsprechende Schutzmaßnahmen sind anzuwenden und einzuhalten (z.B. Rezepturstandards der BAK).

Herstellungstechnik: ZRB-Standard: Wirkstoff-Einarbeitung im automatischen Rührsystem

Benötigte Geräte und Ausrüstungsgegenstände:
Automat. Rührsystem mit Rührer
Fantaschale mit Pistill

Herstellungsparameter/Herstellungsschritte:

1. Das Erythromycin in eine mit Pistill tarierte Fantaschale einwiegen.
2. Eine ausreichende Menge Tween-20-Lösung 10% (max. 4% der Ansatzmenge) hinzugeben und das Erythromycin unter mehrmaligem Abschaben damit anreiben.
3. Etwa 30 % der benötigten Menge Linola Creme hinzugeben und zügig verrühren.
4. Etwa die Hälfte der verbleibenden Linola Creme in die Spenderdose vorlegen und glattstreichen, das hergestellte Wirkstoffkonzentrat nach dem Sandwich-Verfahren hinzugeben und mit Linola Creme auf die Sollmenge auffüllen.
5. Im automatischen Rührsystem mit geeigneten Mischparametern homogenisieren. Hierbei sind die gerätespezifischen Angaben der Hersteller zu beachten. Um die Einarbeitung von Luft zu vermeiden, ist der Hubboden vor dem Mischvorgang möglichst tief auf die eingefüllten Bestandteile zu schieben.

Empfohlene Mischparameter im Topitec® für eine Ansatzmenge von 50 Gramm: 5:00 Minuten bei 1.000 UpM

Fortsetzung →

Inprozesskontrollen, soweit durchführbar:
1. Der Ansatz aus Erythromycin und Tween-20-Lösung 10% muss gleichmäßig verrieben sein und das Erythromycin gleichmäßig benetzt.
2. Die Verreibung des Ansatzes von Erythromycin und Tween-20-Lösung 10% mit Linola Creme ist homogen. Agglomerate dürfen nicht zu erkennen sein.
3. Die Spenderdose mit der fertigen Creme wird geöffnet. Am Mischwerkzeug dürfen keine Agglomerate zu erkennen sein.
4. Eine angemessene Menge der Creme wird entnommen und in dünner Schicht beurteilt. Über einer schwarzen Unterlage (Auflicht) oder vor einer hellen Lichtquelle (Durchlicht) dürfen keine Agglomerate zu erkennen sein.

Sollergebnis der organoleptischen Prüfung des Endprodukts:
Weiße, homogene Creme.

Kennzeichnung (Etikett):
Das anzufertigende Rezepturarzneimittel ist gemäß § 14 ApBetrO zu kennzeichnen.

Entsorgungshinweise/Sonstige Hinweise:
Verschreibungspflichtig!

Laufzeit: 2 Monate in Drehdosierkruke TopiTec 50g/70ml

Aufbewahrungshinweise:
Nicht über 25°C aufbewahren.

Warnhinweise/Besondere Vorsichtsmaßnahmen:
– keine –

Das Rezepturarzneimittel ist gemäß obiger Anweisung herzustellen und vor der Abgabe durch einen Apotheker organoleptisch prüfen und freigeben zu lassen.

Die Herstellung ist auf einem gesonderten Herstellungsprotokoll zu dokumentieren.

30.08.2023
Datum

Unterschrift Verantwortliche(r) Apotheker(in)
Anna Apothekerin

Abb. 1.12 Herstellungsanweisung mit Vorder- und Rückseite

1.10.1 Herstellungsanweisung

Grundsätzlich muss die Herstellung eines Arzneimittels nach einer vorher erstellten, schriftlichen Herstellungsanweisung erfolgen. Diese muss von einem Apotheker unterschrieben werden (Abb. 1.12).

In § 7 der Apothekenbetriebsordnung sind dazu die Mindestanforderungen an diese Herstellungsanweisung zu finden. Für standardisierte NRF-Vorschriften kann die Herstellungsvorschrift aus der jeweiligen Monographie übernommen werden. Bei der Herstellung von Individualrezepturen wird die Herstellungsanweisung apothekenspezifisch festgelegt und sollte dabei folgende Punkte enthalten:

- Herstellung der Arzneiform mit genauer Herstellungstechnik und benötigten Geräten,
- Prüfung auf Plausibilität,
- Maßnahmen zur Hygiene und zum Arbeitsschutz,
- Auswahl der benötigen Waagen,
- Einwaagekorrektur und Soll-Einwaagen,
- Angaben zum Packmittel und zur Kennzeichnung,
- Inprozesskontrollen,
- Maßnahmen zur Endkontrolle und zur Freigabe.

Bei der wiederholten Herstellung einer Zubereitung kann auf die bereits erstellte Anweisung zurückgegriffen werden, ihre Aktualität muss regelmäßig überprüft werden.

Herstellungsprotokoll für Rezepturarzneimittel

nach § 7 Abs. 1c ApBetrO

Muster-Apotheke Maria und Michael Muster OHG
Deutscher-Apotheker-Verlag-Str. 1 13245 Musterstadt

interne Rezepturbezeichnung: **Erythromycin 2% in Linola**
Rezepturbezeichnung auf Etikett: **Erythromycin 2% in Linola (ZRB D06-22)**
Rezepturherstell-Nr.: **RD230830-0001**
Patient:
Verordner:
Menge: **50,00 g**
Plausibilitätsprüfung: Das Rezepturarzneimittel ist eine ZRB-Rezeptur und ist plausibel.
ZRB-Nummer: **ZRB D06-22**

Die Verordnung ist für den Patienten plausibel. Das Therapiekonzept des Arztes ist erkennbar und plausibel.
Herstellungsanweisung: Dokument-Nr. **RH230830-0001** vom **30.08.2023**

Ausgangsstoffe	**Prüf-Nr./ CH.-B.**	**Einwaage Soll**	**Korr.-faktor**	**Einwaage Soll**	**Einwaage Ist**	**Nz.**
1 Erythromycin (mikrofein gepulvert)	AP220629-01	1,0000 g	1,052	1,0520 g	1,0544 g	LP
2 Tween 20-Lösung 10%	AP220830	q.s.		q.s.	1,8355 g	LP
3 Linola Creme	220402	ad 50,0000 g	1,000	ad 50,0000 g	ad 50,0846 g	LP
Gesamtmenge					50,0846 g	

Verwendete Waagen: Rezepturwaage 1, 2, 3

Packmittel	**Prüf-Nr./CH.-B.**	**Anzahl Soll**	**Anzahl Ist**
1 Drehdosierkruke TopiTec 50g/70 ml	12201-03410	1	1 St.

Herstellungstechnik:
ZRB-Standard: Wirkstoff-Einarbeitung im automatischen Rührsystem

Herstellungsschritte und -parameter:

1. Das Erythromycin in eine mit Pistill tarierte Fantaschale einwiegen.
2. Eine ausreichende Menge Tween-20-Lösung 10% (max. 4% der Ansatzmenge) hinzugeben und das Erythromycin unter mehrmaligem Abschaben damit anreiben.
3. Etwa 30% der benötigten Menge Linola Creme hinzugeben und zügig verrühren.
4. Etwa die Hälfte der verbleibenden Linola Creme in die Spenderdose vorlegen und glattstreichen, das hergestellte Wirkstoffkonzentrat nach dem Sandwich-Verfahren hinzugeben und mit Linola Creme auf die Sollmenge auffüllen.
5. Im automatischen Rührsystem mit geeigneten Mischparametern homogenisieren. Hierbei sind die gerätespezifischen Angaben der Hersteller zu beachten. Um die Einarbeitung von Luft zu vermeiden, ist der Hubboden vor dem Mischvorgang möglichst tief auf die eingefüllten Bestandteile zu schieben.

Empfohlene Mischparameter im Topitec® für eine Ansatzmenge von 50 Gramm: 5:00 Minunten bei 1.000 UpM
Hergestellt am 30.08.2023 durch LP

Inprozesskontrolle(n)	**Ergebnis**
Der Ansatz aus Erythromycin und Tween-20-Lösung 10 % muss gleichmäßig verrieben sein und das Erythromycin gleichmäßig benetzt.	Entspricht
Die Verreibung des Ansatzes von Erythromycin und Tween-20-Lösung 10 % mit Linola Creme ist homogen. Agglomerate dürfen nicht zu erkennen sein.	Entspricht
Die Spenderdose mit der fertigen Creme wird geöffnet. Am Mischwerkzeug dürfen keine Agglomerate zu erkennen sein.	Entspricht
Eine angemessene Menge der Creme wird entnommen und in dünner Schicht beurteilt. Über einer schwarzen Unterlage (Auflicht) oder vor einer hellen Lichtquelle (Durchlicht) dürfen keine Agglomerate zu erkennen sein.	Entspricht

Fortsetzung →

Organoleptische Prüfung des Endproduktes:
Weiße, homogene Creme.

Von einer analytischen Prüfung kann abgesehen werden, da die Qualität des Rezepturarzneimittels gewährleistet ist
- durch das Herstellverfahren und
- (soweit vorgesehen) durch die Ergebnisse der Inprozesskontrollen sowie
- durch das Ergebnis der organoleptischen (sensorischen) Prüfung des Endproduktes.

Verwendbar bis: 30.10.2023
Art der Anwendung/Gebrauchsanweisung:
2-mal täglich auf die betroffenen Körperstellen auftragen.

Freigabe:
Das angefertigte Arzneimittel entspricht dem angeforderten Rezepturarzneimittel und wird freigegeben mit interner Freigabe-Nr. **RD230830-0001** durch Apotheker(in) Anna Apothekerin.

Die Freigabe erfolgte vor der Abgabe des Arzneimittels.

30.08.2023
Datum

Unterschrift Verantwortliche(r) Apotheker(in)
Anna Apothekerin

Abb. 1.13 Vorlage für ein Herstellungsprotokoll für Rezepturarzneimittel

1.10.2 Herstellungsprotokoll

Für jedes hergestellte Arzneimittel in der Apotheke muss ein Herstellungsprotokoll ausgefüllt werden (Abb. 1.13). Diese Dokumentation soll von der herstellenden Person während der Herstellung durchgeführt werden.

MERKE
Ist-Einwaagen werden unmittelbar nach dem Abwiegen eingetragen und mit Namenszeichen versehen. Um den tatsächlichen Verlauf der Herstellung nachvollziehen zu können, darf das Protokoll weder vorgeschrieben noch nachträglich ausgefüllt werden.

Im Herstellungsprotokoll müssen nach § 7 ApBetrO mindestens folgende Angaben enthalten sein:

- Ausgangsstoffe mit Chargenbezeichnung und deren Einwaage,
- Name des Patienten und bei ärztlicher Verschreibung Name des Arztes,
- bei Tierarzneimitteln Name des Tierarztes, Name des Tierhalters und die Tierart,
- Herstellungsparameter und Ergebnisse der Inprozesskontrollen,
- Name der herstellenden Person,
- Freigabe durch einen Apotheker.

Weiterhin wird empfohlen, die Herstellungsanweisung und ein Musteretikett als Anlage zum Herstellungsprotokoll beizulegen. Für alle NRF-Rezepturen stehen konkrete Arbeitsvorlagen zur Verfügung, diese können als Word-Dokument vor dem Ausdrucken an die individuelle Herstellung in der Apotheke angepasst werden.

1.10.3 Defekturarzneimittel

Auch bei der Herstellung von Arzneimitteln auf Vorrat (Defekturen) muss eine Herstellungsanweisung geschrieben und ein Herstellungsprotokoll ausgefüllt werden.

Die Angaben im Herstellungsprotokoll bei der Anfertigung eines Defekturarzneimittels sind ähnlich wie bei Rezepturen (siehe § 8 ApBetrO). Der Name des Patienten und des verschreibenden Arztes kann bei einer Herstellung auf Vorrat natürlich entfallen. Dafür müssen Angaben zur Ausbeute, wie Gesamtmenge des Arzneimittels und Anzahl der abgefüllten Gebinde, gemacht werden.

Zusätzlich sind eine **Prüfanweisung** und ein **Prüfprotokoll** vorgeschrieben. In der Prüfanweisung sind dabei mindestens folgende Festlegungen zu treffen:

- Probenentnahme,
- Prüfmethode,
- Art der Prüfung einschließlich der zulässigen Soll- oder Grenzwerte.

Über die Durchführung der Prüfung eines Defekturarzneimittels ist ein Prüfprotokoll anzufertigen, dieses muss folgende Angaben enthalten:

- zugrunde liegende Prüfanweisung,
- durchführende Person,
- Datum der Prüfung,
- Prüfergebnisse,
- Unterschrift des verantwortlichen Apothekers.

1.11 Konservierung

In der Apotheke hergestellte Arzneimittel werden normalerweise in Mehrdosenbehältnisse abgefüllt. Um die mikrobiologische Qualität der Zubereitung über den gesamten Anwendungszeitraum sicherzustellen, müssen mikrobiell anfällige Rezepturen konserviert werden. Durch Zusatz eines Konservierungsmittels werden das Wachstum und die Vermehrung von Mikroorganismen verhindert.

1.11.1 Prüfung einer Rezeptur auf Konservierung

Das pharmazeutische Personal hat die Pflicht, mikrobiell anfällige Rezepturen auch ohne Anweisung des Arztes zu konservieren. Diese Vorgabe ist bei den Ärzten normalerweise bekannt. Soll der Patient dagegen aufgrund einer Unverträglichkeit oder Neigung zu Allergien eine nicht konservierte Zubereitung bekommen, so muss der Zusatz eines Konservierungsmittels vom Mediziner ausdrücklich ausgeschlossen werden. Das Rezept ist dann entsprechend zu kennzeichnen.

Konservierung nicht nötig

Wasserfreie Zubereitungen: Wasserfreie Arzneimittel brauchen nicht konserviert werden, Keime können sich ohne Wasser nur äußerst schlecht vermehren. Pulver, Kapseln und Zäpfchen auf Hartfett-Basis enthalten kein Wasser und daher auch keine Konservierungsmittel. Das Gleiche gilt auch für wasserfreie Dermatika-Grundlagen wie Hydrophile Salbe DAB, Wollwachsalkoholsalbe DAB oder Vaselin.

Tab. 1.10 Antimikrobielle Wirksamkeit der Alkohole

Alkohol	Konzentration (%)	Beispiele
Ethanol	Ab 15 (m/m) bei saurem pH-Wert, ab 18 (m/m) bei neutralem und basischem pH-Wert	Ethanolhaltige Zinkoxid-Schüttelmixtur (NRF 11.3.)
2-Propanol	Ab 13 (m/m)	2-Propanolhaltiges Carbomergel DAB
Propylenglycol	Ab 20 (m/m) bezogen auf die Wasserphase	Basiscreme DAC

Tab. 1.11 Wirkstoffe mit antimikrobieller Wirkung

Substanz	Therapeutische Konzentration
Aluminiumchlorid-Hexahydrat	10 bis 30 %
Ammoniumbituminosulfonat	5 bis 50 %
Benzoylperoxid	2,5 bis 10 %
Chlorhexidindigluconat	0,1 bis 1 %
Ethacridinlactat-Monohydrat	Ab 0,5 %
Octenidindihydrochlorid	0,1 bis 0,2 %
Polihexanid	0,04 bis 0,1 %
Salicylsäure	1 bis 60 %
Steinkohlenteerlösung	1 bis 20 %
Zinkoxid	bis 50 %

Alkoholische Lösungen: Flüssige Darreichungsformen oder Gele mit Ethanol oder 2-Propanol und Dermatika mit Propylenglycol brauchen nicht konserviert werden, da die Alkohole ab einer bestimmten Konzentration selbst antimikrobiell wirken (Tab. 1.10).

Wirkstoff selbst antimikrobiell wirksam: Einige Arzneistoffe zeigen in therapeutischer Konzentration selbst eine ausreichend antimikrobielle Wirkung. Der Zusatz eines Konservierungsmittels ist bei solchen Zubereitungen dann nicht mehr nötig. Tab. 1.11 zeigt eine Zusammenstellung über solche häufig vorkommenden Substanzen.

Ausschluss durch die Art der Anwendung: Einige Darreichungsformen dürfen laut Arzneibuch nicht konserviert werden. Im Rezepturbetrieb handelt es sich dabei um Augentropfen für chirurgische Eingriffe oder am verletzten Auge und um Ohrentropfen zur Anwendung am verletzten Ohr. Diese Zubereitungen müssen dann in Einzeldosisbehältnisse abgefüllt werden.

Konservierung unbedingt nötig

Zubereitungen mit hohem Wassergehalt sind mikrobiell anfällig und müssen daher konserviert werden. In der Rezeptur handelt es sich dabei hauptsächlich um hydrophile Gele und hydrophile O/W-Cremes und O/W-Emulsionen. Werden bereits vorkonservierte Grundlagen mit Wasser verdünnt, so muss die zugegebene Wasserphase meist ebenfalls nachkonserviert werden.

1.11.2 Auswahl eines Konservierungsmittels

Zur Herstellung von Arzneimitteln dürfen in der Apotheke nur geprüfte Ausgangsstoffe verwendet werden, dies gilt selbstverständlich auch für Konservierungsmittel.

Weiterhin müssen bei der Auswahl eines Konservierungsmittels für eine Individualrezeptur folgende Punkte beachtet werden:

- Art der Anwendung,
- pH-Wert der Rezeptur,
- ausreichend hohe Konzentration.

Grundsätzlich soll in Zubereitungen nur jeweils ein Konservierungsmittel zum Einsatz kommen. Je nach der gewünschten Applikation sind dabei unterschiedliche Stoffe geeignet. Benzalkoniumchlorid ist beispielsweise nicht für Zubereitungen zum Einnehmen geeignet, Sorbinsäure und Benzoesäure dürfen nicht für Augentropfen oder Nasalia verwendet werden.

Zahlreiche Konservierungsmittel sind zudem bei höheren pH-Werten nicht wirksam. Bei der Konservierung von Rezepturen sind zudem eine ausreichend hohe Konzentration und Wasserlöslichkeit des Konservierungsmittels wichtig.

REZEPTURTIPP

In den NRF-Tabellen für die Rezeptur ist eine Zusammenstellung aller gängigen Konservierungsmittel zu finden. Dort können Informationen zur jeweiligen Einsatzkonzentration, zum pH-Bereich, mögliche Darreichungsformen und weitere Besonderheiten nachgelesen werden.

Zur Konservierung von Dermatika haben sich im Rezepturalltag einige wenige Substanzen besonders bewährt (□ Tab. 1.12).

Die meisten Wirkstoffe haben ihren rezeptierbaren pH-Bereich bei sauren pH-Werten, eine Konservierung basischer Zubereitungen kommt daher eher selten vor. Bedarf besteht aber bei säurelabilen Arzneistoffen wie Erythromycin, Clotrimazol oder Gentamicin. Basische Rezepturen können durch Zusatz von 20 % Propylenglycol (bezogen auf die Wasserphase) vor mikrobiellem Verderb geschützt werden. Dieser Alkohol ist zwar kein Konservierungsmittel im klassischen Sinn, die Substanz zeigt aber unabhängig vom pH-Wert der Rezeptur eine antimikrobielle Wirkung.

Tab. 1.12 Konservierungsmittel für Dermatika

Substanz	pH-Bereich	Konzentration
Sorbinsäure	3,5 bis 5,5	0,1 %
PHB-Ester: Methyl-4-hydroxybenzoat, Propyl-4-hydroxybenzoat	1 bis 8,5	0,1 %
Propylenglycol	Unabhängig	20 % (bezogen auf die Wasserphase)

1.11.3 Einzelne Konservierungsmittel im Überblick

Gängige Substanzen, die häufig zur Konservierung von Rezepturen zum Einsatz kommen, werden im Folgenden näher beschrieben.

Sorbinsäure

Anwendungsart: Dermatika, Oralia, Mund- und Rachentherapeutika, Rektalia, Vaginalia, Nasalia.
pH-Bereich: 3,5–5,5.

Sorbinsäure selbst weist nur eine geringe Wasserlöslichkeit auf. Um die Substanz in Lösung zu bringen, müsste die Zubereitung erhitzt werden. Kaliumsorbat als Salz der Sorbinsäure ist leicht wasserlöslich und kann daher einfacher verarbeitet werden. Das Salz selbst hat keine antimikrobielle Wirkung, unterhalb von pH 5 liegt es aber in ausreichender Menge als antimikrobiell wirksame Sorbinsäure vor. Daher ist eine Absenkung des pH-Werts meist durch Zugabe von Citronensäure nötig.

MERKE
Meist wird eine Kombination von Kaliumsorbat und Citronensäure im Massenverhältnis 2:1 verwendet (0,14 % Kaliumsorbat und 0,07 % Citronensäure). Die Citronensäure darf dabei erst am Ende der Herstellung dazugegeben werden, ansonsten könnte die schlecht wasserlösliche Sorbinsäure durch die Absenkung des pH-Werts wieder ausfallen.

Benzoesäure

Anwendungsart: Dermatika, Oralia, Mund- und Rachentherapeutika, Rektalia, Vaginalia.
pH-Bereich: ≤ 5.

Für Benzoesäure gilt das Gleiche wie für Sorbinsäure. Auch die Benzoesäure ist antimikrobiell wirksam und zeigt eine schlechte Wasserlöslichkeit. Das Salz Natriumbenzoat lässt sich wieder einfach in Wasser lösen. Zur Einstellung eines sauren pH-Werts der Zubereitung ist erneut Citronensäure geeignet. Es werden Konzentrationen im Massenverhältnis 2:1 eingesetzt (0,15 % Natriumbenzoat und 0,075 % Citronensäure).

PHB-Ester

Anwendungsart: Dermatika, Oralia, Mund- und Rachentherapeutika, Rektalia, Vaginalia, Otologika.

pH-Bereich: 1–8,5.

Die PHB-Ester sind auch unter dem Namen 4-Hydroxybenzoesäure-Ester bekannt, sie gehören zu den am meisten verbreiteten Konservierungsmitteln in Rezepturen. In der Apotheke werden vor allem zwei Substanzen eingesetzt:

- Methyl-4-hydroxybenzoat,
- Propyl-4-hydroxybenzoat.

PHB-Ester können in Wasser nur unter Erhitzen gelöst werden, daher kommen meist Stammzubereitungen zum Einsatz.

Stammlösungen mit PHB-Estern

Konserviertes Wasser DAC (NRF S.6.)

Konserviertes Wasser besteht aus einer Mischung aus Methyl-4-hydroxybenzoat und Propyl-4-hydroxybenzoat im Verhältnis 3 + 1, die Konzentration der Lösung beträgt 0,1 %. Die fertige Stammlösung darf nicht im Kühlschrank aufbewahrt werden, da ansonsten die Sättigungskonzentration des Propylesters überschritten werden kann und die ausgefallene Substanz auch durch Erwärmen auf Raumtemperatur nicht mehr in Lösung geht.

Methyl-4-hydroxybenzoat-Konzentrat 150 mg/ml (NRF S.34.)

Bei dieser Stammlösung liegt das Konservierungsmittel in Propylenglycol gelöst vor, das Konzentrat kann nachträglich ohne Wärmeanwendung in bereits hergestellte Zubereitungen eingearbeitet werden. Wasserhaltigen Rezepturen wird normalerweise 1 ml Konzentrat pro 100 g oder 100 ml zugesetzt, die Konzentration an Methyl-4-hyroxybenzoat beträgt dann 0,15 % bzw. 0,15 % (m/V).

Aus allergologischer Sicht werden PHB-Ester weniger günstig beurteilt. Rezepturen sollen daher nach Möglichkeit mit Sorbinsäure oder Benzoesäure konserviert werden.

Propylenglycol

Anwendungsart: Dermatika, Oralia, Rektalia, Vaginalia, Otologika.

pH-Bereich: pH-unabhängig wirksam.

Propylenglycol als zweiwertiger Alkohol ist kein klassisches Konservierungsmittel, die Substanz zeigt aber ab einer Konzentration von 20 % bezogen auf die Wasserphase eine antimikrobielle Wirkung. Aufgrund seiner pH-unabhängigen Wirksamkeit kann Propylenglycol auch zur Konservierung von basischen Zubereitungen verwendet werden.

Chlorhexidindigluconat

Anwendungsart: Dermatika, Mund- und Rachentherapeutika, Ophthalmika, Rektalia, Vaginalia.

pH-Bereich: 5–8.

Das Salz Chlorhexidindigluconat wird als Konservierungsmittel und auch als Antiseptikum eingesetzt. Die Substanz ist aufgrund ihrer kationischen Struktur mit anionischen Wirk- und Hilfsstoffen inkompatibel und bildet schwerlösliche Salze.

Benzalkoniumchlorid

Anwendungsart: Ophthalmika, Nasalia, Dermatika, Otologika.
pH-Bereich: 4–8.

Das Konservierungsmittel wird in Zubereitungen nur in geringen Mengen (0,005–0,02 %) benötigt, aus diesem Grund werden zur Verarbeitung Stammlösungen eingesetzt. Edetathaltige Benzalkoniumchlorid-Stammlösung 0,1 % (NRF S.18.) eignet sich zur Dosierung der Substanz auch in kleinen Rezepturansätzen.

MERKE
In Nasalia besitzt Benzalkoniumchlorid eine lokale Reizwirkung und beeinträchtigt das Flimmerepithel der Schleimhaut. Für entsprechende Rezepturen wird daher eine Beschränkung der Anwendungsdauer auf 5–7 Tage empfohlen, ein entsprechender Warnhinweis ist bei der Kennzeichnung zu berücksichtigen.

1.12 Kennzeichnung und Festlegung der Aufbrauchfrist

In der Apotheke hergestellte Arzneimittel müssen nach § 14 ApBetrO vorschriftsmäßig gekennzeichnet werden. Alle Angaben auf dem Etikett müssen dabei in gut lesbarer Schrift erfolgen. Die Kennzeichnung der Rezeptur hat dabei grundsätzlich in deutscher Sprache zu erfolgen, Wirk- und Hilfsstoffe können auch in lateinischer Sprache angegeben werden.

1.12.1 Pflichtangaben auf dem Etikett

Folgende Informationen müssen auf das Etikett geschrieben werden:

- Name und Anschrift der Apotheke,
- Inhalt nach Gewicht, Rauminhalt oder Stückzahl,
- Art der Anwendung,
- Gebrauchsanweisung,
- Wirkstoffe nach Art und Menge und sonstige Bestandteile nach der Art sowie Angaben zur Konzentration oder zur Menge des sonstigen Bestandteils, soweit dies nach dem jeweiligen Stand der wissenschaftlichen Erkenntnisse erforderlich ist,
- Datum der Herstellung,
- Verwendbarkeitsfrist mit dem Hinweis „verwendbar bis" unter Angabe von Tag, Monat und Jahr,
- erforderliche Hinweise zur Anwendung, Lagerung, Entsorgung und auf besondere Vorsichtsmaßnahmen,
- Name des Patienten bei Herstellung auf Verschreibung.

Emma Muster

2-mal täglich dünn im Gesicht auftragen

Hergestellt am: 09.01.2024
Verwendbar bis: 10.03.2024

Apotheke, Beispielstr. 1
13245 Musterstadt

Im Kühlschrank aufbewahren!

Hydrophile Erythromycin-Creme 1% (NRF 11.77.)

50 g

Erythromycin 0,5 g

Sonstige Bestandteile:
Glycerolmonostearat 60, Cetylalkohol, Mittelkettige Triglyceride, Weißes Vaselin, Macrogol-20-glycerolmonostearat, Propylenglykol, Gereinigtes Wasser, Citronensäure

Abb. 1.14 Vorschlag zur Kennzeichnung eines Rezepturarzneimittels am Beispiel der Hydrophilen Erythromycin-Creme 1 % (NRF 11.77.)

Das hergestellte Arzneimittel ist weiterhin mit der richtigen Arzneiform zu kennzeichnen, bei einer NRF-Rezeptur wird zusätzlich die Ziffer der jeweiligen Vorschrift angegeben.

Zur Erhöhung der Patientensicherheit können diese Angaben durch weitere Informationen ergänzt werden. Sinnvoll ist es beispielsweise, im Anschriftenteil des Etiketts die Telefonnummer der herstellenden Apotheke anzugeben (Abb. 1.14).

1.12.2 Art der Anwendung und Gebrauchsanweisung

Für eine korrekte Anwendung des Arzneimittels durch den Patienten ist es wichtig, dass die Art der Anwendung richtig verstanden wird. Die früher häufig verwendeten Angaben zur Applikation wie „Äußerlich" oder „Nicht zum Einnehmen" sind zu ungenau und sollen nicht mehr verwendet werden. Tab. 1.13 zeigt Beispiele wichtiger Anwendungsarten für die gebräuchlichsten Darreichungsformen.

Bei verschreibungspflichtigen Rezepturen muss vom Arzt eine Gebrauchsanweisung auf der Verordnung angegeben werden. Fehlt diese Angabe, muss das pharmazeutische Personal Rücksprache mit dem Mediziner halten und diese Unklarheit beseitigen. Auf dem Etikett wird dann die Gebrauchsanweisung mit der Art der Anwendung in einer Wortgruppe verbunden:

- 2-mal täglich dünn auf die Haut auftragen,
- 3-mal täglich 1 Tropfen in den Bindehautsack einträufeln,
- 1-mal täglich 1 Kapsel abends zur Mahlzeit einnehmen.

Auch bei nicht verschreibungspflichtigen Arzneimitteln wird empfohlen, eine Gebrauchsanweisung für den Patienten auf das Etikett zu schreiben.

Tab. 1.13 Anwendungsarten für verschiedene Darreichungsformen

Zubereitung	Art der Anwendung
Dermatika	Zum Auftragen auf die Haut
Kapseln, Lösungen zur Einnahme	Zum Einnehmen zu den Mahlzeiten
Augentropfen	Zum Einträufeln in den Bindehautsack
Nasentropfen	Zum Einträufeln in jedes Nasenloch
Ohrentropfen	Zum Einträufeln in den Gehörgang
Suppositorien	Zum Einführen in den Darm
Vaginalzäpfchen	Zum Einführen die Scheide

1.12.3 Wirkstoffe nach Art und Menge

Alle **wirksamen Bestandteile** müssen nach Art und Menge auf dem Etikett angegeben werden, zur Angabe von Masse und Volumen sind dabei die gesetzlichen Einheiten zu verwenden. Die Angabe einer Menge ohne Einheit oder mit dem lateinischen Zusatz „ad" ist nicht ausreichend. Ist bei einem Wirkstoff eine Einwaagekorrektur aufgrund seiner Arzneibuchspezifikation erforderlich, so muss bei der Kennzeichnung die tatsächlich enthaltene Menge der Substanz und nicht die mithilfe eines Korrekturfaktors ermittelte Soll-Einwaage angegeben werden. Auch muss bei der Verwendung einer Stammverreibung zur Herstellung einer Zubereitung der tatsächliche Wirkstoffgehalt auf dem Etikett stehen.

MERKE

Zur Herstellung einer Salbe werden 2,0 g einer Salicylsäure-Verreibung 50 % DAC eingewogen. Bei der Beschriftung der Rezeptur muss dann die tatsächlich eingesetzte Menge an Wirkstoff von 1,0 g angegeben werden.

1.12.4 Weitere Inhaltsstoffe

Im Rahmen der Kennzeichnung eines Arzneimittels müssen auch alle verwendeten **Hilfsstoffe** auf das Etikett geschrieben werden. Die ausschließliche Angabe einer offizinellen Grundlage (z. B. Anionische hydrophile Creme DAB) ist dabei nicht ausreichend, es ist die genaue Zusammensetzung mit allen Substanzen aufzuführen. Diese Vorgaben gelten im Übrigen auch für **Konservierungsmittel**. Diese Stoffe stellen zwar funktionelle Hilfsstoffe dar, laut NRF werden sie aber bei der Kennzeichnung wie andere Hilfsstoffe behandelt. Konservierungsstoffe brauchen daher nicht gesondert nach der Menge deklariert werden.

REZEPTURTIPP

Eine Ausnahme bezüglich der Angabe aller Inhaltsstoffe existiert für Fertigarzneimittel, die zur Herstellung einer Rezeptur verwendet werden. Bei der Kennzeichnung ist dabei der Name des FAM ausreichend, hier muss keine Aufschlüsselung der einzelnen Bestandteile erfolgen.

1.12.5 Angabe der Aufbrauchfrist

Auf dem Etikett ist die Aufbrauchfrist des hergestellten Arzneimittels mit einem konkreten Datum mit dem Hinweis „verwendbar bis" anzugeben. Für chemisch und physikalisch stabile Zubereitungen in Mehrdosenbehältnissen kann die Haltbarkeit dabei entsprechend der **NRF-Tabelle I.4.-2** festgesetzt werden. ◻ Tab. 1.14 zeigt eine Auswahl an Aufbrauchfristen für häufig vorkommende Arzneiformen.

Für Rezepturen mit zweifelhafter chemisch-physikalischer Stabilität empfiehlt das NRF, die Aufbrauchfrist auf 4 Wochen zu begrenzen.

Wird eine standardisierte Rezeptur aus dem NRF hergestellt, so können konkrete Angaben zu den einzelnen Aufbrauchfristen der jeweiligen Zubereitung in der **NRF-Tabelle I.4.-3** nachgeschlagen werden.

DEFINITION

Die Aufbrauchfrist eines Arzneimittels beginnt mit seinem Anbruch und endet mit dem Datum, nach dem die Zubereitung nicht mehr verwendet werden darf. Die Haltbarkeit ist dagegen der Zeitraum zwischen der Herstellung und dem Ende der angegebenen Verwendbarkeitsfrist ohne Anbruch. Bei Rezepturarzneimitteln ist grundsätzlich die Angabe einer Aufbrauchfrist ausreichend, da das Arzneimittel normalerweise vom Patienten sofort verwendet wird.

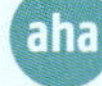

GUT ZU WISSEN

In der Apotheke taucht häufig die Frage auf, wie lange eine Rezeptur angewendet werden kann, wenn eine dafür eingesetzte Substanz bald verfällt. Die Aufbrauchfrist kann in solchen Fällen aber ganz normal wie beschrieben festgelegt und braucht nicht verkürzt werden.

Bei Verwendung vorgefertigter Dermatika-Grundlagen zur Rezepturherstellung können Angaben zur Haltbarkeit vor Anbruch des Originalbehältnisses von der Herstellerfirma übernommen werden. Bei einer Eigenherstellung in der Apotheke hilft ein Blick in die **Anlage I des DAC**, dort sind Angaben zur Haltbarkeit und Verwendbarkeitsfrist nach Anbruch zu finden (◻ Tab. 1.15).

Tab. 1.14 Richtwerte für Aufbrauchfristen nach Arzneiform (nach NRF)

Arzneiform	Aufbrauchfrist
Pulver	1 Jahr
Kapseln	1 Jahr
Zäpfchen auf Hartfett-Basis	1 Jahr
Dermatika zur kutanen, nasalen, rektalen oder vaginalen Anwendung, Anwendung in der Mundhöhle	
Lipophile Cremes	
Konserviert (Tube)	1 Jahr
Konserviert (Spenderdose)	6 Monate
Hydrophile Cremes und Hydrogele	
Konserviert (Tube)	1 Jahr
Konserviert (Spenderdose)	6 Monate
Konserviert (Schraubdeckeldose)	4 Wochen
Nicht konserviert (Tube, Spenderdose)	1 Woche
Flüssige Zubereitungen (Emulsionen, Suspensionen, Lösungen) zur kutanen, rektalen oder vaginalen Anwendung, Oralia, Anwendung in der Mundhöhle	
Konserviert	6 Monate
Nicht konserviert	1 Woche
Anwendung am Auge	
Wässrige Augentropfen, konserviert	4 Wochen
Anwendung in der Nase	
Nasenemulsion, konserviert (Pipettenflasche)	2 Wochen
Nasentropfen, konserviert (Pipettenglas)	2 Wochen

Die Grundlagen dürfen wie andere Ausgangsstoffe auch bis zum letzten Tag der Verwendbarkeitsfrist zur Herstellung von Rezepturen verwendet werden. Daran schließt sich dann die Aufbrauchfrist beim Patienten an.

REZEPTURTIPP

Wird bei der Herstellung von Rezepturen ein Fertigarzneimittel verwendet, so kann die Zubereitung nie länger haltbar sein als das verwendete Arzneimittel.

Tab. 1.15 Haltbarkeit und Verwendbarkeitsfrist ausgewählter Dermatika-Grundlagen (nach DAC)

Grundlage	Haltbarkeit vor Anbruch	Verwendbarkeitsfrist nach Anbruch
Weißes Vaselin Ph. Eur.	5 Jahre	5 Jahre
Hydrophile Salbe DAB	5 Jahre	5 Jahre
Wollwachsalkoholsalbe DAB	3 Jahre	2 Jahre
Kühlcreme DAB (0,05 % Antioxidans)	1 Jahr	3 Monate (Kühlschrank)
Wollwachsalkoholcreme DAB	1 Jahr	3 Monate
Macrogolsalbe DAC	5 Jahre	3 Jahre
Anionische hydrophile Creme DAB	1 Jahr	6 Monate
Nichtionische hydrophile Creme DAB	1 Jahr	6 Monate
Basiscreme DAC	3 Jahre	6 Monate
Hydrophile Basisemulsion DAC (NRF S.25.)	1,5 Jahre	6 Monate
2-Propanolhaltiges Carbomergel DAB	1 Jahr	6 Monate
Zinkoxidschüttelmixtur DAC (NRF.3.)	2 Jahre	6 Monate

1.12.6 Weitere Hinweise

Falls nötig, werden spezielle Hinweise zur Arzneiform auf das Etikett geschrieben. Bei Suspensionen und Emulsionen darf die Information „Vor Gebrauch schütteln" nicht fehlen. Neben arzneimittelspezifischen Hinweisen werden auch gegebenenfalls Angaben zur Lagerung des Arzneimittels berücksichtigt. Muss eine Rezeptur im Kühlschrank aufbewahrt werden, so wird der Hinweis „Im Kühlschrank aufbewahren" auf das Etikett geschrieben.

REZEPTURTIPP

Auch für kleine Abgabegefäße sieht die ApBetrO keine vereinfachte Kennzeichnung vor. Bei der Beschriftung kleiner Gefäße können weitere erforderliche Hinweise auch auf einem Zusatzetikett gemacht werden.

1.12.7 Gefahrenkennzeichnung nötig?

Rezepturarzneimittel müssen generell nicht nach Gefahrstoffverordnung gekennzeichnet werden, es müssen also keine Gefahrensymbole bzw. Piktogramme auf das Gefäß geklebt werden. Bei der Beschriftung sollen vielmehr nötige Hinweise auf besondere Vorsichtsmaßnahmen berücksichtigt werden. Bei bestimmten Arzneimitteln sind leicht zu verstehende Angaben wie „Von Zündquellen fernhalten" oder „Vor Feuer schützen" aufzubringen. Dies spielt unter anderem bei alkoholischen Lösungen wie dem Salicylsäure-Aknespiritus 5 % (NRF 11.23.) oder der 2-Propanolhaltigen Aluminiumchlorid-Hexahydrat-Lösung 15 % (NRF 11.1.) eine Rolle. Falls bei der Entsorgung einer Zubereitung eine Gefahr für die Verunreinigung der Umwelt zu erwarten ist, sollen zusätzliche Hinweise zur korrekten Entsorgung ergänzt werden. Konkrete Empfehlungen dazu existieren nicht, benötigte Informationen können aber den jeweiligen Sicherheitsdatenblättern der verwendeten Substanzen entnommen werden.

1.12.8 Warnhinweisverordnungen

Bei der Abgabe von Lösungen mit Ethanol zur Einnahme oder zur Anwendung als Mund- und Rachendesinfektionsmittel war bisher bei der Kennzeichnung die **Arzneimittel-Warnhinweisverordnung** zu beachten. Hinweise auf den enthaltenen Alkohol mussten bei Oralia ab einem Gehalt von mindestens 0,05 g pro Einzeldosis angegeben werden.

Neue Vorgaben für Warnhinweise auf Rezepturen

Da die Arzneimittel-Warnhinweisverordnung nicht mehr dem aktuellen Stand der Wissenschaft entspricht, wurde sie seit 01.06.2022 durch europaweit gültige Vorgaben ersetzt. Eine Besonderheitenliste des Bundesinstituts für Arzneimittel und Medizinprodukte (BfArM) regelt nun die Pflichtangaben für sonstige Bestandteile von Rezepturen auf dem Behältnis und der äußeren Umhüllung. Aus dieser Liste lassen sich Substanzen entnehmen, bei deren Verwendung zur Herstellung von Rezepturen eine Konzentrations- oder Mengenangabe auf dem Etikett vorgeschrieben ist. Diese Vorgaben spielen hauptsächlich bei Zubereitungen zur Einnahme mit Ethanol und Natriumverbindungen eine Rolle. Im NRF sind dazu unter der Tabelle I.3.–1. Hinweise gemäß der Besonderheitenliste des BfArM mit Relevanz für Rezepturarzneimittel zu finden.

Weiterhin mussten Arzneimittel, die zur Anwendung am Menschen bestimmt sind und den Farbstoff **Tartrazin** enthalten, mit folgendem Hinweis versehen werden: „Warnhinweis: Dieses Arzneimittel enthält den Farbstoff Tartrazin, der bei Personen, die gegen diesen Stoff besonders empfindlich sind, allergieartige Reaktionen hervorrufen kann." Auch dieser Hinweis muss nun nicht mehr erfolgen.

Gültig für Rezepturarzneimittel ist aber weiterhin die **Analgetika-Warnhinweis-Verordnung**. In der Apotheke hergestellte Arzneimittel zur oralen oder rektalen Anwendung, die die Wirkstoffe Acetylsalicylsäure, Dexibuprofen, Diclofenac, Ibuprofen, Naproxen, Paracetamol, Phenazon oder Propyphenazon enthalten, müssen auf dem Behältnis den Hinweis „Ohne ärztlichen Rat nicht länger anwenden als von der Apothekerin oder dem Apotheker empfohlen!" tragen.

1.12.9 Besonderheiten bei Defekturarzneimitteln

Defekturarzneimittel, die auf Vorrat im Rahmen der 100er-Regel in abgabefertigen Einheiten hergestellt werden, gelten als **Fertigarzneimittel** und müssen deswegen nach § 10 AMG gekennzeichnet werden. Im Vergleich zu industriell hergestellten Arzneimitteln darf die Apotheke lediglich auf die Bezeichnung des Arzneimittels in Blindenschrift und auf die Packungsbeilage verzichten. Alle Angaben, auch zu Wirkstoffen und sonstigen Bestandteilen, müssen in deutscher Sprache erfolgen.

Folgende Informationen sind zu berücksichtigen:

- Name und Anschrift der Apotheke,
- Bezeichnung des Arzneimittels und seine Darreichungsform,
- Inhalt nach Gewicht, Rauminhalt oder Stückzahl,
- Chargenbezeichnung (Ch.-B.),
- Art der Anwendung,
- besondere Hinweise zur Anwendung und Lagerung,
- Wirkstoffe nach Art und Menge und weitere Bestandteile nach der Art,
- Verfallsdatum mit dem Hinweis „verwendbar bis …",
- „apothekenpflichtig" bzw. „verschreibungspflichtig",
- „Reste ordnungsgemäß entsorgen" und „Gefahren für die Umwelt vermeiden",
- „unzugänglich für Kinder aufbewahren".

Werden Defekturarzneimittel zunächst als **Bulkware** in ein Standgefäß gefüllt, so richtet sich die Kennzeichnung nach § 14 ApBetrO. Das Vorratsbehältnis muss eindeutig, gut lesbar und dauerhaft mit folgenden Angaben beschriftet werden:

- genaue Bezeichnung des Arzneimittels,
- Bestandteile nach Art und Menge empfehlenswert (Angaben möglichst in g statt %),
- Datum der Herstellung oder Chargenbezeichnung,
- Enddatum der Laufzeit,
- Kennzeichnung gefährlicher Eigenschaften nach GefStoffV,
- Hinweise zu Lagerung.

Nach der Zwischenlagerung im Standgefäß kann das Arzneimittel auch als Rezeptur abgepackt werden. Das Abgabegefäß ist dann ganz normal nach den Vorschriften für individuell hergestellte Arzneimittel zu beschriften.

Zubereitungen, die in der Apotheke als **Zwischenprodukte** auf Vorrat hergestellt werden, beispielsweise Stammverreibungen, sind als Ausgangsstoffe nach § 16 ApBetrO zu kennzeichnen. Dabei ist eine gebräuchliche wissenschaftliche Bezeichnung zu verwenden, zusätzlich ist auf dem Behältnis das Verfallsdatum und gegebenenfalls das Nachprüfdatum anzugeben.

SPICKZETTEL

Rezepturarzneimittel	Herstellung für eine einzelne Person
Defekturarzneimittel	Herstellung auf Vorrat
Plausibilitätsprüfung	muss vor jeder Herstellung durchgeführt werden
Konservierung	sichert die mikrobiologische Qualität des Arzneimittels während der Anwendung
Aufbrauchfrist	Verwendbarkeit eines Rezepturarzneimittels
Desinfektion	vernichtet Krankheitserreger an Oberflächen oder Händen
Analysenwaagen	Feinwaagen
Rezepturwaagen	Präzisionswaagen

ZUSAMMENFASSUNG

- Das Arzneibuch enthält anerkannte pharmazeutische Regeln zur Herstellung von Arzneimitteln in der Apotheke.
- Der Deutsche Arzneimittel-Codex (DAC) und das Neue Rezeptur-Formularium (NRF) stellen eine Ergänzung zum Arzneibuch dar.
- Das genaue Abwiegen der einzelnen Substanzen gehört zu den entscheidenden Schritten während der Arzneimittelherstellung.
- Bei der Herstellung sind entsprechende Maßnahmen zur Einhaltung der Hygienevorschriften zu ergreifen.
- Bei der Plausibilitätsprüfung müssen die Dosierung, die Applikationsart und die Kompatibilität aller Ausgangsstoffe überprüft und die Haltbarkeit festgelegt werden.
- Für jedes hergestellte Arzneimittel muss ein Herstellungsprotokoll ausgefüllt werden.
- Arzneimittel müssen auch ohne ärztliche Anweisung fachgerecht konserviert werden.

1.13 Theoretische Aufgaben

FRAGEN

● leicht ●● mittel ●●● schwer

●

1. Nennen Sie drei Konservierungsmittel für Dermatika.
2. Zählen Sie zwei Beispiele für Unverträglichkeiten zwischen Wirk- und Hilfsstoffen auf.

●●

1. Was versteht man unter der Aufbrauchfrist einer Rezeptur?
2. Welche Dokumentation ist bei einem Defekturarzneimittel nötig?

●●●

1. Welche persönliche Schutzausrüstung ist bei der Verarbeitung eines CMR-Stoffs nötig?
2. Welche Angaben bei der Beschriftung einer Rezeptur dürfen auch in lateinischer Sprache erfolgen?

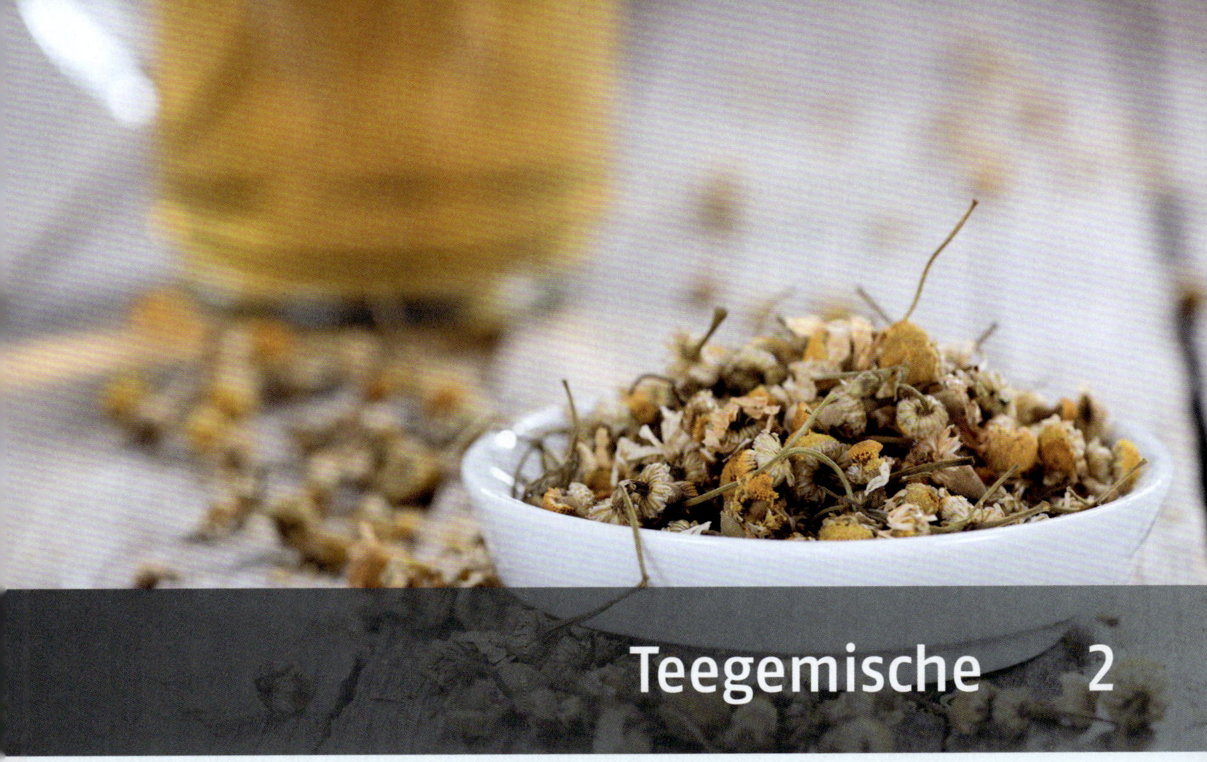

Teegemische 2

Dr. Annina Bergner

Teemischungen gelten als eine der ältesten Arzneiformen. Das Übergießen medizinisch wirksamer Pflanzenteile mit heißem Wasser blickt auf eine lange Tradition zurück. Wahrscheinlich hat jeder schon einmal selbst einen solchen Tee für sich zubereitet. Viele Menschen wünschen sich natürliche Heilmethoden und greifen daher zu Teemischungen. Das heiße Wasser sorgt dafür, dass die Inhaltsstoffe der pflanzlichen Drogen in den Aufguss gelangen und dadurch ihre Wirkung entfalten können.

2.1 Allgemeines zur Arzneiform

Arzneitees (Species) gehören traditionell zu den alten Arzneiformen. Sie bestehen normalerweise aus getrockneten Pflanzenteilen, die mit heißem Wasser übergossen werden. Tees können aus nur einer Teedroge oder als Mischung aus mehreren unzerkleinerten oder zerkleinerten pflanzlichen Drogen bestehen, sie entsprechen der Ph.-Eur.-Monographie „Pflanzliche Drogen zur Teezubereitung".

Teemischungen sollten aus nicht mehr als sieben oder acht unterschiedlichen Drogen bestehen, ansonsten besteht die Gefahr, dass sich die einzelnen Teedrogen untereinander beeinflussen oder nicht in ausreichendem Anteil vorhanden sind. Die Zubereitungen können aus den folgenden Teedrogen bestehen:

- **Wirkstoffdrogen** für die eigentliche Wirkung,
- **Ergänzungsdrogen** zur Verstärkung der Wirkung,
- **Korrigenzien** zur Geschmacksverbesserung,
- **Schmuckdrogen** für ein angenehmes Aussehen,
- **Fülldrogen**, um eine Entmischung zu verhindern.

Teegemische werden als Mehrdosenzubereitung in Beuteln oder als Teebeutel zum Einmalgebrauch in den Verkehr gebracht und dann vom Patienten zu Hause als Teeaufguss zubereitet.

Die DAC-Monographie Teegemische T-020 empfiehlt, zur Herstellung von wässrigen Auszügen pflanzliche Drogen mit folgenden Zerkleinerungsgraden zu verwenden:

Blätter, Blüten und Kräuter	geschnitten (4000)
Früchte, Hölzer, Rinden, Samen, Wurzeln, Wurzelstöcke	geschnitten (2800)

Der Feinanteil (Sieb 250) einer Teemischung darf höchstens 2 Prozent betragen, größere Anteile sind zu entfernen. Im Hinblick auf eine Gefahr der Entmischung beim Aufbewahren und Transport ist bei Teegemischen eine möglichst einheitliche Schnittgröße anzustreben.

2.2 Lateinische Bezeichnungen

Für die meisten Pflanzen gibt es eine Fülle an volkstümlichen Bezeichnungen, deshalb definiert nur die lateinische Bezeichnung eine gewünschte Droge eindeutig.

Die lateinische Benennung einer Droge setzt sich aus zwei Worten zusammen: dem verwendeten Pflanzenteil und dem Namen der Pflanze. Drogen können dabei sowohl in Alt- als auch in Neulatein bezeichnet werden (◘ Tab. 2.1).

Die Einführung des Neulateins sorgt für eine einheitliche Benennung in Europa, in den meisten Apotheken wird aber nach wie vor das Altlatein häufiger verwendet (◘ Tab. 2.2).

Weiterhin sind zur Herstellung von Teegemischen weitere lateinische Begriffe wichtig (◘ Tab. 2.3).

Tab. 2.1 Lateinische Bezeichnung von Drogen

Sprache	Bezeichnung	Beispiel
Altlatein	Pflanzenteil + Pflanzenname im Genitiv	Brennnesselblätter: Folia Urticae (Blätter der Brennnessel)
Neulatein	Pflanzenname im Genitiv (immer Einzahl) + Pflanzenteil (immer Einzahl)	Brennnesselblätter: Urticae folium (der Brennnessel Blatt)

Tab. 2.2 In der Apotheke verwendete Pflanzenteile

Lateinische Bezeichnung	Deutsche Bezeichnung
Cortex	Rinde
Flos (Flores)	Blüte (Blüten)
Folium (Folia)	Blatt (Blätter)
Fructus	Frucht, Früchte
Herba	Kraut
Lignum	Holz
Radix	Wurzel
Rhizoma	Wurzelstock
Semen	Samen

Tab. 2.3 Rezeptanweisungen zur Herstellung von Teemischungen

Lateinische Bezeichnung	Deutsche Bezeichnung
concisus	zerschnitten
concisus grosse	grob zerschnitten (Sieb 4000 bis 2800)
pulveratus	gepulvert (Sieb 710 bis 180)
contusus	angestoßen
M. f. spec.	mische, dass eine Teemischung werde

2.3 Hygiene

Aufgrund ihres natürlichen Ursprungs können pflanzliche Drogen stark verunreinigt sein. Da es beim Verarbeiten von Teedrogen durch die Entwicklung von Feinstaub leicht zur Verunreinigung anderer Zubereitungen kommen kann, fordert die ApBetrO einen separaten Arbeitsplatz zur Herstellung von Arzneimitteln aus Drogen und Drogenmischungen.

MERKE
Teemischungen dürfen nicht am normalen Arbeitsplatz der Rezeptur hergestellt werden. Dies gilt auch, wenn dort gerade nicht gearbeitet wird.

In der Ph. Eur. ist die mikrobiologische Qualität von pflanzlichen Arzneimitteln zum Einnehmen genau geregelt, und es ist jeweils festgelegt, wie viele Mikroorganismen, Hefen und Schimmelpilze enthalten sein dürfen. Dabei wird unterschieden in:

- pflanzliche Arzneimittel, die vor der Anwendung mit siedendem Wasser übergossen werden,
- pflanzliche Arzneimittel, die zur Herstellung von Extrakten genutzt werden,
- pflanzliche Arzneimittel, denen vor der Anwendung kein siedendes Wasser zugesetzt wird.

Pflanzliche Drogen dürfen keine Gesundheitsgefahr für den Anwender darstellen, gefährliche Keime wie Escherichia coli oder Salmonellen dürfen in keinem Fall vorhanden sein. Hefen und Schimmelpilze werden durch Heißaufgüsse weitgehend abgetötet.

2.4 Herstellung

Teemischungen können durch einfaches Mischen der pflanzlichen Drogen in einer Teemischdose hergestellt werden (○ Abb. 2.1).

Die benötigten Drogen werden meist direkt vom Hersteller schon zerkleinert bezogen. Werden unterschiedlich harte Pflanzenteile miteinander gemischt, können zerbrechliche Drogen wie Blüten oder Blätter zerstört werden. Härtere Pflanzenteile (Wurzeln, Rinden) werden daher zunächst getrennt gemischt und die empfindlichen Pflanzenteile erst danach dazugegeben. Früchte und Samen mit ätherischen Ölen müssen vor dem Mischen mit anderen Drogen zunächst in einem Mörser angestoßen werden. Nur so kann das ätherische Öl auch in den Teeaufguss übergehen. Dies betrifft bei der Teezubereitung hauptsächlich Anisfrüchte, Kümmelfrüchte und Bitteren Fenchel.

Wässrige Drogenauszüge

Wässrige Drogenauszüge haben mittlerweile nur noch eine geringe Bedeutung und werden auch im Arzneibuch nicht mehr als eigenständige Zubereitung erwähnt. Es handelt sich dabei um pflanzliche Zubereitungen, die aus Drogen zur Teezubereitung durch Abkochung, Aufguss oder Mazeration unmittelbar vor Gebrauch gewonnen werden.

- **Abkochungen** (Decocta) sind vor allem für Drogen mit harter Konsistenz geeignet. Der Auszug wird bis zu 30 Minuten auf 90 °C erhitzt.
- Am häufigsten werden **Aufgüsse** (Infusa) hergestellt. Der Tee wird mit kochendem Wasser überbrüht und nach 5–10 Minuten „ziehen lassen" abgegossen.
- **Kaltauszüge** (Mazerate) werden mit kaltem Wasser angesetzt und 30 Minuten bei Raumtemperatur stehen gelassen. Die mikrobiologische Qualität ist problematisch.

Wegen ihrer kurzen Haltbarkeit spielen die Zubereitungen kaum noch eine Rolle. Abkochungen können meist am Tag der Herstellung verwendet werden, Kaltauszüge sind nur zur sofortigen Anwendung geeignet. Durch die Anwendung von Drogen der Traditionellen Chinesischen Medizin können wässrige Drogenauszüge aber auch als Rezepturarzneimittel vorkommen. Diese müssen beispielsweise durch Zugabe von Ethanol in 20-prozentiger Konzentration (V/V) mikrobiell stabilisiert werden.

2.5 Kennzeichnung und Abgabe

Teemischungen werden in möglichst dicht schließenden Beuteln aus Papier abgefüllt. Flachbeutel sind für kleinere Mengen geeignet, diese können nach dem Befüllen durch zweimaliges Falten des oberen Randes verschlossen werden.

Zur Abgabe größerer Mengen an Arzneitee werden meist beschichtete Bodenbeutel (o Abb. 2.1) verwendet. Diese werden durch einmaliges Falten und Einfügen eines Verschlussclips verschlossen.

Bei den nicht abgeteilten Arzneitees ist die Genauigkeit der Dosierung begrenzt. Die Einzeldosis wird meist nicht mit genormten Messlöffeln abgenommen, und auch die Wassermenge für den Aufguss unterliegt einer Schwankung. Da es sich bei Teemischungen um Arzneimittel mit großer therapeutischer Breite handelt, werden genauere Messeinrichtungen vom Arzneibuch auch nicht gefordert. Das NRF gibt bei seinen Vorschriften die Dosierung aber in graduierten Dosierlöffeln an und nimmt als Volumen einer Teetasse meist zwischen 150 ml und 250 ml an.

Bei Teemischungen mit geschnittenen Drogen ohne flüchtige Bestandteile kann eine Aufbrauchfrist von 1 Jahr festgelegt werden. Sind gepulverte oder angestoßene Drogen mit flüchtigen Bestandteilen enthalten, beträgt die Aufbrauchfrist dagegen nur 2 Wochen (o Abb. 2.2).

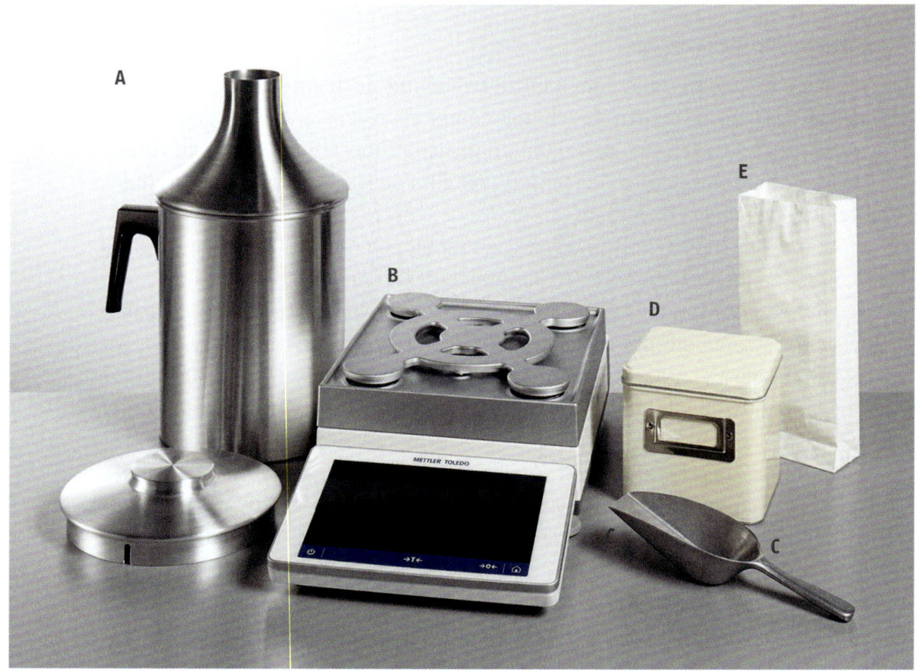

Abb. 2.1 **A** Teemischdose, **B** Rezepturwaage, **C** Schaufel, **D** Teedose, **E** Bodenbeutel

Emma Muster

2 Dosierlöffel (10 ml) Teemischung mit einer Tasse siedendem Wasser übergießen (etwa 150 ml), 10 min bedeckt ziehen lassen und abgießen. 3-mal täglich eine Tasse frisch zubereitetem Tee trinken

Hergestellt am: 15.01.2024
Verwendbar bis: 30.01.2024

Apotheke, Beispielstr. 1
13245 Musterstadt

Hustentee

50 g

Bitterer Fenchel	25,0 g
Spitzwegerichblätter	25,0 g

Abb. 2.2 Etikett für eine Teemischung

2

SPICKZETTEL

Wirkstoffdrogen	sorgen für die eigentliche Wirkung
Ergänzungsdrogen	verstärken die Wirkung
Korrigenzien	verbessern den Geschmack
Schmuckdrogen	verbessern das Aussehen
Fülldrogen	verhindern eine Entmischung
Zerkleinerungsgrad von Blättern, Blüten und Kräutern	geschnitten (4000)
Zerkleinerungsgrad von Früchten, Hölzern, Rinden, Samen, Wurzeln und Wurzelstöcken	geschnitten (2800)
Decocta	Abkochungen
Infusa	Aufgüsse
Mazerate	Kaltauszüge

ZUSAMMENFASSUNG

- Arzneitees bestehen aus getrockneten Pflanzenteilen, die mit heißem Wasser übergossen werden.
- Teemischungen sollten aus nicht mehr als sieben oder acht unterschiedlichen Drogen bestehen.
- Die lateinische Bezeichnung einer Droge setzt sich aus dem verwendeten Pflanzenteil und dem Namen der Pflanze zusammen.
- Aus hygienischen Gründen werden Arzneimittel aus Drogenmischungen an einem eigenen Arbeitsplatz hergestellt.
- Pflanzliche Drogen können in einer Teemischdose gemischt werden.
- Drogen mit ätherischen Ölen müssen vor dem Mischen in einem Mörser angestoßen werden.

2.6 Praktische Übungen

2.6.1 Beruhigungstee (ZRB 027-K02)

Hopfenzapfen	40,0 g
Melissenblätter	50,0 g
Lavendelblüten	10,0 g

Zur Herstellung werden alle Bestandteile in eine Teemischdose oder große Fantaschale eingewogen und gemischt. Unmittelbar nach der Herstellung wird die Teemischung unter Vermeidung von Staubentwicklung abgefüllt.

2.6.2 Husten- und Bronchialtee II (NRF 4.10.)

Anis	10,0 g
Lindenblüten	25,0 g
Thymian	10,0 g
Schlüsselblumenblüten	2,5 g
Malvenblüten	2,5 g

Alle Bestandteile können wieder in einer Teemischdose oder einer großen Fantaschale gemischt und unmittelbar nach der Zubereitung unter Vermeidung von Staubentwicklung abgefüllt werden.

Neben den arzneilich wirksamen Drogen Anisfrüchte, Lindenblüten und Thymiankraut enthält der Husten- und Bronchialtee zur Verbesserung des Geschmacks und als Schmuckdrogen Schlüsselblumen- und Malvenblüten.

Bei längerer Lagerung sollte der Patient zu Hause die Teemischung in der Verpackung durch Schütteln erneut durchmischen, da zumindest bei größerer Ansatzmenge aufgrund der Verwendung unterschiedlicher Pflanzenteile die Gefahr der Entmischung besteht.

REZEPTURTIPP

Werden die Anisfrüchte zur besseren Freisetzung der ätherischen Öle angestoßen, so sollte der Patient zu Hause die Teemischung in ein Schraubglas oder eine Metalldose umfüllen. Zudem beträgt die empfohlene Aufbrauchfrist dann nur 2 Wochen.

2

2.6.3 Abführtee I (ZRB 042-K01)

Kaliumnatriumtartrat-Tetrahydrat	6,0 g
Weinsäure	4,0 g
Gereinigtes Wasser	8,0 g
Sennesblätter (geschnitten)	50,0 g
Holunderblüten	20,0 g
Kamillenblüten	5,0 g
Bitterer Fenchel	15,0 g

Zunächst wird das Salz Kaliumnatriumtartrat-Tetrahydrat in ein mit Glasstab tariertes Becherglas eingewogen und in rund 75 % des erwärmten Gereinigten Wassers gelöst. Ein Teil der Sennesblätter (etwa 30 %) werden gleichmäßig mit der entstandenen Lösung durchfeuchtet und 1 Stunde stehen gelassen.

In ein zweites mit Glasstab tariertes Becherglas wird die Weinsäure eingewogen und in der restlichen Menge des erwärmten Gereinigten Wassers gelöst, anschließend werden die bereits mit der Kaliumnatriumtartrat-Lösung getränkten Sennesblätter mit der Weinsäure-Lösung gleichmäßig befeuchtet. Die Sennesblätter werden in einer größeren Schale bei 30–40 °C getrocknet. Das verwendete Wasser wird bei der Ansatzberechnung des Tees nicht berücksichtigt.

MERKE

Aus sehr leicht löslichem Kaliumtartrat und sehr leicht löslicher Weinsäure bildet sich schwer lösliches Kaliumhydrogentartrat, das auf den Sennesblättern fein auskristallisiert.

Allerdings darf das hierfür verwendete Wasser später nicht auf dem Etikett aufgeführt werden, weil es wieder abgetrocknet wird.

Die restlichen Sennesblätter werden zu den befeuchteten Sennesblättern gegeben und mit diesen gemischt. Nacheinander können nun Holunderblüten, Kamillenblüten und angestoßener Bitterer Fenchel dazugewogen und gleichmäßig vermischt werden.

2.7 Theoretische Aufgaben

FRAGEN

● leicht ●● mittel ●●● schwer

●

1. Nennen Sie für folgende Pflanzenteile die lateinische Bezeichnung: Rinde, Kraut und Wurzel.
2. Beschreiben Sie bei den wässrigen Drogenauszügen die Herstellung eines Kaltauszuges.

●●

1. Wie lange beträgt normalerweise die Aufbrauchfrist für eine Teemischung mit angestoßenen Fenchelfrüchten?

●●●

1. Von der Melisse (Melissa officinalis) werden als pharmazeutische Droge die Blätter verwendet. Geben Sie die jeweilige Bezeichnung der Drogen auf Alt- und Neulatein an.

Pulver und Puder 3

Dr. Annina Bergner

Wird beim Kuchenbacken Zucker abgewogen, fließen die einzelnen Teilchen gut aus der Packung heraus. Beim Puderzucker jedoch haften die einzelnen Körner aneinander und gleiten deutlich schlechter. Da sich die chemische Zusammensetzung des Zuckers durch das Zerkleinern nicht verändert hat, muss das Fließverhalten mit der Größe und Form der einzelnen Pulverteilchen zu tun haben. Das freie Fließen von Pulvermischungen spielt bei der Herstellung eine wesentliche Rolle. Ein gleichmäßiges Mischen verschiedener Pulver ist nur möglich, wenn diese in etwa die gleiche Teilchengröße haben. Um die Fließfähigkeit zu verbessern, können Fließregulierungsmittel dazugegeben werden.

3.1 Allgemeines zur Arzneiform

Bei der Arzneiform Pulver handelt es sich um Anhäufungen von festen Partikeln, die sich an ihren Ecken und Kanten berühren. Pulver gehören daher zu den dispersen Systemen vom Typ „fest in gasförmig".

In der Ph. Eur. werden Pulver nach ihrer Anwendung eingeteilt:

- Pulver zum Einnehmen (Pulveres perorales),
- Pulver zur kutanen Anwendung (Pulveres ad usum dermicum).

Bei beiden Arten von Pulvern handelt es sich um eigenständige Zubereitungen, die als solche zur Anwendung kommen. Pulver spielen aber auch als Zwischenprodukte zur Herstellung anderer Arzneiformen eine Rolle, beispielsweise zur Herstellung von Tabletten, als Pulver zur Kapselfüllung oder zur Herstellung von Flüssigkeiten zur peroralen Anwendung.

3.1.1 Formen der Pulverpartikel

Die einzelnen Pulverteilchen können unterschiedlich geformt sein. Man kann dabei kristalline von amorphen Pulvern unterscheiden. **Kristalline Pulver** bestehen aus regelmäßig geformten Partikeln und weisen einen hohen Ordnungsgrad auf. Kristalline Pulver können das sichtbare Licht reflektieren und glitzern dadurch, sie weisen einen exakten Schmelzpunkt auf. Bei **amorphen Pulvern** sind die einzelnen Teilchen dagegen unregelmäßig geformt, sie können das Licht nicht reflektieren und erscheinen daher nicht glitzernd. Sie haben keinen exakten Schmelzpunkt, sondern einen Schmelztemperaturbereich.

3.1.2 Größe der Pulverpartikel

Eine Pulvermischung besteht aus Teilchen unterschiedlicher Größe. Zum Feststellen der maximalen Teilchengröße kann der Zerkleinerungsgrad durch Siebnummern, die in Klammern hinter dem Namen der Substanz stehen, charakterisiert werden.

MERKE
Die Siebnummer eines Siebes bedeutet die lichte Maschenweite in Mikrometern (µm), durch die die zu charakterisierenden Pulverteilchen passen.

Meist steht hinter dem Substanznamen nur eine Siebgröße, dann passen 97 % der einzelnen Pulverteilchen durch dieses Sieb hindurch. Das Sieben von Pulvern erfolgt durch Rüttelbewegungen, als Hilfsmittel können Kartenblätter eingesetzt werden.

In der Ph. Eur. sind insgesamt 18 Siebe mit verschiedenen lichten Maschenweiten aufgeführt. Im Deutschen Arzneibuch wurden die Siebe mit laufenden Nummern bezeichnet, die mit abnehmender Maschenweite zunehmen. In den Apotheken sind teilweise noch die alten Siebbezeichnungen zu finden. Im DAC in der Anlage D gibt es daher eine vergleichende Aufstellung über die Siebe verschiedener Arzneibücher (◘ Tab. 3.1).

Tab. 3.1 Aufstellung über verschiedene Siebe (DAC). In der Spalte **A** entsprechen die Bezeichnungen nach Ph. Eur. der lichten Maschenweite in µm. Die Bezeichnungen des DAB 7 sind laufende Nummern[1]. In der Spalte **B** sind die lichten Maschenweiten in mm zu finden.

Europäisches Arzneibuch (Ph. Eur.)		Deutsches Arzneibuch (DAB 7)	
A	B	A	B
11 200	11,2	–	–
–	–	0	10,00
8000	8,00	–	–
5600	5,60	–	–
4000	4,00	1	4,00
–	–	2	3,15
2800	2,80	–	–
2000	2,00	3	2,00
1400	1,40	–	–
1000	1,00	–	–
–	–	4	0,80
710	0,710	–	–
500	0,500	–	–
355	0,355	–	–
–	–	5	0,315
250	0,250	–	–
180	0,180	–	–
–	–	6	0,160
125	0,125	–	–
–	–	7	0,100
90	0,090	–	–
63	0,063	–	–
45	0,045	–	–
38	0,038	–	–

1 Da viele Siebe die lichten Maschenweiten des DAB 7 haben, sind diese Größenangaben weiterhin wichtig.

3

Je nach dem Grad der Zerkleinerung kann man mikrofeine Pulver (Korngröße kleiner 90 µm), sehr feine Pulver (Korngröße von 90–125 µm), feine Pulver (Korngröße von 125–180 µm), mittelfeine Pulver (Korngröße von 180–355 µm) und grobkörnige Pulver (Korngröße 355–1400 µm) unterscheiden.

3.1.3 Kristallwasser und hygroskopische Pulver

Salze können in ihrem Kristallgitter Wasser einlagern, dieses **Hydratwasser** ist fester Bestandteil der Verbindung. Die meisten Salze enthalten dabei in der Formel immer die gleiche Anzahl an Wassermolekülen wie beispielsweise Natriumsulfat (Glaubersalz: $Na_2SO_4 \times 10\ H_2O$), das mit Wasser ein Decahydrat bildet. Durch Trocknen einer Substanz kann Kristallwasser normalerweise entfernt werden. Kristallwasserfreie Salze sind an der Bezeichnung „siccatum“ zu erkennen, sie sind stark **hygroskopisch** und adsorbieren an ihrer Oberfläche die Feuchtigkeit aus der Luft.

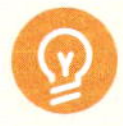

MERKE
Hygroskopische Substanzen nehmen leicht Luftfeuchtigkeit auf und werden daher in dicht schließenden Gefäßen gelagert.

3.1.4 Fließverhalten

Feststoffe mit gutem Fließverhalten lassen sich gut aus einem Vorratsbehältnis ausschütten, solche mit schlechter Fließfähigkeit dagegen nicht. Das Fließverhalten spielt für die gute Verarbeitung von Pulvern eine wichtige Rolle, auch bei der Herstellung von volumendosierten Arzneiformen wie Kapseln muss die zu verarbeitende Pulvermischung ein gutes Fließverhalten haben. Einen großen Einfluss auf die Fließfähigkeit hat dabei die Teilchengröße. Pulver mit größerer Korngröße (ab 250 µm) haben meist ein gutes Fließverhalten, während bei kleineren Teilchen (≤ 100 µm) die Haftkräfte untereinander zu einem schlechten Fließverhalten führen. Auch die Form der Pulverpartikel wirkt sich auf das Fließverhalten aus. Ungleichmäßig geformte Teilchen können sich eher ineinander verhaken und nicht gut aneinander vorbeifließen, dies gilt auch für feuchte Pulvermischungen. Um das Fließverhalten einer Pulvermischung zu verbessern, gibt es mehrere Möglichkeiten:

- Zusatz eines Fließregulierungsmittels wie Hochdisperses Siliciumdioxid (bis 1 %),
- Verminderung der Feuchtigkeit durch Trocknen,
- Erhöhung der Korngröße durch Granulierung (▸ Kap. 5.2).

3.1.5 Schütt- und Stampfdichte

Bei einem Pulver können die einzelnen Teilchen locker oder dicht gepackt sein. Bei locker geschütteten Pulvern sind luftgefüllte Zwischenräume vorhanden und das Volumen (Schüttvolumen) ist im Verhältnis zur Masse relativ groß.

MERKE
Die Dichte einer Pulvermischung kann aus dem Quotienten aus der Masse zum Volumen berechnet werden und wird in der Einheit g/ml angegeben.

Die Schüttdichte ist bei locker geschütteten Pulvern daher klein. Durch Stampfen oder Rütteln kann ein dicht gepacktes Pulver erhalten werden, durch die Bewegung nimmt die Zahl der Zwischenräume und damit das Volumen (Stampfvolumen) ab. Pulver mit kleinem Stampfvolumen haben daher eine größere Stampfdichte.

3.2 Pulver zum Einnehmen

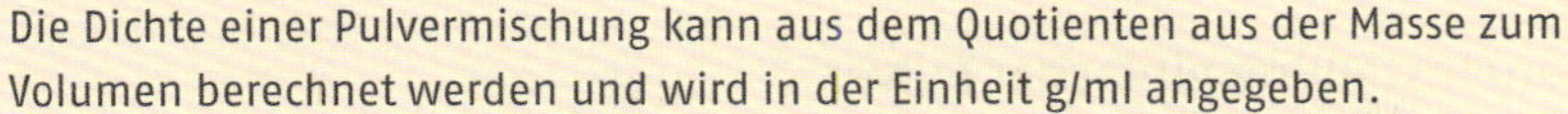

Pulver zum Einnehmen sind Zubereitungen aus festen, losen, trockenen und mehr oder weniger feinen Teilchen. Sie können aus einer Substanz (**einfaches Pulver**), gegebenenfalls mit einem Zusatz eines Fließregulierungsmittels, oder mehreren Feststoffen (**zusammengesetztes Pulver**) bestehen. Hilfsstoffe können zugesetzt werden, auch die Zugabe von Farbstoffen und Geschmackskorrigenzien ist erlaubt.

Als eigenständige Arzneiform kommen Pulver zum Einnehmen zum Einsatz, wenn beispielsweise die Einzeldosis für eine Hartkapsel zu groß ist. Auch wenn die gebrauchsfertige Lösung eines Wirkstoffs instabil ist wie bei zahlreichen Antibiotika, wird zunächst eine Pulvermischung abgefüllt und erst unmittelbar vor der Anwendung die Flüssigkeit dazugegeben.

Vor der Anwendung werden Pulver zum Einnehmen in einer vorgegebenen Menge an Wasser aufgelöst oder suspendiert (fein verteilt). Pulver zum Einnehmen können auch als Brausepulver vorliegen. Diese enthalten als Hilfsstoffe saure Substanzen wie Citronensäure und Carbonate oder Hydrogencarbonate. Durch chemische Reaktion zwischen der Säure und dem Carbonat oder Hydrogencarbonat entsteht bei Zugabe von Wasser zunächst die instabile Kohlensäure, diese zerfällt rasch zu Wasser und CO_2 (Gasentwicklung).

3.2.1 Nicht abgeteilte Pulver

Beispiele für nicht abgeteilte Pulver sind Lactose (Milchzucker), Ascorbinsäure (Vitamin C) oder Bittersalz (Magnesiumsulfat-Heptahydrat). Die einzelnen Wirkstoffe weisen dabei eine große therapeutische Breite auf, die jeweils benötigte Dosis wird mit einem Dosierlöffel oder einem Dosierbecher aus dem Gefäß entnommen. Eine Dosierung mithilfe von Tee- oder Esslöffel ist nicht zulässig. Die einzelnen Dosen eines nicht abgeteilten Pulvers müssen der Arzneibuch-Prüfung 2.9.27 „Gleichförmigkeit der Masse der abgegebenen Dosen aus einem Mehrdosenbehältnis“ entsprechen.

Um eine genaue Dosierung zu ermöglichen, brauchen die Pulver ein gutes Fließverhalten und ein Volumen, das auf die Dosiervorrichtung eingestellt ist. Die Abweichung von der gewünschten Dosierung sollte nicht mehr als 5 % betragen. Bei ausreichend großen Einzeldosen kann das Pulvervolumen mithilfe einer graduierten Dosiervorrichtung ohne weitere Vorbehandlung der Pulvermischung abgeteilt werden. Ist die Einzeldosis durch die Größe des Dosierlöffels vorgegeben, so muss das Pulver bearbeitet werden.

Volumeneinstellung einfacher Pulver

Zur Volumeneinstellung einfacher Pulver macht man sich die Eigenschaft zunutze, dass ein Pulver beim Verreiben sein Volumen vergrößert. Durch Verreiben in einer rauen Reibschale mit Pistill wird das Volumen schrittweise vergrößert, bis das Volumen der Einzeldosis dem der Dosiervorrichtung entspricht. Zur Berechnung und Volumeneinstellung kann auf die DAC/NRF-Rechenhilfe „Volumeneinstellung nicht abgeteilter einfacher Pulver zum Einnehmen" zurückgegriffen werden.

Die Masse einer einzelnen Dosis eines Pulvers kann auch von Hand nach der folgenden Formel berechnet werden:

$$m_{PD} = \frac{m_{ED} \times f_E}{k \times f_V}$$

m_{PD}: Einzeldosis des Pulvers
f_E: Einwaagekorrekturfaktor
f_V: Verdichtungsfaktor = **1,1**
k: Anzahl der Befüllungen des Dosierlöffels für eine Einzeldosis

Der Verdichtungsfaktor f_V berücksichtigt dabei, dass sich ein Pulver nach der Einstellung des Volumens beim Transport wieder unweigerlich verdichtet. Um dadurch auftretende Überdosierungen zu vermeiden, wird die Masse der Einzeldosis auf 90 % reduziert.

Volumeneinstellung zusammengesetzter Pulver

Um das Volumen aufzufüllen, enthalten zusammengesetzte Pulver neben dem eigentlichen Wirkstoff noch ein Füllmittel. Beide Feststoffe müssen homogen miteinander vermischt sein und dürfen sich auch bei Lagerung nicht entmischen. Dazu müssen Wirkstoff und Füllstoff in etwa die gleiche Korngröße aufweisen. Für Pulver zum Einnehmen kommen als Füllmittel Mannitol, Mikrokristalline Cellulose oder Lactose-Monohydrat infrage, meist wird noch Hochdisperses Siliciumdioxid als Fließregulierungsmittel zugesetzt. Die Bestandteile der Pulvermischung werden zur Zerkleinerung der Teilchen zunächst einzeln in einer rauen Reibschale fein verrieben, gemischt werden die gepulverten Wirkstoffe und das gepulverte Füllmittel dann in einer glatten Schale mit glattem Pistill und Kartenblatt.

Auch bei der Volumeneinstellung zusammengesetzter Pulver kann auf eine DAC/NRF-Rechenhilfe zurückgegriffen werden. Zur Berechnung der Einzeldosis des Pulvers wird wieder der Einwaagekorrekturfaktor f_E des Wirkstoffs, der Verdichtungsfaktor f_V und die Anzahl k der benötigten Einzeldosen berücksichtigt. Schrittweise wird eine bestimmte Masse an Füllstoff zur Wirkstoff-Fließregulierungsmittel-Mischung gegeben und jedes Mal die Masse der Einzeldosis überprüft. Weiteres Füllmittel wird so lange dazugegeben, bis die benötigte Einzeldosis erhalten wird.

3.2.2 Abgeteilte Pulver

Abgeteilte Pulver zum Einnehmen sind bereits in einzelne Dosen aufgeteilt, es handelt sich um Einzeldosiszubereitungen. Die einzelnen Dosen werden dabei auf Pulverschiffchen abgewogen und anschließend in Pulverbriefchen (Pulverkapseln) aus Papier gefüllt.

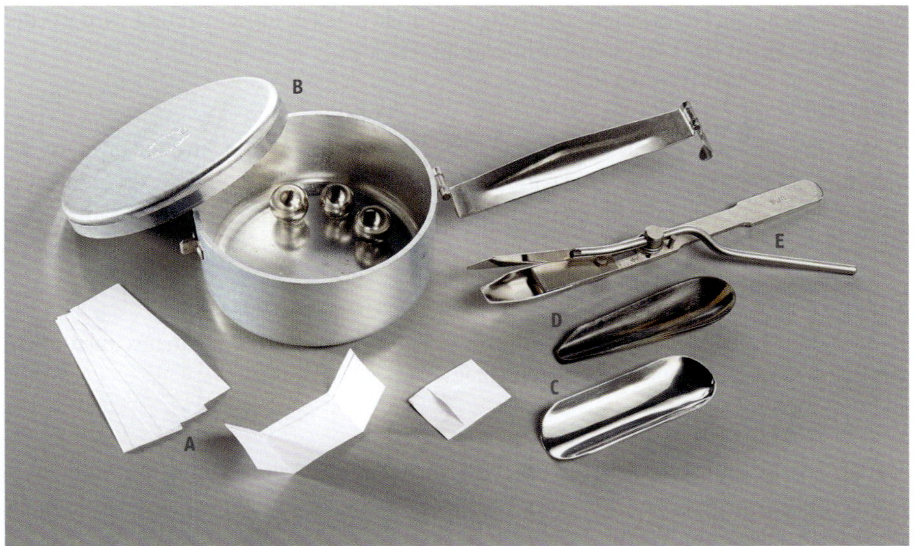

Abb. 3.1 **A** Pulverkapseln, **B** Pulvermischdose, **C** Pulverschiffchen aus Metall, **D** Pulverschiffchen aus Horn, **E** Pulverschere

Größere Mengen an einzeldosierten Pulvern können auch mithilfe einer Dispensierzange (Pulverschere) hergestellt werden. Diese kann mit einem Schieber auf die verordnete Menge eingestellt werden (Abb. 3.1).

Die Einzeldosis eines abgeteilten Pulvers sollte zwischen 200 mg und 500 mg liegen, ansonsten muss ein Füllmittel dazugegeben werden.

3.3 Pulver zur kutanen Anwendung (Puder)

Pulver zur Anwendung auf der Haut werden auch als Puder bezeichnet. Sie können einen oder mehrere Wirkstoffe und Hilfsstoffe enthalten. Die Feststoffteilchen in Pudern weisen in der Regel eine Größe von unter 100 µm auf, sie müssen frei von tastbaren Teilchen sein. Weiße Puder können zum Anpassen an die Hautfarbe mit Eisenoxidpigmenten versetzt werden. Bei Anwendung auf beschädigter Haut oder auf Wunden muss es sich um sterile Puder handeln. Als Pudergrundlagen steht eine Vielzahl von Substanzen zur Verfügung. Diese können in anorganische und organische Grundlagen eingeteilt werden.

3.3.1 Anorganische Grundlagen

Anorganische Pudergrundlagen weisen eine gute Haltbarkeit auf und sind gut zu sterilisieren.

Talkum

Bei Talkum handelt es sich um ein natürlich vorkommendes Magnesiumsilikat. Es fühlt sich leicht fettig an und ist in Wasser nahezu unlöslich. Es zeigt eine gute Fließfähigkeit und Haftfestigkeit. Die Substanz ist häufig stark mikrobiell verunreinigt und wird vor der Herstellung meist einer Heißluftsterilisation unterzogen.

Zinkoxid

Zinkoxid weist auf der Haut nur eine geringe Haftwirkung auf und wird daher meist mit Talkum kombiniert. Die Substanz wirkt auch schwach desinfizierend und adstringierend, zudem neutralisiert sie die bei der Schweißentstehung schlecht riechenden Säuren und wirkt als Deodorant.

Titandioxid

Die Substanz hat als Weißpigment eine hohe Deckkraft und wird in Sonnenschutzmitteln zur Reflexion schädlicher UV-Strahlen eingesetzt.

Weißer Ton (Bolus alba)

Weißer Ton ist ein natürlich vorkommendes wasserhaltiges Aluminiumsilikat mit gutem Haftvermögen auf der Haut. Die Substanz kann gut Wasser aufnehmen und wirkt auf der Haut austrocknend.

Magnesiumcarbonat

Die Substanz lässt sich gut auf die Haut aufstreuen, sie besitzt ein gutes Saug- und Haftvermögen.

3.3.2 Organische Grundlagen

Organische Pudergrundstoffe können auch auf offenen Wunden angewendet werden, da sie vom Körper resorbiert werden können. Sie bieten gute Wachstumsbedingungen für Mikroorganismen, da sie wenig hitzeresistent sind, ist ihre Entkeimung häufig problematisch.

Stärke

Stärkeverbindungen wie Weizen- oder Maisstärke besitzen eine gute Haftfähigkeit und ein gutes Aufnahmevermögen für Wasser und Öl. Da sie mit Wasser verkleistern, können sie nicht mit feuchter Hitze sterilisiert werden. Durch chemische Reaktion entstehen Stärkeverbindungen mit Ester- oder Ethergruppen. Diese verkleistern nicht mehr und können daher sterilisiert werden.

Lactose und Glucose

Beide Zucker sind resorbierbar und werden daher als Grundlage zur Herstellung von Wundpudern verwendet.

3.3.3 Weitere Hilfsstoffe

Stearate

Aluminium-, Magnesium- und Zinkstearat wird häufig zu anderen Pudergrundlagen in Konzentrationen von 3–5 % dazugesetzt. Die Substanzen fühlen sich fettig an und besitzen ein gutes Haftvermögen auf der Haut.

Hochdisperses Siliciumdioxid

Zur Verbesserung der Fließeigenschaften wird Hochdisperses Siliciumdioxid (0,5–3 %) zu anderen Pudergrundlagen dazugegeben. Die Substanz besitzt ein großes Adsorptionsvermögen für Wasser und Öl ohne Verlust der Streufähigkeit.

3.4 Herstellung

3.4.1 Allgemeine Hinweise

Grundsätzlich können gleichmäßige Pulvermischungen nur mit Substanzen gleicher Korngröße erhalten werden. Deshalb müssen vor dem eigentlichen Mischen alle Stoffe hinsichtlich ihrer Teilchengröße überprüft werden. **Kristalline Substanzen** müssen durch Verreibung in einem rauen Porzellanmörser mit Porzellanpistill zunächst zerkleinert werden. Dazu werden die Poren der Reibschale mit einem Hilfsstoff, meistens Milchzucker, verschlossen. Übrig gebliebener Milchzucker kann entfernt und verworfen werden. Nach einer groben Voreinwaage der kristallinen Substanz kann diese dann im ausgekleideten Mörser verrieben und genau abgewogen werden. Wird die benötigte Substanz bereits **fein gepulvert** bezogen, kann das Zerkleinern in der rauen Reibschale entfallen.

Einfache Pulver

Pulver, die nur aus einer Substanz bestehen, können nach der gegebenenfalls nötigen Verreibung der Substanz direkt ins Abgabebehältnis eingewogen werden. Bei pulverisierten Ausgangsstoffen kann diese Zerkleinerung entfallen.

Zusammengesetzte Pulver

Bei Pulvern, die aus mehreren Einzelstoffen bestehen, müssen die einzelnen Stoffe miteinander vermischt werden. Vor dem Mischen müssen kristalline Substanzen wie oben beschrieben zerkleinert, danach exakt eingewogen und bereitgestellt werden.

Die Herstellung der Pulvermischung erfolgt nach den folgenden Mischungsregeln:

- Der Ausgangsstoff mit der kleinsten Menge wird vorgelegt.
- Die zweite pulverförmige Substanz wird nach Augenmaß in etwa gleicher Menge dazugegeben.
- Anschließend wird verrieben, und Mörser und Pistill werden häufig abgeschabt.
- Andere Bestandteile werden wieder in optisch etwa gleichen Mengen dazugegeben.
- Sind Pulvernester vorhanden, muss die Mischung gesiebt und danach nochmals gemischt werden.

MERKE
Aus Gründen des Arbeitsschutzes und von Wirkstoffverlusten werden in der Apotheke Pulver zum Einnehmen mittlerweile kaum noch gesiebt.

Abteilen in Einzeldosen

Einzeldosierte Pulver müssen nach dem Herstellen der Pulvermischung in einzelne Dosen abgeteilt werden. Bei niedrig dosierten Pulvermischungen verschlechtert sich mit abnehmender Dosis des Arzneistoffs und mit zunehmender Größe der Pulverpartikel die Mischungsgüte. Bei niedrig dosierten abgeteilten Pulvern ist deshalb auf eine kleine Korngröße zu achten. Am besten werden die einzelnen Substanzen in einer rauen Reibschale vorzerkleinert und dann in einer glatten Schale miteinander vermischt.

Die einzelnen Dosen werden auf Pulverschiffchen ausgewogen und in Pulverkapseln (Pulverbriefchen) abgefüllt:

- Vor dem Befüllen wird jede Pulverkapsel zu einem Drittel nach hinten geknickt.
- Die Pulverbriefchen werden mit einem Spatel oben geöffnet, befüllt und die Enden der Öffnung ineinandergeschoben.
- Die geschlossenen Pulverkapseln können in eine Papiertüte oder Pulverschachtel verpackt werden.

Pulver zur kutanen Anwendung

Puder werden wie Pulver zur Einnahme hergestellt, die Teilchengröße muss bei dieser Darreichungsform zwingend unter 100 µm liegen. Aus diesem Grund werden die meisten Puder vor der Abgabe gesiebt.

3.5 Kennzeichnung und Abgabe

Pulver zum Einnehmen können in Schraubdeckeldosen aus Kunststoff oder in Weithalsgläser abgepackt werden. Als Dosiervorrichtung wird ein Dosierbecher oder Dosierlöffel mitgegeben, der auf das Volumen des Pulvers abgestimmt ist. Eine Dosierung mithilfe von Haushaltsbesteck ist nicht zulässig. Bei abgeteilten Pulvern zum Einnehmen werden die einzelnen Dosen in Pulverkapseln aus Papier, in Papierbeutel oder in dicht schließende Flaschen aus Kunststoff oder Glas abgefüllt. Die Einzeldosen werden in dicht schließende, beschriftete Behältnisse abgepackt. Puder werden in Streudosen aus Kunststoff mit einsteckbarer, gelochter Streufläche abgegeben. Pulver als feste Arzneiformen haben normalerweise eine Aufbrauchfrist von 1 Jahr (Abb. 3.2).

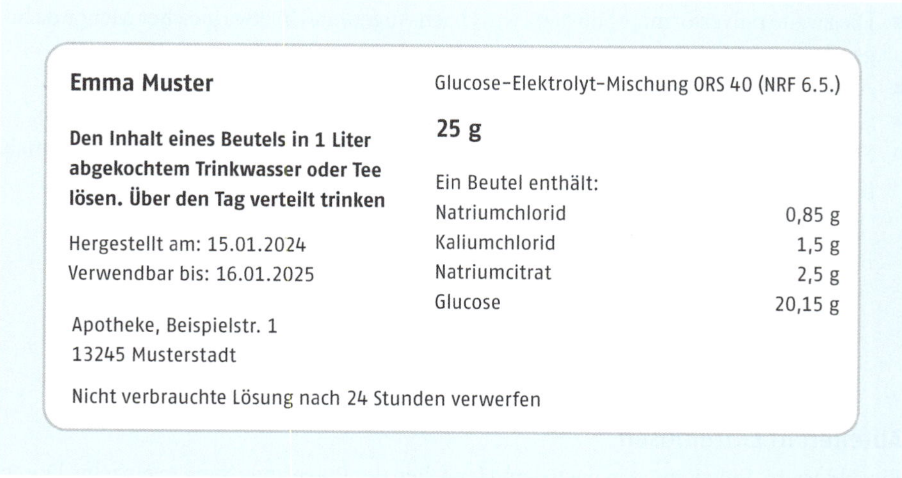

Emma Muster

Glucose-Elektrolyt-Mischung ORS 40 (NRF 6.5.)

25 g

Den Inhalt eines Beutels in 1 Liter abgekochtem Trinkwasser oder Tee lösen. Über den Tag verteilt trinken

Ein Beutel enthält:

Natriumchlorid	0,85 g
Kaliumchlorid	1,5 g
Natriumcitrat	2,5 g
Glucose	20,15 g

Hergestellt am: 15.01.2024
Verwendbar bis: 16.01.2025

Apotheke, Beispielstr. 1
13245 Musterstadt

Nicht verbrauchte Lösung nach 24 Stunden verwerfen

Abb. 3.2 Etikett für ein abgeteiltes Pulver

3.6 Prüfungen

3.6.1 Bestimmung der Teilchengröße

Die mikroskopische Bestimmung der Teilchengröße in Pulvermischungen kann nach der DAC-Probe 22 erfolgen. An drei unterschiedlichen Stellen der Pulvermischung werden Proben entnommen und untersucht, dazu werden auf einem Objektträger 1–2 mg Pulvermischung auf der Analysenwaage abgewogen. Die Spitze eines Mikrospatels wird in ein Becherglas mit flüssigem Paraffin getaucht, die Spatelspitze mit der Substanz vermischt und die Mischung auf dem Objektträger verteilt. Anschließend wird vorsichtig ein Deckgläschen aufgesetzt.

Zur Beurteilung der Teilchengröße wird die Suspension unter dem Mikroskop im polarisierten Licht bei etwa 40-facher Vergrößerung beurteilt. Bei größerer Vergrößerung (100-fach und 200-fach) können einzelne Pulverteilchen im Hinblick auf ihrer Partikelform anschaut werden.

3.6.2 Gleichförmigkeit der Masse der abgegebenen Dosen aus Mehrdosenbehältnissen

Mit der Dosiervorrichtung werden 20 Einzeldosen entnommen und die jeweilige Einzelmasse und die Durchschnittsmasse bestimmt. Höchstens 2 Einzelmassen dürfen um mehr als 10 % und keine Einzelmasse darf um mehr als 20 % von der Durchschnittsmasse abweichen.

3.7 Praktische Übungen

3.7.1 Ascorbinsäure-Pulver

Ascorbinsäure	25,0 g

M. f. pulv., D. S.: Täglich 1 Messlöffel (0,5 g) in 1 Glas Wasser auflösen und trinken.

Bei dem Pulver handelt es sich um ein **einfaches Pulver zum Einnehmen**.

Der Wirkstoff Ascorbinsäure (Vitamin C) ist normalerweise fein gepulvert erhältlich und muss daher vor dem Abfüllen nicht zerkleinert werden. Zudem spielt die Teilchengröße bei einfachen Pulvern, die vor der Anwendung in Wasser gelöst werden, keine entscheidende Rolle. Das Pulver kann daher direkt ins Abgabegefäß eingewogen werden.

Führen Sie mit dem fertigen Pulver die Prüfung auf Gleichförmigkeit der Masse der abgegebenen Dosen aus einem Mehrdosenbehältnis durch (▸ Kap. 3.6.1).

3.7.2 Kaliumchlorid-Pulver

Kaliumchlorid	0,6 g

M. f. pulv., d. tal. dos. Nr. X., S.: 1-mal täglich den Inhalt einer Pulverkapsel in Wasser auflösen und einnehmen.

Es soll ein **einfaches, abgeteiltes Pulver zum Einnehmen** hergestellt werden.

Das Salz Kaliumchlorid liegt als kristalliner Feststoff vor. Vor der Verarbeitung werden zunächst die Poren des Porzellanmörsers mit Lactose ausgekleidet. Dazu wird wenig Milchzucker in die Reibschale gegeben, sorgfältig ausgeschabt und überschüssige Substanz verworfen.

Der Wirkstoff ist nach der Dispensiermethode verordnet, die angegebene Einzeldosis muss also 10-mal gegeben werden. Hierfür wiegen Sie zunächst die benötigte Menge an Kaliumchlorid auf einem Uhrglas oder Wägegläschen ab.

MERKE
Der schwere Porzellanmörser darf niemals direkt auf die Analysenwaage gestellt werden.

Anschließend wird Kaliumchlorid im Porzellanmörser mit dem Pistill fein zerkleinert. Die Reibschale muss dazu ausreichend groß gewählt werden, das gesamte Pulver sollte nicht mehr als ein Viertel des Fassungsvermögens der Schale ausfüllen. Pistill und Wände der Reibschale werden gelegentlich mit einem Kartenblatt abgeschabt. Nun können 10 Einzeldosen zu je 0,6 g abgeteilt werden (▸ Kap. 3.2.2).

3.7.3 Glucose-Toleranztest (ZRB 043-01)

Glucose-Monohydrat	75,0 g
Wasserfreie Citronensäure	1,875 g
Citronenöl	0,025 g

Bei dem Pulver handelt es sich um ein **zusammengesetztes Pulver zum Einnehmen** zur Durchführung eines oralen Glucose-Toleranztest. Dieser Test wird zum Nachweis eines gestörten Glucosestoffwechsels und zur Frühdiagnostik eines Diabetes mellitus durchgeführt.

Die beiden Feststoffe Glucose-Monohydrat und Wasserfreie Citronensäure liegen bereits gepulvert vor, das Pulver kann daher in einer glatten, mit Pistill tarierten Edelstahl- oder Fantaschale hergestellt werden. Dazu wird die Citronensäure in diese Schale eingewogen und mit etwa der gleichen Menge Glucose-Monohydrat unter mehrmaligem Abschaben vermischt, anteilig wird weiterer Feststoff dazugegeben. Die fertige Mischung aus Glucose-Monohydrat und Wasserfreier Citronensäure muss weiß aussehen und von gleichmäßiger Beschaffenheit sein. Das Citronenöl wird dazugegeben und unter mehrmaligem Abschaben homogen in die Vormischung eingearbeitet.

REZEPTURTIPP
Kleine Mengen flüssiger Hilfsstoffe können mit dem Normaltropfenzähler eingewogen werden. Laut DAC-Anlage E entsprechen 1 g Citronenöl Ph. Eur. etwa 53 Tropfen.

3.7.4 Glucose-Elektrolyt-Mischung ORS 40 (NRF 6.5.)

1 Pulver enthält:

Natriumchlorid	0,85 g
Kaliumchlorid	1,5 g
Natriumcitrat (Trinatriumcitrat, Dihydrat)	2,5 g
Wasserfreie Glucose	20,15 g

Bei der Glucose-Elektrolyt-Mischung handelt es sich um ein **zusammengesetztes, abgeteiltes Pulver zum Einnehmen** zur oralen Salz- und Flüssigkeitszufuhr bei Durchfallerkrankungen.

Es sollen 5 Einzeldosen zu je 25,0 g hergestellt und in 5 Flachbeutel abgefüllt werden, die Flachbeutel werden in einen Bodenbeutel abgepackt. Die Gebrauchsanweisung lautet: „Den Inhalt eines Beutels in 1 Liter abgekochtem Trinkwasser oder Tee lösen. Nicht verbrauchte Lösung nach 24 Stunden verwerfen."

Zunächst werden die Salze Natriumchlorid, Kaliumchlorid und Natriumcitrat in einer rauen Reibschale fein verrieben. Die Poren des Porzellanmörsers müssen vorher mit Milchzucker ausgekleidet werden. Um gut verreiben zu können, sollte der Mörser nur zu einem Drittel gefüllt sein. Nach dem Verreiben sollte ein feines, weißes Pulver vorliegen, einzelne Kristalle dürfen nicht mehr erkannt werden. Im nächsten Schritt wird Glucose portionsweise unter Reiben und Abschaben eingearbeitet.

REZEPTURTIPP

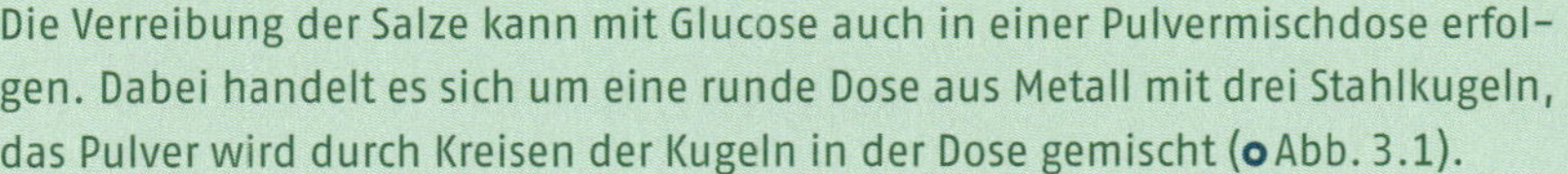

Die Verreibung der Salze kann mit Glucose auch in einer Pulvermischdose erfolgen. Dabei handelt es sich um eine runde Dose aus Metall mit drei Stahlkugeln, das Pulver wird durch Kreisen der Kugeln in der Dose gemischt (Abb. 3.1).

Bei der Kennzeichnung der Pulvermischung werden sowohl die einzelnen Flachbeutel als auch der Bodenbeutel vorschriftsmäßig beschriftet.

3.7.5 Miconazol-Puder 2 % (ZRB D01-K17)

Miconazolnitrat (mikrofein)	0,5 g
Zinkoxid	2,5 g
Talkum	zu 25,0 g

Bei der Zubereitung handelt es sich um ein **zusammengesetztes Pulver zur Anwendung auf der Haut**.

Der Wirkstoff Miconazolnitrat wird auf einer Wägeunterlage abgewogen und in eine mit Pistill tarierte Reibschale überführt, danach wird mit der Hälfte des Zinkoxids unter Abschaben verrieben. Das restliche Zinkoxid wird in Anteilen dazugegeben und der Ansatz nach jeder Zugabe vermischt. Dann wird Talkum in kleinen Anteilen hinzugefügt und der Ansatz nach jeder Zugabe homogenisiert. Die fertige Pulvermischung muss weiß aussehen und frei fließfähig sein, sie wird in eine Puderstreudose aus Kunststoff abgefüllt.

MERKE

Bei der Verwendung von Talkum ist ein guter Hygienestatus der Substanz zu beachten. Dieser ist im Prüfzertifikat unter der Beschriftung „zur kutanen Anwendung bestimmt" zu finden.

3.7.6 Eisenoxid-Stammverreibung, gelblich (NRF S.10.)

Rotes Eisenoxid	15,0 g
Gelbes Eisenoxid	75,0 g
Schwarzes Eisenoxid	10,0 g

Bei der Stammverreibung handelt es sich um ein **zusammengesetztes Pulver zur Anwendung auf der Haut**. Die Zubereitung wird in der Apotheke auf Vorrat hergestellt und dient dazu, weiße Puder, Schüttelmixturen und Pasten hautfarben zu färben.

Im Porzellanmörser werden die Eisenoxide unter häufigem Abschaben verrieben und vor dem Abfüllen durch Sieb 180 gesiebt. Die Verreibung dient dabei zum Mischen, eine homogene Mischung lässt sich relativ schwer herstellen. Um Pulveraggregate zu zerteilen, kann bei diesem Pulver auf das Sieben nicht verzichtet werden.

SPICKZETTEL

einfache Pulver	enthalten einen Wirkstoff
zusammengesetzte Pulver	enthalten einen oder mehrere Wirkstoffe zusammen mit Hilfsstoffen
abgeteilte Pulver	einzelne Dosen zum Einnehmen sind bereits abgeteilt
Puder	Pulver zur Anwendung auf der Haut
Fließregulierungsmittel	verbessern das Fließverhalten einer Pulvermischung
Siebnummer	lichte Maschenweite in Mikrometern (µm)

ZUSAMMENFASSUNG

- Nach ihrer Art der Anwendung können Pulver in solche zum Einnehmen oder zur kutanen Anwendung eingeteilt werden.
- Die maximale Teilchengröße eines Pulvers kann durch eine Siebnummer charakterisiert werden.
- Im DAC ist in der Anlage D eine vergleichende Aufstellung über die Siebe verschiedener Arzneibücher zu finden.
- Die Einzeldosis eines abgeteilten Pulvers sollte zwischen 200 mg und 500 mg liegen, ansonsten wird ein Füllmittel dazugegeben.
- Puder müssen frei von tastbaren Teilchen sein, die einzelnen Partikel haben normalerweise eine Korngröße von unter 100 µm.
- Gleichmäßige Pulvermischungen können nur mit Substanzen gleicher Korngröße erhalten werden.
- Bei abgeteilten Pulvern werden die einzelnen Dosen abgewogen und in Pulverkapseln gefüllt.
- Die meisten Puder müssen vor der Abgabe gesiebt werden.

3.8 Theoretische Aufgaben

FRAGEN

● leicht ●● mittel ●●● schwer

●

1. Was versteht man unter einem mikrofeinen Pulver?
2. Was bedeutet bei einem Salz die Bezeichnung „siccatum"?
3. Welche anorganischen Pudergrundlagen kennen Sie?

●●

1. Formulieren Sie drei Möglichkeiten, um die Fließfähigkeit eines Pulvers zu verbessern.
2. Mit welcher Pudergrundlage können Sie ein Wundpuder her stellen?

●●●

1. Beschreiben Sie bei einem einfachen Pulver die Prüfung auf Gleichförmigkeit der Masse der abgegebenen Dosen aus einem Mehrdosenbehältnis.
2. Erläutern Sie die Funktion eines Brausepulvers. Aus welchen Hilfsstoffen besteht es?

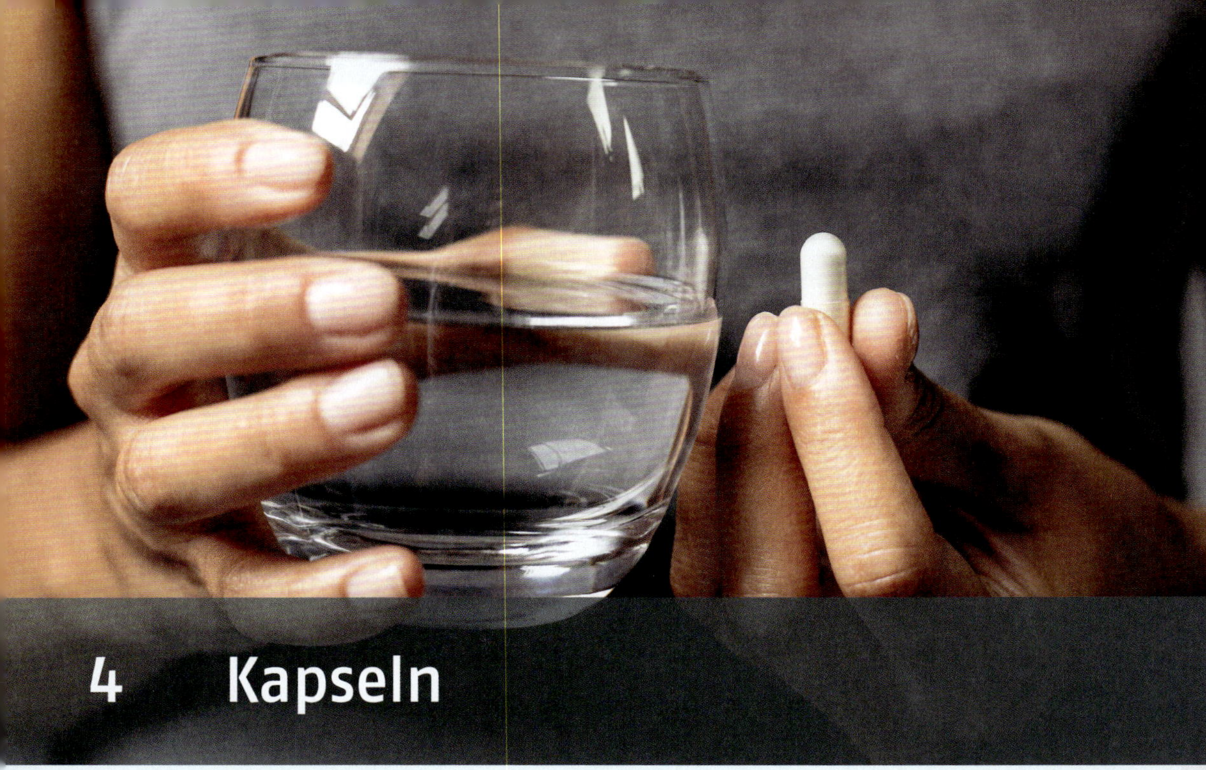

4 Kapseln

Dr. Kirsten Seidel

Das Wort Kapsel kommt aus dem Lateinischen und bedeutet in etwa so viel wie Kästchen. Dieses Kästchen besteht bei den meisten modernen Kapseln aus einer Gelatinehülle. Die Wirkstoffe werden in eine Art Behältnis verpackt. Dabei enthält eine Kapsel eine genau bestimmte Dosis des benötigten Arzneistoffs. Zum Glück müssen diese Einzeldosen nicht von Hand in jede Kapsel abgewogen werden. Es gibt verschiedene Möglichkeiten, den Wirkstoff so zu verarbeiten, dass man mehrere Kapseln auf einmal füllen kann und trotzdem alle Kapseln die gleiche Dosis enthalten. Gerade in der Pädiatrie spielen Kapseln eine wichtige Rolle.

4.1 Allgemeines zur Arzneiform

Kapseln sind im Europäischen Arzneibuch als eigenständige feste Arzneiform aufgeführt. Sie können unterschiedliche Form und Größe sowie eine harte oder weiche Hülle aufweisen. Das Arzneibuch unterscheidet:

- Hartkapseln,
- Weichkapseln,
- magensaftresistente Kaseln,
- Kapseln mit veränderter Wirkstofffreisetzung,
- Oblatenkapseln.

Für die Rezeptur relevant sind hierbei vor allem die Hartkapseln. Auch Weichkapseln lassen sich grundsätzlich in der Apotheke herstellen. Dies ist aber so selten erforderlich, dass es in diesem Buch nicht thematisiert wird.

Kapseln sind Arzneiformen, die eine Einzeldosis des Wirkstoffs enthalten. Sie werden entweder als Ganzes geschluckt oder die Kapsel wird (vor allem bei der Behandlung von Kindern) vor der Einnahme geöffnet und der Inhalt wird beispielsweise in halbfester Nahrung verteilt. Auch eine Sondengabe des Inhalts ist grundsätzlich denkbar. In der Rezeptur werden sie dann hergestellt, wenn der Wirkstoff für eine bestimmte Therapie nicht in einer geeigneten Dosis als Fertigarzneimittel erhältlich ist und die Wahl nicht auf eine flüssige Darreichungsform fällt (▸ Kap. 6 und ▸ Kap. 7).

Dies ist sehr häufig bei der Behandlung von Kindern der Fall, dementsprechend geht es bei der Kapselherstellung im Rezepturmaßstab in den meisten Fällen darum, eine sehr niedrige Dosis qualitätsgerecht in gekaufte Kapselhüllen abzufüllen. Dies ist nur dann möglich, wenn alle Einzelschritte mit großer Sorgfalt durchgeführt werden.

Bei der Herstellung von Kapseln in der Rezeptur ist das Ziel, fertig gekaufte **Kapselhüllen** einer geeigneten Größe so zu befüllen, dass am Ende jede einzelne Kapsel die genau richtige Dosis enthält. Zu diesem Zweck wird (in den allermeisten Fällen) der **Wirkstoff** mit einem **Träger** vermischt, bevor diese Mischung dann abgefüllt wird. Dabei kann als Wirkstoff (wenn verfügbar) eine Reinsubstanz verwendet werden, oder der Wirkstoff wird durch das Zerkleinern eines Fertigarzneimittels gewonnen und weiterverarbeitet. Hierbei werden also Hartkapseln hergestellt.

4.1.1 Die Kapselhülle

Kapselgrößen

Die in der Rezeptur zum Einsatz kommenden Kapselhüllen werden im DAC in der Monographie K-145 Kapselhüllen beschrieben. Sie weisen in Abhängigkeit von ihrer Größe folgende Eigenschaften auf (◘ Tab. 4.1). Die Daten für die Nennfüllmassen wurden den Rechenhilfen des NRF mit Stand 15.06.2023 entnommen.

Das hier angegebene Nennvolumen wird in der Realität häufig nicht ganz erreicht, leichte Unterschreitungen werden berichtet.

Wird die Bestimmung der Masse der Kapselhüllen als Teil von Inprozesskontrollen bei der Herstellung von Kapseln durchgeführt (▸ Kap. 4.2.5), müssen die Kapseln zuerst circa 15 Minuten den Umgebungsbedingungen ausgesetzt werden, um ein Feuchtegleichgewicht zu erreichen. Anderenfalls könnte sich die Gesamtmasse der Hüllen durch den Austausch zwischen Wasserdampf aus der Umgebung und den Kapselhüllen verändern und damit die Prüfungen ungenau machen.

Tab. 4.1 Kapselhüllen nach DAC K-145 bzw. Rechenhilfe „Pulverbefüllte Hartkapseln"

Kapsel-größe	Nenn-volumen Unterteil in ml	Durchschnitt-liche Masse der Kapselhülle in mg	Nennfüllmasse für die gravimetrische Füllung mit	
			Mannitol-Siliciumdioxid-Füllmittel NRF S.38.	Cellulose-Siliciumdioxid-Füllmittel NRF S.54.
000	1,37	150–176	0,710 g	0,575 g
00	0,95	112–138	0,480 g	0,405 g
0	0,68	88–108	0,355 g	0,300 g
1	0,50	68–84	0,275 g	0,210 g
2	0,37	57–69	0,210 g	0,165 g
3	0,30	45–55	0,155 g	0,120 g
4	0,21	36–44	0,115 g	0,090 g
5	0,13	24–30	Keine Angabe	Keine Angabe

REZEPTURTIPP

Die in der Rezeptur am häufigsten eingesetzten Kapselgrößen sind Kapselgröße 0 und Kapselgröße 1. Die Entscheidung für eine bestimmte Kapselgröße kann anhand des Wirkstoffgehalts und des Verwendungszwecks getroffen werden: Der Wirkstoffanteil in den Kapseln sollte möglichst groß sein (also Verwendung kleinerer Kapselhüllen), da solche Pulvermischungen einfacher homogen hergestellt werden können und z. B. gastrointestinale Beschwerden durch den in hoher Menge abführenden Effekt von Mannitol so etwas verringert werden können. Sollen die Kapseln komplett geschluckt werden, sind kleinere Kapselgrößen zudem leichter zu schlucken. Bei Kapseln, die ausgefüllt werden sollen, ist es in Abhängigkeit von der Fingerfertigkeit der Patienten unter Umständen dennoch sinnvoll, eine größere Kapselhülle zu wählen.

Kapselhüllen können entweder als loser Bulk bezogen werden oder vorgesteckt auf Karten, was das Befüllen eines Kapselfüllgeräts deutlich erleichtert.

Ihre Prüfung in der Apotheke kann z. B. nach DAC-Probe 13 erfolgen, wobei die Zerfallszeit der Kapselhüllen in Wasser von etwa 37 °C bestimmt wird. Die Bestimmung erfolgt unter vorsichtigem Umschwenken einmal pro Minute und sollte maximal 15 Minuten betragen. Damit kann davon ausgegangen werden, dass auch die fertigen Kapseln die Anforderung des Europäischen Arzneibuches an die Zerfallszeit (Zerfall innerhalb von 30 Minuten in Wasser von 37 °C) erfüllen.

Bestandteile

Der Hauptbestandteil der meisten Kapselhüllen ist Gelatine, die zumeist aus Schweinen oder Rindern gewonnen wird. Neben Gelatine können Titandioxid als Weißpigment oder Farbstoffe (häufig Eisenoxidpigmente) enthalten sein.

Aus religiösen Gründen oder auch bei vegetarischer bzw. veganer Lebensweise kann der Wunsch bestehen, keine Kapseln tierischen Ursprungs zu verwenden. Hierzu gibt es grundsätzlich die Möglichkeit, Kapseln aus Hypromellose (also Hydroxypropylmethylcellulose, HPMC) zu beziehen (bei einigen pharmazeutischen Versendern als „Zellulose-Kapseln“ bezeichnet). Diese sind auch eine Möglichkeit, wenn der Arzneistoff mit Gelatine chemisch reagieren würde (wie es für Captopril, vor allem in Kombination mit Mannitol als Standardfüllmittel, bekannt ist).

4.1.2 Wirkstoff

Reinsubstanz (Pulver)

Die Herstellung von Kapseln in der Rezeptur ist dann am einfachsten, wenn der Wirkstoff als pulverförmige Reinsubstanz bezogen werden kann. Gerade bei Kapseln mit niedriger Wirkstoffdosis sollte dabei bevorzugt mikronisierter Arzneistoff eingesetzt werden, da sich die höhere Partikelanzahl besser gleichmäßig mit dem Füllmittel vermischen lässt.

Ebenfalls empfehlenswert ist der Einsatz einer Stammverreibung in Form eines pulverförmigen Konzentrates für niedrige Wirkstoffdosen, da Wägefehler bei homogenen Stammverreibungen einen geringeren Einfluss haben als bei Reinsubstanzen.

Fertigarzneimittel als Wirkstoffquelle

Steht keine Reinsubstanz zur Verfügung, kann der Wirkstoff aus Fertigarzneimitteln gewonnen werden. Hierzu kommen primär Kapseln oder Tabletten infrage. Wichtig ist, dass hier schnell freisetzende Präparate gewählt werden, die möglichst keine Hilfsstoffe enthalten, die mit den sonstigen Kapselbestandteilen in Wechselwirkung treten könnten. Auch Tabletten mit Filmüberzug sind schlechter geeignet als nicht überzogene Tabletten, da sich der Überzug meistens nicht gut zerkleinern lässt.

MERKE

Anhand des Wirkstoffgehalts der Fertigarzneimittel wird berechnet, wie viele Tabletten bzw. Kapseln benötigt werden, wobei immer mindestens 10 einzelne Arzneiformen genutzt werden sollten, um mögliche Schwankungen des Einzelgehalts auszugleichen.

Tabletten werden dann zunächst gewogen und anschließend möglichst fein pulverisiert. Kapseln werden entleert und die Gesamtmasse des Inhaltes wird gewogen und nötigenfalls ebenfalls weiter zerkleinert. Achtung: Sofern es sich um Kapseln mit modifizierter Wirkstofffreisetzung (Retardkapseln) handelt, ist eine Zerkleinerung des Inhalts grundsätzlich zu vermeiden.

Die benötigte Pulvermenge wird via Dreisatz (siehe Kasten „Beispiel“) aus der Einzeldosis der Arzneiform, der entsprechenden Masse und der Anzahl verwendeter Darreichungsformen berechnet und abgewogen. Die weitere Herstellung der Kapseln erfolgt analog der Herstellung aus der Reinsubstanz. Als Füllstoff wird idealerweise eine Substanz verwendet, die im Fertigarzneimittel bereits enthalten ist, um Inkompatibilitäten zu vermeiden.

Beispiel: Kapselherstellung aus Tabletten

Es sollen 60 Kapseln hergestellt werden, die je 15 mg Irbesartan enthalten sollen. Irbesartan ist als Reinsubstanz nicht erhältlich, daher muss ein Fertigarzneimittel genutzt werden. In diesem Fall stehen nur Filmtabletten verschiedener Stärken (von 75 mg bis 300 mg) zur Verfügung. Aus galenischer Sicht ist es sinnvoll, möglichst viele Tabletten zu nutzen. Dies führt dazu, dass unvermeidbare leichte Gehaltsschwankungen der Fertigarzneimittel ausgeglichen werden können. Weiterhin ist es gut, mit einer möglichst großen Pulvermenge als Wirkstoff zu arbeiten, weil so das homogene Mischen von Wirk- und Füllstoff erleichtert wird. In diesem Fall würde die Wahl also auf ein Präparat fallen, das 75 mg Irbesartan je Filmtablette enthält.

Der benötigte Wirkstoff wird wie folgt berechnet:

- 15 mg pro Kapsel × 60 Kapseln = 900 mg Wirkstoff,
- 900 mg Wirkstoff ÷ 75 mg pro Tablette = 12 Tabletten.

Um den Verlust von Pulver in der Reibschale ausgleichen zu können, sollte hier jedoch mit einem Überschuss an Tabletten gearbeitet werden. Hierfür wird zunächst ausgewogen, welche Masse 12 Tabletten haben – dies entspricht der Menge an zerkleinertem Pulver, die später genutzt werden muss. In unserem Beispiel beträgt die Gesamtmasse von 12 Tabletten 1,380 g. Es werden also 15 Tabletten (Gesamtmasse etwa 1,725 g) möglichst fein zerrieben, und aus diesem Pulver wird dann auf einer Analysenwaage der benötigte „Wirkstoff" mit einer Einwaage von 1,380 g abgewogen. Die Weiterverarbeitung erfolgt analog zur Verarbeitung von reinem Wirkstoff.

4.1.3 Füllmaterialien

Gerade im industriellen Bereich werden Kapseln häufig mit Pellets oder Granulaten gefüllt. Dies ist in der Rezeptur jedoch kaum praktikabel (auch wenn entsprechende Rezepturvorschriften existieren). Hier werden in der Regel die Füllungen mit Pulvern bzw. Schmelzen bevorzugt.

Dies liegt daran, dass Kapseln ab einer gewissen Chargengröße sinnvollerweise mithilfe eines Kapselfüllgeräts befüllt werden und die Füllung darauf beruht, die Unterteile restlos zu füllen, die Ermittlung der benötigten Fülllmenge also anhand des Volumens der Kapselunterteile erfolgt. Da in den meisten Fällen der Wirkstoff deutlich weniger Volumen einnimmt, als in die Kapsel gefüllt werden kann, muss der Wirkstoff mit einem weiteren Pulver so vermischt werden, dass keine unerwünschten Reaktionen auftreten und in jeder Teilmenge des Pulvers die gleiche und richtige Menge an Wirkstoff vorhanden ist.

Pulver

Das Standardfüllmittel für Hartkapseln besteht aus Mannitol mit dem Zusatz von 0,5 % Hochdispersem Siliciumdioxid, wie es in NRF S.38. beschrieben wird. Im vergangenen

Jahrzehnt gab es deutliche Bestrebungen, nicht nur die Zusammensetzung, sondern auch die funktionsbezogenen Eigenschaften zu standardisieren. Dies hat dazu geführt, dass in der aktuellen NRF-Vorschrift beispielsweise die Partikelgröße des zu verwendenden Mannitols vorgegeben wird, da nur mit ihr die hier vorgegebene Schüttdichte (bestimmt nach DAC-Probe 21) gut erreicht werden kann. Sollen Kapseln mithilfe der gravimetrischen Methode und der empirisch ermittelten Nominalfüllmassen aus dem NRF verwendet werden, ist es unerlässlich, diese Vorgaben einzuhalten.

Wird die Kapselherstellung volumetrisch oder nach der Ergänzungsmethode durchgeführt, kann ein Füllstoff beliebiger Schüttdichte zum Einsatz kommen.

Eine Alternative zum Mannitol-Füllmittel besteht beispielsweise in der Verwendung von mikrokristalliner Cellulose (MCC) als Füllstoff für Kapseln. Auch diese sollte zur Verbesserung der Fließeigenschaften mit 0,5 % Hochdispersem Siliciumdioxid gemischt werden, wie es beispielsweise in der NRF-Vorschrift S.54. umgesetzt wird.

Weitere denkbare Alternativen sind Lactose-Monohydrat oder wasserfreie Glucose. Da es sich hierbei um Zucker mit reduzierenden Eigenschaften handelt, sollten sie jedoch nur zum Einsatz kommen, wenn eine Reaktion mit dem Wirkstoff ausgeschlossen ist. Dies kann der Fall sein, wenn als Wirkstoff Fertigarzneimittel zum Einsatz kommen, bei denen die genannten Substanzen als Füllstoffe enthalten sind. Auch der Einsatz von Maisstärke ist denkbar. Hier kann ebenfalls das Fließverhalten durch Zusatz von 0,5 % Hochdispersem Siliciumdioxid verbessert werden.

Schmelzen

Liegt der Arzneistoff nicht als Pulver vor, sondern beispielsweise als ölige Lösung (wie Dronabinol), kann eine lipophile Schmelze in Kapseln abgefüllt werden. Auch die Abfüllung hydrophiler Schmelzen wäre grundsätzlich denkbar, ist aber praktisch derzeit nicht von Relevanz.

Das Abfüllen lipophiler Schmelzen in Kapseln sollte nur für standardisierte Rezepturen (wie NRF 22.7. Dronabinol-Kapseln) erfolgen. Als Füllmittel dienen dabei palmitoylascorbinsäurehaltige gemischtkettige Triglyceride (NRF S.44.), die selbst hergestellt werden können oder als fertiges Gemisch erhältlich sind.

4.2 Herstellung

4.2.1 Allgemeines Vorgehen

Die eigentliche Abfüllung geschieht zumeist mithilfe des aponorm® Kapselfüllgeräts oder einer Kapselfüllmaschine. Unabhängig von der verwendeten Technik gibt es die in ○ Abb. 4.1 benannten allgemeinen Arbeitsschritte.

Nach dem Abwiegen ist der Schritt mit dem größten Fehlerpotenzial dabei die Herstellung der Mischung von Wirkstoff und Füllmittel: Hier muss sichergestellt sein, dass die richtige Dosis des Wirkstoffs mit der richtigen Menge an Füllmittel so homogen vermischt wird, dass bei sorgsamer Abfüllung richtig dosierte Kapseln erhalten werden.

Die große Herausforderung ist, dass es in der Rezeptur (bisher?) unmöglich ist, den Wirkstoffgehalt einer Pulvermischung und damit die Homogenität der Mischung zu analysieren. Die Qualität ist allein vom Prozess abhängig, für den die herstellende Person eine ganz entscheidende Verantwortung trägt.

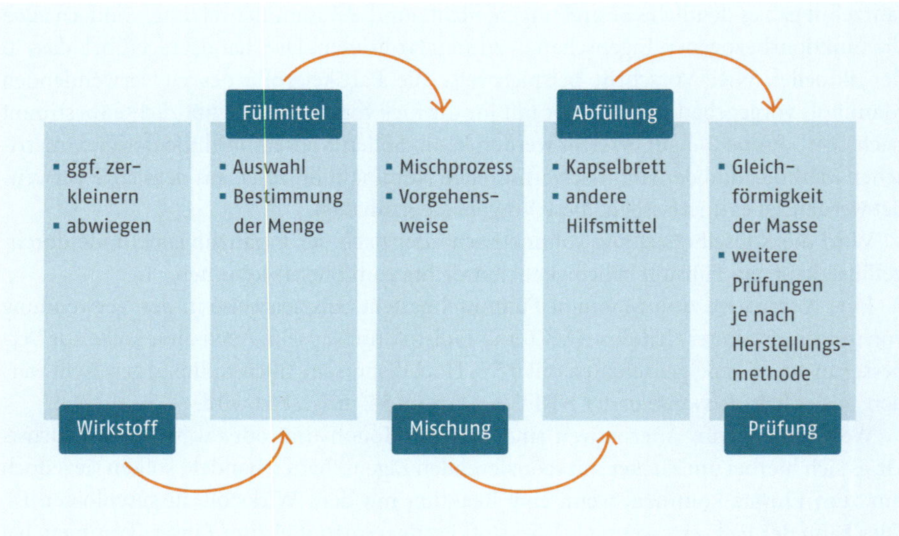

Abb. 4.1 Arbeitsschritte bei der Kapselherstellung

Um den Fokus auf die Beeinflussung der Qualität zu legen, ist dieses Kapitel etwas anders aufgebaut, als es in der Regel in anderen technologischen Lehrbüchern häufig gemacht wurde. Dort liegt der Fokus häufig auf der Frage, wie die benötigte Menge an Füllmittel ermittelt werden kann. Unzweifelhaft ist die Antwort hierauf auch essenziell für die Herstellung von qualitätsgerechten Kapseln, dennoch ist der Einfluss der anderen Prozessschritte nicht geringer, weswegen im Folgenden alle Schritte der Herstellung genauer betrachtet werden.

4.2.2 Benötigte Geräte und Materialien

Zur Herstellung von Kapseln mit Pulverfüllung benötigt man neben Kapselhüllen, Wirkstoff und Füllstoff die Möglichkeit, den Wirkstoff exakt abzuwiegen (also eine Analysenwaage und Wägeunterlagen), eine Fantaschale (optimal aus Edelstahl oder Glas, um auch in weißen Pulvern Agglomerate erkennen zu können), Kartenblätter und Pistill, um die Pulverbestandteile zu vermischen, sowie eine Vorrichtung, um die Kapseln aufzunehmen, zu öffnen, zu füllen und zu verschließen (meist ein aponorm® Kapselfüllgerät), das auf eine dunkle abwischbare Arbeitsunterlage gestellt werden sollte, um Pulverrückstände besser zu erkennen. Diese Ausstattung wird in Abb. 4.2 gezeigt.

Zusätzlich werden Handschuhe benötigt, damit die Kapseln nicht mit den bloßen Händen angefasst werden. Optional sind Geräte zur Zerkleinerung (raue Reibschale + raues Pistill, ggf. elektrische Mühlen) oder zum Mischen (auch als Zubehör für maschinelle Rührsysteme erhältlich) des Pulvers sowie komplexere Kapselfüllmaschinen wie im Video im Kasten gezeigt.

NOCH MEHR INFOS

Das Video zeigt, wie Hartkapseln mit dem ProFiller®-Kapselfüll-System mit einer Pulvermischung befüllt werden.

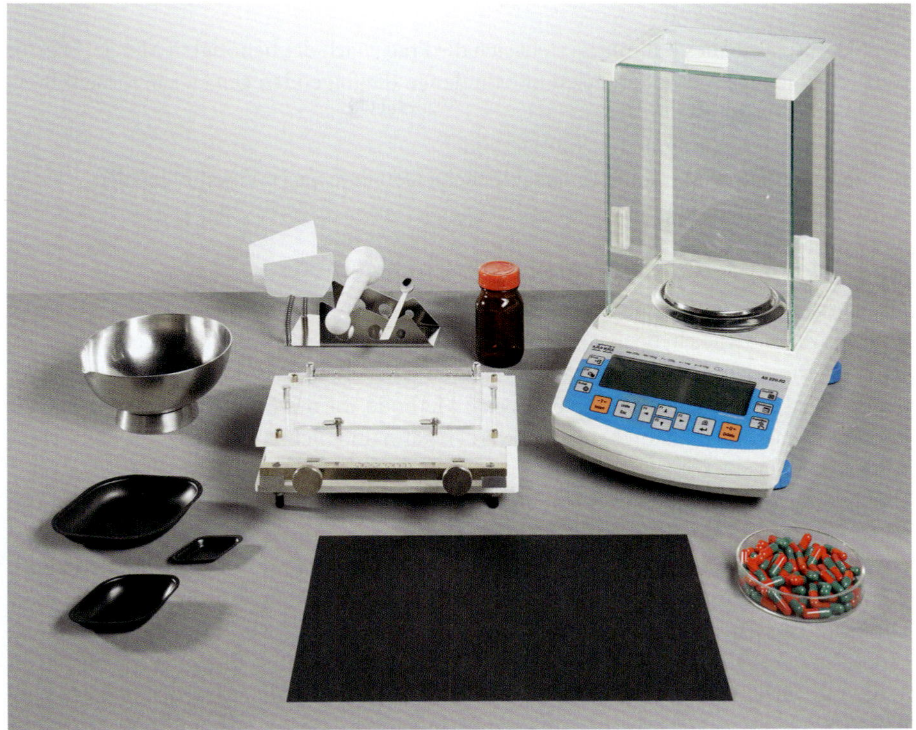

Abb. 4.2 Geräte und Materialien zur Kapselherstellung

4.2.3 Füllung mit Pulver

Wirkstoff vorbereiten

Sofern eine **Zerkleinerung** des Wirkstoffs (oder von Fertigarzneimitteln) nötig ist, muss diese vor der Einwaage erfolgen. Sie erfolgt in einer rauen Reibschale mit einem rauen Pistill (nach jahrelangem Einsatz werden ursprünglich raue Reibschalen glatt, und eine Neuanschaffung sollte erwogen werden) unter Vorkehrungen zum Schutz der herstellenden Person vor Wirkstoffstäuben. Dies ist immer dann empfehlenswert, wenn der Wirkstoff nicht bereits als mikrofeine Substanz bezogen wird.

Die **Einwaage** des Wirkstoffs sollte mit größter Sorgfalt erfolgen. Wird hier nicht die richtige Menge Wirkstoff in den Ansatz überführt, können die fertigen Kapseln nicht den geforderten Gehalt aufweisen. Wie bereits in ▸ Kap. 1 erwähnt, ist hier auch der Einwaagekorrekturfaktor für den Wirkstoff zu beachten. Ebenfalls sei hier noch mal auf die Gute Wägepraxis (▸ Kap. 1) verwiesen. Es kann hilfreich sein, mit einer **Stammverreibung** zu arbeiten, sofern die benötigten Wirkstoffmengen sehr klein sind.

Ein **Wirkstoffzuschlag** von 5 % wird im DAC/NRF grundsätzlich empfohlen. Es ist jedoch zu bedenken, dass dieser bei korrekter Herstellung auch zu einer Überdosierung des Wirkstoffs führen kann, weswegen er nicht vollkommen unkritisch eingesetzt werden sollte.

Füllmittel abmessen

Nach der Auswahl des Füllmittels stellt sich die Frage nach der benötigten Menge. Hierfür sind verschiedene Methoden bekannt, von denen die folgenden genauer in diesem Buch beschrieben werden:

- massenbasierte (gravimetrische) Methode,
- volumenbasierte Methode (unterschiedliche Details je nach Wirkstoffgehalt),
- Ergänzungsmethode.

Vorgehen massenbasierte (gravimetrische) Methode

Die **massenbasierte Methode** wurde vom Team des NRF in Zusammenarbeit mit dem ZL mit dem Ziel entwickelt, beobachtete Mindergehalte bei rezepturmäßig hergestellten Kapseln zu vermeiden. Dies soll vor allem dadurch geschehen, dass im Gegensatz zur zuvor als Standard betrachteten volumenbasierten Methode, die mit Messzylindern arbeitet, die benötigte Masse an Füllstoff berechnet werden kann und nicht mehr experimentell ermittelt werden muss.

Um diese Methode anzuwenden, ist unbedingt ein nach NRF standardisiertes Füllmittel (NRF S.38.) nötig, da nur für die hier erzeugte Schüttdichte (bestimmt nach der im DAC/NRF vorgegebenen Methode) theoretische Füllmassen für verschiedene Kapselgrößen zur Berechnung der benötigten Menge an Füllmittel herangezogen werden können. Diese Füllmassen sind beispielsweise in der Rechenhilfe des NRF zu finden (Menüpunkt „Tools" in der Webversion von DAC/NRF). Es gibt Angaben für Kapselgrößen von 000 bis 4, die nur für das oben genannte Füllmittel (mit einer Schüttdichte zwischen 0,475 g/ml und 0,575 g/ml) gelten. Auch in diesem Kapitel sind sie im Abschnitt Kapselhüllen (▸ Kap. 4.1) zu finden. Sie wurden so ermittelt, dass eine leichte Überfüllung der Kapseln bei Verwendung dieser Massen entstehen könnte, die im Prozessverlauf durch leichtes Aufklopfen des Kapselfüllgeräts ermöglicht wird.

Die Herstellung der Pulvermischung erfolgt unter der Annahme, dass der Wirkstoff eine dem Füllmittel ähnliche Schüttdichte hat, weswegen bei der Ansatzmengenberechnung ein Teil des theoretisch benötigten Füllstoffs durch die vorgegebene Gesamtmasse an Wirkstoff ersetzt wird. In der ○ Abb. 4.3 wird dieses Vorgehen veranschaulicht:

NOCH MEHR INFOS

In diesem Video wird die Vorgehensweise bei der gravimetrischen Füllung nach DAC gezeigt.

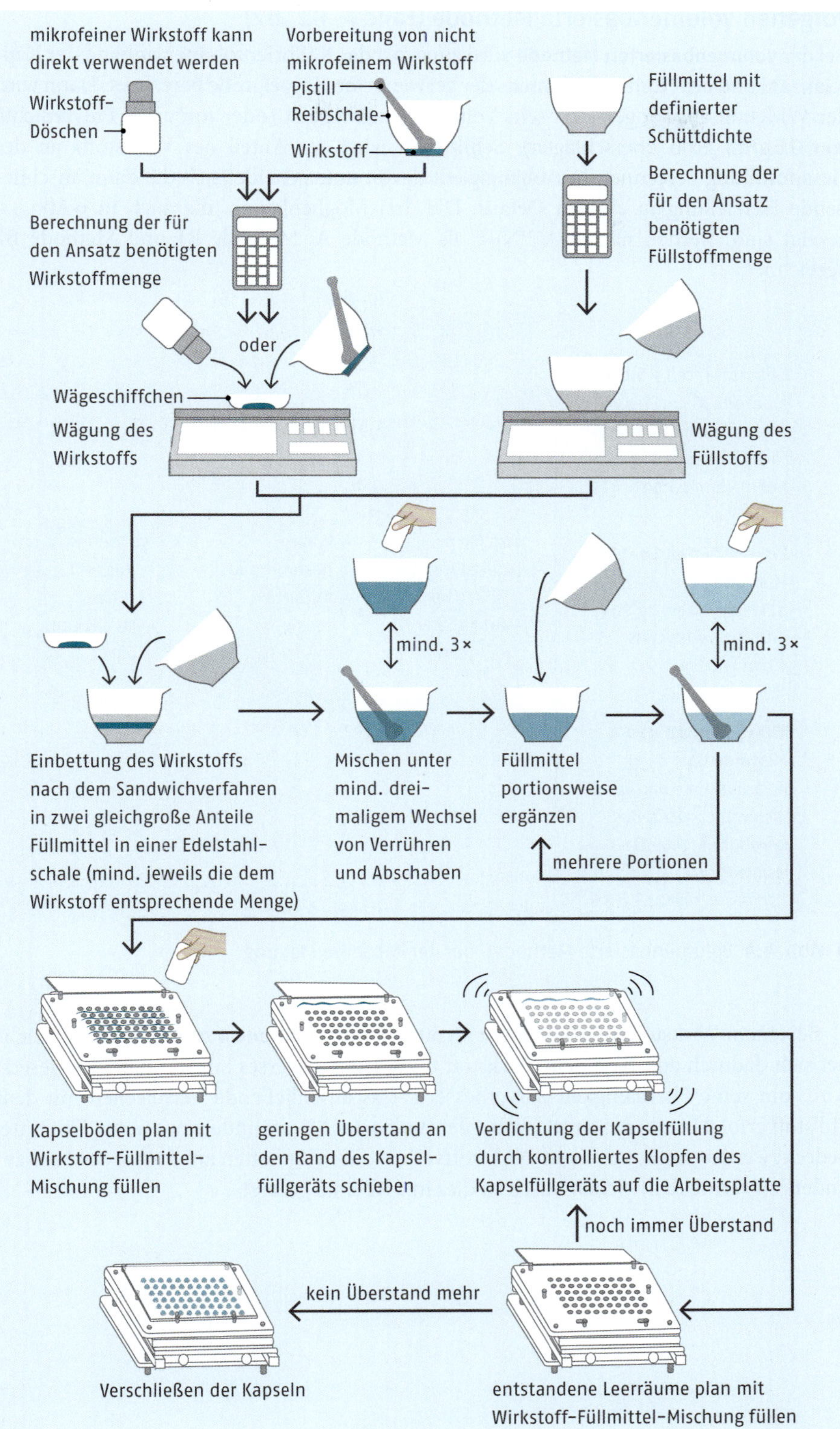

Abb. 4.3 Gravimetrische (massenbasierte) Methode bei der Kapselherstellung

Vorgehen volumenbasierte Methode (Fälle A, B1, B2)

Bei der **volumenbasierten Methode** wird zunächst das Kalibriervolumen anhand der Kapselanzahl und des Nominalvolumens der verwendeten Kapselgröße berechnet. Dann wird der Wirkstoff abgewogen und sein Volumen eingeschätzt (oder mit einer Pulverdichte von 0,5 g/ml grob überschlagen). Schließlich wird der Anteil des Wirkstoffs an der Gesamtfüllung berechnet. In Abhängigkeit davon unterscheidet sich die dann anschließende Herstellung in einigen Details. Die drei Möglichkeiten, die auch in ◦ Abb. 4.4 gezeigt sind, werden nach DAC/NRF als Methode A, Methode B1 und Methode B2 bezeichnet.

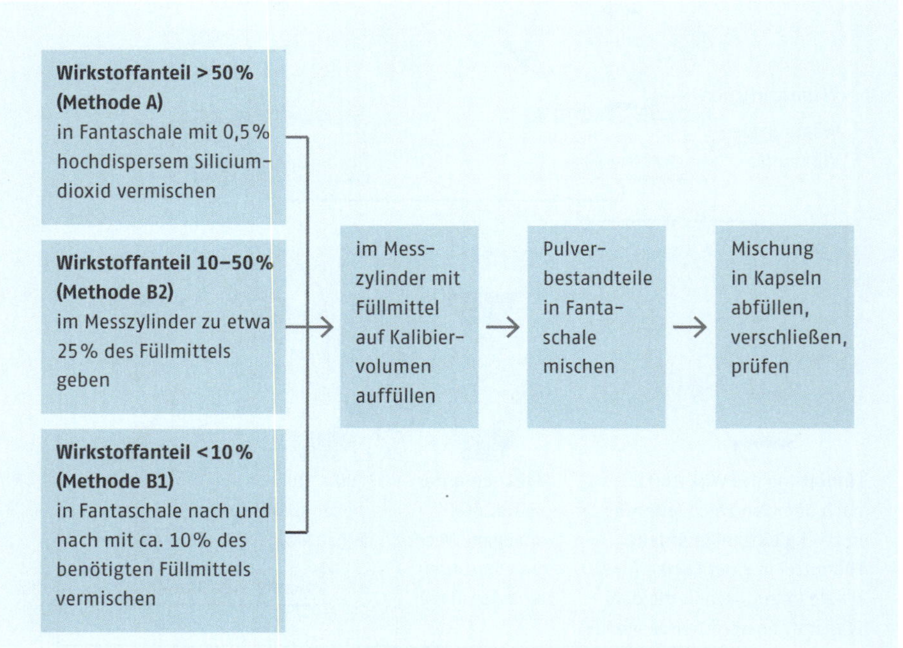

◦ **Abb. 4.4** Volumenbasierte Methoden bei der Kapselherstellung

Bei einem Wirkstoffanteil von mehr als 50 % kommt **Methode A** zum Einsatz. Sie zeichnet sich dadurch aus, dass dem Wirkstoff 0,5 % Hochdisperses Siliciumdioxid zugesetzt wird, um seine Fließfähigkeit zu verbessern. Das anschließende Vermischen mit dem Füllstoff erfolgt in einem Schritt (wobei der Boden des Messzylinders mit wenig Füllmittel bedeckt werden kann, um einen Wirkstoffverlust durch Anhaften am Boden des Messzylinders zu vermeiden). Schematisch ist dies in ◦ Abb. 4.5 gezeigt.

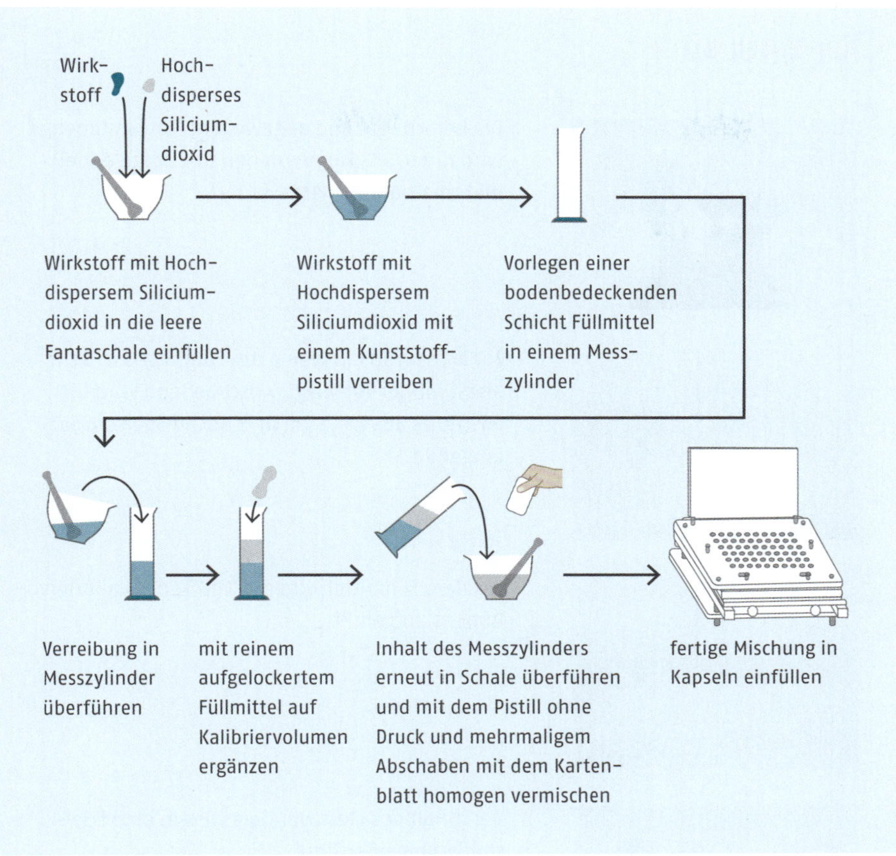

Abb. 4.5 Schematische Darstellung der Volumenergänzungsmethode: Messzylindermethode A nach DAC/NRF

Die einzelnen **Schritte** der Volumenergänzungsmethode mit der **Messzylindermethode A** nach DAC/NRF zeigt der Kasten „Auf einen Blick".

NOCH MEHR INFOS

Das komplette Vorgehen einer Kapselherstellung nach DAC-Methode A kann in diesem Video angesehen werden.

AUF EINEN BLICK

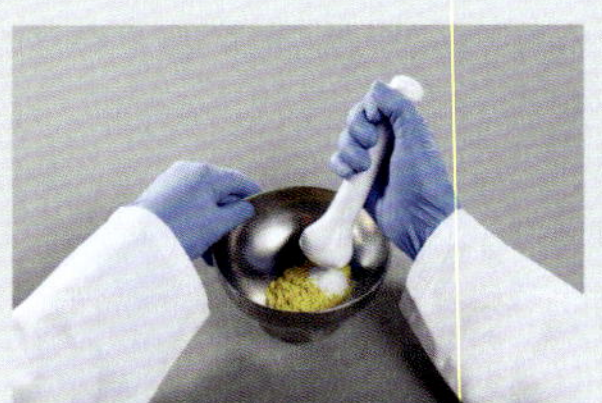

Die berechnete und abgewogene Wirkstoffmenge wird mit 0,5 % SiO_2 verrieben und sollte dabei mehrmals abgeschabt werden.

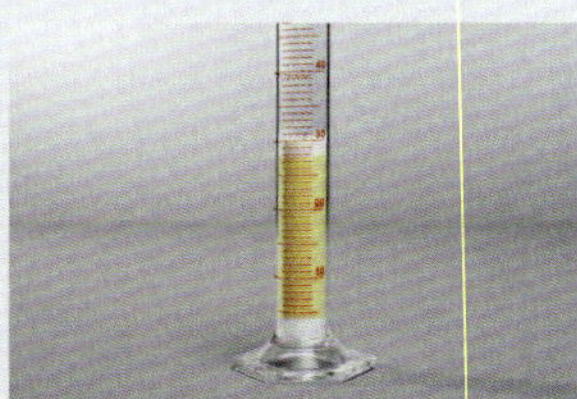

Zunächst wird ein wenig des Füllmittels in dem Messzylinder vorgelegt. Anschließend wird die Mischung aus Wirkstoff und Hochdispersem SiO_2 eingefüllt.

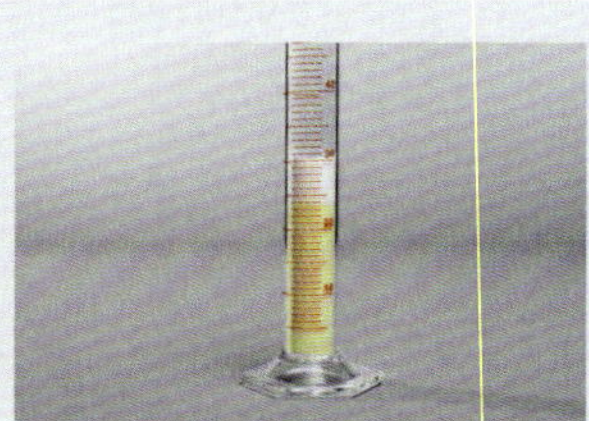

Mit dem Füllmittel wird auf 100 % des Kalibriervolumens aufgefüllt.

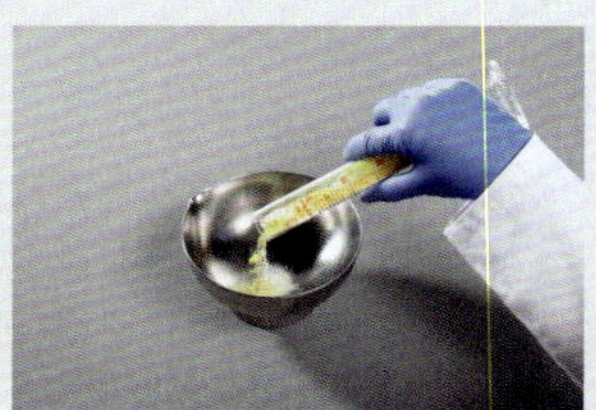

Der Inhalt des Messzylinders wird in eine Edelstahlschale überführt.

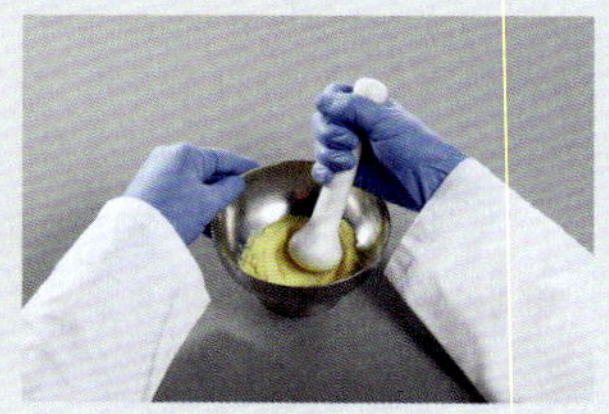

Mit einem glatten Kunststoffpistill wird sorgfältig homogenisiert. Die zusätzliche Verwendung eines Kartenblatts („durchheben") kann die Homogenität verbessern.

Bei einem geringeren Wirkstoffanteil ist die Fließfähigkeit aufgrund des höheren Füllstoffanteils ausreichend, jedoch ist es hier wesentlich, die Vermischung von Wirk- und Füllstoff ohne Wirkstoffverluste im Messzylinder durchzuführen sowie die Mischqualität durch ein mehrschrittiges Mischen zu erhöhen. Hierfür sind die Methoden B1 und B2 geeignet, die zusammengefasst in Abb. 4.6 dargestellt sind.

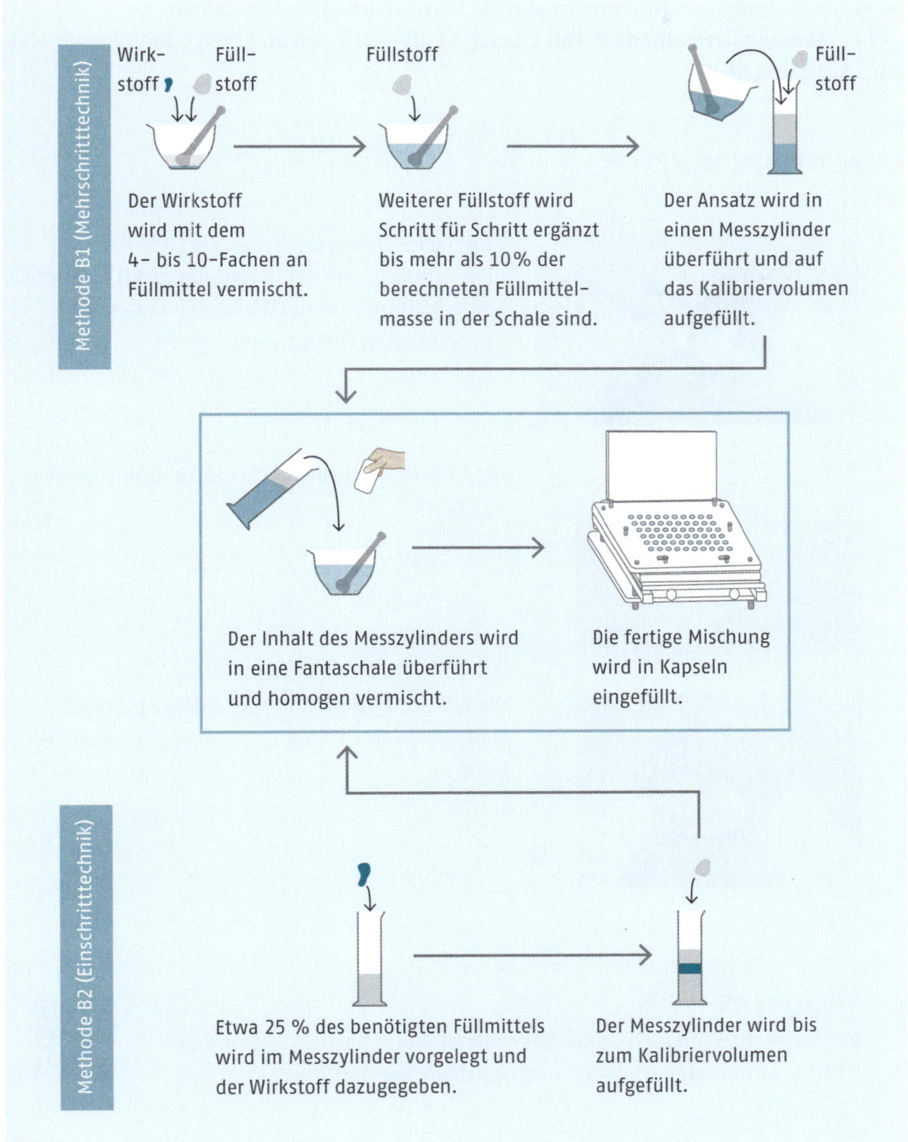

Abb. 4.6 Schematische Darstellung der Messzylindermethoden B1 (Mehrschritttechnik) und B2 (Einschritttechnik)

Ist der Wirkstoffanteil kleiner als 10 % des Gesamtvolumens, kommt **Methode B1** zum Einsatz. Hier wird zunächst in der Fantaschale eine Vormischung aus Wirkstoff und etwa 10 % des benötigten Füllmittels hergestellt, die dann in den Messzylinder überführt wird. Hierzu wird der Wirkstoff zunächst mit dem Vier- bis maximal Zehnfachen an Masse mit Füllmittel versetzt und vermischt. Das wird so lange fortgesetzt, bis diese Mischung mehr wiegt als 10 % der berechneten Füllmittelmasse. Nun folgt auch hier das Auffüllen auf das benötigte Volumen und das anschließende Vermischen aller Bestandteile.

Die **Messzylindermethode B, Fall 1** (auch Methode B1 genannt) zeigt der folgende Kasten „Auf einen Blick".

AUF EINEN BLICK

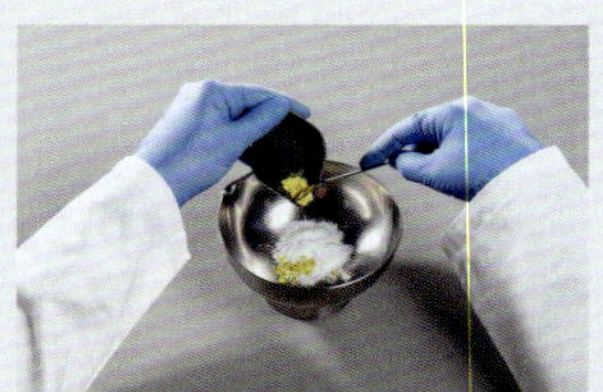

Ist die Wirkstoffmasse kleiner als 10 % der Gesamtmasse, muss eine Verreibung mit Füllmittel erfolgen. Dazu wird der Wirkstoff mit etwa 10 % des benötigten Füllmittels verrührt.

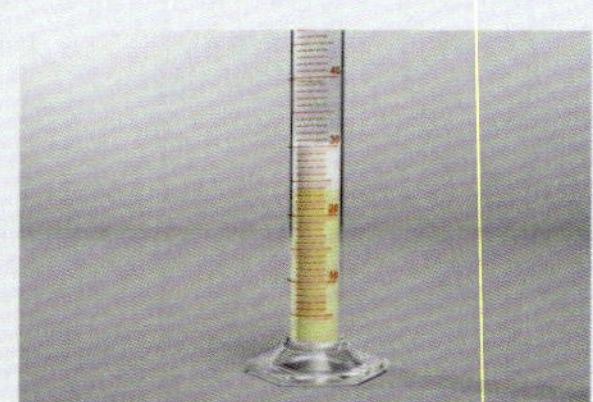

Mit Füllstoff wird auf 100 % des Kalibriervolumens aufgefüllt.

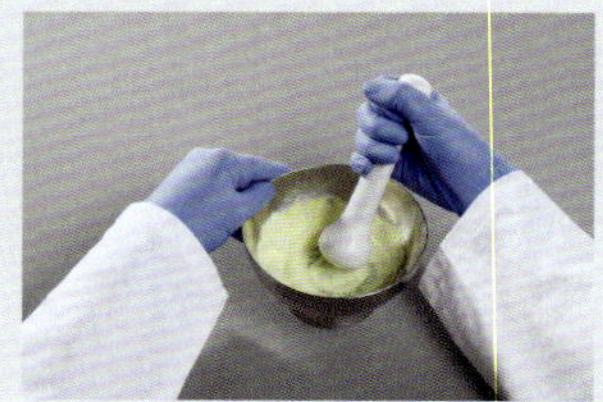

Die Wirkstoff-Füllmittel-Masse wird homogenisiert, ggf. zusätzlich unter Nutzung eines Kartenblatts.

NOCH MEHR INFOS

Das komplette Vorgehen einer Kapselherstellung nach DAC-Methode B Fall 1 kann in diesem Video nachvollzogen werden.

Bei **Methode B2** wird daher im Messzylinder zunächst etwa so viel Füllstoff vorgelegt, dass 25 % des benötigten Volumens gefüllt sind. Hierdurch wird vermieden, dass reiner Wirkstoff am Boden des Messzylinders hängen bleibt. Nach Zugabe des Wirkstoffs wird dann auf das benötigte Gesamtvolumen aufgefüllt. Die **Messzylindermethode B, Fall 2** (auch Methode B2 genannt) zeigt der folgende Kasten „Auf einen Blick".

AUF EINEN BLICK

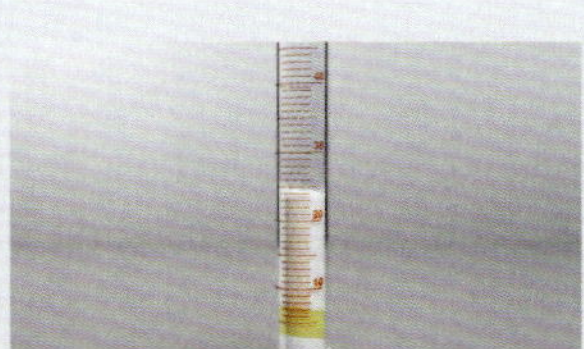

Zuerst wird 25 % des benötigten Volumens des Füllmittels abgemessen. Darauf wird der Wirkstoff gegeben. Danach erfolgt die abschließende Auffüllung mit dem Füllmittel auf das Kalibriervolumen.

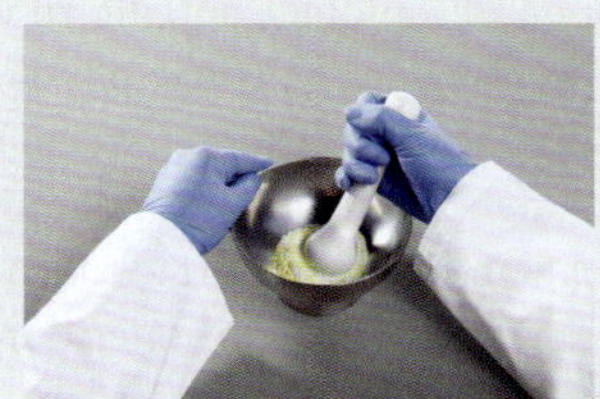

Die Wirkstoff-Füllmittel-Masse wird mit einem glatten Pistill sorgfältig homogenisiert.

MERKE

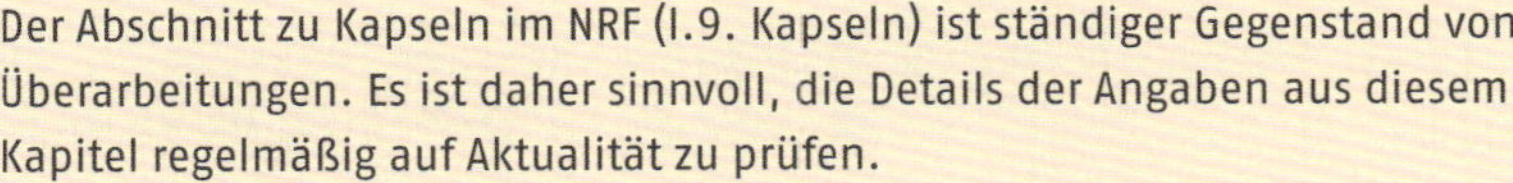

Der Abschnitt zu Kapseln im NRF (I.9. Kapseln) ist ständiger Gegenstand von Überarbeitungen. Es ist daher sinnvoll, die Details der Angaben aus diesem Kapitel regelmäßig auf Aktualität zu prüfen.

NOCH MEHR INFOS

Das komplette Vorgehen einer Kapselherstellung nach der DAC-Methode B Fall 2 kann in diesem Video nachvollzogen werden.

Vorgehen Ergänzungsmethode

Bei der **Ergänzungsmethode** werden die benötigten Kapselhüllen im Kapselfüllgerät zunächst mit Füllmittel so gefüllt, dass alle Kapseln etwas Füllmittel enthalten, jedoch insgesamt noch genug Platz für den Wirkstoff bleibt. Anschließend wird der abgewogene Wirkstoff ebenfalls in die Kapseln verteilt und das restliche Volumen wird mit Füllmittel aufgefüllt. Die Kapseln (die nun Wirk- und Füllstoff in der benötigten Menge, den Wirkstoff jedoch noch nicht homogen verteilt enthalten) werden nun entleert und das Pulver wird in einer Fantaschale durchmischt. Schließlich wird das Pulver gleichmäßig auf die Kapseln verteilt. Schematisch ist dies in ○ Abb. 4.7 dargestellt.

Mischen von Wirkstoff und Füllmittel

Je nach Methode, die zur Bestimmung der Füllmittelmenge verwendet wird, ist die Vermischung der Bestandteile unterschiedlich gut möglich. Sowohl bei der Ergänzungsmethode als auch bei der volumenbasierten Methode ist ein klassisches anteiliges Zusammengeben der einzelnen Pulverbestandteile nicht in Gänze möglich. Vielmehr wird der gesamte Ansatz gemeinsam (oder in zwei Schritten) in die Fantaschale gegeben. Bei der gravimetrischen Methode ist es auch möglich, die einzelnen Bestandteile anteilig zu vermischen. In Bezug auf die Technik sollte darauf geachtet werden, verschiedene physikalische Mischvorgänge zu ermöglichen – also z. B. ein Durchmischen durch kurzen freien Fall mit erzwungenem Positionswechsel kleinster Pulverpositionen zueinander zu kombinieren. Dies gelingt am besten, wenn das Pulver sowohl mit einem Pistill gerührt als auch im Wechsel mit einem Kartenblatt von der Wand abgekratzt und in einzelnen Portionen durcheinander „gehoben“ wird. Weitere Details hierzu können ▸ Kap. 3 entnommen werden.

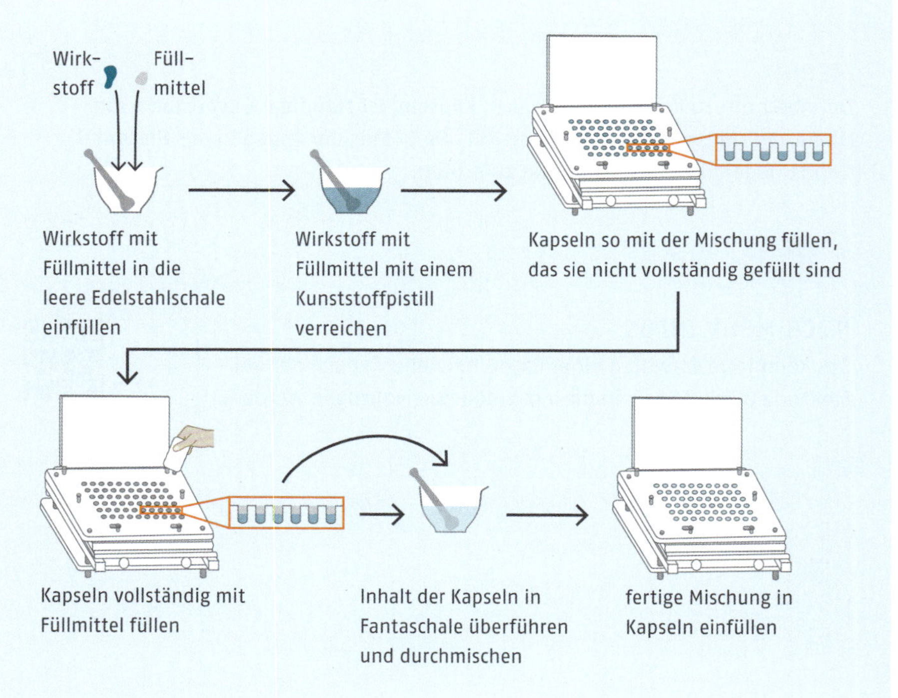

○ **Abb. 4.7** Ergänzungsmethode

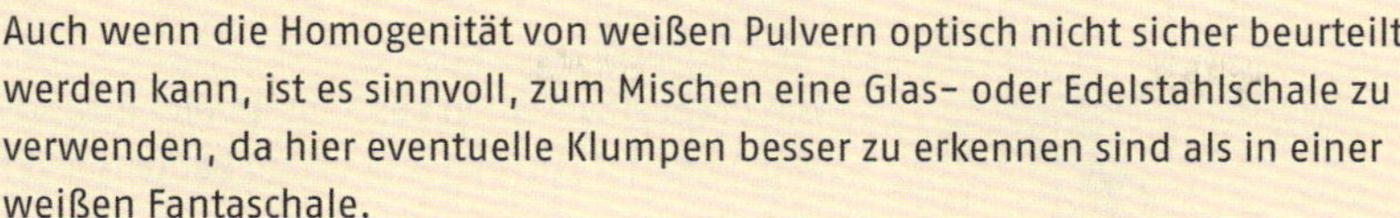

MERKE

Auch wenn die Homogenität von weißen Pulvern optisch nicht sicher beurteilt werden kann, ist es sinnvoll, zum Mischen eine Glas- oder Edelstahlschale zu verwenden, da hier eventuelle Klumpen besser zu erkennen sind als in einer weißen Fantaschale.

Eine Quelle für den Verlust von Wirkstoff kann hierbei sein, wenn Pulver an Kartenblatt, Pistill oder Fantaschale haften bleibt bzw. beim Wechsel der Arbeitsgeräte auf die Unterlage fällt. Hierbei muss besonders sorgfältig gearbeitet werden, um diese Verluste so gering wie möglich zu halten.

Der Mischschritt ist essenziell, um am Ende überhaupt homogene Kapseln erhalten zu können. Ist der Wirkstoff nicht homogen im Füllmittel verteilt, können keine gleichmäßig dosierten Kapseln hergestellt werden. Leider ist eine analytische Kontrolle in der Rezeptur nicht möglich. Zwar ist es denkbar, der Pulvermischung eine inerte farbige Substanz (beispielsweise Eisenoxid) zuzusetzen, jedoch ist auch eine visuell gleichmäßige Verteilung des Farbstoffs keine Garantie für eine homogene Verteilung des Wirkstoffs.

Abfüllung mithilfe eines Kapselfüllgeräts

Das klassische aponorm® Kapselfüllgerät besteht aus fünf Teilen. Vor Beginn der Herstellung ist sicherzustellen, dass alle Teile zusammengehören (die auf der rechten Seite aller Bauteile eingeprägte Nummer muss auf allen Teilen gleich sein) und für die benötigte Kapselgröße geeignet sind. Den **Zusammenbau** und das **Befüllen des Kapselfüllgeräts** mit Leerkapseln zeigt der Kasten „Auf einen Blick“.

AUF EINEN BLICK

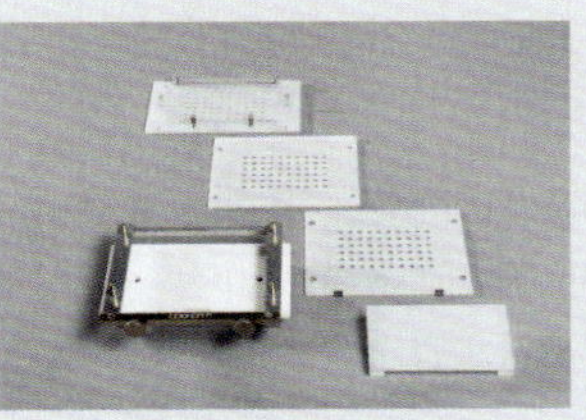

Das Kapselfüllgerät besteht aus einer Lochplatte mit Deckel zum Abheben der Kapseloberteile, zwei Lochplatten zur Führung der Kapselunterteile, der Druckplatte und dem Grundgerät mit Andrückplatte zur Aufnahme der Plattensätze für verschiedene Kapselgrößen. Die Metallbeschläge dienen zum Feststellen der Schrauben (Kapseln werden arretiert = „eingeklemmt“).

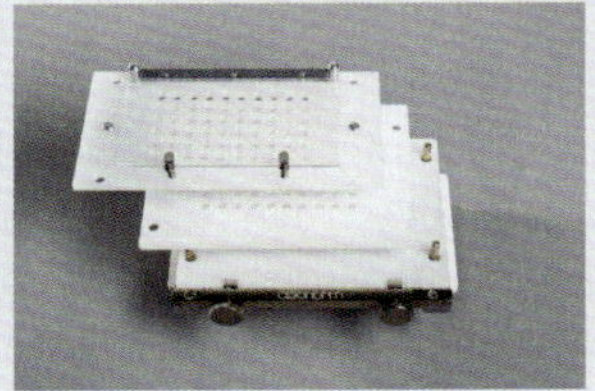

Die Darstellung zeigt die Reihenfolge des Zusammenbaus der Platten.

AUF EINEN BLICK (FORTSETZUNG)

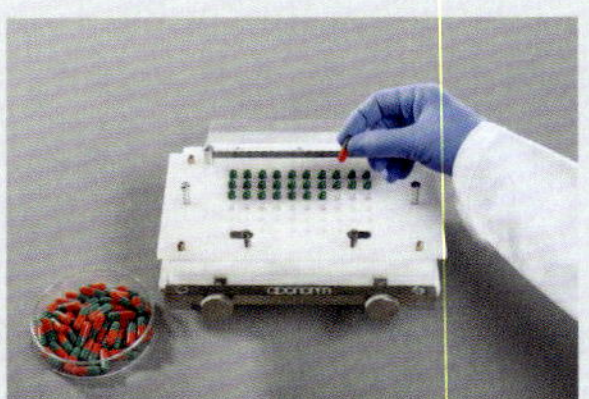

Um die Leerkapseln in das Kapselbrett einzusetzen, wird der Deckel des obersten Bauteils geöffnet. Der schmalere Teil der Leerkapseln wird zuerst in die Öffnungen gesteckt. Hierbei müssen saubere Einmalhandschuhe getragen werden.

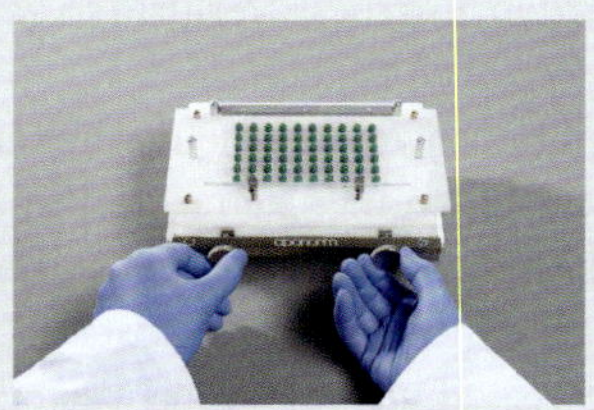

Um die Kapseln zu öffnen, werden die Flügelschrauben festgezogen, wodurch sich zwei Platten gegeneinander verschieben und so die Unterteile etwas zusammengedrückt und im Kapselfüllgerät festgehalten werden.

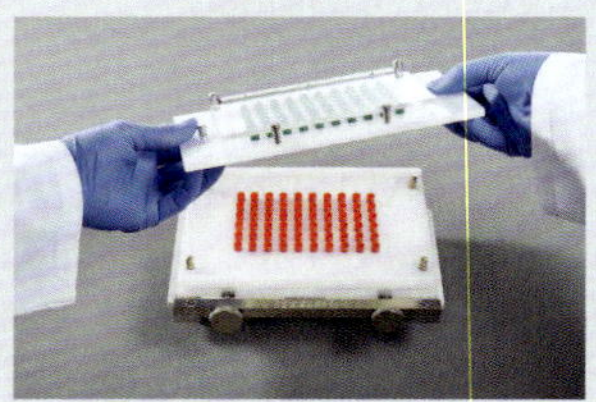

Nun kann der oberste Teil abgehoben und zur Seite gelegt werden.

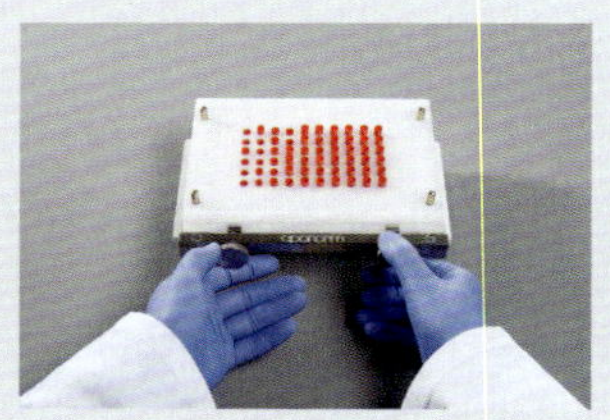

Im Anschluss müssen die Flügelschrauben wieder gelöst werden, damit für die Füllung das komplette Kapselvolumen zur Verfügung steht. Hierdurch rutschen die Unterteile auf den untersten Block.

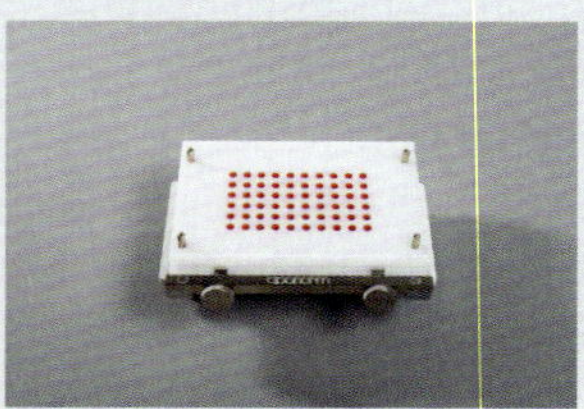

Alle Kapseln sind eingesunken und schließen bündig mit der Oberkante der Lochplatte ab.

Werden weniger Kapseln benötigt, können nicht benötigte Öffnungen mit dünnem Klebeband auf dem zweitobersten Teil des Kapselfüllgeräts abgeklebt werden (Abb. 4.8).

Die Position der Kapselunterhälften kann durch Verstellen der Muttern an den Füßen des Kapselfüllgeräts so angepasst werden, dass sie alle bündig mit der Oberfläche des Bretts abschließen (die Kapseln sollen weder zu hoch noch zu tief im Brett sein). Die **Justierung eines Kapselfüllgeräts** zeigt der Kasten „Auf einen Blick".

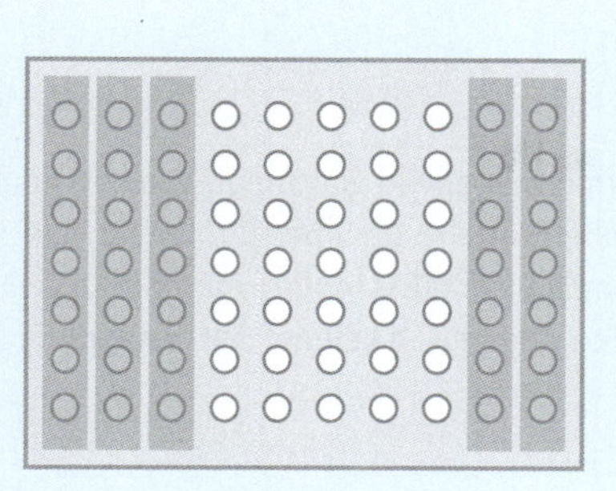

Abb. 4.8 Beispiel für Abklebungen auf dem Kapselbrett

AUF EINEN BLICK

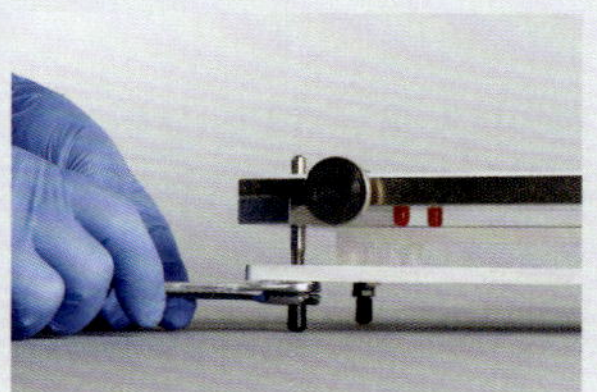

An den Füßen des Kapselfüllgeräts sind Muttern und Kontermuttern angebracht. Mithilfe eines Schraubenschlüssels lässt sich damit die Druckplatte verstellen.

Nun kann das abzufüllende Pulver auf dem Brett verteilt werden. Dabei sollte das Pulver möglichst nicht direkt in die Kapseln gefüllt werden, sondern am Rand und zwischen den Öffnungen aufgegeben werden. Mithilfe eines Kartenblatts (gerade Längsseite benutzen) kann es dann erschütterungsfrei auf die Kapseln verteilt werden.

NOCH MEHR INFOS

In diesem Video wird gezeigt, wie eine Pulvermischung (unabhängig von ihrer Herstellung) mithilfe eines klassischen aponorm® Kapselfüllgeräts befüllt wird.

Die **Befüllung** der Kapselunterteile mit der Pulvermischung und das **Verschließen der Kapseln** zeigt der Kasten „Auf einen Blick“.

AUF EINEN BLICK

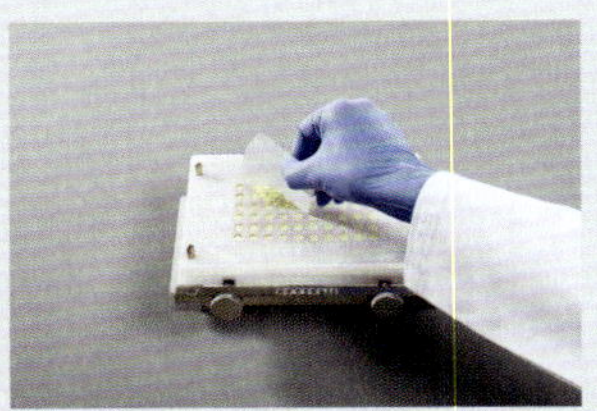

Die Pulvermischung wird gleichmäßig in den Kapselunterteilen verteilt. Der Überstand muss vollständig und gleichmäßig in die Unterhälften verteilt werden und darf in keinem Fall verworfen werden.

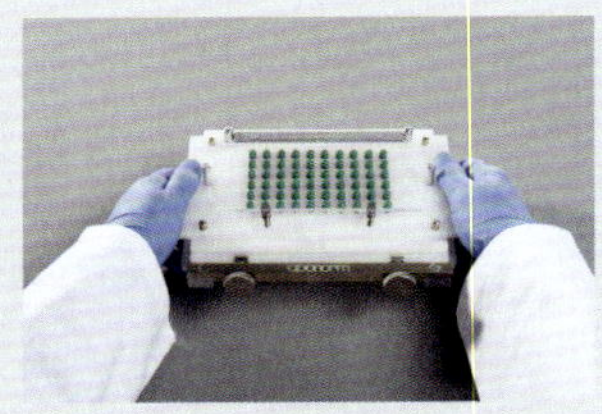

Die Kapseln werden durch Anheben der Andrückplatte verschlossen.

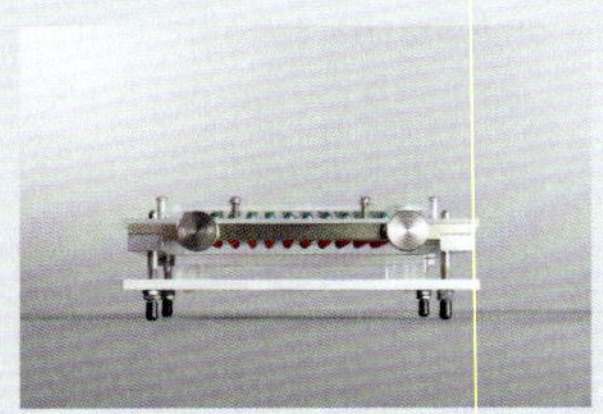

Alle Kapseln sind vollständig verschlossen.

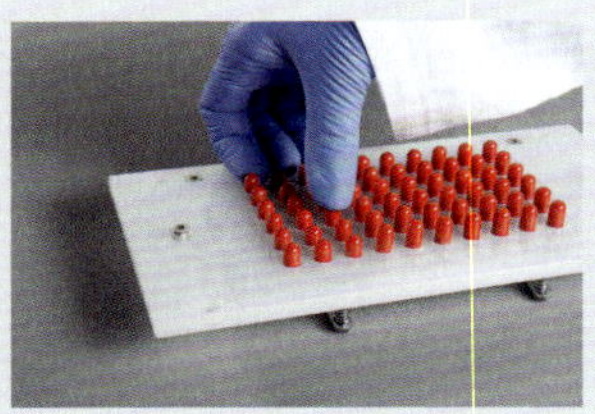

Das endgültige Verschließen der Kapseln kann erfolgen, indem die Unterteile nach dem Abnehmen des Oberteils vorsichtig gegen den Deckel gedrückt werden.

Sofern alle Kapseln gefüllt sind und noch etwas Wirkstoff-Füllstoff-Mischung vorhanden ist, darf diese keinesfalls verworfen werden, sondern das Pulver muss durch vorsichtiges Aufstampfen des Kapselfüllgeräts (oder bei geringen Pulvermengen vorsichtiges Klopfen mit dem Kartenblatt auf den Rand des Kapselfüllgeräts) leicht so verdichtet werden, dass der frei werdende Platz dem Pulvervolumen entspricht.

Sind schließlich alle Kapseln gleichmäßig gefüllt, werden die Oberteile wieder aufgesetzt. Die Kapseln können vorverschlossen werden, indem der unterste Teil des Kapselfüllgeräts angehoben und die Kapseln gegen die Oberteile gedrückt werden (Achtung: Kapselhüllen dabei nicht zerstören). Auch ein Verschließen der Einzelkapseln per Hand ist möglich. Die fertigen Kapseln werden dann z. B. durch Öffnen des Deckels und Ablage des Oberteils auf einer glatten sauberen Fläche entnommen und vor dem Verpacken von eventuell anhaftendem Pulver befreit. Hierbei sollte ebenfalls direkt kontrolliert werden, dass die Kapselhüllen bei der Herstellung nicht beschädigt wurden.

Es kann hilfreich sein, das Kapselfüllgerät auf eine glatte, dunkle und abwischbare Unterlage zu stellen, da so besser sichtbar wird, wenn helle Pulverpartikel neben das Kapselfüllgerät gelangen. Auch eine Rückführung in die Pulvermischung wird auf diese Art ermöglicht.

4.2.4 Füllung mit Schmelzen

Im Rezepturalltag wird dieses Vorgehen in den wenigsten Apotheken eine große Rolle spielen. Aufgrund der Aktualität des Themas soll hier jedoch am Beispiel von Cannabidiol-Kapseln die Füllung mit lipophilen Schmelzen näher erläutert werden.

Wichtig ist allgemein, dass diese Vorgehensweise nur für standardisierte Kapseln empfohlen wird, da eine praktische Ermittlung des benötigten Füllmittels nur unter großem Aufwand umgesetzt werden kann.

Zunächst wird der (ggf. durch Wärme mit einem Fön verflüssigte Wirkstoff) in einem Becherglas abgewogen, die Grundlagenmasse wird ebenfalls geschmolzen und in der angegebenen Menge zum Wirkstoff gewogen. Die **Vorbereitung der Schmelze** und das **Einfüllen** dieser in die Kapseln zeigt der Kasten „Auf einen Blick".

AUF EINEN BLICK

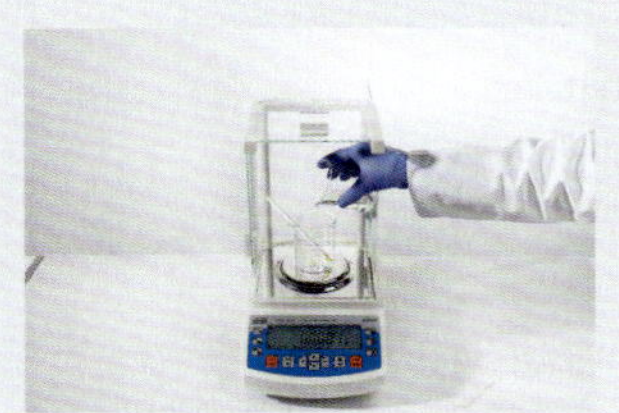

Das geschmolzene Hartfett und der Wirkstoff werden zusammen eingewogen.

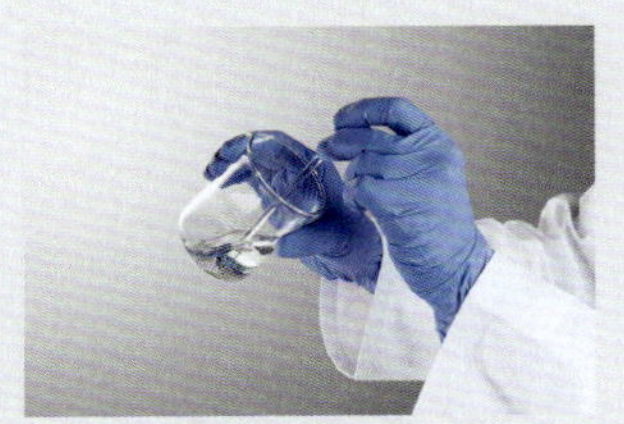

Mit einem Glasstab können die beiden Flüssigkeiten gemischt werden.

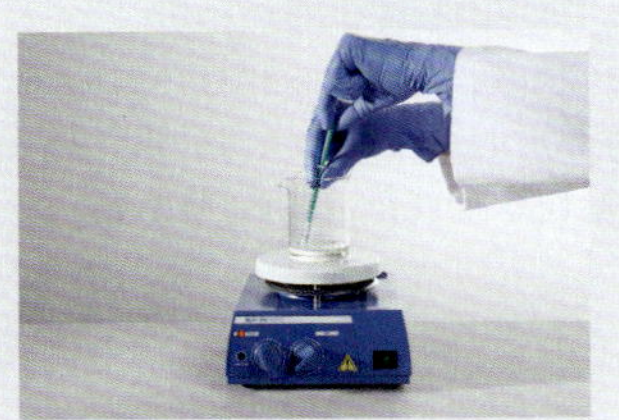

Die gemischte Flüssigkeit wird auf einer Heizplatte bei etwa 40 °C warm gehalten. Nach und nach kann die flüssige Schmelze mit einer Spritze aufgezogen und in die Kapseln gefüllt werden.

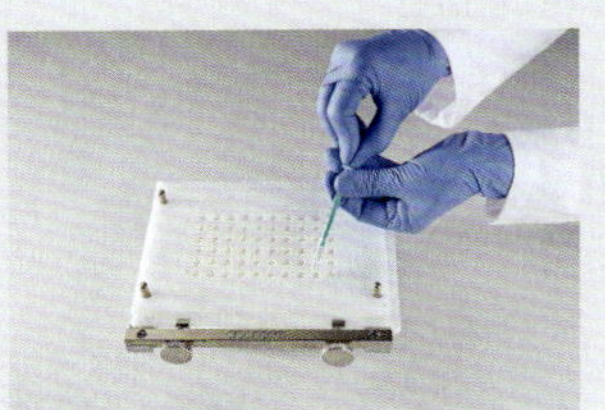

Die Kapseln werden bis zum Rand mit der Schmelze befüllt. Hierbei können sie zur leichteren Befüllung etwas aus der Lochplatte herausragen. Die Kapseln werden plan oder schwach konkav befüllt. Durch Volumenkontraktion beim Erstarren entstehende Freiräume werden nicht aufgefüllt.

4.3 Kennzeichnung und Abgabe

Als Verpackung für die Kapseln eignet sich eine Kruke oder ein Weithalsglas aus Braunglas, eventuell ist auch eine Kindersicherung angebracht.

Bei der Kennzeichnung sind die folgenden Aspekte beachtenswert: Aus dem Etikett sollte (neben den üblichen Anforderungen) klar erkenntlich sein:

- welche Einzeldosis jede Kapsel enthält,
- ob die Kapsel ganz geschluckt oder entleert werden soll.

Dies kann beispielsweise so aussehen wie in Abb. 4.9 dargestellt.

Emma Muster

Morgens und abends den Inhalt einer Kapsel in einem Glas Wasser verteilen und trinken

Hergestellt am: 22.01.2024
Verwendbar bis: 23.01.2025

Apotheke, Beispielstr. 1
13245 Musterstadt

Hydrocortison-Kapseln 10 mg

60 Stück

Eine Kapsel enthält:
Hydrocortison 0,01 g

Sonstige Bestandteile:
Gelatine, Titandioxid, Mannitol, Hochdisperses Siliciumdioxid

Dicht verschlossen, lichtgeschützt und nicht über 25 °C aufbewahren

Abb. 4.9 Etikett für Kapseln

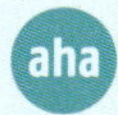

GUT ZU WISSEN

Für Kapseln, die dazu gedacht sind, im Ganzen geschluckt zu werden, können die Patienten bei der Abgabe darauf hingewiesen werden, dass das Schlucken von Kapseln deutlich erleichtert wird, wenn diese mit einer großen Flüssigkeitsmenge und nach vorne geneigtem Kopf bzw. Oberkörper eingenommen werden. In diesem Fall sind alle Bestandteile der Kapselhülle als „sonstige Bestandteile" mit auf dem Etikett aufzuführen.

In Bezug auf die Bestandteile umfasst eine vollständige Auflistung:

- den Wirkstoff nach Art und Menge,
- ggf. Bestandteile einer Stammverreibung,
- das Füllmittel (mit genauer Bezeichnung und/oder allen Inhaltsstoffen),
- die Kapselhülle (inkl. aller Bestandteile).

4.4 Prüfungen

4.4.1 Inprozesskontrollen

Gerade bei der Herstellung von Kapseln mit Pulverfüllungen sind aussagekräftige Inprozesskontrollen nur schlecht durchführbar, da das eigentlich Interessante die gleichmäßige Verteilung des Wirkstoffs ist, die mit dem bloßen Auge jedoch nicht erkannt werden kann. Die folgenden Prüfungen sind daher eine Hilfestellung, um dieses Ziel zu erreichen, können jedoch gewissenhaftes Arbeiten nicht ersetzen:

Rückwägung der Wägeunterlage bei der Wirkstoffeinwaage

Um den Wirkstoff abzuwiegen, wird die Wägeunterlage tariert. Nachdem dann der Wirkstoff in die Fantaschale (oder den Messzylinder) überführt wurde, wird die Wägeunterlage erneut auf die Waage gelegt. Hierbei sollte im Idealfall wieder eine Masse von 0,000 g angezeigt werden. Weniger als 1 % auf der Unterlage verbleibender Wirkstoff können toleriert werden, sofern es nicht möglich ist, den Wirkstoff rückstandslos zu überführen. Hierbei muss darauf geachtet werden, dass kein Wirkstoff versehentlich neben die Fantaschale gelangt. So kann sichergestellt werden, dass abgewogener Wirkstoff auch wirklich für die Herstellung zur Verfügung steht.

Vermeidung sichtbarer Pulveragglomerate

Agglomerate führen dazu, dass eine homogene Verteilung aller Pulverbestandteile erschwert wird, da ihre Zusammensetzung nicht unbedingt der des gesamten Pulvers entspricht. Treten Agglomerate auf (was sich bei weißen Pulvern am besten in einer Fantaschale aus Edelstahl beobachten lässt, während eine weiße Melaminschale das Erkennen erschwert), können diese mit einem Pistill zerdrückt werden. Ein leichtes Rütteln der Fantaschale bewirkt bei Pulvermischungen häufig, dass Agglomerate an die Oberfläche des Pulverbettes wandern und so leichter erkannt werden können.

Rückstände an Geräten minimieren

Beim Wechsel zwischen Kartenblatt und Pistill kann es häufig dazu kommen, dass Pulverreste auf die Arbeitsfläche fallen. Dies sollte vermieden werden, indem die Arbeitsgeräte bereits über der Fantaschale möglichst weitgehend von losem Pulver befreit werden. Auch beim Entleeren der Fantaschale auf die Kapselapparatur muss kontrolliert werden, dass die Schale komplett geleert wird. Auch hier ist eine Fantaschale aus Edelstahl gegenüber einer weißen Schale von Vorteil.

MERKE

Bei der Messzylindermethode muss zusätzlich darauf geachtet werden, den Messzylinder selbst möglichst vollständig zu leeren. Hierfür ist es nötig, dass der Messzylinder zu Beginn der Arbeiten komplett trocken ist. Auch ein Spülen des Messzylinders mit Aceton und rückstandloses Abdampfen erleichtern bei Glaszylindern das Entleeren deutlich.

Vollständige Füllung aller Kapselunterteile
Vor dem Verschließen der Kapseln sollte bereits kontrolliert werden, dass sich in allen Kapseln offensichtlich die gleiche Menge an Pulvern befindet und keine nur teilweise gefüllten Kapseln auftreten. Ist dies doch der Fall, ist das ein Hinweis auf Verlust von Pulver während der Herstellung. Da nicht sichergestellt werden kann, welcher Teil dieses Verlustes auf Wirkstoff und welcher auf Füllstoff zurückzuführen ist, muss das entsprechende Risiko unter Einbeziehung der Wirkstoffdosis abgeschätzt und ggf. eine erneute Herstellung erwogen werden.

4.4.2 Endkontrollen

Leider ist es in der Rezeptur nicht möglich, den Gehalt der hergestellten Kapseln zerstörungsfrei zu bestimmen. Auch die Gehaltsbestimmung an einer Stichprobe ist nicht praktikabel. Daher können nur das Aussehen und die Masse der fertigen Kapseln geprüft werden, während Gehalt und Gehaltseinheitlichkeit durch eine verantwortungsvolle Herstellung erzielt werden müssen.

Im DAC/NRF werden als Endprüfungen der fertigen Kapseln die Prüfung auf Masseneinheitlichkeit, die Prüfung auf Masseverlust sowie die Prüfung auf Masserichtigkeit genannt. Hierzu können Rechenvorlagen genutzt werden, in die die eigenen Daten eingetragen werden. Die Berechnung erfolgt dann automatisch. Dabei wird geprüft, ob alle Kapseln eine so ähnliche Masse haben, dass bei (stillschweigend vorausgesetzter) homogener Pulvermischung und verlustfreier Verarbeitung der richtigen Wirkstoffmenge davon ausgegangen werden kann, dass alle Kapseln die gleiche Menge Wirkstoff enthalten.

Für die Prüfung auf **Masseneinheitlichkeit** sollte die relative Standardabweichung der Masse von 10 einzeln gewogenen Kapseln einen Wert von 5 % nicht überschreiten. Leider

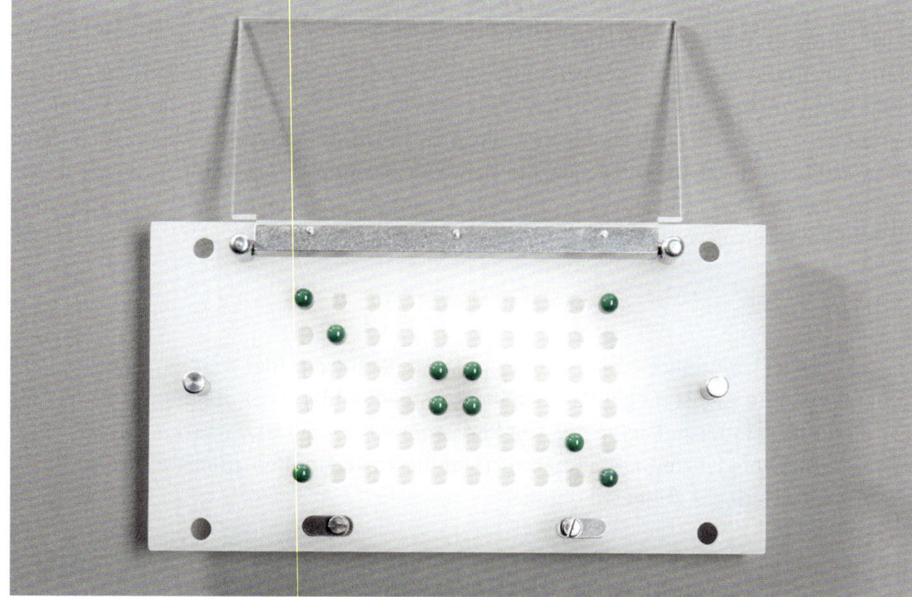

Abb. 4.10 Mögliche Auswahl des Probenzugs von 10 Einheiten

zeigt die Erfahrung, dass die Masseeinheitlichkeit deutlich leichter zu erreichen ist als die Gehaltseinheitlichkeit.

Für diese Prüfung kann diskutiert werden, ob die Kapseln nach dem Zufallsprinzip ausgewählt werden oder ob es sinnvoller ist, konkrete Kapseln aus verschiedenen Positionen des Kapselbretts auszuwählen (z. B. 3 Ecken, 3 Seitenmitten, 3 mittlere Positionen und 1 zufällige Kapsel), um zu gewährleisten, dass kritische Punkte ihren Eingang in die Prüfung finden. Auch andere strategisch ausgewählte Positionen sind denkbar (o Abb. 4.10).

Für die Prüfung auf **Masseverlust** ist es nötig, die Einwaage des Füllstoffs zu kennen. Diese bietet sich daher vor allem für die gravimetrische Herstellung von Kapseln an. Hier werden die Einwaagen aller Pulver sowie die Masse der eingesetzten Leerkapseln mit der Masse der fertig gefüllten Kapseln verglichen. Ein Verlust von 3 % soll dabei nicht überschritten werden.

Die **Masserichtigkeit** kann nur geprüft werden, wenn das standardisierte Füllmittel nach NRF S. 38. verwendet wird, da nur in diesem Fall eine Nennfüllmasse bekannt ist. Mit dieser wird dann die mittlere Masse der fertigen Kapseln verglichen. Empfohlen wird eine maximale Abweichung von –3 % bis +1 % bezogen auf den Kapselinhalt.

SPICKZETTEL

NRF S.38.	Mannitol-Siliciumdioxid-Füllmittel
NRF S.54.	Cellulose-Siliciumdioxid-Füllmittel
DAC-Probe 21	Bestimmung der Schüttdichte von Füllmitteln
Methode A	für Kapseln mit mehr als 50 % Wirkstoffanteil: Zusatz von Hochdispersem Siliciumdioxid zum Wirkstoff, im Messzylinder mit Füllstoff auffüllen, im Anschluss mischen
Methode B1	für niedrigdosierte Kapseln mit weniger als 10 % Wirkstoff: zunächst eine Mischung aus Wirkstoff und wenig Füllmittel herstellen; diese dann im Messzylinder auf das benötigte Volumen auffüllen, im Anschluss mischen
Methode B2	für Kapseln mit 10–50 % Wirkstoff: Füllmittel im Messzylinder vorlegen, Wirkstoff zugeben; mit Füllmittel auf Endvolumen auffüllen; im Anschluss mischen

ZUSAMMENFASSUNG

- Kapseln bestehen aus der Kapselhülle, dem Wirkstoff und (meistens) einem Füllmittel.
- Kapseln werden meistens mit einem Pulver und seltener mit einer Schmelze gefüllt.
- Das Standardfüllmittel für die Pulverfüllung besteht aus Mannitol und 0,5 % Hochdispersem Siliciumdioxid. Zur Verwendung für die gravimetrische Kapselfüllung muss es nach NRF standardisiert sein.
- Kapseln werden nach Masse verordnet, bei der Herstellung spielt aber das Volumen der Kapselhüllen eine wesentliche Rolle. Die Ermittlung des benötigten Füllstoffs muss daher häufig experimentell erfolgen. Unter bestimmten standardisierten Bedingungen ist eine Berechnung möglich (Anwendung des gravimetrischen Verfahrens).
- Bei niedrigen Wirkstoffdosen sollte bevorzugt mikronisierter Wirkstoff verwendet werden.
- Für das Mischen von weißen Pulvern eignet sich eine Edelstahl- oder Glasschale mit Pistill und Kartenblatt.
- Soweit möglich, sollte das Mischen von Wirk- und Hilfsstoffen anteilig erfolgen.
- Da der Gehalt der fertigen Kapseln in der Rezeptur nicht geprüft werden kann, muss große Aufmerksamkeit auf alle Schritte der Herstellung gerichtet werden: Einwaage des Wirkstoffs, Abmessung des Füllstoffs, Mischen und Abfüllen.
- Die Pulvermischung soll zum Abfüllen nicht in die Mitte des Kapselfüllgeräts gegeben, sondern auf dem Rand und den Stegen verteilt werden.
- Zur Füllung mit Schmelzen sollten standardisierte Zusammensetzungen zum Einsatz kommen.
- Eine Endkontrolle der Kapseln umfasst immer die Prüfung auf Masseeinheitlichkeit und – wenn möglich – auch die Prüfung auf Masserichtigkeit. Diese haben jedoch keine Aussagekraft in Bezug auf die Einheitlichkeit und Richtigkeit des Gehalts.

4.5 Praktische Übungen

4.5.1 Vergleich verschiedener Füllmittel

Stellen Sie aus verschiedenen Mannitolqualitäten (unterschiedliche Partikelgröße) eine Mischung aus 0,5 % Hochdispersem Silicumdioxid und 99,5 % Mannitol her. Bestimmen Sie die Schüttdichte des Pulvers nach DAC-Probe 21. Falls verfügbar, prüfen Sie auch ein fertig gekauftes Kapselfüllmittel.

Füllen Sie nun in einem Kapselfüllgerät jeweils 10 Kapselunterteile (Leerkapseln vorher wiegen) bis zum Rand mit den verschiedenen Pulvern. Arbeiten Sie dabei:

a) erschütterungsfrei,
b) unter leichtem 5-maligem Aufklopfen des Kapselfüllgeräts,
c) unter starkem 5-maligem Aufklopfen des Kapselfüllgeräts,
d) so, dass Sie möglichst viel Pulver in die Kapseln füllen können.

Verschließen Sie die Kapseln und wiegen Sie diese auf einer Analysenwaage. Ziehen Sie die Leerkapselmasse ab und berechnen Sie, wie viel Pulver in jeder Kapsel ist. Welche Einzelmasse stimmt am besten mit der Nennfüllmasse des NRF überein?

4.5.2 Das Verhalten von Pulvern im Messzylinder

Stellen Sie 8 Messzylinder bereit (4 Zylinder der Größe 50 ml und vier Zylinder der Größe 25 ml). Wiegen Sie 8 Portionen à 10 g eines Kapselfüllmittels nach Wahl ab (dies entspricht beim Standardfüllmittel einem Volumen von etwa 20 ml) und füllen Sie dieses nach verschiedenen Techniken in die Messzylinder:

a) Verwendung eines Pulvertrichters, der zum Entleeren auf den Zylinder geklopft wird,
b) Verwendung eines gefalteten Blatts DIN-A4-Papier und ohne weitere Einwirkungen rieseln lassen,
c) wie b), aber mit abschließendem Aufklopfen des Messzylinders auf die Arbeitsfläche, um das Pulverbett zu glätten,
d) wie b), aber Nutzung eines Spatels, um die Oberfläche ohne Erschütterungen glatt zu streichen.

Führen Sie a) bis d) jeweils einmal im größeren und einmal im kleineren Messzylinder aus und vergleichen Sie die Ablesbarkeit. Notieren Sie die Differenzen und rechnen Sie diese in eine Anzahl (nicht) gefüllter Kapselunterteile der Größen 0 und 1 um.

4.5.3 Herstellung von Kapseln unter Berücksichtigung der Position auf dem Kapselfüllgerät

Füllen Sie mithilfe eines Kapselfüllgeräts 60 Kapseln mit Füllstoff. Geben Sie diesen dazu:

a) als Haufen in die Mitte des Kapselbretts,
b) auf die Ränder und Stege des Kapselbretts.

Wiegen Sie dann jede Kapsel einzeln aus und tragen Sie die Masse positionsbezogen in die untere Excelvorlage ein (siehe QR-Code im Kasten). Anhand der Farbgebung können Sie erkennen, an welcher Stelle die hergestellten Kapseln besonders schwer oder leicht sind.

NOCH MEHR INFOS

Mit der Excel-Vorlage hinter dem QR-Code lässt sich eine positionsbezogene Auswertung der Kapselmassen vornehmen. Zu beachten ist, dass zum Öffnen der Datei Microsoft® Excel benötigt wird.

4.5.4 Herstellung von Kapseln nach der gravimetrischen Methode: Hydrochlorothiazid-Kapseln 2 mg (NRF 26.3.)

Eine Kapsel ist wie folgt zusammengesetzt:

Hydrochlorothiazid mikrofein	0,002 g
Mannitol-Siliciumdioxid-Füllmittel	ad 0,275 g
Hartgelatine-Steckkapselhülle, Größe 1, ungefärbt	1

Hinweis: Wird kein mikrofeines Hydrochlorothiazid verwendet, muss sehr fein gepulverte Rezeptursubstanz zunächst unter Zusatz von 1 % Hochdispersem Siliciumdioxid vorverrieben werden.

Stellen Sie 30 Kapseln der angegebenen Zusammensetzung nach der gravimetrischen Methode her.

4.5.5 Herstellung von Kapseln nach Methode A: Neomycinsulfat-Kapseln 250 mg

Eine Kapsel ist wie folgt zusammengesetzt:

Neomycinsulfat, sprühgetrocknet	0,25 g
Hochdisperses Siliciumdioxid	0,00125 g
Cellulose-Siliciumdioxid-Füllmittel	q. s.
Hartgelatine-Steckkapselhülle, Größe 0	1

Stellen Sie unter Verwendung der volumetrischen Methode A 20 Kapseln der angegebenen Rezeptur her.

4.5.6 Herstellung von Kapseln nach Methode B1: Simvastatin-Kapseln 40 mg (ZRB 009-01)

Eine Kapsel ist wie folgt zusammengesetzt:

Simvastatin	40 mg
Mannitol-Siliciumdioxid-Füllmittel	q. s.
Hartgelatine-Steckkapselhülle, Größe 2	1

Stellen Sie unter Verwendung der volumetrischen Methode B1 30 Kapseln der angegebenen Rezeptur her.

4.5.7 Herstellung von Kapseln nach Methode B2: Clindamycin-Kapseln 300 mg (ZRB 006–14)

Eine Kapsel ist wie folgt zusammengesetzt:

Clindamycinhydrochlorid	0,3 g
Cellulose-Siliciumdioxid-Füllmittel	q. s.
Gelatinekapseln Gr. 0	1

Stellen Sie 40 Kapseln nach der oben genannten Rezeptur her. Verwenden Sie hierzu die Messzylindermethode in der Variante B2.

4.5.8 Herstellung von Kapseln nach der Ergänzungsmethode: Griseofulvin-Kapseln 150 mg

Eine Kapsel ist wie folgt zusammengesetzt:

Griseofulvin	0,15 g
Maisstärke	q. s.
Hochdisperses Siliciumdioxid	q. s.
Kapselhülle Gr. 0	1

Stellen Sie das Füllmittel her, indem Sie Maisstärke und 0,5 % Hochdisperses Siliciumdioxid mischen. Stellen Sie dann nach der Ergänzungsmethode 40 Kapseln der oben genannten Rezeptur her.

4.5.9 Herstellung von Kapseln mit lipophiler Schmelze: Dronabinol-Kapseln 5 mg (NRF 22.7.)

Eine Kapsel ist wie folgt zusammengesetzt:

Dronabinol	0,005 g
Palmitoylascorbinsäurehaltige Gemischtkettige Triglyceride (NRF S.44.)	ad 0,430 g
Kapselhülle Gr. 1	1

Hinweis: Da Dronabinol zum Üben nicht zur Verfügung steht, können Sie als Modell mit einer Mischung aus gleichen Teilen Kolophonium und 2-Propanol arbeiten.

Stellen Sie 20 Kapseln her, die der angegebenen Rezeptur entsprechen.

4.6 Theoretische Aufgaben

FRAGEN

● leicht ●● mittel ●●● schwer

●

1. Zählen Sie die Bestandteile des Standard-Kapselfüllmittels inkl. ihrer jeweiligen Massenanteile auf.
2. Benennen Sie den Hauptbestandteil der Hülle von Hartkapseln.

●●

1. Erläutern Sie, welche Voraussetzung erfüllt sein muss, um Kapseln mit der gravimetrischen Methode zu füllen.
2. Bei der Herstellung von Kapseln aus Wirkstoffpulver und vorgefertigtem Füllmittel wird für die Herstellung nach Methode A eine weitere Substanz benötigt, die für Methode B1 oder B2 so nicht benötigt wird. Erklären Sie, welche Substanz das ist und warum und zu welchem Zweck sie zugesetzt wird.

●●●

1. Stellen Sie sich folgende Situation vor: Bei der Herstellung von Kapseln nach Methode A wird das Pulver im Messzylinder vor dem Auffüllen auf das Kalibriervolumen stark auf die Arbeitsfläche geklopft, um die Pulveroberfläche zu glätten. Beurteilen Sie den Einfluss auf den Füllzustand der Kapseln.
2. Berechnen Sie, welche Pulvereinwaage aus zerkleinerten Tabletten Sie benötigen, um 60 Kapseln mit einer Einzeldosis von 10 mg herzustellen, wenn Sie ein Fertigarzneimittel verwenden, das eine Einzeldosis von 50 mg bei einer Tablettenmasse von 350 mg enthält.

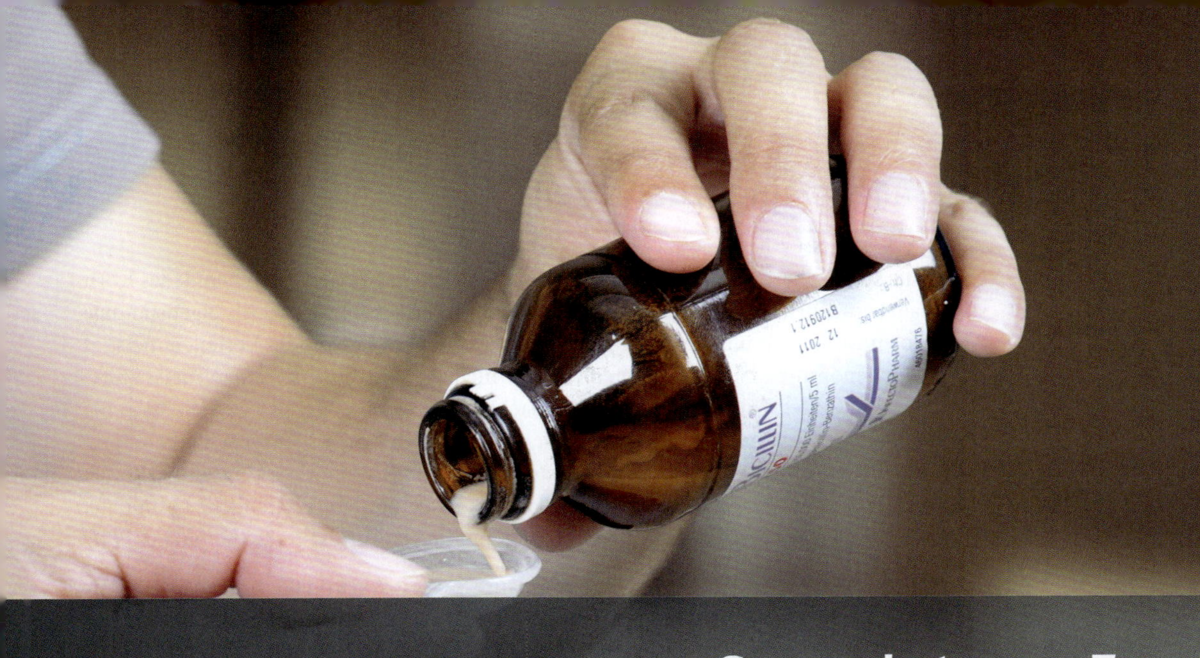

Granulate 5

Dr. Annina Bergner

Granulate gehören zu den festen Arzneiformen. Jedes Granulatkorn ist ein Agglomerat aus festen Pulverteilchen. Als eigenständige Arzneiform spielen Granulate im Rezepturbetrieb kaum eine Rolle. Eine große Bedeutung haben sie aber als galenisches Ausgangsmaterial zur Herstellung anderer Darreichungsformen wie Tabletten, Kapseln oder Suspensionen. Als Fertigarzneimittel sind industriell gefertigte Granulate erhältlich. Zahlreiche antibiotische Trockensäfte sind als Granulat zur Herstellung einer Suspension zum Einnehmen im Handel. Diese Trockensäfte enthalten das in Glasflaschen abgefüllte Granulat und werden erst unmittelbar vor der Anwendung mit Wasser versetzt, weil der Wirkstoff nur für kurze Zeit im wässrigen Milieu stabil ist.

5.1 Allgemeines zur Arzneiform

Granulate sind Zubereitungen, die aus festen und trockenen Körnern bestehen. Jedes Korn stellt dabei ein Korn aus Pulverpartikeln mit genügender Festigkeit dar. Als eigenständige Arzneiform werden Granulate oral durch Schlucken, Kauen, Lösen oder Verteilen meist in Wasser eingenommen. Sie enthalten einen oder mehrere Arzneistoffe, denen meist Hilfsstoffe wie Füllmittel, Farbstoffe und Geschmackskorrigenzien zugesetzt werden. Wie bei den Pulvern zur Einnahme können Granulate als Einzeldosis- oder Mehrdosenzubereitung vorliegen, Letztere müssen mit einer geeigneten Dosiervorrichtung versehen sein.

Die Ph. Eur. unterscheidet bei den Granulaten Brausegranulate, überzogene Granulate, Granulate mit veränderter Wirkstofffreisetzung und magensaftresistente Granulate.

Brausegranulate: Sie enthalten als Hilfsstoffe saure Substanzen und Carbonate oder Hydrogencarbonate. Bei Kontakt mit Wasser können diese Ganulate Kohlenstoffdioxid freisetzen. Vor der Einnahme werden sie in Wasser gelöst oder dispergiert.

Überzogene Granulate: Sie haben einen Überzug aus verschiedenen Hilfsstoffen.

Granulate mit veränderter Wirkstofffreisetzung: Sie werden unter Verwendung spezieller Hilfsstoffe hergestellt. Dadurch können der Ort, der Zeitpunkt und die Geschwindigkeit der Wirkstofffreisetzung gezielt verändert werden.

Magensaftresistente Granulate: Sie werden mit magensaftbeständigen Schichten überzogen und zerfallen daher erst im Dünndarm. Als Überzüge werden Substanzen wie Celluloseacetatphthalat, Methacrylsäure-Verbindungen und deren Ester verwendet.

Granulate haben eine große Bedeutung als Zwischenprodukte zur Weiterverarbeitung bei der Herstellung von Tabletten und Kapseln. Im Vergleich zu Pulvern besitzen Granulate einige Vorteile:

- Sie fließen gleichmäßig und können daher gut abgefüllt werden.
- Sie entmischen sich nicht, gleiche Volumina enthalten immer die gleiche Dosis.
- Sie stauben weniger und bilden keine Agglomerate.
- Sie lassen sich mit Überzügen versehen, dadurch ist eine gesteuerte Freisetzung des Wirkstoffs möglich.

5.2 Herstellung

Bei den Herstellungsverfahren zur Granulierung kann zwischen aufbauender und abbauender Granulierung unterschieden werden. Ein **Aufbaugranulat** kann durch Zusammensetzen von kleineren zu größeren Partikeln erhalten werden. Dazu können die einzelnen Pulverpartikel mit einer Lösung oder Suspension fein besprüht werden, nach Verdunsten der Flüssigkeit bleiben die Feststoffe auf den Pulverteilchen zurück. Es können aber auch einzelne Pulverteilchen über Flüssigkeitsfilme miteinander vereinigt werden. Ein **Abbaugranulat** entsteht dagegen durch Zerteilen einer größeren Masse zu kleineren Granulatkörnern. Auf dem Wege der Trockengranulierung werden dabei die benötigten Wirk- und Hilfsstoffe miteinander zunächst zu größeren Komprimaten (Briketts) ver-

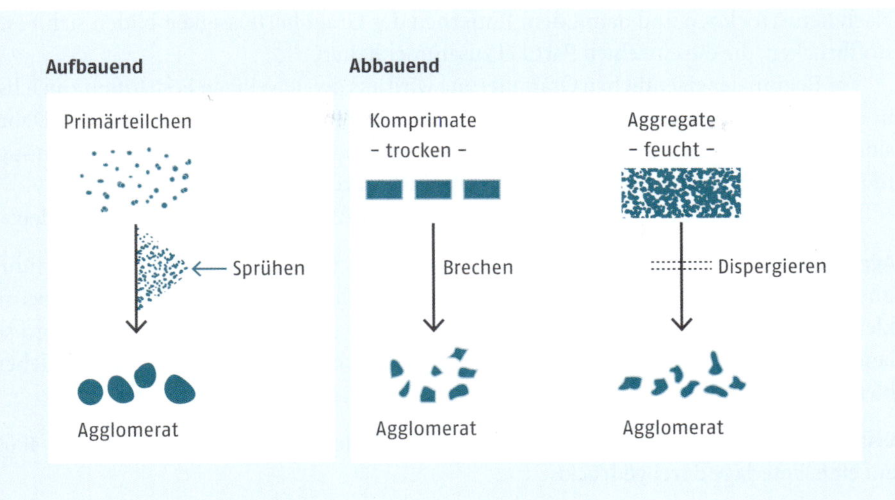

Abb. 5.1 Verschiedene Möglichkeiten zur Granulierung

presst, anschließend werden diese in speziellen Maschinen zu Granulatkörnern zerbrochen. Bei diesem Zerkleinerungsprozess entsteht auch ein Feinanteil, der durch Sieben entfernt werden muss. Im Gegensatz zur Trockengranulierung wird der Pulvermischung bei der Feuchtgranulierung eine Flüssigkeit zugesetzt, die für den Zusammenhalt der einzelnen Pulverteilchen sorgt (Abb. 5.1).

Zur Herstellung von Granulaten in der Apotheke spielt praktisch nur die abbauende Granulierung als Feuchtgranulierung eine Rolle, alle anderen Verfahren sind der industriellen Herstellung vorbehalten.

5.2.1 Feuchtgranulierung

Bei der Feuchtgranulierung werden einzelne Pulverteilchen durch Zugabe einer Flüssigkeit zu einer größeren Masse aufgebaut, diese wird dann in einzelne Granulatkörner abgebaut. Je nach Granulierflüssigkeit können dabei Klebstoff- und Krustengranulate unterschieden werden.

Bei **Klebstoffgranulaten** werden die Pulverteilchen mit einer Klebstofflösung angefeuchtet. Diese führen nach dem Trocknen zu elastischen Bindungen zwischen den Partikeln. Als Granulierflüssigkeiten kommen dabei Gelatinelösungen, Stärkekleister, Arabisches Gummi oder verschiedene synthetische Polymere wie Celluloseether und Polyvinylpyrrolidon (PVP) infrage.

Zur Herstellung von **Krustengranulaten** werden Pulver mit einer Flüssigkeit wie Wasser, Alkohole oder Alkohol-Wasser-Mischungen angefeuchtet, die Feststoffe lösen sich darin teilweise.

MERKE

Zur Herstellung oraler Arzneiformen wird als Alkohol normalerweise nur Ethanol verwendet. Bei den Krustengranulaten kann auch 2-Propanol zum Einsatz kommen, da die Granulierflüssigkeit beim Trocknen vollständig verdunstet.

Nach dem Trocknen und damit dem Entfernen der Granulierflüssigkeit bilden sich Feststoffbrücken, die die einzelnen Partikel zusammenhalten.

Vor Beginn der eigentlichen Granulierung wird aus den jeweiligen Feststoffen zunächst in einem Porzellanmörser mit Pistill eine homogene Pulvermischung hergestellt. Dabei sind die pharmazeutischen Regeln zur Herstellung von Pulvern zu beachten. Falls nötig, muss weiterhin die Granulierflüssigkeit hergestellt werden.

Der Vorgang der Feuchtgranulierung kann in vier Arbeitsschritte gegliedert werden:

Aggregieren: Die Pulvermischung wird in eine ausreichend große Fantaschale überführt und vorsichtig mit der Granulierflüssigkeit angefeuchtet. Die Flüssigkeit wird dabei in kleinen Portionen dazugegeben, und es wird intensiv gemischt. Dieser Vorgang wird so lange wiederholt, bis die Masse die Konsistenz eines Schneeballs hat und am Pistill kleben bleibt.

Dispergieren: Die feuchte Masse wird mit einem Kartenblatt durch Sieb 2000 oder 4000 auf eine Unterlage durchgedrückt.

Trocknen: Das Granulat wird in dünner Schicht an der Luft bei Zimmertemperatur oder im Trockenschrank bei 30–40 °C getrocknet.

Egalisieren: Grobe Partikel müssen zerkleinert werden, das Granulat wird dazu erneut durch ein Sieb (2000 oder 4000) gegeben. Vorhandene Pulverbestandteile werden durch ein feines Sieb (180 oder 355) abgetrennt und neu granuliert.

REZEPTURTIPP

Idealerweise werden runde Granulatkörner erhalten. Sind diese länglich geformt, war die Masse zu feucht. Enthält das Granulat einen hohen Staubanteil, wurde zu wenig Flüssigkeit dazugegeben.

Tabletten

Tabletten sind feste Darreichungsformen, die eine bestimmte Wirkstoffdosis enthalten und zum Einnehmen bestimmt sind. Unter allen Arzneiformen besitzen Tabletten die größte Bedeutung, allerdings werden sie fast ausschließlich industriell hergestellt. In der Rezeptur in der Apotheke spielen sie praktisch keine Rolle.

Herstellung

Tabletten werden durch Verpressen einer Pulvermischung oder eines Granulats in Tablettenmaschinen hergestellt. Dabei wird das Tablettiergut durch Presswerkzeuge zusammengepresst. Diese bestehen aus:

- einer Matrize mit Bohrung,
- einem Unterstempel, der von unten in die Bohrung der Matrize taucht,
- einem Oberstempel, der sich in die Bohrung der Matrize absenkt.

Exzenterpresse

Eine Exzenterpresse kann rund 2000 Tabletten pro Stunde verpressen und wird zur Herstellung kleiner Chargen verwendet. Die Matrize ist in einem Matrizentisch fest eingebaut und wird mithilfe eines sich bewegenden Füllschuhs befüllt. Ist die Matrize befüllt, fährt der Füllschuh zurück, und der Oberstempel senkt sich zum Pressen des Tablettierguts in die Matrize. Anschließend fährt der Oberstempel zurück, und der Unterstempel stößt die Tablette aus der Bohrung der Matrize (Abb. 5.2).

Rundläuferpresse

Zur Herstellung größerer Chargen an Tabletten kommen meist Rundläuferpressen zum Einsatz. Diese haben im Gegensatz zu den Exzenterpressen viele Matrizen auf dem Matrizentisch. Sie laufen an fest installierten Füllschuhen vorbei und werden mit dem Tablettiergut befüllt. Druckrollen drücken dann die Ober- und Unterstempel zusammen und verpressen dadurch das Füllgut (Abb. 5.3).

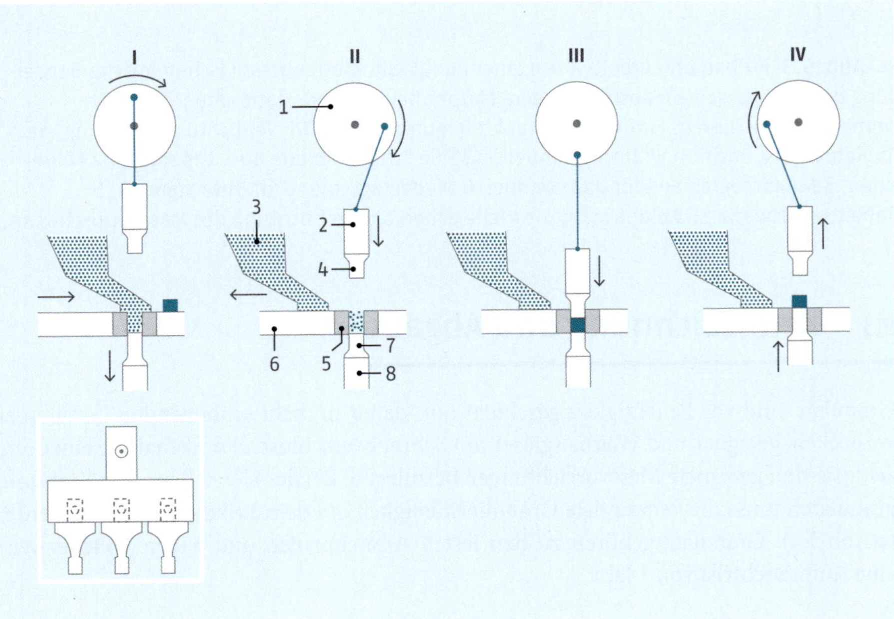

Abb. 5.2 Aufbau und Arbeitsweise einer Exzentertablettenpresse (schematische Darstellung des Pressvorgangs). **Position I:** Befüllung der Matrize mit Pulver durch einen beweglichen Füllschuh, **Position II:** Oberstempel senkt sich in die Matrize und verdichtet (presst) das Tablettiergut, **Position III:** Oberstempel verdichtet (presst) das Tablettiergut, **Position IV:** Oberstempel fährt zurück und Unterstempel stößt die Tablette aus. **1** Exzenterscheibe, **2** Oberstempelhalter, **3** Fülltrichter, **4** Oberstempel, **5** Matrize, **6** Matrizentisch, **7** Unterstempel, **8** Unterstempelhalter

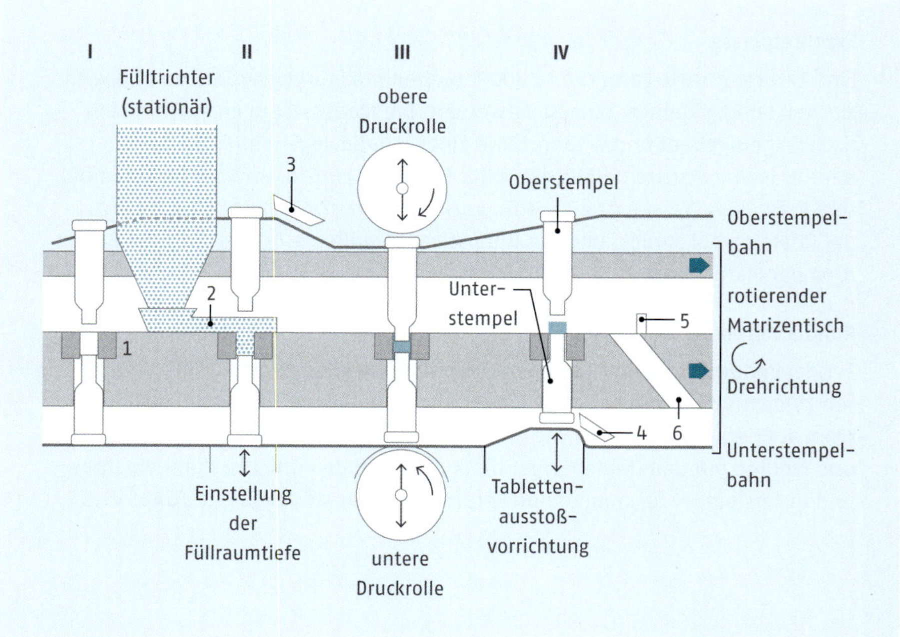

o Abb. 5.3 Aufbau und Arbeitsweise einer Rundlauftablettenpresse (schematische Darstellung des Pressvorgangs). **Position I:** leere Matrize bevor sie am stationären Füllschuh vorbeiläuft, **Position II:** Einfüllen des Tablettierguts, **Position III:** Verdichtung (Pressung) des Tablettierguts, **Position IV:** Unterstempel stößt die fertige Tablette aus. **1** Matrizen, **2** Füllrechen, **3** Niederzugschiene für Oberstempel, **4** Niederzugschiene für Unterstempel, **5** Tablettenauswerfer, **6** Ablaufrinne; die Pfeile geben die Drehrichtung des Matrizentisches an.

5.3 Kennzeichnung und Abgabe

Granulate sind vor Feuchtigkeit geschützt und daher in dicht schließenden Gefäßen zu verpacken, geeignet sind Weithalsgläser mit Schraubverschluss. Zur Entnahme einer Einzeldosis sind geeignete Messvorrichtungen beizulegen. Bei der Herstellung von Klebstoffgranulaten muss die verwendete Granulierflüssigkeit auf dem Etikett angegeben werden (o Abb. 5.4). Granulate gehören zu den festen Arzneiformen und haben üblicherweise eine Aufbrauchfrist von 1 Jahr.

Emma Muster	Vitamin-C-Brausegranulat	
1-mal täglich 1 Messlöffel (5 ml) mit Wasser einnehmen	**100 g**	
Hergestellt am: 23.01.2024	Ascorbinsäure	2,0 g
Verwendbar bis: 24.01.2025	Natriumhydrogencarbonat	25,0 g
	Weinsäure	23,0 g
Apotheke, Beispielstr. 1 13245 Musterstadt	Saccharose	50,0 g

Abb. 5.4 Etikett für ein Granulat

SPICKZETTEL

Aufbaugranulat	Kleinere Pulverteilchen werden zu größeren zusammengesetzt.
Abbaugranulat	Eine größere Masse wird zu kleineren Granulatkörnern zerteilt.
Brausegranulate	Diese Granulate setzen beim Kontakt mit Wasser CO_2 frei.
Feuchtgranulierung	Durch Zugabe einer Flüssigkeit wird aus einer Pulvermischung eine größere Masse aufgebaut.
Klebstoffgranulat	Die Pulvermischung wird mit einer Klebstofflösung angefeuchtet.
Krustengranulat	Die Pulvermischung wird mit Wasser oder Alkohol angefeuchtet.

ZUSAMMENFASSUNG

- Granulate gehören zu den festen Darreichungsformen und bestehen aus Agglomeraten fester Pulverteilchen.
- Sie werden peroral angewendet und können als Einzel- oder Mehrdosengranulate vorliegen.
- Im Vergleich zu Pulvern weisen Granulate einige Vorteile auf: Ihre Fließfähigkeit ist deutlich besser, die Staubbelastung geringer, und sie lassen sich leichter zu Tabletten verpressen.
- Granulate können als eigenständige Arzneiform vorliegen, wesentlich häufiger stellen sie aber Zwischenprodukte zur Herstellung anderer Darreichungsformen dar.
- Das Freisetzungsverhalten der Granulate kann durch Überzüge oder Brausegrundstoffe beeinflusst werden.

5.4 Praktische Übungen

5.4.1 Vitamin-C-Brausegranulat

Ascorbinsäure	1,0 g
Natriumhydrogencarbonat	12,5 g
Weinsäure	11,5 g
Saccharose	25,0 g
2-Propanol	q. s.

Stellen Sie das Krustengranulat durch eine abbauende Granulierung als Feuchtgranulierung her.

Herstellung einer Pulvermischung: Verreiben Sie zunächst die kristallinen Feststoffe in einer rauen Reibschale mit Pistill. Stellen Sie dann eine homogene Pulvermischung her, indem Sie die anerkannten pharmazeutischen Regeln zum Mischen von Pulvern beachten. Die Substanz mit der geringsten Masse wird vorgelegt und die Substanz mit der nächstgrößeren Masse im Verhältnis 1:1 dazugegeben. Vermischen Sie so alle weiteren Substanzen.

Aggregieren: Die Pulvermischung wird in eine Fantaschale mit Pistill gegeben. Mithilfe einer Pipette wird 2-Propanol tropfenweise dazugegeben und mit dem Pistill gut durchgemischt. Es wird so lange Flüssigkeit dazugegeben, bis die Masse eine schneeballartige Konsistenz hat und am Pistill kleben bleibt.

Dispergieren: Die feuchte Masse wird durch ein Sieb mit der Maschenweite 2000 oder 4000 µm auf eine Unterlage durchgedrückt.

Trocknen: Das Granulat wird in dünner Schicht ausgebreitet im Trockenschrank bei 30–40 °C getrocknet.

Egalisieren: Möglicherweise noch vorhandene grobe Partikel werden zerkleinert und der Staubanteil mit einem feinen Sieb (180 oder 355) abgetrennt.

REZEPTURTIPP

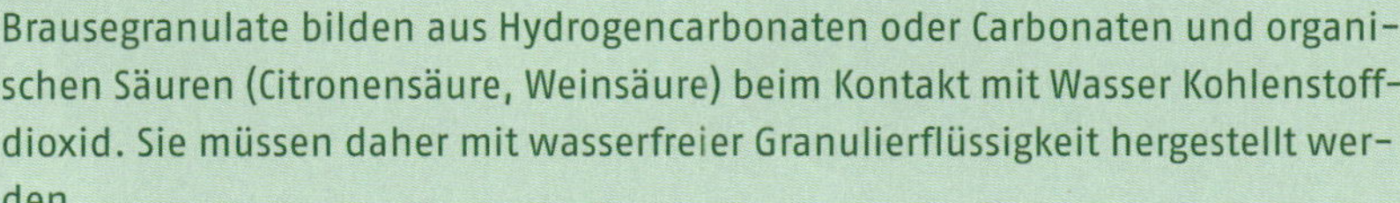

Brausegranulate bilden aus Hydrogencarbonaten oder Carbonaten und organischen Säuren (Citronensäure, Weinsäure) beim Kontakt mit Wasser Kohlenstoffdioxid. Sie müssen daher mit wasserfreier Granulierflüssigkeit hergestellt werden.

5.5 Theoretische Aufgaben

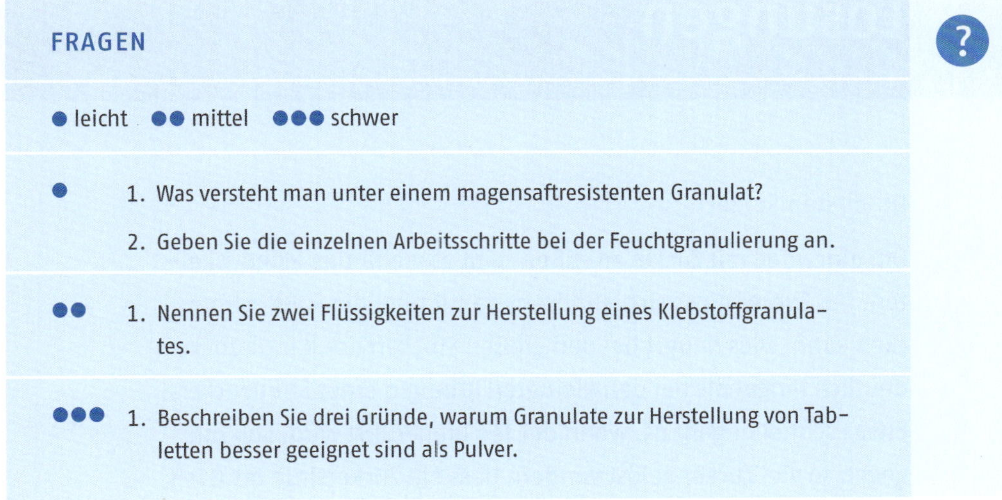

FRAGEN

● leicht ●● mittel ●●● schwer

●
1. Was versteht man unter einem magensaftresistenten Granulat?
2. Geben Sie die einzelnen Arbeitsschritte bei der Feuchtgranulierung an.

●●
1. Nennen Sie zwei Flüssigkeiten zur Herstellung eines Klebstoffgranulates.

●●●
1. Beschreiben Sie drei Gründe, warum Granulate zur Herstellung von Tabletten besser geeignet sind als Pulver.

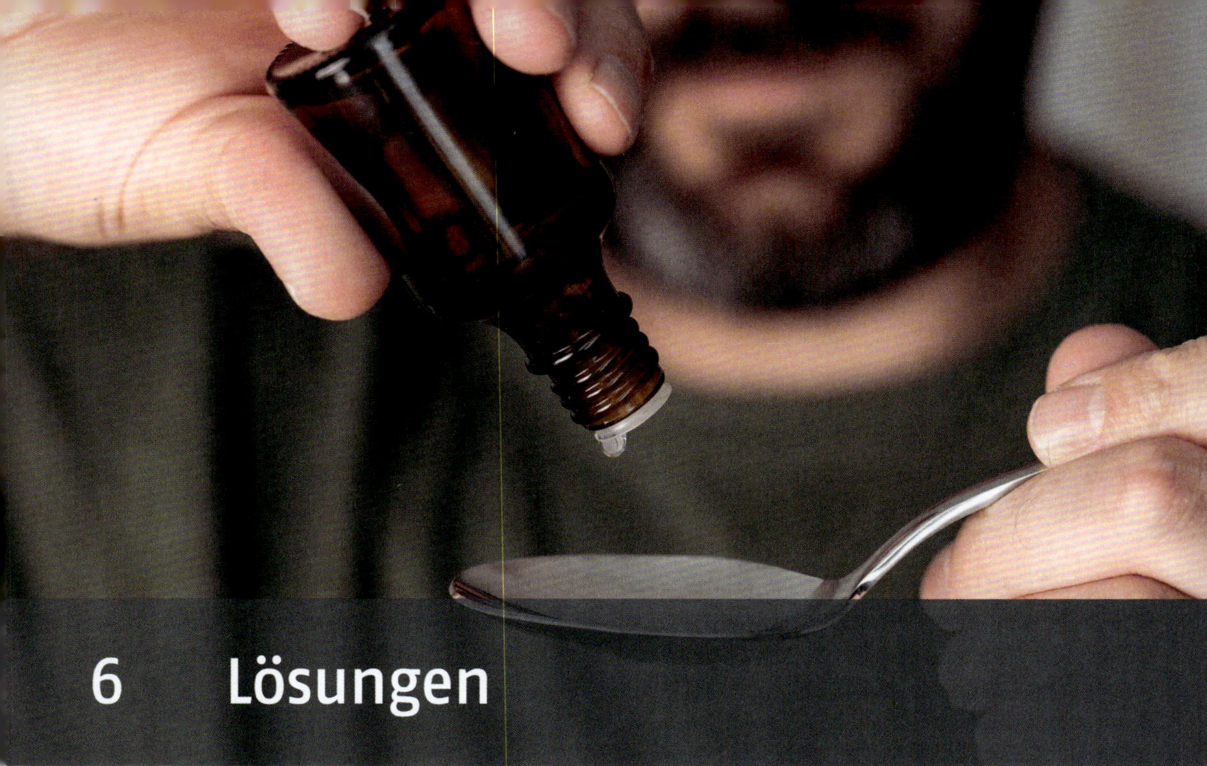

6 Lösungen

Dr. Kirsten Seidel

Um einen Tee mit Zucker zu süßen, gibt es vielfältige Möglichkeiten. Der Zucker muss sich auflösen, damit man die Süße schmecken kann. Dies dauert bei den großen Stücken des Kandiszuckers deutlich länger als bei den kleineren Krümeln eines Streuzuckers. Etwas schneller geht es, wenn der Tee umgerührt wird. Soll hingegen so viel Zucker gelöst werden, dass ein Zuckersirup als Basis zur Herstellung von Limonaden entsteht, ist es nötig, diesen z. B. in einem Topf zu erhitzen. Hier sind schon die wichtigsten Einflussfaktoren zu erkennen, die zum Lösevorgang gehören: die Partikelgröße, die Bewegung und der Einfluss von Temperatur.

6.1 Allgemeines zur Arzneiform

6.1.1 Einordnung

Lösungen sind eine vielfältig einsetzbare Arzneiform. Im Europäischen Arzneibuch sind sie daher in verschiedenen Bereichen aufgeführt. Die für die Rezeptur wichtigsten Arzneiformen sind:

- Lösungen zur Anwendung auf der Haut,
- Lösungen zum Einnehmen,
- Lösungen zur Anwendung am Auge (▸ Kap. 13),
- Lösungen zur Anwendung an der Nase,
- Lösungen zur Anwendung am Ohr.

Die konkreten Anforderungen an Lösungen hängen daher vom Anwendungsgebiet ab.

Im Alltag kommt es manchmal zu sprachlichen Unklarheiten, wenn „Lösung“ gleichgesetzt wird mit „Flüssigkeit“. Richtiger ist es, die Lösung so zu definieren, dass sie nur Bestandteile enthält, die in molekularer Form gelöst vorliegen (dies können kleine Moleküle wie Wirkstoffe, aber auch größere Moleküle wie Gelbildner in niedriger Konzentration sein) und die deswegen für das menschliche Auge klar erscheinen. Auch besondere Flüssigkeiten wie Mikroemulsionen oder einige Nanosuspensionen sehen für das Auge klar aus, obwohl es sich hierbei nicht um echte Lösungen handelt. Das führt an dieser Stelle jedoch zu weit. Sind kleine Partikel enthalten, handelt es sich hingegen um Suspensionen (▸ Kap. 7), sind kleine Fett- oder Öltröpfchen enthalten, liegt eine Emulsion (▸ Kap. 8) vor.

6.1.2 Der Auflösevorgang

Was passiert beim Lösen?

In Feststoffen befinden sich die Moleküle der betreffenden Substanz so nah aneinander, dass auch auf molekularer Ebene Wechselwirkungen dafür sorgen, dass die Struktur erhalten bleibt. Bei kristallinen Substanzen ist diese Struktur sehr fest und gleichmäßig, bei amorphen Substanzen etwas lockerer (▸ Kap. 3). In einer Lösung hingegen sind die einzelnen Moleküle der gelösten Substanz vollständig von den Molekülen des Lösemittels eingehüllt. Man nennt das „Solvatation“. Damit sich eine Substanz auflöst, muss sie also aus dem festen Molekülverbund herausgelangen und von den Lösemittelmolekülen eingefangen werden. Hierzu müssen sich die Moleküle und das Lösemittel in Bezug auf ihre Polarität ähnlich sein.

MERKE

Polare Stoffe lösen sich tendenziell gut in polaren Lösemitteln wie Wasser. Unpolare Stoffe hingegen lösen sich besser in unpolaren Lösemitteln. Der Merkspruch dazu lautet: „similia similibus solvuntur“ – Ähnliches löse sich in Ähnlichem.

Lösen bedeutet also zusammenfassend, dass Einzelmoleküle der gelösten Substanz von Molekülen des Lösemittels umgeben sind und wir mit dem Auge keine Feststoffteilchen mehr erkennen können.

Löslichkeit

Wie viele solcher einzelnen Moleküle sich im gelösten Zustand befinden können, hängt davon ab, welcher Stoff sich in welchem Lösemittel befindet. Auch die Temperatur kann eine Rolle spielen. Die Substanzmenge, die sich im Lösemittel lösen kann, wird durch ihre **Löslichkeit** beschrieben.

MERKE
Die Löslichkeit einer Substanz hängt vom Lösemittel (und der Temperatur) ab. Sie wird meist in „Masse pro Volumen" angegeben, also z. B. in mg/l.

Das Arzneibuch beschreibt dabei verschiedene Klassen der Löslichkeit – von „sehr leicht löslich" bis „praktisch unlöslich", die sich alle auf eine Temperatur zwischen 15 und 25 °C beziehen (▫ Tab. 6.1). Die Angabe beschreibt hier, welches Volumen an Lösemittel benötigt wird, um 1 g der Substanz zu lösen. Substanzen, die als „mischbar" beschrieben werden, lassen sich in jedem Verhältnis mit dem genannten Lösemittel mischen.

Wie leicht oder schwer eine Substanz löslich ist, sagt dabei jedoch noch nichts darüber aus, wie schnell sie sich lösen kann.

Ob eine Lösung bei der Herstellung heiß oder kalt wird, hängt von den Energieverhältnissen ab. Vor der Auflösung hält eine gewisse Energie die Moleküle im Feststoff zusammen (die Gitterenergie), und auch die Moleküle im Lösemittel weisen Wechselwirkungen auf, deren Stärke durch ihre Bindungsenergie beschrieben werden kann. Im aufgelösten Zustand ist die Gitterenergie frei geworden, die Bindungsenergie zwischen Lösemittelmolekülen ist evtl. leicht reduziert, neu im Spiel ist nun jedoch die Solvatationsenergie.

▫ **Tab. 6.1** Löslichkeitsangaben im Europäischen Arzneibuch

Bezeichnung	Zum Lösen von 1 g Substanz benötigtes Volumen Lösemittel
Sehr leicht löslich	Weniger als 1 ml
Leicht löslich	1 ml bis 10 ml
Löslich	10 ml bis 30 ml
Wenig löslich	30 ml bis 100 ml
Schwer löslich	100 ml bis 1000 ml
Sehr schwer löslich	1000 ml bis 10 000 ml
Praktisch unlöslich	Mehr als 10 000 ml

Diese beschreibt die Energie zwischen den gelösten Molekülen und den umgebenden Lösemittelmolekülen. Je nachdem, welche dieser Energien nun überwiegt, werden Lösungen kalt, heiß, oder behalten (in etwa) die Ausgangstemperatur. Außerdem liegen die verschiedenen Strukturen mehr oder weniger ungeordnet vor – wobei für einen ungeordneten Zustand weniger Energie benötigt wird als für einen geordneten.

Wird eine Lösung kalt (z. B. die Lösung von Harnstoff in Wasser), so handelt es sich um eine endotherme Reaktion, der gelöste Zustand benötigt also eine höhere Energie als der ungelöste. Wärmezufuhr kann dann den Lösungsvorgang beschleunigen.

Wird eine Lösung heiß (z. B. die Lösung von Natriumhydroxid in Wasser zur Herstellung von Natronlauge), so wird Energie an die Umgebung abgegeben, der Prozess ist exotherm. Eine weitere Temperaturerhöhung würde den Prozess verlangsamen.

Bleibt die Temperatur annähernd gleich (wie beim Lösen von Natriumchlorid in Wasser), so entsprechen sich die Gesamtenergien im gelösten und ungelösten Zustand näherungsweise. Die Veränderung der Temperatur würde den Lösungsvorgang nicht wesentlich beeinflussen.

Beeinflussung der Löslichkeit

Um zu erreichen, dass sich von einer Substanz eine größere Menge lösen lässt (also um die Löslichkeit zu erhöhen), gibt es grundsätzlich drei Möglichkeiten:

1. die Beeinflussung der Temperatur (je nach Energieverhältnissen, siehe vorheriger Abschnitt),
2. Variationen an der zu lösenden Substanz,
3. Variationen am Lösemittel.

Die **Temperatur** ist dabei jedoch für die Rezeptur die Variante mit der geringsten praktischen Relevanz: Eine Erhöhung der Temperatur (die häufig – aber nicht immer – zu einer mehr oder weniger stark erhöhten Löslichkeit führen würde) kann zwar kurzzeitig erfolgen, aber eine dauerhafte Lagerung von Rezepturen bei z. B. 45 °C ist in unseren Breiten doch eher nicht praktikabel. Der Einfluss der Temperatur auf die Löslichkeit spielt dann die größte Rolle, wenn eine Rezeptur kühl gelagert werden soll: Dies kann dazu führen, dass zuvor gelöste Stoffe wieder ausfallen. Häufig lassen sie sich dann durch Erwärmen auf Raumtemperatur nicht in angemessener Geschwindigkeit wieder vollständig lösen.

Die **Substanz**, die gelöst werden soll, ist in der Rezeptur häufig der Wirkstoff. Hier sind Veränderungen auf molekularer Ebene auch mit einer Beeinflussung der Wirkung verbunden. Änderungen können deshalb nicht ohne Weiteres vorgenommen werden. Auch die Auswahl verschiedener Salze wird eher anhand ihres Wirkprofils und weniger anhand der Löslichkeit erfolgen.

Neben dem kompletten Wechsel auf ein anderes **Lösemittel** (was gerade in Bezug auf die Verträglichkeit und die Compliance meist keine echte Option ist) gibt es verschiedene Möglichkeiten, durch Zusatz von bestimmten Gruppen von Hilfsstoffen die Löslichkeit anderer Substanzen zu erhöhen. Dabei muss immer berücksichtigt werden, dass durch solche Zusätze auch Veränderungen in der Wirkung oder Nebenwirkung auftreten könnten. Da das Standardlösemittel in der Rezeptur Wasser ist, beziehen sich die folgenden Beispiele auch hierauf. Gängige Lösemittel werden in ▸ Kap. 6.1.3 näher beschrieben.

Die wohl gängigsten Hilfsstoffe sind Cosolvenzien und Tenside. **Cosolvenzien** sind Flüssigkeiten, die auch allein als Lösemittel zum Einsatz kommen können, sich ihrerseits aber sehr gut mit Wasser mischen lassen. Häufig sind sie jedoch etwas weniger polar als

Wasser. In einem solchen Gemisch lösen sich viele Wirkstoffe besser als in reinem Wasser, da sich die Polarität von Lösemittel und Substanz annähert.

Tenside (oder Emulgatoren) werden in ▸Kap. 8 genauer vorgestellt. Der uns im Zusammenhang mit Löslichkeit interessierende Effekt ist der der Mizellbildung. In diesen kleinsten kugelförmigen Gebilden aus Tensidmolekülen, die ihrerseits von Wassermolekülen umschlossen sind, können Wirkstoffmoleküle in das lipophile und unpolare Innere aufgenommen werden, die mit dem Wasser selbst nicht in Wechselwirkung treten würden.

Letztlich lässt sich jedoch zusammenfassen, dass im Zeitalter der standardisierten Rezepturen die aktive Beeinflussung der Löslichkeit der Substanz nur noch eine untergeordnete Rolle spielt.

Lösungsgeschwindigkeit

Die Lösungsgeschwindigkeit beschreibt, wie schnell sich ein Feststoff im Lösemittel auflöst, wie schnell also der Bodensatz verschwindet. Nach der Gleichung von Noyes-Whitney ist die Lösungsgeschwindigkeit von den folgenden Faktoren abhängig:

- Der **Oberfläche** des Feststoffs: Je mehr Oberfläche zur Verfügung steht, je kleiner also die einzelnen Partikel sind, umso besser können die Lösemittelmoleküle die Substanzmoleküle aus ihrem Verbund herauslösen und umso schneller kann die Substanz in Lösung gehen.
- Der **Dicke der Diffusionsschicht**: Die Hilfsvorstellung hierzu ist, dass ganz nah um den Feststoff herum eine Schicht ist, die eine hohe Substanzkonzentration enthält. Gelöste Moleküle müssen diese Schicht erst durchqueren, bevor sie unabhängig voneinander im Lösemittel herumschwimmen. Je dünner diese Schicht, umso schneller kann sie durchquert werden. Dies ist der Grund, warum Rühren die Auflösung beschleunigt: Hierdurch wird die Diffusionsschicht dünner, die Moleküle können sich schneller verteilen.
- Dem **Diffusionskoeffizienten**: Neben der Dicke der Diffusionsschicht wird die Geschwindigkeit der Diffusion auch davon bestimmt, wie leicht sie durchdrungen werden kann. Hierfür spielt beispielsweise die Viskosität des Lösemittels eine Rolle, aber auch die Größe des Moleküls oder die Temperatur. Dieser Koeffizient kann für ein bestimmtes System jedoch als nur wenig veränderlich angenommen werden (mit Ausnahme der Temperatur).
- Der **Differenz zwischen maximal löslicher Substanz und bereits gelöster Substanz**: Je größer die Kapazität des Lösemittels ist, weitere Moleküle aufzunehmen, umso schneller geht der Lösevorgang vonstatten. Befindet sich die bereits gelöste Substanzmenge jedoch nahe am Maximum, löst sich der letzte Rest nur noch sehr langsam.

MERKE

Um also eine Substanz möglichst schnell zu lösen, sollten die Partikel sehr klein sein, und der Ansatz sollte gerührt werden. Ein (leichtes) Erwärmen ist nur dann sinnvoll, wenn der Lösevorgang endotherm ist, die Lösung also kalt wird. Hier kann ein „Erwärmen" auf Raumtemperatur erfolgen. Stärkeres Erhitzen führt jedoch zu nicht überschaubaren Auswirkungen auf die Stabilität der Substanz und sollte daher vermieden werden.

6.1.3 Lösemittel in der Rezeptur

In der Rezeptur wird meist nur eine überschaubare Menge verschiedener Lösemittel (Synonym: Lösungsmittel) eingesetzt. Zum Teil werden sie miteinander gemischt, da sich so das Löseverhalten verbessern lässt oder andere Eigenschaften (z. B. antimikrobielle Wirksamkeit oder Verhinderung der Hautaustrocknung) in Kombination gewünscht sind. Die Strukturformeln der nachfolgend beschriebenen Lösemittel sind (unterteilt nach hydrophilen und lipophilen Lösemitteln) in o Abb. 6.1 aufgeführt.

Hydrophile Lösemittel

Wasser

Wasser ist das Lösemittel, das in der Rezeptur standardmäßig zum Einsatz kommt. Chemisch ist klar, dass es sich dabei um H_2O handelt, doch in der Rezeptur ist nicht allein die Chemie entscheidend, sondern auch die Reinheit und Hygiene (▸ Kap. 1.6.6).

Generell ist Wasser nicht nur der wichtigste Hilfsstoff in der Herstellung von Arzneimitteln, sondern auch ein Grundnahrungsmittel. Es ist also für den Menschen absolut gut verträglich (bzw. lebensnotwendig). Wasser ist ein sehr polares Lösemittel, dessen einzelne Moleküle über Wasserstoffbrückenbindungen miteinander in Verbindung stehen. Daraus folgt, dass sich besonders polare Stoffe (wie Salze), aber auch kleine Moleküle mit vielen OH-Gruppen (wie Zucker) recht gut in Wasser lösen. Andersherum sind Moleküle mit langen Kohlenwasserstoffresten eher schlechter oder gar nicht wasserlöslich.

6

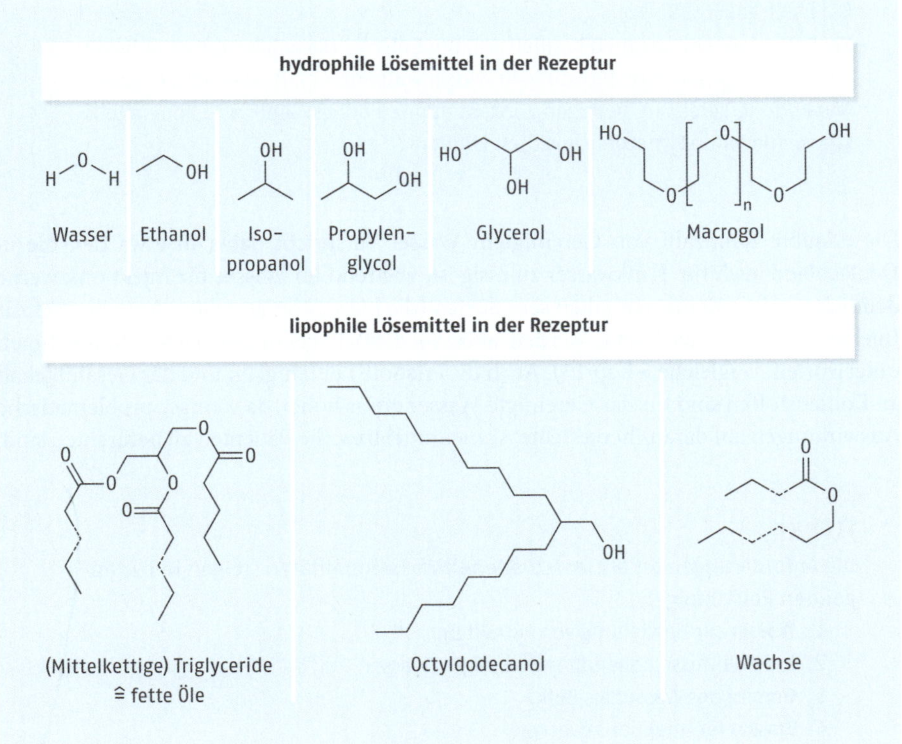

o **Abb. 6.1** Strukturformeln der Lösemittel

Wasserqualität im Europäischen Arzneibuch

Im Europäischen Arzneibuch sind verschiedene Wasserqualitäten beschrieben, die sich in ihrer Herstellung und ihrer Reinheit (in Bezug auf Begleitstoffe und mikrobielle Kontamination) unterscheiden. Es werden dabei unterschieden:

- Gereinigtes Wasser (Aqua purificata):
  - Gereinigtes Wasser als Bulk,
  - in Behältnisse abgefülltes Gereinigtes Wasser,
- Wasser für Injektionszwecke (Aqua ad iniectabilia):
  - Wasser für Injektionszwecke als Bulk,
  - Sterilisiertes Wasser für Injektionszwecke,
- Wasser zum Verdünnen konzentrierter Hämodialyselösungen (Aqua ad dilutionem solutionum concentratarum ad haemodialysem): Monographie nur zur Information,
- Wasser zur Herstellung von Extrakten (Aqua ad extracta praeparanda).

In der Rezeptur ist dabei vor allem das Gereinigte Wasser von Bedeutung, aber auch das Wasser für Injektionszwecke kommt zum Einsatz. Im Arzneibuch werden Vorgaben zur Qualität des Wassers gemacht, das jeweils als Ausgangsstoff dient, zu möglichen Methoden, die zur Herstellung dienen können, zur erlaubten Keimzahl, zum zulässigen Gesamtgehalt an organischem Kohlenstoff, zur Leitfähigkeit und zum maximal erlaubten Gehalt an Bakterien-Endotoxinen.

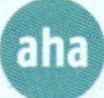

GUT ZU WISSEN

Bei Bakterien-Endotoxinen handelt sich um Bruchstücke von bestimmten Bakterien (und zwar solchen, die häufig in Wasser vorkommen), die bei intravenöser Anwendung bereits in niedrigen Konzentrationen hohes Fieber und andere teils schwerwiegende Symptome auslösen können.

Die erlaubte Keimzahl von Gereinigtem Wasser entspricht dabei in etwa der, die in Deutschland auch für Trinkwasser zulässig ist, während im Wasser für Injektionszwecke deutlich weniger Keime enthalten sein dürfen (die hieraus hergestellten Arzneimittel zur Injektion müssen steril sein, werden aber auch noch keimmindernden Maßnahmen unterworfen, vergleiche ▸Kap. 13). Auch die erlaubte Leitfähigkeit und der Gesamtgehalt an Kohlenstoffen sind für das Gereinigte Wasser etwas höher, da weniger problematische Auswirkungen auf daraus hergestellte Arzneimittel bzw. die Patienten zu befürchten sind.

MERKE

Die Anforderungen an die verschiedenen Wasserqualitäten steigen in der folgenden Reihenfolge:

1. Wasser zur Herstellung von Extrakten,
2. in Behältnisse abgefülltes Gereinigtes Wasser,
3. Gereinigtes Wasser als Bulk,
4. Wasser für Injektionszwecke,
5. Sterilisiertes Wasser für Injektionszwecke.

Wasser in der Rezeptur

Normalerweise wird in der Rezeptur „mindestens" Gereinigtes Wasser verwendet (nur für besonders anspruchsvolle Rezepturen muss Wasser für Injektionszwecke zum Einsatz kommen). Praktisch gesehen kommen hier verschiedene Möglichkeiten in Betracht.

In einigen Apotheken kommen Ionenaustauscher zum Einsatz, in denen anorganische Salze herausgelöst werden, indem sie stattdessen an das Ionenaustauscherharz gebunden werden. Hierdurch kann eine chemische Reinheit des Wassers erzielt werden, die mikrobielle Belastung wird jedoch nicht gesenkt. Im Gegenteil können sich in Wasser, das im Ionenaustauscher steht, einige Keime sogar besonders gut vermehren. Daher muss das Wasser aus dem Ionenaustauscher im Anschluss entsprechend aufgereinigt werden. Neben dem Verwerfen des Vorlaufs ist es hier wichtig, das Wasser entweder für 5 Minuten zu kochen oder durch einen Sterilfilter zu geben. Das so aufbereitete Wasser kann dann für 24 Stunden als Gereinigtes Wasser für Rezepturzwecke verwendet werden.

Eine andere Möglichkeit ist die, Gereinigtes Wasser verpackt als „Bag-in-Box" zu kaufen. Diese Verpackung ist kontaminationsfrei, da bei der Entnahme von Wasser kein Kontakt mit der Umgebung zustande kommt. Wird der Hahn vor und nach Entnahme mit 2-Propanol 70 % desinfiziert und werden jeweils 10 ml Vorlauf verworfen, kann das Wasser ohne Aufarbeitung direkt in der Rezeptur verwendet werden.

Auch Wasser für Injektionszwecke kann in verschiedenen Gebindegrößen bezogen werden. Da jedoch ein Gebinde wegen des Kontaktes mit der Umgebung bei der Entnahme normalerweise nach Anbruch nur 24 Stunden ohne Aufreinigung verwendet werden soll, muss die Gebindegröße auf den Bedarf abgestimmt werden.

6

Ethanol

Ethanol ist chemisch C_2H_5OH und wird umgangssprachlich als „Alkohol" bezeichnet. In Ethanol lösen sich viele Substanzen, da er einerseits aufgrund der kurzen Kettenlänge und der OH-Gruppe noch relativ polar ist, aber dennoch schon eine etwas geringere Polarität als Wasser aufweist und damit chemisch vielen Wirkstoffen ähnlich ist.

Das Europäische Arzneibuch unterscheidet zwischen „Ethanol 96 % (V/V)" und „Wasserfreiem Ethanol". Ersteres ist die Variante, die in der Rezeptur hauptsächlich genutzt wird. Es handelt sich hierbei um ein azeotropes Gemisch aus reinem Ethanol und Wasser. Das bedeutet, dass durch Destillation keine weitere Aufreinigung des Ethanols möglich ist.

Im Gemisch mit Wasser hat Ethanol eine antimikrobielle Wirkung, die ab einer Konzentration von 15 % Ethanol als ausreichend für die Rezeptur angesehen wird. Dies hat gleichzeitig auch eine desinfizierende Wirkung von entsprechenden Dermatika zur Folge. Gleichzeitig trocknet Ethanol die Haut jedoch aus, wenn keine rückfettenden Substanzen in der Rezeptur enthalten sind.

Die orale Anwendung ethanolhaltiger Rezepturen ist grundsätzlich möglich, jedoch ist die Anwendbarkeit bei Kindern beschränkt. Auch trockene Alkoholiker sollten keine ethanolhaltigen Rezepturen verwenden. Es existiert eine weitergehende Kennzeichnungspflicht, die im Abschnitt Kennzeichnung weiter erläutert wird.

MERKE
Wird Ethanol mit Wasser gemischt, kommt es zum Phänomen der Volumenkontraktion. Dies bedeutet, dass eine Mischung aus 500 ml Wasser und 500 ml Ethanol nicht zum Gesamtvolumen von einem Liter führt, sondern zu weniger. Dies bedeutet ebenfalls, dass die Berechnung und Herstellung von solchen Ethanol-Wasser-Mischungen dieses Phänomen berücksichtigen muss (indem mit Einwaagen statt benötigtem Volumen gerechnet wird und indem die Massenprozente (m/m) für Berechnungen verwendet werden).

Dies führt dazu, dass Prozentangaben für Ethanol in Bezug auf die Konzentration ohne Zusatz nicht eindeutig sind. Es gibt für Ethanol-Wasser-Gemische zwei übliche Varianten:

- V/V bedeutet eine Angabe in Volumen pro Volumen. Ethanol 70 % (V/V) würde also bedeuten, dass 70 % des Gesamtvolumens das Volumen sind, das vom Ethanol eingenommen wird. Diese Konzentration wird als „Spiritus dilutus" bezeichnet.
- m/m bedeutet eine Angabe in Masse pro Masse. Der Spiritus dilutus weist eine Konzentration von 62,4 % (m/m) auf. Von der Gesamtmasse sind also nur 62,4 % auf die Masse des Ethanols zurückzuführen.

Die genaue Entsprechung von m/m und V/V inkl. der zugehörigen Dichte kann in Schritten von 0,1 % in der Ethanoltabelle der Ph. Eur. nachgeschlagen werden. Eine komfortable Hilfestellung für Ethanol-Wasser-Gemische in Schritten à 10 % bzw. 5 % ist im DAC/NRF zu finden und wird in ◘ Tab. 6.2 ebenfalls aufgeführt.

◘ **Tab. 6.2** Ethanol-Wasser-Gemische nach DAC/NRF

Gewünschte Konzentration V/V	Entsprechende Konzentration m/m	Benötigte Masse Ethanol 96 %	Benötigte Masse Wasser (jeweils ad 100 g)	Dichte in g/ml (ungefähre Angabe)
90 %[1]	85,7 %	91,3 g	8,7 g	0,83 g/ml
80 %	73,5 %	78,3 g	21,7 g	0,86 g/ml
70 %[2]	62,4 %	66,5 g	33,5 g	0,89 g/ml
60 %	52,1 %	55,5 g	44,5 g	0,91 g/ml
50 %	42,4 %	45,2 g	54,8 g	0,93 g/ml
45 %	37,8 %	40,2 g	59,8 g	0,94 g/ml
40 %	33,3 %	35,5 g	64,5 g	0,95 g/ml
30 %	24,6 %	26,2 g	73,8 g	0,96 g/ml
25 %	20,4 %	21,7 g	78,3 g	0,97 g/ml
20 %	16,2 %	17,3 g	82,7 g	0,97 g/ml

[1] Ethanol 90 % = Spiritus, [2] Ethanol 70 % = Spiritus dilutus

Ist es nötig, andere Mischungen herzustellen, so kann das Mischungskreuz angewendet werden. Dabei muss jedoch unbedingt mit den (m/m-)Prozentangaben und entsprechenden Einwaagen anstelle von Volumenangaben gerechnet werden, da es beim Mischen eben keinen Massenverlust gibt, sondern „nur" die oben erwähnte Volumenkontraktion. Die benötigten Angaben sind dann der Ethanoltabelle (Ph. Eur., Band 1, 5.5) im Europäischen Arzneibuch zu entnehmen.

Beispiel

In der Apotheke wird ein Liter Ethanol 45 % (V/V) benötigt, als Ausgangsstoffe stehen jedoch nur „Spiritus" und Wasser zur Verfügung. „Spiritus" hat dabei eine Konzentration von 90 % (V/V).

Zunächst müssen alle Angaben in Massen und % (m/m) umgewandelt werden. Wir nutzen dabei zur Veranschaulichung die Ethanoltabelle in der Ph. Eur., deren Angaben genauer sind als die Angaben in ◘Tab. 6.2. Das sieht aus wie folgt:

Ethanol 45 % (V/V) entspricht Ethanol 37,8 % (m/m) mit einer Dichte von 0,93954 g/ml. Die gewünschten 1000 ml entsprechen also 1000 ml × 0,93954 g/ml = 939,54 g.

Diese 939,54 g enthalten nun 939,54 × 0,378 = 355,14612 g reinen Ethanol, den wir aus dem „Spiritus", also Ethanol 90 % (V/V), gewinnen müssen. Diese Konzentration entspricht 85,66 % (m/m).

Wenn nun (gerundet) 355,15 g einen Anteil an der Gesamtmasse von 85,66 % ausmachen, müssen wir gerundet 355,15 g ÷ 0,8566 = 414,6 g des Spiritus einwiegen.

Die Restmasse von 939,54 g – 414,6 g = 524,94 g besteht dann aus Wasser.

Zum Vergleich hier einmal die Rechnung mit dem Mischungskreuz. Auch hier muss mit % (m/m) gerechnet werden:

85,66 % ＼ ／ 37,8 — 37,8 ÷ 85,66 % = 44,13 % von 939,54 g = 414,6 g Spiritus
37,8 %
0 % ／ ＼ 47,86 — 47,86 ÷ 85,66 % = 55,87 % von 939,54 g = 524,9 g Wasser
85,66

Führen wir einmal die Gegenrechnung durch, um zu schauen, was passiert, wenn eine volumetrische Herstellung erfolgen würde. Wir nehmen also an, wir wollen den 90%igen Ethanol genau auf die halbe Konzentration verdünnen, indem wir 500 ml Ethanol 90 % (V/V) abmessen, ins Becherglas geben und dann 500 ml Wasser (separat abgemessen) zusetzen.

Anhand der Dichte von 0,82918 g/ml haben wir damit 414,59 g Spiritus vorgelegt, die 355,14 g reinen Ethanol enthalten. Setzen wir 500 ml Wasser (Dichte 1 g/ml) dazu, so ergibt sich eine Gesamtmasse von 914,59 g.

Der Anteil an reinem Ethanol in der Gesamtmasse 914,59 g entspricht 355,14 g = 38,83 % (m/m). Dies entspricht laut Ethanoltabelle etwa einem Gehalt von 46,1 % (V/V).

Diese Mischung hat eine Dichte von 0,93755 g/ml, womit wir anhand der Gesamtmasse ein Gesamtvolumen von 914,59 g ÷ 0,93755 g/ml = 975,5 ml erzielt haben. Es fehlen letztlich etwa 25 ml, wohingegen der Ethanolgehalt etwa 1 % zu hoch ist.

Der Fehler ist umso stärker ausgeprägt, je stärker sich die verwendeten Konzentrationen des Ethanols unterscheiden und je größer die verwendeten Volumina sind.

2-Propanol

Auch bei 2-Propanol (Isopropanol) handelt es sich um einen Alkohol – korrekt wäre auch die Bezeichnung Isopropylalkohol. Er enthält eine CH_2-Gruppe mehr als Ethanol und ist daher etwas lipophiler, aufgrund seiner OH-Gruppe aber dennoch noch so hydrophil, dass er mit Wasser komplett mischbar ist.

2-Propanol wird in einer Konzentration von 70 % (V/V) als Oberflächendesinfektionsmittel eingesetzt. In der Rezeptur wird es in Lösungen zur Anwendung auf der Haut verwendet, wo sich die desinfizierenden Eigenschaften und das Lösevermögen für viele Stoffe gut ergänzen. Nach Applikation verflüchtigt sich der 2-Propanol jedoch schnell, was auf der Haut einen kühlenden Effekt bewirkt. Es führt dabei gleichzeitig dazu, dass zuvor aufgrund des 2-Propanols gelöste Substanzen ausfallen könnten, sofern nicht weitere lösungsvermittelnde Zusätze in der Rezeptur enthalten sind. Eine orale Anwendung ist aufgrund oraler Toxizität zu vermeiden.

Auch die Mischung von 2-Propanol und Wasser erfolgt (wie für Ethanol bereits beschrieben) unter Volumenkontraktion. Daher muss auch hier beim Mischen darauf geachtet werden, die benötigten Bestandteile abzuwiegen und nicht nach Volumen zu dosieren. Es gibt für 2-Propanol keine ausführliche Tabelle im Europäischen Arzneibuch, aber im DAC sind in Anlage L analog zu den Ethanol-Wasser-Gemischen auch Vorgaben für 2-Propanol-Wasser-Gemische aufgeführt, die in ◘ Tab. 6.3 ebenfalls zu finden sind.

◘ **Tab. 6.3** 2-Propanol-Wasser-Gemische nach DAC/NRF

Gewünschte Konzentration V/V	Benötigte Masse 2-Propanol (entsprechend der korrespondierenden % m/m)	Benötigte Masse Wasser (jeweils ad 100 g)	Dichte in g/ml (ungefähre Angabe)
90 %	86,6 g	13,4 g	0,82
80 %	74,4 g	25,6 g	0,85
70 %	63,1 g	36,9 g	0,875
60 %	52,6 g	47,4 g	0,90
50 %	42,3 g	57,7 g	0,925
40 %	33,0 g	67,0 g	0,945
30 %	24,5 g	75,5 g	0,96
20 %	16,3 g	83,7 g	0,975
10 %	8,1 g	91,9 g	0,985

Glycerol

Glycerol ist eine hygroskopische Flüssigkeit, die einen leicht süßlichen Geschmack hat. Es ist (fast) farblos, geruchlos und hat eine sirupartige Konsistenz. Es kann mit Wasser, Ethanol und Propylenglycol vermischt werden und ist unlöslich in fetten Ölen. Unter Lichteinfluss kommt es mit Zinkoxid zu Verfärbungen. Auch mit Eisenverbindungen tritt in Gegenwart von Phenolen oder Salicylaten eine Verfärbung auf. Es kann sowohl in oralen als auch in dermalen Zubereitungen eingesetzt werden.

Glycerol bildet die Grundstruktur von Fetten und Partialglyceriden: Die drei OH-Gruppen (**o** Abb. 6.1) können mit bis zu 3 Fettsäureresten verestert werden. So entstehen dann Mono-, Di- oder Triglyceride.

Propylenglycol

Propylenglycol ist ebenfalls eine klare und farblose Flüssigkeit, die etwas dickflüssiger ist als Wasser. Es ist stark hygroskopisch und hat hervorragende Löseeigenschaften. Es kann sowohl äußerlich als auch innerlich angewendet werden. Es lässt sich mit Ethanol, Wasser, Glycerol und anderen hydrophilen Lösemitteln mischen, ist jedoch unlöslich in fetten Ölen. Bei einer Konzentration von über 20 % bezogen auf die wässrige Phase hat es ausreichende antimikrobielle Eigenschaften, um einen Konservierungsmittelzusatz überflüssig zu machen. Es kann dabei jedoch die Aufnahme von Wirkstoffen über die Haut beschleunigen, was nicht in allen Fällen erwünscht ist.

Macrogole

Macrogole (auch Polyethylenglycole) sind Polymere, die in verschiedenen Kettenlängen im Europäischen Arzneibuch monographiert sind. Als hydrophile Lösemittel kommen dabei vor allem die flüssigen Vertreter Macrogol 300 und Macrogol 400 infrage. Die Zahl steht dabei für das mittlere Molekulargewicht. Höhermolekulare Macrogole wie Macrogol 1000 oder Macrogol 1500 sind feste Substanzen. Alle Macrogole sind in Wasser unbegrenzt oder sehr leicht löslich, bis zu Macrogol 1500 auch in Ethanol 96 % (V/V). In fetten Ölen sind sie praktisch unlöslich.

Die pharmazeutisch relevanten Macrogole weisen die in Abbildung 6.1 gezeigte Mäanderstruktur auf, bei der die Sauerstoffmoleküle in der Kette jeweils nach außen zeigen, wodurch die Ausbildung von Wasserstoffbrücken zu Wassermolekülen optimal möglich ist.

Die Viskosität der flüssigen Macrogole ist etwas höher als die von Wasser. Beachtet werden muss eine Inkompatibilität mit Substanzen, die phenolische OH-Gruppen aufweisen.

Typischerweise werden die flüssigen Macrogole in äußerlich anzuwendenden Arzneimitteln genutzt, feste Macrogole kommen auch in oralen Arzneiformen zum Einsatz.

Lipophile Lösemittel

Fette Öle

Bei fetten Ölen handelt es sich um lipophile Flüssigkeiten, deren Struktur auf Glycerol basiert, das mit drei Fettsäureresten zu einem Triglycerid (also einem Fett) verestert wird. Diese Fettsäurereste sind entweder so kurz, dass die Substanz flüssig ist, oder weisen Doppelbindungen auf, die bei Raumtemperatur eine Annäherung der Moleküle zu einem Feststoff verhindern. In der Rezeptur sind die häufigsten Vertreter dieser Gruppe die

Mittelkettigen Triglyceride, Erdnussöl und Rizinusöl. Auch andere fette Öle kommen zum Einsatz.

Mittelkettige Triglyceride weisen an den Resten hauptsächlich eine Kettenlänge (ohne Doppelbindungen) von 8 oder 10 Kohlenstoffatomen auf. Sie werden synthetisch hergestellt und sind chemisch stabil. Sie sind in Wasser unlöslich, aber leicht löslich in Ethanol oder 2-Propanol. Die Viskosität liegt etwas über der von Wasser. Sie können sowohl für perorale Lösungen als auch für Lösungen zur Anwendung auf der Haut eingesetzt werden. Auch in mehrphasigen Zubereitungen können sie eingesetzt werden.

Erdnussöl ist ein raffiniertes Öl aus der Erdnuss, deren Samen bis zu 50 % fettes Öl enthalten, das zu über 90 % aus Triglyceriden besteht. Der häufigste Bestandteil im Fettsäurespektrum ist die ungesättigte Ölsäure, wodurch Erdnussöl vergleichsweise schnell ranzig wird. In der Rezeptur kommt es aufgrund seiner Hautfreundlichkeit vor allem für äußerliche Anwendungen zum Einsatz.

Rizinusöl wird aus Rizinussamen gewonnen und besteht ebenfalls hauptsächlich aus Triglyceriden. Die vorhandenen Fettsäurereste bestehen zu über 95 % aus ungesättigten Fettsäuren. Eine weitere Besonderheit ist eine OH-Gruppe am Ricinolsäurerest, die dem Rizinusöl besondere Lösemitteleigenschaften verleiht. Rizinusöl ist vergleichsweise stabil und wird in dermalen Zubereitungen als Fettkomponente eingesetzt.

Octyldodecanol

Bei Octyldodecanol handelt es sich um einen langkettigen Alkohol, bei dem die OH-Gruppe in der Mitte des Moleküls ist. Octyldodecanol ist in Wasser unlöslich, aber mit Ethanol mischbar. Im NRF wird Octyldodecanol besonders häufig als Lösemittel für Salicylsäure in Rezepturen zur äußeren Anwendung genutzt.

Flüssige Wachse

Wachse sind Ester aus einer Fettsäure und einem (Fett-)Alkohol. Als für die Rezeptur relevante Vertreter sind vor allem Isopropylmyristat (IPM), Isopropylpalmitat (IPP) und Oleyloleat zu nennen.

IPM und **IPP** sind Ester aus 2-Propanol und der entsprechenden Fettsäure. In fetten Ölen und Ethanol sind sie leicht löslich, in Wasser und Glycerol jedoch unlöslich. Sie werden in Dermatika vor allem mit dem Ziel eingesetzt, die Verteilung der Zubereitung auf der Haut zu erleichtern („Spreitbarkeit"). Zusätzlich beschleunigen sie die Aufnahme von Wirkstoffen.

Oleyloleat weist zwei ungesättigte Fettsäurereste auf. Es löst sich in Paraffin und fetten Ölen, jedoch nicht in Ethanol oder Wasser. Wegen der Doppelbindungen ist es oxidationsempfindlich. Es wird als Ölkomponente in Zubereitungen zur Anwendung auf der Haut eingesetzt.

6.1.4 Hilfsstoffe für Lösungen

Neben Substanzen, die der Verbesserung der Löslichkeit, der Erzielung eines bestimmten pH-Werts, der chemischen Stabilisierung (Antioxidanzien) oder der Konservierung dienen, können weitere Hilfsstoffe zugesetzt werden, die dazu bestimmt sind, den Geschmack der Zubereitung zu verbessern oder ihr eine bestimmte Farbe zu verleihen. Einige davon werden im folgenden Abschnitt (▸ Kap. 6.1.5) erwähnt.

Außerdem können Substanzen mit dem Ziel zugesetzt werden, die Viskosität der Lösung zu erhöhen, um beispielsweise ihre Anwendung zu erleichtern. Hierzu werden häufig Gelbildner eingesetzt, jedoch in niedrigerer Konzentration, als es zur Ausbildung von halbfesten Gelen erforderlich ist. Sie werden in ▸ Kap. 9 und ▸ Kap. 10 beschrieben.

6.1.5 Charakteristika verschiedener Lösungen (Beispiele)

Im Folgenden werden einige Lösungen vorgestellt, die verschiedene Besonderheiten bei der Herstellung aufweisen. Das soll die unterschiedlichen Anforderungen an die Vorgehensweise bei der Herstellung von Lösungen in der Apotheke verdeutlichen. Einige dieser Beispiele finden sich aufgrund ihrer Relevanz für die Apothekenrezeptur auch im Übungsteil (▸ Kap. 6.6).

Edetathaltige Benzalkoniumchlorid-Stammlösung 0,1 % (NRF S.18.)

Benzalkoniumchlorid wird als Konservierungsmittel (z. B. in Augentropfen) normalerweise in einer Konzentration von 0,01 % verwendet und dabei mit Natriumedetat kombiniert. Da Augentropfen in einer maximalen Ansatzgröße von 10 g abgegeben werden, ist eine direkte Einwaage des Konservierungsmittels mit der erforderlichen Genauigkeit nicht möglich (hier würde man nur 1 mg der Benzalkoniumchlorid-Lösung benötigen, was weniger als ein Tropfen ist (ein Tropfen wiegt laut DAC Anlage E 20 mg). Stattdessen kommt die hier beschriebene Stammlösung zum Einsatz, von der dann für einen Ansatz von 10 g die Einwaage 1,0 g beträgt. 100 g der Stammlösung pH 4,6 bestehen aus:

Benzalkoniumchlorid-Lösung (500 g/l)	0,197 g
Natriumedetat	1,0 g
Wasser für Injektionszwecke	ad 100,0 g

Aus Gründen der Wägbarkeit wird das Benzalkoniumchlorid im Becherglas vorgelegt (hier kann verdunstendes Wasser den Wägevorgang beeinträchtigen, daher soll er relativ schnell gehen, ein Überschuss an Konzentrat kann mit einem Glasstab aus dem Becherglas entfernt werden), abgewogenes Natriumedetat wird ergänzt und dann mit Wasser auf die benötigte Masse aufgefüllt. Zur Bestimmung des pH-Werts wird eine Probe der Lösung abgenommen, und Indikatorstäbchen oder -papier werden über einen Zeitraum von zwei Minuten eingetaucht (tüpfeln führt hier erfahrungsgemäß zu niedrigen Werten).

Konserviertes Wasser DAC

Konserviertes Wasser ist keine Stammlösung zur Dosierung von Konservierungsmitteln, die die Einwaage erleichtern soll, sondern es stellt einen Hauptbestandteil der damit hergestellten Rezepturen dar. 100 g der Zubereitung bestehen aus:

Propyl-4-hydroxybenzoat	0,025 g
Methyl-4-hydroxybenzoat	0,075 g
Gereinigtes Wasser	ad 100,0 g

Zur Herstellung sind verschiedene Möglichkeiten beschrieben, alle beinhalten die Verwendung von siedendem Wasser. Die einfachste Methode ist, einen Teil des Wassers aufzukochen, die Feststoffe darin zu lösen und dann den heißen Ansatz bis zur Endmasse mit Wasser aufzufüllen. Die Lagertemperatur soll 15 °C nicht unterschreiten, da dann das Propyl-4-hydroxybenzoat nicht mehr in Lösung bleiben, sondern als feine Partikel ausfallen

6

würde (die sich auch nur schlecht wieder auflösen lassen). Es kann aber auch fertig gekauft werden.

Die enthaltenen Konservierungsmittel sind Teil der Stoffklasse der Parabene, deren Einsatz zum Teil durchaus problematisch ist. So soll z. B. bei Kindern ganz auf die Anwendung von Propyl-4-hydroxybenzoat verzichtet werden, da hormonähnliche Wirkungen zu befürchten sind.

Zuckersirup DAB

Zuckersirup DAB wird auch als Sirupus simplex bezeichnet. Er hat einen süßen Geschmack sowie eine hohe Viskosität und kann z. B. zur Herstellung von Hustensaft oder Fruchtsirup verwendet werden. 100 g bestehen aus:

Saccharose	64 g
Gereinigtes Wasser	ad 100 g

Die Auflösung des Zuckers muss unter Kochen erfolgen, wobei eine Siedezeit von zwei Minuten eingehalten werden soll. Der fertige Sirup darf nicht zu kalt aufbewahrt werden, um das Auskristallisieren von Zucker zu vermeiden. Auch er ist vorgefertigt erhältlich.

Cordes® Basis Lösung

Diese vorgefertigte Grundlage vereinigt mehrere Lösemittel und lösungsfördernde Substanzen. Sie ist zur dermalen Applikation konzipiert. Sie enthält:

- 2-Propanol, Gereinigtes Wasser und Propylenglycol als Lösemittelgemisch. 2-Propanol sorgt zusätzlich für einen kühlenden Effekt auf der Haut.
- Povidon erhöht die Viskosität und trägt zur Haftung auf der Haut bei.
- Die Tenside Polysorbat 20 und Polysorbat 80 tragen durch Mizellbildung dazu bei, dass sich viele schlecht wasserlösliche Substanzen in dieser Grundlage lösen.
- Hydroxypropylcellulose erhöht ebenfalls die Viskosität und macht die Lösung so besser dermal applizierbar.

In der ZRB sind diverse Rezepturen aufgeführt, die auf dieser Grundlage basieren. Nicht verwechselt werden sollte diese Basislösung mit der „Solutio Cordes®“, die den Wirkstoff Natriumbituminosulfonat enthält.

Salicylsäure-Aknespiritus 5 %/10 % (NRF 11.23.)

Diese äußerlich anzuwendende Lösung ist für eine Gesamtmasse von 100 g wie folgt zusammengesetzt:

Salicylsäure	5 g oder 10 g
Propylenglycol	10 g
2-Propanol	40 g
Gereinigtes Wasser	ad 100 g

Salicylsäure ist in 2-Propanol und in Propylenglycol leicht löslich, in Wasser jedoch schwer löslich. Daher wird sie zunächst im Gemisch aus Propylenglycol und 2-Propanol gelöst (Verdunstungsverluste von 2-Propanol müssen ergänzt werden), bevor das Wasser zugesetzt wird. Das Propylenglycol erfüllt hier unter anderem die Aufgabe, die Salicylsäure auch noch nach der Anwendung auf der Haut in Lösung zu halten, um eine Kruste aus Salicylsäure auf der Haut zu vermeiden, die sonst durch Verdunsten des 2-Propanols entstehen würde.

Ethanolhaltige Erythromycin-Lösung 4 % (ZRB D06-29)

Auch diese Lösung ist zur Anwendung auf der Haut gedacht. 100 g bestehen aus:

Erythromycin	4,0 g
Citronensäure (wasserfrei)	0,4 g
Ethanol 96 % (V/V)	50,0 g
Gereinigtes Wasser	ad 100,0 g

Hinweis: Für Erythromycin ist ein Einwaagekorrekturfaktor zu beachten.

Zur Herstellung werden dabei zunächst Erythromycin und Citronensäure in Ethanol gelöst, bevor anschließend das Wasser zugegeben wird. Anderenfalls würde der Lösungsvorgang deutlich mehr Zeit in Anspruch nehmen. Die Citronensäure ist notwendig, um die Stabilität von Erythromycin zu gewährleisten, die etwa bei einem pH-Wert von 8,5 liegt. Da das Erythromycin selbst in Lösung einen basischeren pH-Wert bewirkt, muss eine Anpassung erfolgen. Erythromycin ist zudem ein Arzneistoff, der häufig mit einem Mindergehalt vorliegt und dessen Einwaage entsprechend korrigiert werden muss.

6

Chlorhexidindigluconat-Mundspüllösung 0,1 %/0,2 % (NRF 7.2.)

Wie der Name dieser Rezeptur bereits verrät, handelt es sich um eine Lösung zur antiseptischen Spülung der Mundhöhle. 100 g dieser Lösung sind für die 0,1%ige Konzentration wie folgt zusammengesetzt:

Chlorhexidindigluconat-Lösung (220 g/l)	0,532 g
Sorbitollösung 70 % (nicht kristallisierend)	36,0 g
Pfefferminz-Farbmittel-Konzentrat „Blau“ (NRF S.21.)	0,1 g
Gereinigtes Wasser	ad 100 g

Das Farbmittel-Konzentrat dient sowohl zur Färbung als auch dazu, der Rezeptur einen minzigen Geschmack zu verleihen, der neben der durch das Sorbitol eingebrachten Süße den bitteren Geschmack von Chlorhexidindigluconat überdecken soll. Es besteht aus 0,5 % Patentblau V, 60 % Macrogol-40-glycerolhydroxystearat (einem nichtionischen Emulgator), das zur Aufnahme der 10 % Pfefferminzöl in die Mizellen und damit zur Lösungsvermittlung für das Pfefferminzöl benötigt wird. Weitere 10 % bestehen aus Propylenglycol, der Rest (19,5 %) ist Gereinigtes Wasser. Die Verwendung dieses Konzentrats ist deswegen nötig, weil zum einen die Einwaage des Farbstoffs aufgrund der geringen Menge für übliche Rezepturansätze zu niedrig ist. Außerdem erfordert die Einarbeitung von Pfefferminzöl für klare wässrige Lösungen eine Aufnahme in Mizellen. Es ist aufgrund des Propylenglycols und der niedrigen Wasserkonzentration mikrobiell nicht anfällig. Aufgrund der hohen Viskosität kann es nicht mittels Tropfer dosiert werden, sondern die Dosierung muss beispielsweise mit einer Kolbenpipette erfolgen.

Die eigentliche Herstellung der Mundspüllösung kann durch Vermischen aller Bestandteile im Becherglas erfolgen. Zur Dosierung wird ein Messbecher beigefügt, da die Einzeldosis 10–15 ml beträgt.

Ölige Cannabidiol-Lösung (NRF 22.10.)

Diese Lösung zur oralen Anwendung ist grundsätzlich sehr einfach zusammengesetzt, da sie außer dem Wirkstoff Cannabidiol nur Mittelkettige Triglyceride als lipophiles Lösemittel enthält. Die Besonderheiten in Bezug auf die Zusammensetzung und die Herstel-

Tab. 6.4 Zusammensetzung der Cannabidiol-Lösung NRF 22.10.

	50 mg/ml	100 mg/ml	200 mg/ml	400 mg/ml
Cannabidiol	5,0 g	10,0 g	20,0 g	40,0 g
Mittelkettige Triglyceride	ad 94,9 g	ad 95,3 g	ad 96,0 g	ad 97,4 g

lung liegen dann im Detail. Da die Lösung volumetrisch dosiert wird, muss bei der Herstellung die Dichte der Rezeptur berücksichtigt werden, um die richtige Dosierung zu erzielen. Die Dichte der Rezeptur ist dabei vorrangig von der Dichte der verwendeten Mittelkettigen Triglyceride abhängig. Hier unterscheiden sich die im Handel erhältlichen Sorten leicht, da sie in der genauen Zusammensetzung der Triglyceride voneinander abweichen. Die Angaben hier (entsprechend der im NRF) beziehen sich auf die Mittelkettigen Triglyceride „Miglyol® 812 N" mit der Dichte von 0,9454 g/ml. In Abhängigkeit vom Gehalt an Cannabidiol ist die Lösung für ein Gesamtvolumen von 100 ml wie folgt zusammengesetzt (Tab. 6.4).

Das Cannabidiol wird unter Erwärmen im Öl gelöst, wobei für die niedrigste Konzentration eine Temperatur von etwa 40 °C ausreicht, während die höheren Konzentrationen etwa auf 70 °C erhitzt werden müssen (knapp unter dieser Temperatur schmilzt Cannabidiol).

Da die Dosierung für die Patienten individuell angepasst werden muss, ist die Dosierhilfe abhängig von der benötigten Dosis. Tagesdosen liegen zwischen dem unteren zweistelligen und dem mittleren dreistelligen Milligrammbereich. Niedrige Einzeldosen können mit einer Hubpumpe dosiert werden. Ein Hub hat ein Volumen von 0,033 ml und enthält für die Konzentration 50 mg/ml eine Einzeldosis von 1,65 mg Cannabidiol. Andernfalls kann auf eine Dosierung mittels Kolbenpipette zurückgegriffen werden.

6.2 Herstellung

6.2.1 Allgemeine Vorgehensweise

Im einfachsten Fall erfolgt die Herstellung von Lösungen im Becherglas unter Rühren mit einem Glasstab. Eine weitere Möglichkeit ist die Verwendung einer Magnetrührplatte oder die Herstellung direkt im Abgabegefäß.

MERKE
Bereits bei der Herstellung muss berücksichtigt werden, ob die Dosierung der Lösung später nach Volumen erfolgen wird. Dies ist vor allem für orale Lösungen der Fall, bei denen eine relativ niedrige Dosis angewendet werden soll.

Hierbei ist die Kenntnis des Gesamtvolumens der Lösung (bzw. eine Herstellungsvorschrift, die dies berücksichtigt) erforderlich. Gerade bei der Verwendung nichtwässriger

Lösemittel ist die Dichte der Lösung oft abweichend von 1 g/ml (wie sie viele wässrige Lösungen zumindest im niedrigen Konzentrationsbereich näherungsweise noch aufweisen). Sofern die Zusammensetzung der Rezeptur so angegeben ist, dass am Ende auf ein bestimmtes Volumen (z. B. 100 ml) aufgefüllt werden soll, eignet sich beispielsweise die Herstellung (bzw. das letzte Auffüllen) im Messzylinder – sofern sich die Rezeptur im Anschluss möglichst komplett in das Abgabegefäß überführen lässt. Eine andere Möglichkeit ist es, das Abgabegefäß zu kalibrieren (bzw. entsprechend geeignete Gefäße zu nutzen), um direkt hier auf das Endvolumen aufzufüllen.

Bei der Herstellung wird im Allgemeinen das Lösemittel vorgelegt, und die feste Substanz wird dann im Anschluss zugegeben. So wird die Ausbildung verklumpender Bodensätze vermieden. Je schlechter die Substanz löslich ist, umso kleiner sollten die Partikel sein. Es kann sinnvoll sein, Pulver zu diesem Zweck in einer rauen Reibschale zu zerkleinern (Arbeitsschutzmaßnahmen beachten, um das Einatmen wirkstoffhaltiger Stäube zu vermeiden).

Bei Lösung mehrerer Substanzen werden diese alle nacheinander gelöst, wobei, wenn aufgrund der Mengen und Löslichkeiten möglich, immer abwechselnd Lösemittel und zu lösende Substanzen zugegeben werden, um zu vermeiden, dass lokal zu hohe Konzentrationen aufeinandertreffen, wodurch es zu Ausfällungen kommen könnte.

Besteht eine Rezeptur aus einem Gemisch mehrerer Lösemittel für einen Wirkstoff, wird der Wirkstoff im Allgemeinen zunächst in dem Bestandteil gelöst, in dem er die größte Löslichkeit aufweist (das geht am schnellsten). Im Anschluss werden dann die weiteren Lösemittel zugesetzt.

Sollen ätherische Öle gelöst werden, werden diese ganz am Schluss zugesetzt, da sie leicht flüchtig sind und keinem langen offenen Prozess ausgesetzt werden sollten.

6.2.2 Dosierung und Abfüllung

Die Frage nach der Abmessung der Einzeldosis durch den Patienten bestimmt das gewählte Abgabegefäß und die ggf. benötigten Hilfsmittel.

Bei den meisten oralen Lösungen ist eine genaue Dosierung relativ kleiner Volumina erforderlich. Sie werden hierzu meist in Braunglasfläschchen oder braune PET-Fläschchen abgefüllt, die mit verschiedenen Dosierhilfen kombiniert werden können. Die Art der Dosierhilfe richtet sich nach der Dosis, die genau genug abmessbar sein muss, und nach der Beschaffenheit der Rezeptur.

Die früher übliche Verwendung von Tropfeinsätzen zur Dosierung sollte heute eher die Ausnahme sein, da sich auch kleine Einzeldosen mit oralen Kolbenpipetten geeigneter Skalierung sehr genau abmessen lassen. Müssen hingegen Tropfen gezählt werden, so sind neben dem Verzählen auch die Position des Tropfers, eventuelle Verstopfungen und die Viskosität der Flüssigkeit, die von der Temperatur beeinflusst wird, Fehlerquellen.

Orale Kolbenpipetten sind dazu gedacht, dass die Lösung über Kopf aus der Flasche entnommen wird. Damit dies sauber möglich ist, muss ein entsprechender Einsatz in die Flaschenöffnung eingesetzt werden. Außerdem muss beachtet werden, ob dann der Verschluss noch genügend dicht ist – ggf. muss zudem auch auf einen kindersicheren Verschluss gewechselt werden. In der Praxis hat sich dabei gezeigt, dass nicht alle Flaschen, Verschlüsse und Dosiersysteme untereinander kompatibel sind. Entsprechende Untersuchungen des Zentrallaboratoriums Deutscher Apotheker können als Hinweis auf geeignete Kombinationen dienen. Weitere Hinweise zu diesen Kolbenpipetten befinden sich in ▸Kap. 7.

Eine andere (jedoch meist weniger genaue) Möglichkeit der Dosierung oraler Lösungen bieten Pipettenmonturen mit Saughütchen, Lochkappe und graduierter innen hängender Glaspipette, die in verschiedenen Größen und Graduierungen sowie für verschiedene Gewindeöffnungen erhältlich sind. Ihre Handhabung ist jedoch gerade für Reste weniger komfortabel. Hier erfordert die Dosierung zunächst ein Umfüllen, z. B. in eine Verschlusskappe, um die Pipettenskala ablesen zu können.

Für größere Volumina, bei denen die Einzeldosis nicht so exakt abmessbar sein muss wie für hochwirksame orale Lösungen, können Messbecher oder Messlöffel als Dosierhilfen beigelegt werden.

Lösungen, die als Nasenspray verwendet werden sollen, werden in eine Braunglasflasche mit einem entsprechenden Sprayaufsatz verpackt. Dieser ist für verschiedene Einzeldosen erhältlich.

Für Ohrentropfen gibt es entsprechende Tropfaufsätze, unter Umständen sind auch Pipettenverschlüsse geeignet.

Lösungen zur dermalen Applikation können in Flaschen abgefüllt werden, die bei Bedarf einen Tropf- oder Spritzeinsatz enthalten. Vor allem bei Tropfeinsätzen muss hier beachtet werden, dass sie für die Viskosität der Flüssigkeit geeignet sind.

6.3 Konservierung

Wässrige Lösungen müssen im Normalfall konserviert werden. Nur wenn der Arzt dies explizit ausschließt oder wenn ein antimikrobieller Hilfs- oder Wirkstoff in ausreichender Konzentration enthalten ist, kann auf die Konservierung verzichtet werden.

Für orale Lösungen eignen sich Sorbinsäure (evtl. mithilfe von Citronensäure aus Kaliumsorbat freigesetzt), Benzoesäure (evtl. mithilfe von Citronensäure aus Natriumbenzoat freigesetzt) oder die Parabene (Methyl- bzw. Propyl-4-hydroxybenzoat). Ihre Eigenschaften können in ▸Kap. 1.11 nachgelesen werden.

6.4 Kennzeichnung und Abgabe

6.4.1 Allgemeines

Gerade für wässrige und ethanolische Lösungen ist es wichtig, die Art der Anwendung ganz klar zu kennzeichnen, da es für Lösungen vielfältige Anwendungsmöglichkeiten gibt.

Sofern ausnahmsweise eine Rezeptur hergestellt wird, die mittels Tropfermontur dosiert werden soll, muss auf dem Etikett angegeben werden, wie viele Tropfen für 1 ml oder 1 g der Zubereitung benötigt werden. Zusätzlich muss die korrekte Dosierung für die Einzeldosis vermerkt sein.

Beispielhaft zeigt ○Abb. 6.2 ein Etikett für die Lidocainhydrochlorid-Lösung 1 % mit Dexpanthenol (NRF 7.13.), die als anästhesierende Lösung zur Anwendung in Mundhöhle und Rachen zum Einsatz kommt.

Emma Muster	Lidocainhydrochlorid-Lösung 1 % mit Dexpanthenol (NRF 7.13.)	
Lösung zur Anwendung in der Mundhöhle: Mehrmals täglich unverdünnt auf die betroffenen Mundschleimhautpartien auftragen oder den Mund mit der Lösung spülen	**50 g**	
	Lidocainhydrochlorid	0,5 g
	Dexpanthenol	2,5 g
Hergestellt am: 18.01.2024 Verwendbar bis: 19.07.2024	Sonstige Bestandteile: Glycerol 85 %, Propyl-4-hydroxybenzoat, Methyl-4-hydroxybenzoat, Citronensäure, Propylenglycol, Gereinigtes Wasser	
Apotheke, Beispielstr. 1 13245 Musterstadt		

Abb. 6.2 Etikett für eine Lösung

6.4.2 Analgetika-Warnhinweis

Die Analgetika-Warnhinweis-Verordnung gilt für nicht verschreibungspflichtige orale und rektale Darreichungsformen (auch Rezepturarzneimittel), die Acetylsalicylsäure, Dexibuprofen, Diclofenac, Ibuprofen, Naproxen, Paracetamol, Phenazon oder Propyphenazon enthalten (sofern sie nicht ausschließlich zur Thrombozytenaggregationshemmung vorgesehen sind). Entsprechende Rezepturarzneimittel müssen wie folgt gekennzeichnet werden: „Ohne ärztlichen Rat nicht länger anwenden als von der Apothekerin oder vom Apotheker empfohlen!"

6.4.3 Ethanol-Warnhinweis

Bis zum 12.04.2022 mussten ethanolhaltige Oralia ab einem Gehalt von 0,05 g Ethanol in der Einzeldosis laut der Arzneimittelwarnhinweis-Verordnung mit einem Warnhinweis („Enthält … Vol.-% Alkohol.") gekennzeichnet werden.

Diese Verpflichtung ist in der Verordnung einer Übergangsregelung gewichen, die beschreibt, wer wie lange entsprechend gekennzeichnete Arzneimittel in den Verkehr bringen darf. Rezepturarzneimittel werden hier nicht mehr aufgeführt (aufgrund der zeitlichen Nähe der Abgabe), Defekturarzneimittel, die unter früher geltenden Regelungen mit dem Warnhinweis gekennzeichnet wurden, durften bis zum 30.6.2023 noch damit in den Verkehr gebracht werden, danach nicht mehr.

Stattdessen ist nun im Paragrafen 14 der ApBetrO, der die Kennzeichnung von Rezepturarzneimitteln beschreibt, ein Hinweis aufgenommen worden, dass weitere Inhaltsstoffe entsprechend den wissenschaftlichen Erkenntnissen deklariert werden müssen. Der entsprechende Stand der Wissenschaft wird in der Besonderheitenliste des BfArM aufgeführt. Hier ist in Bezug auf Ethanol vorgegeben, dass die Angabe „enthält … mg Alkohol (Ethanol) pro … (Dosiereinheit)" auf der äußeren Umhüllung bzw. dem Behältnis aufgebracht wird, ohne dass weitere Unterteilungen in Abhängigkeit vom Ethanolgehalt existieren. Weitere Hinweise hierzu sind in ▸ Kap. 1 aufgeführt.

6.5 Prüfungen

6.5.1 Inprozesskontrollen

Lösungen sollten grundsätzlich frei von sichtbaren Partikeln sein. Das Erkennen von Partikeln in Braunglasgefäßen ist erschwert, daher sollte diese Prüfung nicht erst nach dem Abfüllen durchgeführt werden, sondern nach jedem Löseschritt. Das Vorhandensein von Partikeln ist am besten zu erkennen, wenn das Gefäß unter kurzer Bewegung (Schwenken) gegen das Licht gehalten und dann ohne weitere Bewegung betrachtet wird. Partikel wären dadurch zu erkennen, dass sie noch weiter im Kreis schwimmen.

Vor allem für viele wässrige Lösungen ist der pH-Wert eine geeignete Kontrollmöglichkeit. Er kann bereits während der Herstellung überprüft oder ggf. sogar eingestellt werden. Dabei sollte bevorzugt eine Tüpfelmethode gewählt werden, bei der mit einem Glasstab kleinste Mengen der Flüssigkeit auf einen geeigneten Indikatorstreifen getüpfelt werden. So wird die Kontamination oder Verfärbung des gesamten Ansatzes vermieden. Vorgaben sind den entsprechenden Rezepturvorschiften zu entnehmen.

6.5.2 Endkontrollen

Als Erstes ist auch hier die **Freiheit von Partikeln** zu nennen, wobei diese in Abhängigkeit vom Abgabegefäß visuell unterschiedlich gut beurteilt werden kann. Auch die Farbe kann (sofern eine charakteristische Färbung vorhanden ist) als einfache Kontrollgröße dienen (wobei auch hier im Braunglas die Beurteilung erschwert wird).

Der **pH-Wert** einer wässrigen Zubereitung ist nicht nur als Inprozesskontrolle, sondern auch als Endkontrolle häufig ein geeignetes Qualitätsmerkmal (und zwar immer dann, wenn sauer oder basisch reagierende Substanzen enthalten sind). Vorgaben sind den entsprechenden Rezepturvorschriften zu entnehmen.

Gerade für Lösungen, die nicht nur eine geringe Wirkstoffkonzentration in Wasser enthalten, weicht die **Dichte** oft deutlich von 1 g/ml ab und kann daher zur Endkontrolle dienen. Da die Entnahme einer Probe (um z. B. 1 ml zu wiegen) die Abgabemenge reduziert, sollte hier bevorzugt die Masse eines auf Volumen hergestellten Arzneimittels ermittelt werden. Dafür muss die Tara des Abgabegefäßes bekannt sein. Im Rahmen der Defektur könnte aber auch 1 ml der Zubereitung (z. B. mit einer kleinen Spritze abgemessen) auf der Analysenwaage ausgewogen werden, um so direkt anhand der abgelesenen Masse die Dichte in g/ml zu ermitteln.

Die **Viskosität** der Zubereitung kann in der Apotheke in der Regel nicht gemessen werden, jedoch ist es mit einer gewissen Erfahrung durchaus möglich, zwischen beispielsweise ethanolischen, angedickten wässrigen und öligen Lösungen anhand des Fließverhaltens im Abgabegefäß zu unterscheiden.

Für Tropfen zum Einnehmen verlangt das Europäische Arzneibuch die Überprüfung der Dosierung und Gleichförmigkeit der Dosierung. Dies ist in der Praxis nicht für jede einzelne Rezeptur umsetzbar (zumal es sich um eine Prüfung handelt, die eine Entnahme von Zubereitung erfordert). Es ist jedoch ratsam, die in der Apotheke verwendeten Tropfaufsätze hinsichtlich ihrer generellen Eignung für bestimmte Rezepturtypen (je nach Vorkommen z. B. alkoholische Lösungen, wässrige Lösungen etc.) zu prüfen. Da jedoch Tropfermonturen nur in Ausnahmefällen verwendet werden sollten, sei an dieser Stelle auf die Beschreibung der entsprechenden Prüfung in der weitergehenden Literatur verwiesen, z. B. im DAC/NRF.

SPICKZETTEL	
Diffusion	Wenn ein einzelnes Molekül ohne äußere Einwirkung auf die andere Seite einer (unterschiedlich gearteten) Grenzschicht wandert, bezeichnet man das als Diffusion. Das Wort stammt vom lateinischen „diffundere", was so viel heißt wie verstreuen oder ausbreiten. Diffusion wird durch Konzentrationsunterschiede angetrieben.
endotherm	Endotherme Reaktionen benötigen Zufuhr von Energie von „außen", um abzulaufen.
exotherm	Bei exothermen Reaktionen wird Energie an die Umgebung abgegeben.
Hydratation	Spezialfall der Solvatation – hier mit Wasser als Lösemittel
hydrophil	„Wasserliebend": Hydrophile Substanzen lösen sich gut in Wasser und schlecht in Fett.
lipophil	„Fettliebend": Lipophile Substanzen lösen sich nicht in Wasser, dafür aber in fettigen Flüssigkeiten.
Mizelle	Ein (im hier relevanten Konzentrationsbereich) kugelförmiges Gebilde aus Tensidmolekülen. In Wasser ist die Oberfläche der Kugel hydrophil und ihr Inneres lipophil.
Polarität	Polare Moleküle weisen Atome von stark unterschiedlicher Elektronegativität auf. Sauerstoff (O) ist z. B. sehr elektronegativ, während Kohlenstoff (C) oder Wasserstoff (H) nur eine geringe Elektronegativtät aufweisen. Eine OH-Gruppe an einem Gerüst mit vielen Kohlen- und Wasserstoffen ist daher z. B. ein polares Element, während reine Ketten aus Kohlenstoff und Wasserstoff nicht polar sind. Eine besonders polare Substanz ist Wasser.
Solvatation	Das Umhüllen von Molekülen einer gelösten Substanz mit Molekülen des Lösemittels

ZUSAMMENFASSUNG

- Lösungen sind klare Flüssigkeiten, bei denen die einzelnen gelösten Moleküle von Lösemittelmolekülen umgeben vorliegen.
- Die maximal lösliche Menge einer Substanz in einem Lösemittel wird durch ihre (Sättigungs-)Löslichkeit beschrieben.
- Die Temperatur beeinflusst die Löslichkeit von Substanzen – je nach Substanz in unterschiedlicher Weise.
- Um die Löslichkeit in Wasser zu erhöhen, kommen häufig Emulgatoren (Tenside) oder Cosolvenzien (andere Lösemittel) zum Einsatz.
- Eine Lagerung im Kühlschrank kann zur Ausfällung von Substanzen führen, die bei Raumtemperatur gelöst vorliegen.
- Im Arzneibuch wird die Löslichkeit von Substanzen in Kategorien von „sehr leicht löslich" bis „praktisch unlöslich" beschrieben.
- Wie schnell sich eine Substanz auflöst, hängt von der Partikelgröße, der Dicke der Diffusionsschicht (durch Bewegung beeinflusst), der Löslichkeit, der schon gelösten Substanzmenge und dem Diffusionskoeffizienten (beeinflusst durch Viskosität, Temperatur etc.) ab.
- Wird zur Herstellung von Lösungen in der Rezeptur Wasser verwendet, benötigt man (meist) Gereinigtes Wasser oder (seltener) Wasser für Injektionszwecke.
- Weitere hydrophile Lösemittel sind Ethanol, 2-Propanol, Macrogol, Propylenglycol.
- Beim Mischen von Wasser mit Ethanol oder 2-Propanol kommt es zur Volumenkontraktion. Daher müssen solche Mischungen immer unter Berücksichtigung der % m/m hergestellt werden, wobei die Abmessung nicht nach Volumen erfolgen soll, sondern die Bestandteile abgewogen werden.
- Die wichtigsten lipophilen Lösemittel in der Rezeptur sind fette Öle, Octyldodecanol und flüssige Wachse.
- Soll eine Substanz in einem Lösemittelgemisch gelöst werden, löst man sie zuerst im Bestandteil, in dem sie sich am besten löst, und gibt weitere Bestandteile später hinzu.
- Im Normalfall soll die Herstellung von Lösungen ohne Erhitzen erfolgen. Nur bei Lösungen, die sich bei der Herstellung abkühlen, darf vorsichtig auf Raumtemperatur erwärmt werden, um den Prozess zu beschleunigen. Weitere Ausnahmen sind in standardisierten Rezepturen beschrieben.
- Für Inprozess- und Endkontrollen kommen vor allem die Partikelfreiheit, der pH-Wert und (begrenzt) die Viskosität der Lösung infrage. Farbe, Geruch und Schaumbildung können in bestimmten Fällen ebenfalls geprüft werden.

6.6 Praktische Übungen

6.6.1 Bestimmung der Löslichkeit von Substanzen

Bestimmen Sie nach den Vorgaben im Europäischen Arzneibuch (5.11 Zum Abschnitt „Eigenschaften" in Monographien) die Löslichkeit von:

a) Harnstoff in Propylenglycol,
b) Salicylsäure in 2-Propanol,
c) Erythromycin in Mittelkettigen Trigylceriden.

Absolvieren Sie hierzu die angegebene Reihenfolge aus dem Zusatz definierter Lösemittelmengen und „lösen" Sie, bis Sie eine klare Lösung erhalten. „Lösen" bedeutet, die Mischung 1 Minute kräftig zu schütteln und dann 15 Minuten bei 25,0 ± 0,5 °C stehen zu lassen. Anschließend wird geprüft, ob noch Feststoff vorhanden ist (◻ Tab. 6.5).

◻ **Tab. 6.5** Bestimmung der Löslichkeit

	Prüfung	Fragen	Ergebnis
1	Geben Sie 100 mg fein gepulverte Substanz in ein Reagenzglas mit Stopfen und setzen Sie 0,1 ml des Lösemittels zu.	Lässt sich diese Mischung „lösen"?	Sehr leicht löslich
2	Setzen Sie 0,9 ml Lösemittel zu.	Lässt sich diese Mischung „lösen"?	Leicht löslich
3	Setzen Sie 2,0 ml Lösemittel zu.	Lässt sich diese Mischung „lösen"?	Löslich
4	Setzen Sie 7,0 ml Lösemittel zu.	Lässt sich diese Mischung „lösen"?	Wenig löslich
5	Nun werden 10 mg fein gepulverte Substanz in einem Reagenzglas mit Stopfen mit 10,0 ml Lösemittel versetzt.	Lässt sich diese Mischung „lösen"?	Schwer löslich
6	Der letzte Schritt besteht in der Mischung von 1 mg fein gepulverter Substanz mit 10 ml des Lösemittels (ebenfalls im Reagenzglas mit Stopfen).	Lässt sich diese Mischung „lösen"?	Sehr schwer löslich. Anderenfalls ist die Substanz praktisch unlöslich im Lösemittel.

6.6.2 Volumenkontraktion von Mischungen aus Wasser und Ethanol oder 2-Propanol

Geben Sie in einen tarierten Messkolben 250 ml Ethanol 96 % (V/V) oder 2-Propanol. Füllen Sie auf 500 ml mit Wasser auf.

a) Welche Masse hat die Mischung?
b) Welche Dichte lässt sich aus Masse und Volumen berechnen?
c) Welcher Ethanolkonzentration in % (V/V) und % (m/m) entspricht das laut Ethanoltabelle (Europäisches Arzneibuch 5.5)?
d) Welchem zugesetzten Volumen an Wasser entspricht das?
e) Welche Volumenkontraktion hat hier also stattgefunden?
f) Berechnen Sie, welche Masse Ethanol 96 % oder 2-Propanol noch zugesetzt werden muss, um eine Konzentration von 70 % (V/V) zu erreichen, und stellen Sie die Mischung her. Kontrollieren Sie das Ergebnis anhand der Dichte.

6.6.3 Konserviertes Wasser DAC

Stellen Sie 500 g Konserviertes Wasser DAC mithilfe der „Flaschenmethode" her. Sie benötigen hierfür die folgenden Substanzen:

Propyl-4-hydroxybenzoat	0,125 g
Methyl-4-hydroxybenzoat	0,375 g
Gereinigtes Wasser	ad 500,0 g

Verreiben Sie einen Überschuss der beiden Feststoffe (im richtigen Verhältnis von 1 + 3) in einer rauen Reibschale zu einem feinen Pulver und wiegen Sie die benötigte Menge der Verreibung ab. Bringen Sie einen Überschuss an Wasser zum Sieden. Tarieren Sie eine genügend große Braunglasflasche (Platz zum Schütteln!). Spülen Sie diese mit siedendem Wasser aus und wiegen Sie das benötigte siedende Wasser ein. Geben Sie sofort die Feststoffe hinzu, verschließen Sie die Flasche und schütteln Sie diese kräftig durch. Achten Sie auf einen geeigneten Hitzeschutz. Lassen Sie die Flasche bis zum Erkalten stehen und prüfen Sie auf Schwebstoffe.

Sollten Schwebstoffe vorhanden sein, filtrieren Sie die Lösung durch einen Papierfilter. Dabei sollen die ersten 20 ml verworfen oder mit dem Rest des Ansatzes erneut filtriert werden.

6.6.4 Pädiatrische Dexamethason-Lösung 0,1 mg/ml (Zusammensetzung nach ZRB 010-08)

Stellen Sie 100 ml der folgenden Lösung her:

Dexamethason (mikrofein)	0,01 g
Ethanol 96 % (V/V)	2,43 g
Gereinigtes Wasser	3,0 g
Sorbitol-Lösung 70 % (nicht kristallisierend)	ad 100,0 ml

Kalibrieren Sie eine Braunglasflasche mithilfe von 100 g Wasser auf ein Volumen von 100 ml. Wiegen Sie den Wirkstoff ab und legen Sie dann in einem kleinen Becherglas Ethanol 96 % vor, geben Sie den Wirkstoff hinzu und lösen Sie ihn zügig. Geben Sie das Wasser hinzu und vermischen Sie den Ansatz. Ergänzen Sie ggf. verdunsteten Ethanol und überführen Sie die Lösung in die kalibrierte Flasche. Setzen Sie nun die Sorbitol-Lösung bis zum benötigten Volumen hinzu. Versehen Sie die Flasche mit einer oralen Kolbenpipette.

6.6.5 Hydrophile Clotrimazol-Lösung 1 % (NRF 11.40.)

Stellen Sie 50 g der folgenden Lösung her:

Clotrimazol (mikrofein)	0,5 g
Macrogol 400	ad 50,0 g

Lösen Sie das Clotrimazol unter Erwärmen im Macrogol und füllen Sie die Zubereitung in eine Flasche mit Pipettenverschluss ab.

6.6.6 Salicylsäure-Aknespiritus 5 % (NRF 11.23.)

Stellen Sie 100 g der folgenden Rezeptur her:

Salicylsäure	5,0 g
Propylenglycol	10,0 g
2-Propanol	40,0 g
Gereinigtes Wasser	ad 100,0 g

Legen Sie 2-Propanol vor, lösen Sie die Salicylsäure ohne Wärmeanwendung und ergänzen Sie das Propylenglycol. Ergänzen Sie Verdunstungsverluste mit 2-Propanol, bevor Sie mit Wasser auf das Endvolumen auffüllen. Füllen Sie den Aknespiritus in eine Polyethylenflasche mit Spritzeinsatz oder ein anderes geeignetes Abgabegefäß.

6.6.7 Ethanolhaltige Erythromycin-Lösung 4 % (ZRB D06-29)

Stellen Sie 50 g der folgenden Zubereitung her:

Erythromycin	2,0 g
Citronensäure (wasserfrei)	0,2 g
Ethanol 96 % (V/V)	25,0 g
Gereinigtes Wasser	ad 50,0 g

Legen Sie Ethanol 96 % vor und lösen Sie Erythromycin und Citronensäure darin. Ergänzen Sie das Wasser und ersetzen Sie Verdunstungsverluste mit Ethanol 96 %. Füllen Sie die Zubereitung in eine Braunglasflasche.

6.6.8 Metronidazol 1 % alkoholische Lösung mit Cordes® Basis Lösung (ZRB D06–58)

Stellen Sie 50 g der folgenden Lösung her:

Metronidazol (mikrofein)	0,5 g
Cordes® Basis Lösung	ad 50,0 g

Wiegen Sie hierzu das Metronidazol in einem mit Glasstab tarierten Becherglas ab und geben Sie die Cordes® Basis Lösung unter Rühren dazu. Vermeiden Sie Verdunstungsverluste durch Abdecken des Becherglases und zügiges Arbeiten.

Entwerfen Sie ein Etikett für die Zubereitung. Dieses muss neben den üblichen Angaben auch den Hinweis „vor Gebrauch schütteln“ enthalten, da es bei der Lagerung dieser Rezeptur zur Bildung von Schlieren kommen kann. Diese beeinträchtigen die Qualität der Zubereitung nicht, da sie sich durch Schütteln leicht auflösen lassen.

6.6.9 Chlorhexidindigluconat-Mundspüllösung 0,1 %/0,2 % (NRF 7.2.)

Stellen Sie 100 g der folgenden Mundspüllösung her:

Chlorhexidindigluconat-Lösung (220 g/l)	0,532 g
Sorbitollösung 70 % (nicht kristallisierend)	36,0 g
Pfefferminz-Farbmittel-Konzentrat „Blau“ (NRF S.21.)	0,1 g
Gereinigtes Wasser	ad 100,0 g

Stellen Sie bei Bedarf zunächst das Farbmittel-Konzentrat her. 100 g haben die folgende Zusammensetzung:

Patentblau V	0,5 g
Macrogol-40-glycerolhydroxystearat	60,0 g
Pfefferminzöl	10,0 g
Propylenglycol	10,0 g
Gereinigtes Wasser	ad 100,0 g

Verrühren Sie den Farbstoff und den Emulgator in einer Fantaschale, bis Sie eine gleichmäßige Paste erhalten. Setzen Sie dann Wasser und Propylenglycol zu und verarbeiten Sie alles zu einer gleichmäßig blauen Flüssigkeit. Ergänzen Sie schließlich unter Rühren das Pfefferminzöl.

Für die Mundspüllösung wiegen Sie alle Bestandteile in ein Becherglas ein und vermischen die Flüssigkeiten mit einem Glasstab. Füllen Sie die Lösung in eine Braunglasflasche.

6.7 Theoretische Aufgaben

FRAGEN

● leicht ●● mittel ●●● schwer

●

1. Nennen Sie drei hydrophile und zwei lipophile Lösemittel.
2. Vergleichen Sie die Geschwindigkeit der Löslichkeit von mikronisierter Salicylsäure und Salicylsäure als feines Pulver und begründen Sie Ihre Antwort.

●●

1. Erklären Sie, welche Funktion Tenside in einer Lösung erfüllen können.
2. Erläutern Sie, welches Phänomen auftritt, wenn Ethanol oder 2-Propanol mit Wasser gemischt werden.

●●●

1. Berechnen Sie, welche Masse an Wasser Sie brauchen, um aus Ethanol 45 % (V/V) und Ethanol 90 % (V/V) einen Liter Ethanol 70 % (V/V) herzustellen. Nutzen Sie die Ethanoltabelle (Kapitel 5.5 im Europäischen Arzneibuch) als Nachschlagewerk für die benötigten Angaben.
2. Erläutern Sie, welche Faktoren die Lösungsgeschwindigkeit einer Substanz laut der Gleichung nach Noyes-Whitney beeinflussen.
3. Definieren Sie, was es bedeutet, wenn eine Substanz „leicht löslich" in einem Lösemittel ist.

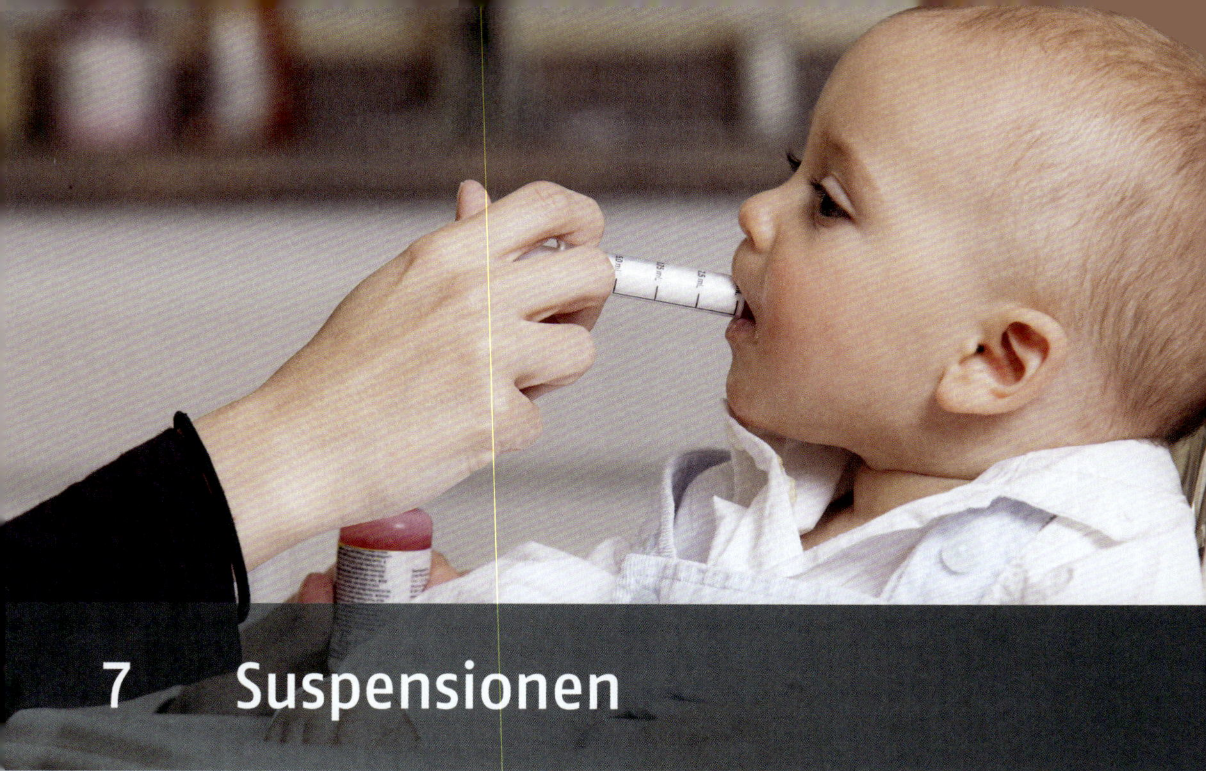

7 Suspensionen

Dr. Kirsten Seidel

Das Wort Suspension stammt aus dem Lateinischen und bedeutet so viel wie „in der Schwebe lassen". Diese Bezeichnung kommt daher, dass in einer solchen Zubereitung Wirkstoffpartikel in einer Flüssigkeit „schweben" – zumindest für den Moment der Dosierung. Eine große Herausforderung besteht daher darin, dass in jeder Einzeldosis genau richtig viele Partikel vorhanden sind. Zu diesem Zweck müssen Suspensionen direkt vor der Anwendung geschüttelt werden, da sie meistens dazu neigen, dass sich die Teilchen während der Lagerung am Boden ansammeln. Aufgrund vieler möglicher Wechselwirkungen zwischen den Bestandteilen und kaum überschaubarer Auswirkungen auf die Stabilität sollten Suspensionen nur anhand geprüfter und standardisierter Rezepturen hergestellt werden.

7.1 Allgemeines zur Arzneiform

7.1.1 Einordnung

Wie auch Lösungen (▸ Kap. 6) und Emulsionen (▸ Kap. 8) sind Suspensionen im Europäischen Arzneibuch nicht als eigenständige Darreichungsform monographiert, sondern können vielfältig eingesetzt werden, zum Beispiel als:

- flüssige Zubereitungen zum Einnehmen,
- flüssige Zubereitungen zur kutanen Anwendung,
- intravesikale Zubereitungen,
- Parenteralia,
- Zubereitungen in Druckbehältnissen,
- Zubereitungen zur Anwendung am Auge,
- Zubereitungen zur Anwendung am Ohr,
- Zubereitungen zur Anwendung in der Mundhöhle,
- Zubereitungen zur Inhalation,
- Zubereitungen zur nasalen Anwendung,
- Zubereitungen zur rektalen Anwendung,
- Zubereitungen zur vaginalen Anwendung.

Dementsprechend gibt es auch keine allgemeinen Anforderungen an Suspensionen, sondern diese ergeben sich aus dem beabsichtigten Verwendungszweck. Da es sich um Zubereitungen handelt, bei denen feste Partikel in einer Flüssigkeit verteilt sind, ist es essenziell, dass mindestens im Moment der Dosierung eine gleichmäßige Verteilung der Partikel gewährleistet ist (die durch Aufschütteln der Zubereitung direkt vor dem Dosieren erreichbar sein muss).

Die Größe der einzelnen Partikel wird im Europäischen Arzneibuch nicht mit einer konkreten Zahl belegt, sondern es besteht nur die Anforderung, dass die Partikelgröße „geeignet" sein soll. Beispielsweise können dabei auf der Haut größere Partikel toleriert werden als im Auge. In der Rezeptur spielen Suspensionen zur dermalen oder peroralen Anwendung die größte Rolle.

7.1.2 Eigenschaften

Instabilitätserscheinungen

Suspensionen sind Zubereitungen, die bei imaginärer ewiger Lagerung praktisch immer (physikalisch) instabil sind. Das Ziel in der Rezeptur ist es, das Fortschreiten von Instabilitätsprozessen einerseits langsam und andererseits durch Schütteln reversibel zu gestalten, damit eine Anwendung als Arzneiform überhaupt möglich ist.

Die folgenden Phänomene können dabei in Abhängigkeit von der Zusammensetzung der Suspensionen auftreten:

- Sedimentation: Die Partikel sinken auf den Boden.
- Flotation: Die Partikel schwimmen nach oben.
- Flockung: Mehrere Partikel lagern sich zusammen.
- Veränderung der Partikelgrößenverteilung. Kleine Partikel verschwinden, und große Partikel wachsen, die sogenannte Ostwald-Reifung.
- Caking: Es entsteht ein verkrusteter Bodensatz, der sich nicht mehr aufschütteln lässt.

Einige davon müssen komplett vermieden werden, andere dürfen in einem gewissen Maß auftauchen, da sie die Qualität nicht dauerhaft stören. Im Folgenden geht es genau darum: Wie können bestimmte Phänomene vermieden oder „harmlos gestaltet" werden?

Beeinflussung der Qualität

Bei der Sedimentation lassen sich zwei **Mechanismen** unterscheiden: Entweder sackt ein lockeres Gerüst aus festen Partikeln immer weiter in sich zusammen (das Sedimentvolumen wird über die Zeit immer geringer, bezeichnet als absetzende oder behinderte Sedimentation), oder es baut sich langsam ein Bodensatz auf, der immer größer wird (aufstockende oder freie Sedimentation), weil alle Partikel entsprechend ihrer unterschiedlichen Größe unterschiedlich schnell sedimentieren. Die größten Partikel kommen zuerst am Boden an, und die kleineren Partikel folgen später. Im ersten Fall resultiert ein lockeres und gut aufschüttelbares Sediment, während das anwachsende Sediment im zweiten Fall durch eine dichte Packung der einzelnen Partikel sehr fest zusammenhaften kann – das oben erwähnte Caking.

Die **Sedimentationsgeschwindigkeit** hängt nach dem Stokes'schen Gesetz von den folgenden Faktoren ab:

- Partikelgröße: größere Partikel sedimentieren schneller als kleinere Partikel (dies gilt auch für stabile Agglomerate aus kleinen Partikeln).
- Viskosität der äußeren Phase: Je höher viskos die äußere Phase (also die Flüssigkeit) ist, desto langsamer bewegen sich die Partikel.
- Differenz der Dichte zwischen Partikeln und Flüssigkeit: In den meisten Fällen haben die Partikel eine größere Dichte als die Flüssigkeit und sinken daher nach unten („Sedimentation"). Kommt es zur Bildung von Flocken oder werden schlecht benetzbare Feststoffe eingesetzt, kann die Dichte durch Einschluss oder Anlagerung von Luft so stark sinken, dass diese nicht mehr sedimentieren, sondern nach oben schwimmen („Flotation"). Würde es gelingen, die Dichte beider Phasen exakt aneinander anzupassen, so würde weder Sedimentation noch Flotation auftreten.

Die wichtigsten Phänomene hierbei sind die Partikelgröße und die Viskosität der Flüssigkeit.

MERKE
Je kleiner die Partikel und je höher die Viskosität der äußeren Phase, umso stabiler ist die Suspension.

Die **Ausbildung von Agglomeraten** oder sogar einem festen **Sedimentkuchen** am Boden des Gefäßes wird unter anderem durch die folgenden Faktoren beeinflusst:

- Oberflächenladung der Partikel: Sind die Partikel gleichsinnig aufgeladen, stoßen sie sich gegenseitig ab, und es kann nicht zur Ausbildung fester Agglomerate kommen.
- Große Geometrien (z. B. PEG-Ketten) an der Oberfläche der Partikel können verhindern, dass sich die Partikel einander annähern.
- Lösungsphänomene können dazu führen, dass sich die Partikel an der Oberfläche anlösen und miteinander verkrusten, daher sollten die suspendierten Partikel absolut unlöslich in der umgebenden Flüssigkeit sein.

- Über gezielte Modifikationen der Oberflächenladung und Kombination unterschiedlich geladener Substanzen können bewusst lockere Flocken erzielt werden, die ein lockeres und daher gut aufschüttelbares Sediment bilden.
- Eine besonders breite Partikelgrößenverteilung (also das gleichzeitige Vorhandensein von Partikeln sehr unterschiedlicher Größen) kann durch eine sehr dichte Packung der Partikel im Sediment dazu führen, dass es verklebt und sich nicht aufschütteln lässt.

Insgesamt lässt sich aus der Vielzahl dieser Faktoren herleiten, dass die Zusammensetzung einer Suspension ihre Stabilität so stark beeinflusst, dass von der Herstellung nicht standardisierter Suspensionen unbedingt abgeraten wird. Berücksichtigt man obendrein auch noch Anforderungen wie den Geschmack oraler Suspensionen oder das Verhalten dermaler Suspensionen auf der Haut, wird dies umso klarer.

In den letzten Jahren wurde dennoch der Weg in Richtung von „Universallösungen" beschritten, indem Suspensionsgrundlagen entwickelt wurden, die mit einer Vielzahl an Wirkstoffen zu Suspensionen verarbeitet werden können. Hierbei ist einerseits die industriell gefertigte Grundlage SyrSpend® zu nennen und andererseits die NRF-Stammzubereitung und DAC-Grundlage „Grundlage für Suspensionen zum Einnehmen NRF S.52.".

7.1.3 Anwendungsgebiete

Suspensionen für die orale Anwendung erfreuen sich in den letzten Jahren immer größerer Beliebtheit, da sie in vielen Fällen die niedrig dosierten Kapseln ersetzen können, deren qualitätsgerechte Herstellung sehr anspruchsvoll ist (zur Komplexität der Herstellung von Kapseln vergleiche ▸ Kap. 4). Zum Einsatz kommen z. B. eine Pädiatrische Omeprazol-Suspension 2 mg/g (ZRB O01–03), eine Ibuprofen-Suspension in verschiedenen Stärken (z. B. ZRB O13–19 zur Überbrückung von Lieferengpässen) oder auch die Hydrocortison-Suspension NRF 34.2. in Konzentrationen von 1 mg/ml oder 10 mg/ml.

Ein weiteres Beispiel für eine orale Suspension ist die im NRF unter „Antidote" aufgenommene Kohle-Suspension NRF 19.5.

Die äußerliche Anwendung von Suspensionen (z. B. Zinkoxid-Schüttelmixtur DAC, optional mit diversen Zusätzen) ist schon lange bekannt und ein Standard-Einsatzgebiet zur Behandlung (sub)akuter Ekzeme bei trockener Haut.

Weitere Applikationswege für Suspensionen aus der Rezeptur können auch die nasale (z. B. Triamcinolonacetonid-Nasensuspension ZRB N03–01) oder die buccale Anwendung (z. B. Nystatin-Suspension ZRB B01–02) sein.

7.2 Herstellung

7.2.1 Allgemeine Vorgehensweise

Bei der Herstellung kann grundsätzlich zwischen der manuellen Herstellung in der Fantaschale und der Herstellung mithilfe hochtouriger Rotor-Stator-Systeme (z. B. Ultra-Turrax™) unterschieden werden.

In der **Fantaschale** werden die Feststoffe (die für die meisten Suspensionen entweder mikronisiert bezogen werden sollten oder mit einem geeigneten Verfahren noch zerkleinert werden müssen) vorgelegt und dann mit einem Bestandteil des Dispersionsmittels oder der gesamten flüssigen Phase angerieben. Bei der Verwendung eines **Rotor-Stator-Systems** wird die Flüssigkeit vorgelegt, und der Feststoff wird nach und nach unter Rühren zugegeben.

Da die dringende Empfehlung lautet, Suspensionen nur anhand von standardisierten Rezepturen herzustellen, muss hierbei jedoch auch immer ein Augenmerk auf ungewöhnliche Vorgehensweisen gelegt werden, die zum Erzielen einer hohen Qualität zum Teil unumgänglich sind.

7.2.2 Besonderheiten bei der Herstellung von Suspensionen

Das Abgabegefäß

Als Beispiel dient hier das Zinkoxidöl DAC (NRF 11.20.). Die Rezeptur ist wie folgt zusammengesetzt:

Zinkoxid	50,0 g
Natives Olivenöl	ad 100,0 g

Die Herstellung dieser sehr einfachen Rezeptur erfolgt, indem das Zinkoxid portionsweise mit dem Olivenöl angerieben wird. Zinkoxid wird bereits mit einer so geringen Partikelgröße geliefert, dass eine weitere Zerkleinerung oder Klassierung durch Sieben unnötig ist. Dennoch kommt es während der Lagerung der Suspension zur Sedimentation, weswegen ein Aufschütteln vor der Applikation notwendig ist (was grundsätzlich für alle Suspensionen gilt). Um dies zu ermöglichen, muss das Abgabegefäß ein genügend großes Volumen aufweisen – empfehlenswert ist dabei im Allgemeinen, ein Gefäßvolumen zu wählen, das der doppelten Ansatzgröße entspricht.

REZEPTURTIPP

Das Abgabegefäß von Suspensionen muss immer groß genug sein, dass der Patient die Suspension vor der Entnahme gut aufschütteln kann. Daher muss auch der Hinweis „Vor Gebrauch schütteln" gut sichtbar auf dem Gefäß aufgebracht sein. Auch bei der Abgabe sollte auf die Notwendigkeit des Schüttelns hingewiesen werden.

Anpassung der Viskosität der äußeren Phase

Das hier passende Beispiel ist die Ammoniumbituminosulfonat-Zinkoxidschüttelmixtur NRF 11.2. Die Rezeptur ist in der Stärke 5 % wie folgt zusammengesetzt:

Ammoniumbituminosulfonat	5,0 g
Bentonit	1,5 g
Zinkoxid	20,0 g
Talkum	20,0 g
Glycerol 85 %	30,0 g
Gereinigtes Wasser	ad 100,0 g

Die Herstellung erfolgt, indem die Feststoffe Bentonit, Zinkoxid und Talkum zunächst mit Glycerol angerieben werden. Im Anschluss wird (unter Ersetzung von Verdunstungsverlusten) kochendes Wasser zugefügt und verrührt (inkl. häufigem Abschaben). Am Ende wird das wasserlösliche Ammoniumbituminosulfonat zugesetzt.

Zinkoxid (5,68 g/ml) und Talkum (2,8 g/ml) weisen beide eine hohe Dichte auf, sodass trotz der hohen Viskosität der äußeren Phase (hier erzielt durch Glycerol und Bentonit; in der wirkstofffreien Zinkoxidschüttelmixtur ist kein Bentonit enthalten) eine deutliche Sedimentation beobachtet werden kann. Der Bentonitzusatz ist nötig, da die Viskosität der äußeren Phase durch das grenzflächenaktive Ammoniumbituminosulfonat abgesenkt wird. Soll also der Gehalt an Ammoniumbituminosulfonat verändert werden, so wird hier auch die Konzentration von Bentonit angepasst: Für 2,5 % Ammoniumbituminosulfonat werden nur 1,0 g Bentonit verwendet, während für 10 % Ammoniumbituminosulfonat bereits 2,0 g Bentonit eingesetzt werden.

MERKE
In vielen Suspensionen werden Hydrogelbildner (Bentonit, Tragant, Cellulosederivate) eingesetzt, um die Viskosität der äußeren Phase zu erhöhen und damit die Stabilität der Suspension zu verbessern.

Veränderte Reihenfolge der Verarbeitung

Hier dient die Hydrocortison-Suspension NRF 34.2. als Beispiel. Diese Rezeptur ist in der Stärke 1 mg/ml (Gesamtvolumen 100 ml) wie folgt zusammengesetzt:

Hydrocortison	0,1 g
Hochdisperses Siliciumdioxid (200 g/m^2)	0,1 g
Grundlage für Suspensionen zum Einnehmen DAC	ad 104,1 g

Eine Besonderheit bei der Herstellung in der Fantaschale ist, dass die beiden Feststoffe nicht vermischt werden, bevor sie mit der Grundlage angerieben werden. Zur Vermeidung von Agglomeraten werden beide Feststoffe getrennt mit Teilen der Grundlage klumpenfrei angerieben, bevor dann dem wirkstoffhaltigen Ansatz der andere zugesetzt wird, beide Ansätze vermischt werden und erst dann mit Grundlage auf die Gesamtmenge aufgefüllt wird. Die gleiche Vorgehensweise wird in den folgenden NRF-Rezepturen durchgeführt:

- Sildenafil-Suspension 10 mg/ml (NRF 10.7.),
- Melatonin-Suspension 2 mg/ml (NRF 17.6.),
- Spironolacton-Suspension 5 mg/ml (NRF 26.5.).

Gerade das klumpenfreie Anreiben der einzelnen Feststoffe ist entscheidend für die spätere Agglomeratfreiheit der Suspension. Im fertigen Ansatz ist es praktisch unmöglich, noch vorhandene Agglomerate ausreichend zu zerkleinern.

MERKE

NRF-Rezepturen, die einen Wirkstoff, Hochdisperses Siliciumdioxid und die DAC-Grundlage für Suspensionen zum Einnehmen enthalten, werden immer in zwei Ansätzen hergestellt, die später vereinigt werden, indem die Grundlage mit Siliciumdioxid der wirkstoffhaltigen Anreibung zugesetzt wird, um Wirkstoffverluste möglichst zu vermeiden. Die Entfernung von Agglomeraten muss zu Beginn der Herstellung in den Anreibungen für die einzelnen Ansätze erfolgen.

Herstellung aus Tabletten

Anhand der Levothyroxin-Suspension ZRB O38–02 soll eine Möglichkeit zur Herstellung von Suspensionen aus Tabletten gezeigt werden. Diese Suspension mit einer Konzentration von 25 µg/ml ist wie folgt zusammengesetzt:

L-Thyroxin 100 Tabletten	10,0 g
Glycerol (wasserfrei)	16,0 g
Gereinigtes Wasser	ad 40,0 ml

Die Tabletten werden zunächst in einer Fantaschale zerrieben. Damit dies gelingen kann, werden sie mit etwas wasserfreiem Glycerol übergossen und dann zerrieben (es erfolgt also eine Nassmahlung), bevor das restliche Glycerol zugesetzt wird. Dann wird in einem Messzylinder etwas Wasser vorgelegt, und die Suspension wird zugesetzt. Reste aus der Fantaschale werden mit Wasser ebenfalls in den Messzylinder gespült. Abschließend wird im Messzylinder auf das Endvolumen aufgefüllt. Nun erfolgt die Abfüllung in das Abgabegefäß, in dem die Suspension durch Schütteln homogenisiert wird.

Verwendung von SyrSpend®

Eine mögliche Beispielrezeptur lautet:

Hydrochlorothiazid	0,5 g
SyrSpend® SF PH4 Pulver	6,5 g
Gereinigtes Wasser	ad 100,0 ml

Bei SyrSpend® handelt es sich um eine Produktpalette verschiedener fertiger Suspensionsgrundlagen, die eine breite Anwendbarkeit in Kombination mit einer einfachen Herstellung versprechen. Es gibt dabei flüssige Varianten mit verschiedenen Aromen und einem pH-Wert von 4 sowie Pulver zur Herstellung von Grundlagen, die entweder ebenfalls einen pH-Wert von 4 oder einen leicht alkalischen pH-Wert aufweisen und so auch für säurelabile Wirkstoffe geeignet sind. Auch dieses kann auf Wunsch aromatisiert bezogen werden. Schließlich wurde ein Pulver speziell für den Einsatz in der Pädiatrie entwickelt, das anstelle des in der flüssigen Variante enthaltenen Natriumbenzoats als Konservierungsmittel Kaliumsorbat enthält.

Auf der Herstellerwebsite stehen verschiedene Materialien zur Hilfestellung zur Verfügung, unter anderem eine Kompatibilitätstabelle, Prüfanweisungen (mit Videos) und Informationen zur Verarbeitung.

NOCH MEHR INFOS
Hinter dem QR-Code sind weitere hilfreiche Informationen zur Verwendung von SyrSpend® zu finden.

Das in unserem Beispiel rezeptierte Hydrochlorothiazid ist laut Kompatibilitätstabelle wie folgt mit den verschiedenen SyrSpend®-Grundlagen kompatibel: Die Verarbeitung muss mit einer der sauren Grundlagen erfolgen. Bei Verwendung der flüssigen Grundlage ist vom Hersteller eine physikalische und chemische Stabilität in Konzentrationen von 2 mg/ml und 5 mg/ml bei Kühlschranklagerung über 90 Tage gezeigt worden. Die niedrigere Konzentration von 2 mg/ml ist auch bei Raumtemperatur über die gleiche Zeit stabil, die höhere Konzentration jedoch nicht. Da bei Verwendung des Pulvers (wie in unserem Beispiel gefordert) eine nicht konservierte Suspension entsteht, sollte die fertige Rezeptur im Kühlschrank gelagert werden und ist dort maximal 2 Wochen haltbar.

7

NOCH MEHR INFOS
Die Kompatibilitätstabelle der Firma Fagron enthält Informationen zur Konzentration, Lagerung und Kompatibilität von Rezepturen, die mit Syrpend® SF hergestellt werden (Stand 09/2023).

Zur Herstellung der Zubereitung wird zunächst das Pulver abgewogen und in das Abgabegefäß überführt, das eine geeignete Volumenmarkierung haben muss. Der Wirkstoff wird in einer geeigneten Partikelgröße zugesetzt (entweder wird mikronisierter Wirkstoff gekauft, oder der Wirkstoff wird in einer Reibschale zerkleinert) und mit dem Pulver SyrSpend® SF gut vermischt. Schließlich wird mit dem Wasser bis zur Markierung aufgefüllt, und der Inhalt wird durch kräftiges Schütteln gemischt. Falls durch Luftnester im Pulverbett das Gesamtvolumen nach dem Schütteln zu gering ist, kann erneut Wasser bis zur Markierung zugesetzt werden.

Für die Herstellung mit der flüssigen Grundlage wird die klassische Vorgehensweise gewählt, bei der der ggf. zerkleinerte Wirkstoff portionsweise mit der Grundlage verrieben wird. Wichtig ist es hierbei, die vorgefertigte Grundlage zunächst durch Schütteln etwas zu verflüssigen, um sie gut dosieren zu können. Die Abmessung der Grundlage kann volumetrisch im Messzylinder (oder einer großvolumigen Spritze) erfolgen. Weiterhin ist es möglich, durch Umrechnung anhand der Dichte auch „klassisch" gravimetrisch zu arbeiten.

Herstellung feiner Partikel durch vorangegangene Ausfällung

Eine sehr spezielle Herstellung von Suspensionen ist in der Hydrocortisonacetat-Suspension 0,5 % mit Lidocainhydrochlorid und Dexpanthenol NRF 7.14. etabliert. Sie besteht aus den folgenden Bestandteilen:

Hydrocortisonacetat	0,5 g
Lidocainhydrochlorid-Monohydrat	1,0 g
Dexpanthenol	5,0 g
Natriummonohydrogenphosphat-Dodecahydrat	0,05 g
Macrogol-40-glycerolhydroxystearat	0,2 g
Propylenglycol	40,0 g
Pfefferminzöl	0,15 g
Gereinigtes Wasser	ad 100,0 g

Außer dem Hydrocortisonacetat liegen alle Bestandteile gelöst vor. Um eine kleine Partikelgröße zu erzeugen, wird zur Herstellung zunächst Hydrocortisonacetat in Propylenglycol gelöst. Hierfür ist eine Temperatur von etwa 90 °C erforderlich. Beim Abkühlen fällt das Hydrocortison in Form eines feinen Niederschlags aus. Aus den übrigen Bestandteilen (außer dem Natriummonohydrogenphosphat-Dodecahydrat) wird eine wässrige Lösung hergestellt, die dann mit der Suspension vermischt wird. Um einen pH-Wert zwischen 6,0 und 6,5 zu erzielen, wird abschließend das Natriummonohydrogenphosphat-Dodecahydrat zugesetzt. Ein früherer Zusatz soll vermieden werden, damit keine freie Lidocain-Base ausfällt.

7.3 Konservierung

Suspensionen, die durch die Verteilung von Feststoffen in einer wässrigen Grundlage hergestellt werden, sind mikrobiell anfällig und sollten daher konserviert werden, wenn die Art der Anwendung es zulässt. Für die Auswahl des Konservierungsmittels muss die Applikationsart berücksichtigt werden:

Orale Suspensionen können bevorzugt mit Sorbin- oder Benzoesäure konserviert werden. Dies ist automatisch der Fall, wenn die Grundlage für Suspensionen zum Einnehmen DAC (konserviert mit Sorbinsäure, die aus Kaliumsorbat und Citronensäure in der Rezeptur entsteht) oder SyrSpend® in flüssiger Form verwendet wird.

Suspensionen, die auf der **Haut** angewendet werden, enthalten häufig einen großen Anteil an Zinkoxid, der sie wenig anfällig gegen Bakterien macht, wobei die Wirksamkeit gegen Schimmelpilze eingeschränkt sein kann. Aktuell gibt es jedoch keine Hinweise auf daraus resultierende Probleme, sofern die Herstellung entsprechender Suspensionen unter Beachtung der Hygienevorgaben erfolgt.

7.4 Kennzeichnung und Abgabe

Die **Größe des Abgabegefäßes** sollte so gewählt werden, dass genügend Platz ist, um ein vor der Anwendung entstandenes Sediment aufzuschütteln. Empfohlen wird dabei häufig, Gefäße zu nutzen, deren Volumen dem doppelten der Abgabemenge entspricht. Unter Umständen können auch kleinere Gefäße ein Aufschütteln ermöglichen, dies kommt auf den tatsächlichen Füllgrad an. Die **Kennzeichnung** muss dann auch unbedingt den Hinweis enthalten, dass der Inhalt vor dem Gebrauch geschüttelt werden muss. Ein beispielhaftes Etikett für eine Suspension zeigt ○ Abb. 7.1.

Emma Muster	Hydrocortison-Suspension 1 mg / ml (NRF 34.2.)
2-mal täglich 1,5 ml Suspension in die Wangentasche träufeln und bei aufrechter Körperhaltung schlucken lassen	**100 ml** 1 ml enthält 1 mg Hydrocortison Hydrocortison 0,1 g
Hergestellt am: 15.02.2024 Verwendbar bis: 16.08.2024 Apotheke, Beispielstr. 1 13245 Musterstadt **Vor Gebrauch schütteln!**	Sonstige Bestandteile: Hochdisperses Siliciumdioxid, Hydroxyethylcellulose 10000, Glucose-Monohydrat, Kaliumsorbat, Citronensäure, Gereinigtes Wasser

Abb. 7.1 Etikett für eine Suspension

7

MERKE

Weiterhin kann es sein, dass die Analgetika-Warnhinweis-Verordnung beachtet werden muss. Diese gilt für nicht verschreibungspflichtige orale und rektale Darreichungsformen (auch Rezepturarzneimittel), die Acetylsalicylsäure, Dexibuprofen, Diclofenac, Ibuprofen, Naproxen, Paracetamol, Phenazon oder Propyphenazon enthalten (sofern sie nicht ausschließlich zur Thrombozytenaggregationshemmung vorgesehen sind). Entsprechende Rezepturarzneimittel müssen wie folgt gekennzeichnet werden: „Ohne ärztlichen Rat nicht länger anwenden als von der Apothekerin oder vom Apotheker empfohlen!"

Welches Abgabegefäß für Suspensionen geeignet ist, hängt vom Verwendungszweck und der Dosierhilfe ab. Suspensionen zur **Anwendung auf der Haut** können in einem Weithalsglas (bevorzugt aus Braunglas) abgegeben werden. Aus hygienischen Gründen sollte ein Spatel beigelegt werden, durch dessen Nutzung eine Kontamination durch die Hände der Patienten vermieden werden kann.

Orale Suspensionen benötigten zudem eine **Dosierhilfe**, die ein möglichst genaues Abmessen der Dosis ermöglicht. In den meisten Fällen wird dies eine orale Kolbenpipette sein, die mit einem geeigneten Steckeinsatz geliefert wird, der genau in den Flaschenhals passen muss. Auf diesem Wege wird eine Entnahme über Kopf ermöglicht, die eine gute Dosierbarkeit und weitgehendes Entleeren der Flaschen zur Folge hat.

Hier muss darauf geachtet werden, dem Patienten bei der Abgabe Hinweise auf die korrekte Nutzung der Dosierhilfe mitzugeben. Werden für besonders geringe Dosierungen beispielsweise Spritzen verwendet, die einen Spardorn aufweisen, muss genau beachtet werden, bis wo die Spritze aufzuziehen ist, damit es nicht zu einer Überdosierung kommt.

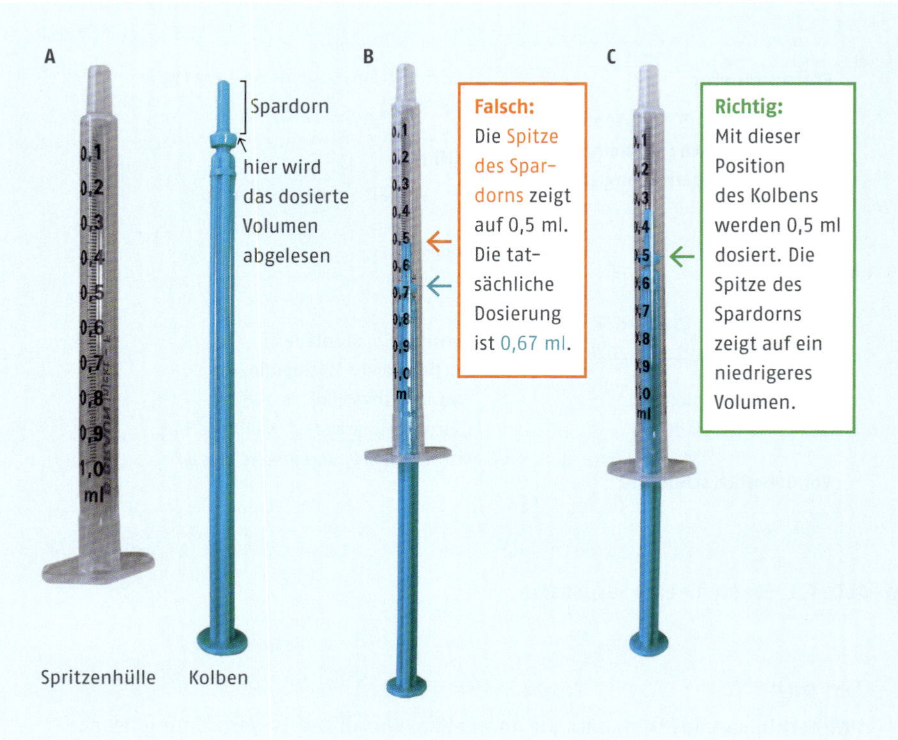

Abb. 7.2 Dosierung von 0,5 ml mit einer Spritze mit Spardorn. **A** Teile der Spritze, **B** korrekte Position des Spardorns, **C** falsche Position des Spardorns

In Abb. 7.2 ist die richtige Position des Kolbens neben einer falschen Methode gezeigt, die zu einer deutlichen Überdosierung führen würde.

NOCH MEHR INFOS

Die Vielfalt der im Handel erhältlichen Dosiersysteme ist groß. Doch nicht jedes System passt auf jede Flasche, selbst wenn in der Beschriftung die gleiche Öffnung der Flasche angegeben wird. Eine Untersuchung des ZL resultierte in einer Übersicht, die geprüfte und geeignete Kombinationen aus Flasche, Steckeinsatz und Schraubverschluss enthält.

Schließlich kann es sinnvoll sein, das Gefäß mit einem **kindersicheren Verschluss** zu versehen (z. B. bei oralen Suspensionen). Auch hier muss unbedingt darauf geachtet werden, dass Verschluss und Flasche zusammenpassen.

7.5 Prüfungen

Grundsätzlich sollte für jede Suspension die **Aufschüttelbarkeit** geprüft werden: Nach einiger Standzeit ist zu erwarten, dass eine sichtbare Sedimentation stattfindet. Wird das Gefäß nun kräftig geschüttelt, sollte sich dieser Bodensatz wieder so verteilen, dass die Suspension das Aussehen einer trüben bis weißen Flüssigkeit hat.

Weiterhin sollte bei Rezepturen mit niedrigem Feststoffanteil die Abwesenheit von Agglomeraten größer 1 mm überprüft werden. Dies funktioniert gut, wenn man dafür eine Glasscheibe benutzt, die abwechselnd schwarze und durchsichtige Streifen enthält. Auf dieser wird ein Teil der Zubereitung verteilt und im Auflicht (schwarze Streifen) bzw. im Durchlicht (durchsichtige Streifen) beurteilt. ○ Abb. 7.3 zeigt eine solche Prüfung.

MERKE
Das Beleuchten ist immens wichtig, es eignet sich beispielsweise auch die im Mobiltelefon integrierte Taschenlampe. Ohne Beleuchtung können gerade auf den durchsichtigen Bereichen die Partikel und Agglomerate sehr schlecht zu sehen sein, obwohl sie vorhanden sind.

Eine andere Möglichkeit ist es, die Suspension zwischen zwei Objektträgern zu verteilen und ebenfalls im Auf- oder Gegenlicht zu betrachten.

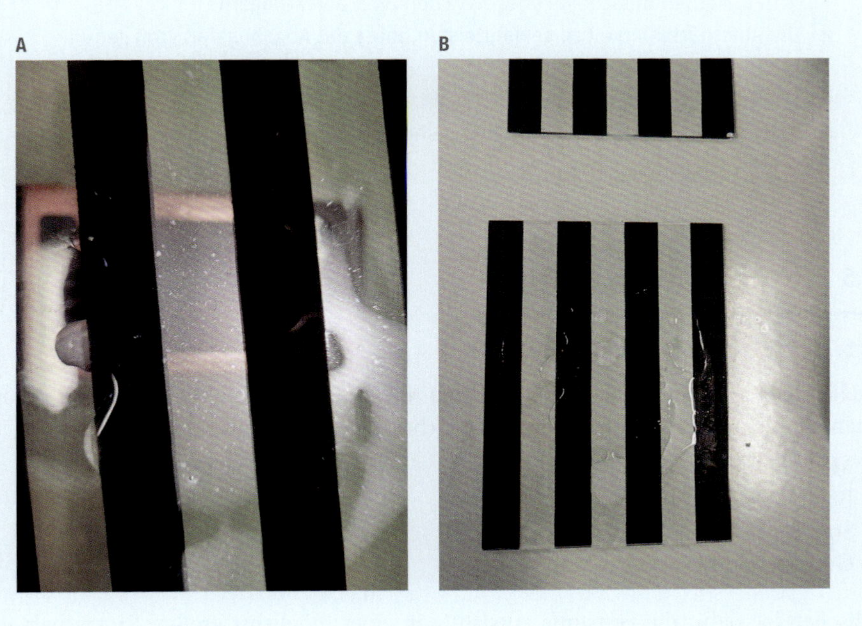

○ **Abb. 7.3** Prüfung auf Abwesenheit von Agglomeraten mithilfe einer Glasscheibe. A Durchlicht, B Auflicht

SPICKZETTEL

Agglomeration	das Zusammenlagern mehrerer Partikel
Caking	Ausbildung eines nicht aufschüttelbaren Sedimentkuchens
Flotation	das Aufschwimmen von Partikeln bzw. Agglomeraten an die Oberfläche
Sedimentation	das Absinken fester Partikel in einer flüssigen Umgebung

ZUSAMMENFASSUNG

- Suspensionen bestehen aus Feststoffpartikeln, die in einer Flüssigkeit verteilt sind.
- Die Sedimentation von Partikeln ist für einen gegebenen Stoff vor allem abhängig von seiner Partikelgröße und der Viskosität der flüssigen Phase.
- Die Sedimentation ist in Ordnung, solange sich das Sediment wieder aufschütteln lässt.
- Die Beurteilung der Agglomeratfreiheit erfolgt am besten im Auf- und Gegenlicht auf einer Glasscheibe oder zwischen zwei Objektträgern.
- Um Aufschüttelbarkeit zu gewährleisten, muss das Abgabegefäß groß genug sein.
- Hinweis „Vor Gebrauch schütteln" nicht vergessen.
- Es ist wichtig, dass Flasche, Verschluss und Dosierhilfe wirklich zusammenpassen.

7.6 Praktische Übungen

7.6.1 Sedimentationstypen

Stellen Sie die **Kohle-Suspension 150 mg/ml NRF 19.5.** einmal in der originalen Zusammensetzung und einmal ohne Bentonit her (beide Versionen ohne Autoklavieren):

Medizinische Kohle	15,0 g
Bentonit	2,6 g
Sorbitol	5,0 g
Gereinigtes Wasser	ad 110,0 g

Mischen Sie dafür die Feststoffe vorsichtig in einer möglichst großen Fantaschale und reiben Sie mit Wasser in kleinen Schritten vorsichtig an. Achten Sie darauf, alle Klumpen zu zerteilen, bevor Sie weiteres Wasser zugeben. Sobald Sie eine fließfähige Suspension erhalten haben, können Sie die zugegebene Wassermenge vergrößern.

Stellen Sie außerdem die **Hydrocortison-Suspension 10 mg/ml NRF 34.2.** einmal in der originalen Zusammensetzung und einmal ohne Hochdisperses Siliciumdioxid her:

Hydrocortison (mikronisiert)	1,0 g
Hochdisperses Siliciumdioxid (200 m^2/g)	0,1 g
Grundlage für Suspensionen zum Einnehmen DAC	ad 104,2 g

Verreiben Sie zunächst in einer Fantaschale aus Glas oder Edelstahl das Hochdisperse Siliciumdioxid, um große Agglomerate zu zerteilen. Reiben Sie es anschließend mit etwa 1 g der Suspensionsgrundlage gründlich an. Geben Sie zunächst weitere 5 g der Grundlage hinzu und arbeiten Sie dies ebenfalls so ein, dass Sie Agglomerate zerteilen. Füllen Sie unter weiterer Vermeidung von Agglomeraten auf etwa 20 g auf. Legen Sie in einer zweiten Fantaschale (auch diese sollte nicht weiß sein) das Hydrocortison vor (Einwaage inkl. Rückwägung der Wägeunterlage) und reiben Sie dieses mit 1,5 g der Grundlage an. Sorgen Sie auch hier für das Zerteilen von ggf. vorhandenen Agglomeraten. Geben Sie (jeweils unter sorgfältigem Verrühren und Abkratzen) zunächst nochmals 1,5 g Grundlage und dann 3 g der Grundlage hinzu. Geben Sie zu dieser wirkstoffhaltigen Suspension den Ansatz mit Hochdispersem Siliciumdioxid und vermischen Sie beide Ansätze sorgfältig. Ergänzen Sie die noch fehlende Grundlage in zwei weiteren Schritten.

Füllen Sie die Suspensionen in einen Schüttelzylinder, schütteln Sie sie auf und stellen Sie sie dann erschütterungsfrei auf der Arbeitsfläche auf. Starten Sie gleichzeitig eine Stoppuhr und lesen Sie das Sedimentvolumen alle 5 Minuten ab. Vergleichen Sie über einen Zeitraum von 1,5 Stunden die Sedimentationsgeschwindigkeit. Lassen Sie die Suspensionen über Nacht stehen und überprüfen Sie die Aufschüttelbarkeit.

7.6.2 Hydrocortisonacetat-Suspension 0,5 % mit Lidocainhydrochlorid und Dexpanthenol NRF 7.14.

Hydrocortisonacetat	0,5 g
Lidocainhydrochlorid-Monohydrat	1,0 g
Dexpanthenol	5,0 g
Natriummonohydrogenphosphat-Dodecahydrat	0,05 g
Macrogol-40-glycerolhydroxystearat	0,2 g
Propylenglycol	40,0 g
Pfefferminzöl	0,15 g
Gereinigtes Wasser	ad 100,0 g

Lösen Sie das Hydrocortisonacetat unter Erhitzen auf 90 °C in Propylenglycol. Lassen Sie die Lösung abkühlen, damit das Hydrocortisonacetat in Form eines feinen Niederschlags ausfällt. Stellen Sie aus den übrigen Bestandteilen (außer dem Natriummonohydrogenphosphat-Dodecahydrat) eine wässrige Lösung her, indem Sie zunächst das Pfefferminzöl mit dem Macrogol-40-glycerolhydroxystearat mischen und dann das Wasser zusetzen. Lösen Sie in diesem Ansatz Dexpanthenol und Lidocainhydrochlorid-Monohydrat, bevor Sie diese Lösung dann mit der Suspension vermischen. Setzen Sie abschließend das Natriummonohydrogenphosphat-Dodecahydrat zu. Füllen Sie die fertige Suspension in eine Braunglasflasche.

7.6.3 Zinkoxidschüttelmixtur DAC

Zinkoxid	20,0 g
Talkum	20,0 g
Glycerol 85 %	30,0 g
Gereinigtes Wasser	ad 100,0 g

Mischen Sie Talkum und Zinkoxid in einer Fantaschale und reiben Sie die Mischung mit Glycerol 85 % an. Setzen Sie nach und nach das Wasser hinzu und homogenisieren Sie die Suspension durch Verreiben und Abschaben mit einem Kartenblatt. Füllen Sie die fertige Schüttelmixtur in eine Braunglasflasche ab.

MERKE
Bei der Herstellung muss unbedingt auf eine gute Hygiene geachtet werden, da in der Theorie keine ausreichende konservierende Wirkung der Bestandteile gegenüber Schimmelpilzen gewährleistet ist. Dennoch darf die Aufbrauchfrist mit 6 Monaten angegeben werden, da praktische Probleme in Bezug auf die mikrobielle Haltbarkeit bisher nicht dokumentiert wurden.

7.6.4 Triamcinolonacetonid-Nasensuspension 0,1 % ZRB N03-01

Triamcinolonacetonid-Verreibung 10 % in Mannitol	0,1 g
Natriumchlorid	0,075 g
Edetathaltige Benzalkoniumchlorid-Stammlösung 0,1 % pH 4,6 (NRF S.18.)	1,0 g
Gereinigtes Wasser	ad 10,0 g

Wiegen Sie die Feststoffe ab und mischen Sie diese in einer Fantaschale. Geben Sie dann zunächst die Lösung des Konservierungsmittels hinzu und vermischen Sie die Bestandteile. Geben Sie abschließend das Wasser zu und homogenisieren Sie den Ansatz. Füllen Sie die Suspension in eine Braunglasflasche mit Pipettenmontur. Lassen Sie die Suspension einige Zeit stehen und prüfen Sie die Aufschüttelbarkeit.

7.6.5 Coffein in SyrSpend® SF PH4 10 mg/ml

Coffein	1000 mg
SyrSpend® SF PH4 flüssig	ad 100,0 ml

Stellen Sie die Suspension nach obiger Rezeptur volumetrisch her, indem Sie zunächst den abgewogenen Wirkstoff vorlegen und ihn dann mit etwa einem Drittel der benötigten Grundlage gründlich anreiben. Legen Sie ein weiteres Drittel der Grundlage im Messzylinder vor, geben Sie den Wirkstoffanrieb hinzu und ergänzen Sie schließlich auf das Endvolumen. Füllen Sie den Ansatz in das Abgabegefäß ab und homogenisieren Sie ihn durch gründliches Schütteln.

7.6.6 Sildenafilcitrat in SyrSpend® SF PH4 NEO Pulver

Sildenafilcitrat	0,25 g
SyrSpend® SF PH4 NEO Pulver	6,50 g
Gereinigtes Wasser	ad 100,0 ml

Stellen Sie die Suspension volumetrisch im Abgabgefäß her, indem Sie den mikronisierten Wirkstoff abwiegen und zum SyrSpend® SF PH4 NEO Pulver in das Abgabegefäß überführen. Vermischen Sie die Pulver durch kräftiges Schütteln. Geben Sie nun etwa 80 % des Wassers hinzu und homogenisieren Sie die Zubereitung. Füllen Sie anschließend mit Wasser auf das gewünschte Gesamtvolumen auf und schütteln Sie erneut kräftig, um die Zubereitung zu homogenisieren.

7.6.7 Omeprazol in SyrSpend® SF PH4 ALKA Pulver

Omeprazol	0,20 g
SyrSpend® SF PH4 ALKA Pulver	6,30 g
Gereinigtes Wasser	ad 100,0 ml

Info: Die fertige Suspension hat eine Dichte von 1,02 g/ml.

Stellen Sie diese Rezeptur gravimetrisch her, indem Sie zunächst das SyrSpend® SF PH4 ALKA Pulver in eine Fantaschale wiegen. Geben Sie den abgewogenen Wirkstoff in einer geeigneten Partikelgröße (möglichst mikronisiert) hinzu und vermischen Sie die Pulver. Geben Sie nun etwa 80 % des benötigten Wassers hinzu und homogenisieren Sie die Zubereitung. Führen Sie mithilfe von zwei Objektträgern im Gegenlicht eine Prüfung auf Agglomerate durch. Ergänzen Sie nun mit Wasser zum benötigten Endgewicht und füllen Sie die Suspension ab.

7

7.7 Theoretische Aufgaben

FRAGEN

● leicht ●● mittel ●●● schwer

●

1. Beschreiben Sie, in welcher Suspension ein Sediment früher sichtbar wird – in einer Suspension, die mikrofeinen Wirkstoff enthält, oder in einer Suspension gleicher Zusammensetzung mit gepulvertem Wirkstoff. Erklären Sie den Grund dafür. Nennen Sie zwei Anwendungsbereiche für Suspensionen.
2. Nennen Sie die beiden häufigsten Applikationsarten von Rezepturarzneimitteln.
3. Erklären Sie, warum bei der Verpackung von Suspensionen ein Abgabegefäß mit ausreichend großem Volumen gewählt werden sollte.

●●

1. Nennen Sie vier Faktoren, die die Sedimentationsgeschwindigkeit beeinflussen.
2. Nennen Sie die Funktion von Tragant in der Naproxen-Suspension 50 mg/ml NRF 2.5, die zusätzlich Naproxen, Saccharose, Citronensäure, Natriumchlorid und Wasser enthält.

●●●

1. Beschreiben Sie die Entwicklung des Sedimentvolumens bei einer freien und bei einer behinderten Sedimentation.
2. Erklären Sie, durch welche Faktoren es zum Caking von Suspensionen kommen kann und wie man das Caking von Suspensionen verhindern kann.

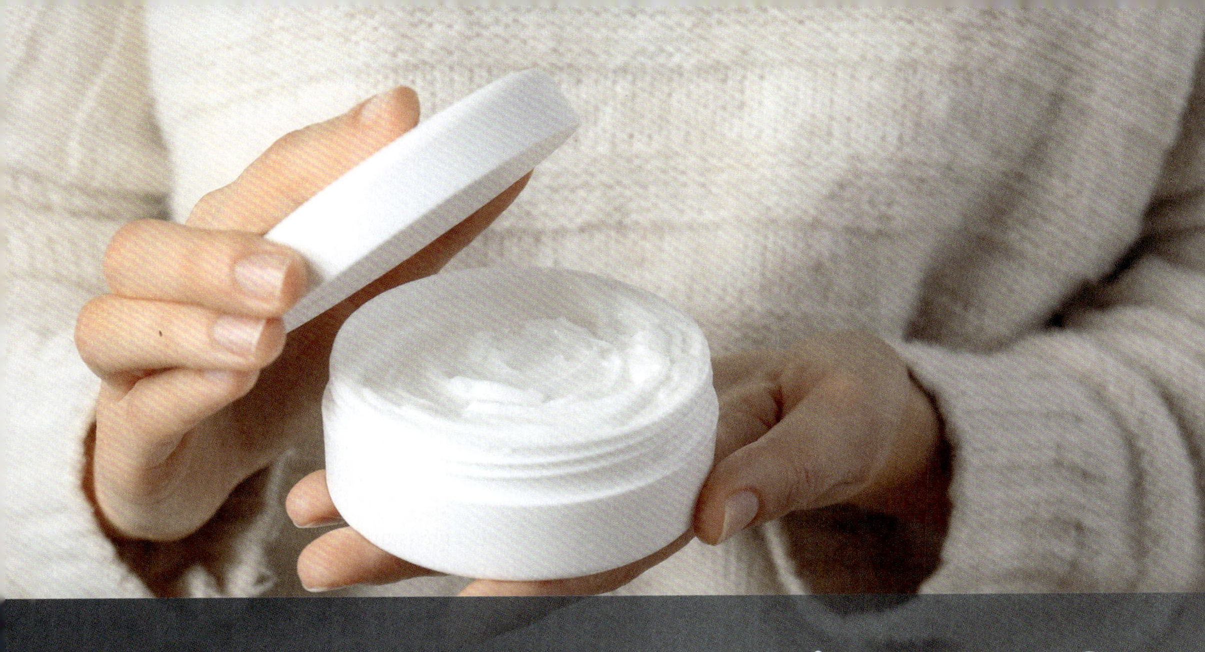

Emulsionen 8

Dr. Annina Bergner

Milch und Butter bestehen aus Wasser und Öl, also aus zwei nicht miteinander mischbaren Bestandteilen. Wird Wasser mit Öl geschüttelt, kommt es kurzzeitig zu einer Verteilung der beiden Flüssigkeiten. Beim Stehenlassen der Mischung erfolgt aber schon nach kurzer Zeit wieder eine Entmischung. Mithilfe von Emulgatoren können sich die wässrige und die ölhaltige Komponente dauerhaft miteinander verbinden und es entstehen Emulsionen. Um eine stabile Arzneiform zu erhalten, müssen diese Hilfsstoffe in der Pharmazie zu den beiden Flüssigkeiten dazugegeben werden.

8.1 Allgemeines zur Arzneiform

Emulsionen gehören zu den flüssigen Darreichungsformen und entstehen immer dann, wenn mindestens zwei nicht miteinander mischbare Flüssigkeiten gemeinsam verarbeitet werden. Dabei liegt eine innere, disperse Phase in Form von kugelförmigen Teilchen in einer äußeren Phase (Dispersionsmittel) verteilt vor. Die Teilchengröße der inneren Phase ist polydispers und liegt zwischen 1 und 50 µm. Damit sich stabile Emulsionen ausbilden können, müssen als Hilfsstoffe Emulgatoren dazugegeben werden. Da die einzelnen Bestandteile einer Emulsion eine unterschiedliche Lichtbrechung haben, erscheint diese meist milchig-undurchsichtig.

In der Ph. Eur. sind die Emulsionen nicht als eigenständige Monographie vertreten, sondern werden je nach ihrer Anwendung in verschiedenen Monographien als Unterpunkte erwähnt:

- flüssige Zubereitungen zum Einnehmen,
- flüssige Zubereitungen zur kutanen Anwendung,
- Parenteralia, Injektionen und Infusionen,
- Zubereitungen zur rektalen Anwendung,
- Zubereitungen zur vaginalen Anwendung,
- Zubereitungen zur Anwendung am Ohr,
- Zubereitungen zur nasalen Anwendung,
- Zubereitungen zur Anwendung in der Mundhöhle,
- Zubereitungen in Druckbehältnissen zur Inhalation.

8.1.1 Verschiedene Arten von Emulsionen

Emulsionen können äußerlich oder innerlich appliziert werden. Zur äußeren Anwendung kommen meist O/W-Emulsionen, diese können dann je nach Fettgehalt als Lotion, Milch oder Liniment bezeichnet werden. Der Übergang von den Cremes zu den Emulsionen ist dabei fließend. Perorale Emulsionen zur Einnahme kommen eher selten vor, auch hier handelt es sich in der Regel um O/W-Emulsionen.

DEFINITION

Emulsionen sind flüssige Zubereitungen zur äußerlichen oder innerlichen Anwendung. Als disperse Systeme bestehen sie aus zwei oder mehreren miteinander nicht mischbaren Phasen, mithilfe von Emulgatoren entstehen stabile Mischungen.

Klassischerweise können Emulsionen in **zwei verschiedene Typen** eingeteilt werden:

Öl-in-Wasser-Emulsionen (O/W) = hydrophile Emulsionen: Eine hydrophile Flüssigkeit, meistens Wasser, bildet die äußere Phase, in dieser ist eine lipophile Flüssigkeit dispergiert. O/W-Emulsionen lassen sich mit Wasser beliebig verdünnen und können von der Haut leicht abgewaschen werden.

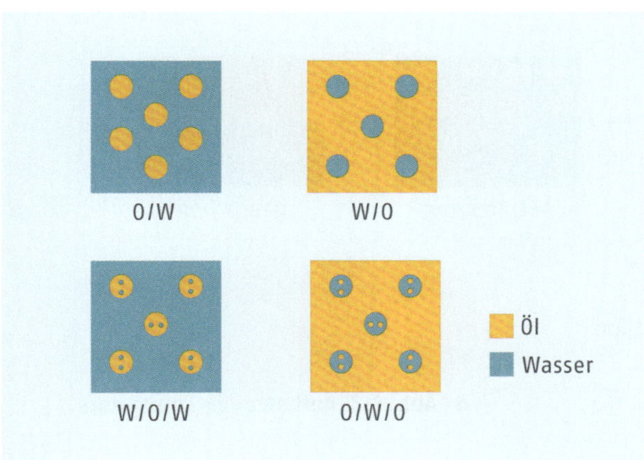

Abb. 8.1 Emulsionstypen

Wasser-in-Öl-Emulsionen (W/O) = lipophile Emulsionen: Eine lipophile Flüssigkeit bildet die äußere Phase, die innere Phase besteht aus Wasser oder einer anderen hydrophilen Flüssigkeit. W/O-Emulsionen lassen sich gut mit Ölen mischen und von der Haut schwer abwaschen.

MERKE
In der Systematik der Emulsionstypen wird immer zuerst die innere Phase und danach die äußere Phase angegeben. Bei einer O/W-Emulsionen liegen die lipophilen Bestandteile in einer äußeren Wasserphase verteilt vor.

Neben den Emulsionen im klassischen Sinne können auch noch Mischemulsionen vorliegen. Bei diesen doppelten Emulsionen befinden sich in den Tröpfchen der inneren Phase nochmals Tröpfchen der äußeren Phase, solche Systeme können als W/O/W- oder O/W/O-Emulsionen bezeichnet werden (Abb. 8.1).

8.1.2 Grenzflächenspannung

Hydrophile und lipophile Flüssigkeiten wie Wasser und Öl lassen sich nicht stabil miteinander vermischen. Beim Schütteln der beiden Flüssigkeiten verteilt sich eine Phase zunächst tröpfchenförmig in der anderen, nach kurzer Zeit tritt aber bereits wieder Entmischung auf. Sobald sich die Tröpfchen berühren, fließen sie zusammen, und das Öl sammelt sich aufgrund seiner geringeren Dichte an der Wasseroberfläche an. Beide Phasen liegen wieder getrennt vor. Diese Trennung von innerer und äußerer Phase wird auch als Brechen einer Emulsion bezeichnet (Abb. 8.2).

Die Fläche, an der sich beide Flüssigkeiten berühren, wird **Grenzfläche** genannt. Hydrophile und lipophile Phase stoßen sich dabei ab und versuchen, ihre gemeinsame Grenzfläche möglichst klein zu halten. Zur Herstellung von Emulsionen muss diese Grenzfläche zwangsläufig stark vergrößert werden, an der Grenze zwischen beiden Flüssigkeiten herrscht eine **Grenzflächenspannung**. Um beide Flüssigkeiten fein ineinander zu verteilen, ist relativ viel Energie nötig. Diese ist der Grenzfläche und der Grenzflächenspannung direkt proportional. Ein solches energiereiches System ist von Natur aus instabil und

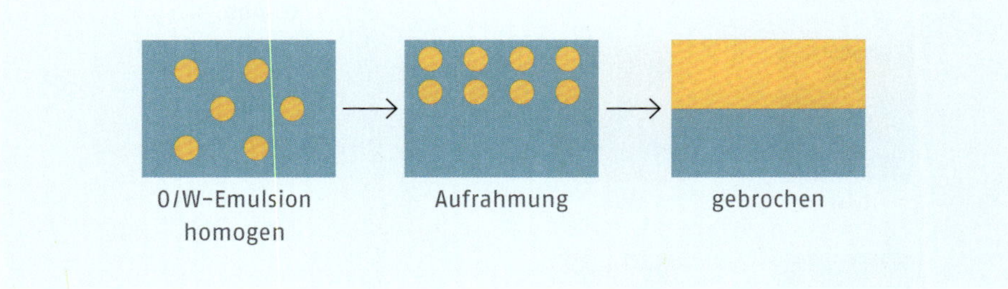

Abb. 8.2 Brechen einer Emulsion

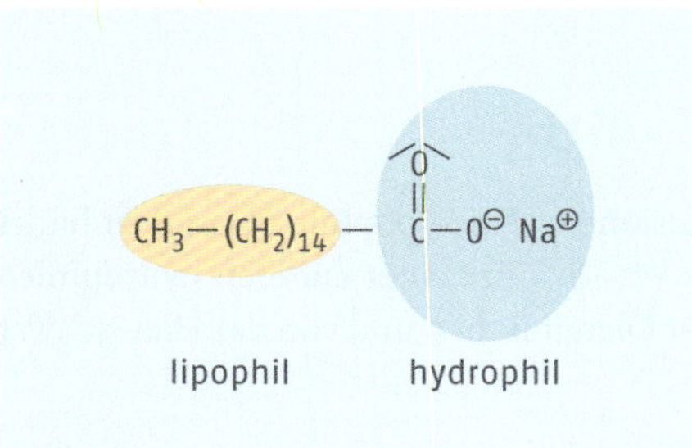

Abb. 8.3 Aufbau eines Emulgators

strebt einen möglichst energiearmen Zustand an. Dieser kann für eine Emulsion über eine Trennung der Phasen erreicht werden. Um eine stabile Emulsion zu erhalten, kann aber die Grenzflächenspannung durch Zusatz von Emulgatoren herabgesetzt werden. Dadurch kann die Energie des Systems gering gehalten werden, und die Emulsion wird stabilisiert.

8.1.3 Emulgatoren

Emulgatoren sind grenzflächenaktive Substanzen, die als Hilfsstoffe zur Herstellung von Emulsionen eingesetzt werden. Nach ihrem chemischen Aufbau handelt es sich dabei um amphiphile Verbindungen mit einem hydrophilen und einem lipophilen Molekülteil, die auch als Tenside bezeichnet werden (Abb. 8.3).
Bringt man eine solche amphiphile Verbindung in Wasser, so reichern sich zunächst die einzelnen Moleküle an der Wasseroberfläche an. Der hydrophile Teil richtet sich dabei in Richtung Wasser aus, der lipophile wird aus der Oberfläche herausragen. Mit steigender Konzentration an Emulgatoren wird die Oberfläche immer mehr besetzt, und es entsteht ein zusammenhängender monomolekularer Film. Durch diesen Vorgang wird die Oberflächenspannung von Wasser vermindert, und es kommt zur Schaumbildung. Wird die Konzentration nun noch weiter erhöht, verteilen sich die Tensidmoleküle im Innern der Flüssigkeit und bilden dort kugelförmige Mizellen. Bei diesen Kugelmizellen befindet sich der lipophile Anteil des Tensids im Innern der Kugel, während der hydrophile Teil zur Oberfläche zeigt (Abb. 8.4).

Die Bildung dieser Kugelmizellen setzt erst dann ein, wenn die Konzentration an Tensid so hoch ist, dass die gesamte Oberfläche der Flüssigkeit schon besetzt ist. Diese Konzentration wird auch als kritische Mizellbildungskonzentration (CMC) bezeichnet. Oberhalb dieser wird die Oberflächenspannung auch durch weitere Zugabe von Tensid nicht mehr beeinflusst.

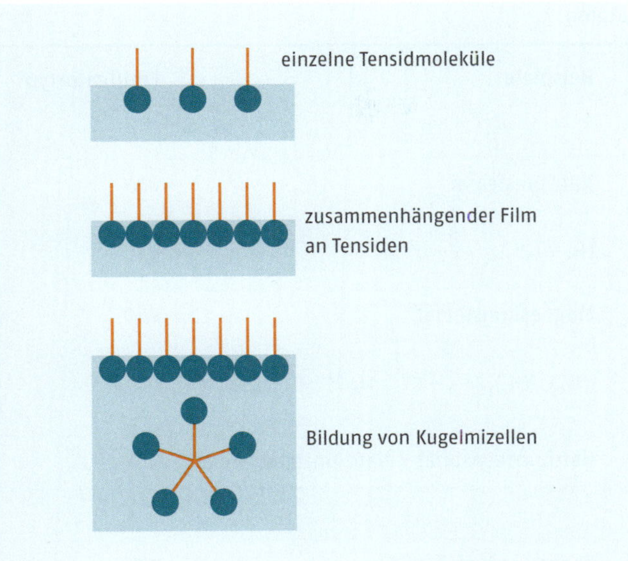

Abb. 8.4 Anreicherung von Tensiden an der Wasseroberfläche und Bildung von kugelförmigen Mizellen

Ähnliche Vorgänge wie an der Oberfläche von Wasser laufen auch an der Grenzfläche zwischen zwei miteinander nicht mischbaren Flüssigkeiten ab. Die amphiphilen Emulgatoren reichern sich an der Grenzfläche an, der hydrophile Teil des Emulgators löst sich in der wässrigen Phase, der lipophile Teil in der öligen Phase. Durch diesen Vorgang kann die Grenzflächenspannung deutlich herabgesetzt werden, die Energie des Systems sinkt, und die Emulsion wird stabilisiert.

DEFINITION
Amphiphile Verbindungen werden als Tenside bezeichnet. Sie können die Oberflächenspannung von Wasser herabsetzen, und es kommt zur Schaumbildung. Werden diese Tenside zur Stabilisierung von Emulsionen verwendet, werden sie als Emulgatoren bezeichnet. In Emulsionen können Emulgatoren die Grenzflächenspannung zwischen hydrophiler und lipophiler Phase absenken.

Einteilung der Emulgatoren

Emulgatoren sind amphiphile Verbindungen, sie haben also innerhalb ihres Moleküls sowohl hydrophile als auch lipophile Bereiche.

Chemisch gesehen lassen sich Emulgatoren nach der Art ihrer hydrophilen Gruppe einteilen. Diese kann ionischer oder nicht ionischer Natur sein. Ionogene Emulgatoren können dabei als Anion, Kation oder auch als Zwitterion vorliegen (Tab. 8.1).

Hydrophile Gruppen können aber auch nicht ionischer Natur sein, dabei spielen Macrogole eine wichtige Rolle. Chemisch gesehen sind Macrogole Polymere aus Polyethylenglycolen verschiedener Kettenlänge. Als weitere hydrophile Gruppen kommen auch die Alkohole Glycerol und Sorbitan häufig vor (Abb. 8.5).

Tab. 8.1 Ionogene Emulgatoren

Bezeichnung	Beispiele	Emulgatortyp
Anionisch		
Alkaliseifen	Natriumstearat $CH_3-(CH_2)_{16}-\overset{O}{\overset{\Vert}{C}}-O^{\ominus}\ Na^{\oplus}$	O/W
Metallseifen	Magnesiumstearat $\left[CH_3-(CH_2)_{16}-\overset{O}{\overset{\Vert}{C}}-O^{\ominus}\right]_2\ Mg^{2\oplus}$	W/O
Alkylsulfate	Natriumcetylsulfat + Natriumstearylsulfat	O/W
Kationisch		
Quartäre Ammoniumverbindungen	Benzalkoniumchlorid 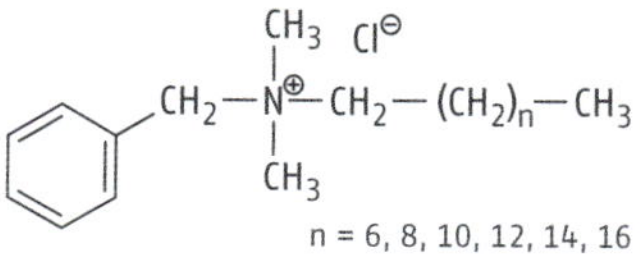 n = 6, 8, 10, 12, 14, 16	O/W
Pyridiniumverbindungen	Cetylpyridiniumchlorid	O/W
Zwitterionisch		
Proteine	Gelatine	W/O und O/W
Phosphatide	Entöltes Sojalecithin DAB	

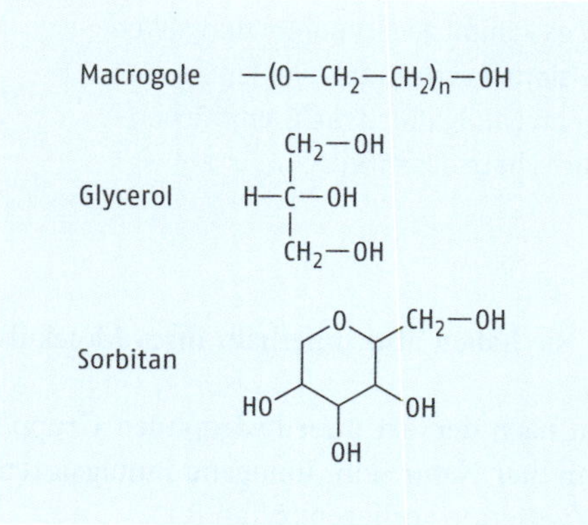

Abb. 8.5 Hydrophile Bausteine von Emulgatoren

Kohlenstoffketten
$Rest-CH_2-CH_2-CH_2-CH_2-CH_2-CH_3$

Abb. 8.6 Lipophile Bausteine von Emulgatoren

Tab. 8.2 Nichtionogene Emulgatoren

Bezeichnung	Beispiele	Emulgatortyp
Alkohole		
Fettalkohole	Cetylalkohol $CH_3—(CH_2)_{14}—CH_2—OH$	W/O
	Stearylalkohol $CH_3—(CH_2)_{16}—CH_2—OH$	W/O
Sterinalkohole	Wollwachsalkohole (Cholesterol)	W/O
Glycerol- und Sorbitanfettsäureester		
Glycerolester	Glycerolmonostearat (Tegin®) $CH_2—O—C(=O)—(CH_2)_{16}—CH_3$ $H—C—OH$ $CH_2—OH$	W/O
Sorbitanester	Sorbitanmonostearat (Span® 60)	W/O
Macrogol-Ester mehrwertiger Alkohole mit Fettsäuren		
Macrogol-Sorbitan-Ester	Polysorbat 60 (Tween 60®)	O/W
Macrogol-Glycerol-Ester	Macrogol-20-glycerolmonostearat (Tagat® S2)	O/W
Sonstige Emulgatoren		
Poloxamere	Poloxamer Typ 407 (Kolliphor® P407)	O/W

Als lipophiler Teil eines Emulgatormoleküls kommen meist langkettige Kohlenwasserstoffe vor (Abb. 8.6).

Nichtionogene Emulgatoren spielen bei der Herstellung von Emulsionen eine große Rolle (Tab. 8.2).

HLB-Wert

Ob Emulgatoren in Zubereitungen zu einer O/W- oder W/O-Emulsion führen, hängt vom Anteil der hydrophilen Gruppe im Molekül ab. Um den Einsatz von Tensiden besser beschreiben zu können, wurde daher der HLB-Wert eingeführt. HLB steht dabei für **Hydrophilic-Lipophilic-Balance** und stellt ein Maß für das Verhältnis von hydrophilem und lipophilem Anteil innerhalb der Verbindung dar. Für nicht ionische, also ungeladene, Tenside, reicht die Skala der HLB-Werte von 0–20 und entspricht einem hydrophilen Anteil von 0–100 %. Ein Emulgator mit gleich großem Anteil an hydrophilen und lipophilen Gruppen hätte dann einen HLB-Wert von 10. Bei einem zunehmenden lipophilen

Tab. 8.3 HLB-Werte pharmazeutischer Hilfsstoffe

Tensid	HLB-Wert	Einsatzmöglichkeit
Glycerolmonostearat 60 (Tegin® M)	3,8	Coemulgator für hydrophile Cremes, z. B. Basiscreme DAC
Sorbitan- und Glycerolmonooleat DAC (Rofetan®)	4	W/O-Emulgator in Wollwachsalkoholcreme SR DAC
Macrogol-8-stearat (Typ I) Ph. Eur. (Cremophor® S)	11	O/W-Emulgator in Hydrophiler Basisemulsion DAC (NRF S.25.)
Macrogol-20-glycerolmonostearat Ph. Eur. (Tagat® S2)	15	O/W-Emulgator in Basiscreme DAC
Macrogol-40-glycerolhydroxystearat Ph. Eur. (Cremophor® RH 40)	14–16	Lösungsvermittler für schwer wasserlösliche Substanzen
Polysorbat 20 Ph. Eur. (Tween® 20)	16,7	Netzmittel zum Anreiben von Wirkstoffen

Anteil sinkt der HLB-Wert ab, bei steigendem hydrophilem Anteil steigt er an. Bei ionischen Tensiden ist eine Berechnung des HLB-Werts auf diese Art allerdings nicht möglich, der hydrophile kationische oder anionische Teil wirkt sich viel stärker auf die Eigenschaft der Verbindung aus. Durch experimentellen Vergleich mit den Eigenschaften ungeladener Tenside können aber auch für ionische Emulgatoren HLB-Werte beschrieben werden.

Durch die Kenntnis des HLB-Werts können Tenside nach ihrer Einsatzmöglichkeit eingeteilt werden. Tenside mit hohem HLB-Wert werden als Lösungsvermittler zur Solubilisierung schwerlöslicher Wirkstoffe eingesetzt. Hohe HLB-Werte im Bereich 10–18 besitzen auch die O/W-Emulgatoren, die aufgrund ihrer Löslichkeit in Wasser zur Stabilisierung von O/W-Emulsionen geeignet sind. Lipophile W/O-Emulgatoren liegen dagegen im Bereich niedriger HLB-Werte zwischen 3 und 8. Tab. 8.3 zeigt eine Übersicht der HLB-Werte wichtiger Hilfsstoffe zur Herstellung von Rezepturen.

Auch für Mischungen von Emulgatoren kann ein HLB-Wert berechnet werden. Kombiniert man 1 Teil Tween 60® (HLB-Wert 14,9) mit 2 Teilen Span 60® (HLB-Wert 4,7), so ergibt sich für die Mischung:

$$\frac{(14{,}9 + 4{,}7) \times 2}{3} = 8{,}1$$

also ein W/O-Emulgator.

Komplexemulgatoren

Bei der Herstellung von Emulsionen kommen häufig auch Mischungen zweier Emulgatoren zum Einsatz. Diese Kombinationen erweisen sich in Bezug auf die Stabilität einer Emulsion meist als besonders effektiv. Komplexemulgatoren sind dabei Mischungen eines W/O- und eines O/W-Emulgators. Normalerweise heben sich Emulgatoren unterschiedlichen Typs in ihrer Wirkung auf, bei Komplexemulgatoren ist dies anders. Wie bei normalen Emulgatoren auch richten sich die lipophilen Gruppen in Richtung Ölphase und die hydrophilen Gruppen in die Wasserphase. Die einzelnen Emulgator-Moleküle können sich derart annähern, dass es zu zwischenmolekularen Kräften kommen und die Grenzflächenspannung effektiv erniedrigt werden kann. Bereits in niedrigen Konzentrationen bilden sich stabile O/W-Emulsionen aus.

Beispiele für Komplexemulgatoren sind:

- emulgierender Cetylstearylalkohol (Typ A) Ph. Eur. (Lanette®N),
- emulgierender Cetylstearylalkohol (Typ B) Ph. Eur.,
- Mischungen aus Span® und Tween®.

Emulgierender Cetylstearylalkohol Typ A besteht aus einer Kombination des nicht ionischen W/O-Emulgators Cetylstearylalkohol und des ionischen O/W-Emulgators Natriumcetylstearylsulfat.

Emulgierender Cetylstearylalkohol Typ B besteht aus einer Kombination des nicht ionischen W/O-Emulgators Cetylstearylalkohol und des ionischen O/W-Emulgators Natriumdodecylsulfat.

Quasiemulgatoren

Bei dieser Gruppe von Hilfsstoffen handelt es sich nicht um echte Emulgatoren, sondern um Gelbildner, die die Viskosität der äußeren Phase erhöhen. Wird die Viskosität der äußeren Phase so weit stabilisiert, dass die Zubereitung auch ohne Emulgator stabil ist, liegt eine Quasiemulsion vor. Ein bekanntes Beispiel für eine solche Zubereitung ist die Kühlcreme DAB.

8

Phasenverteilung

Bei echten Emulsionen sind zwei verschiedene Phasenverteilungen möglich. Ob sich nun eine O/W- oder W/O-Emulsion ausbildet, hängt wesentlich von der Art des verwendeten Emulgators ab. Dieser Zusammenhang wird durch die **Bancroft-Regel** deutlich. Diejenige Flüssigkeit, in der sich der Emulgator besser löst, wird dabei zur äußeren Phase. Alkaliseifen wie Natriumpalmitat oder Natriumstearat lösen sich in Wasser und bilden daher O/W-Emulsionen aus. Salze mehrwertiger Kationen wie Calciumpalmitat oder Aluminiumstearat reichern sich dagegen eher in Öl an und gehören zu den W/O-Emulgatoren. Die Bancroft-Regel kann aber nur als Faustregel aufgefasst werden, denn der sich bildende Emulsionstyp hängt noch von weiteren Einflüssen ab. Eine wichtige Rolle spielt auch das Verhältnis der einzelnen Phasen untereinander, normalerweise wird die im Überschuss vorhandene Flüssigkeit zur äußeren Phase.

8.1.4 Stabilität einer Emulsion

Die Stabilität einer Emulsion ist wesentlich durch ihren **Dispersitätsgrad** bestimmt. Darunter versteht man die Teilchengröße der inneren Phase.

$$\text{Dispersitätsgrad (cm}^{-1}) = \frac{\text{Oberfläche der inneren Phase (cm)}^2}{\text{Volumen der inneren Phase (cm)}^3}$$

Eine stabile Emulsion ist durch einen hohen Dispersitätsgrad gekennzeichnet, die innere Phase besteht dann aus vielen kleinen Tröpfchen. Fließen die Tröpfchen der inneren Phase dagegen zusammen, sinkt der Dispersitätsgrad, und die Emulsion beginnt zu brechen. Rezepturmäßig hergestellte Emulsionen mithilfe von Salbenschale und Pistill oder automatischen Rührsystemen weisen meist nur begrenzt hohe Dispersitätsgrade auf und sind daher nur begrenzt stabil.

Weiterhin spielt das Volumenverhältnis der einzelnen Phasen eine Rolle für die Stabilität einer Emulsion. Ein Volumenverhältnis von innerer zu äußerer Phase von 1:1 ergibt normalerweise die stabilsten Emulsionen. In den meisten Fällen überwiegt aber der Anteil der äußeren Phase.

8.2 Herstellung

Zur Herstellung von Emulsionen sind in der Galenik seit vielen Jahren vier verschiedene Methoden bekannt:

Lösungsmethode (Englische Methode): Zunächst wird der Emulgator in der gesamten äußeren Phase gelöst, nach und nach wird die innere Phase eingearbeitet. Diese Methode eignet sich für O/W-Emulsionen und für W/O-Emulsionen.

Suspensionsmethode (Kontinentale Methode): Der Emulgator wird zunächst in der inneren Phase, in der er sich nicht löst, suspendiert und anschließend die äußere Phase in Anteilen oder auf einmal dazugegeben. Sobald genügend äußere Phase dazugegeben worden ist, löst sich der Emulgator darin, und es kommt zu einem Phasenwechsel. Beim Rühren ist dieser Vorgang an einem knackenden Geräusch zu erkennen. Das Verfahren eignet sich gut zur Herstellung von O/W-Emulsionen.

Kombinationsmethode (Aufschaukelmethode): Aus einem Teil der äußeren und einem Teil der inneren Phase wird mit der gesamten Emulgatormenge ein sogenannter Emulsionskern gebildet. In diesen wird dann abwechselnd die restliche äußere und innere Phase eingearbeitet.

Schichtmethode: Die innere und äußere Phase und Emulgatoren werden aufeinandergeschichtet und durch Schütteln oder Rühren emulgiert.

MERKE
Durch Veränderung der Temperatur kann sich die Polarität von Emulgatoren verändern, und es kommt zu einer Umkehr der Phasenlage (Phaseninversion). Bestimmte O/W-Emulgatoren werden bei Temperaturerhöhung stärker lipophil und dadurch zu W/O-Emulgatoren. Mit solchen O/W-Emulgatoren hergestellte Emulsionen ändern also bei bestimmten Temperaturen ihre Phasenlage. Diese Temperatur wird auch als **Phaseninversionstemperatur** bezeichnet. Beim Abkühlen wechselt die Phase erneut, und es entsteht wieder eine O/W-Emulsion.

Geräte für die Herstellung:
- Fantaschale,
- Pistill,
- Wasserbad,
- Rührgeräte.

Im Rezepturbetrieb werden zur Herstellung von Emulsionen Fantaschale und Pistill eingesetzt. Da das Emulgieren dabei durch manuelle Verreibung durchgeführt wird, entstehen Emulsionen mit Tröpfchen von unterschiedlicher Größe. Bei O/W-Emulsionen haben die Tröpfchen der inneren Phase eine geringere Dichte als das sie umgebende Dispersionsmittel, sie können daher mit der Zeit zur Oberfläche aufsteigen. Dieser Vorgang wird als **Aufrahmung** bezeichnet. Umgekehrt können bei W/O-Emulsionen die inneren Wassertröpfchen mit höherer Dichte zu Boden sinken, es kommt also zur **Sedimentation**.

Die Geschwindigkeit dieser Aufrahmung oder Sedimentation lässt sich durch Verringerung der Tröpfchengröße verringern. Zur Erhöhung der Stabilität der Emulsion müssen die Teilchen der inneren Phase daher meist weiter zerkleinert werden. Dies kann durch kräftiges Schütteln der Emulsion in einer Flasche geschehen. Teilweise in der Apotheke, meist aber im industriellen Maßstab kommen auch Mixgeräte wie Ultra Turrax® zum Einsatz. Durch hohe Umdrehungszahlen von mehreren 1000 Umdrehungen pro Minute kann gleichzeitig emulgiert und homogenisiert werden. Durch das rotierende Messer und die auftretenden Zentrifugalkräfte werden die inneren Tröpfchen einer Emulsion effektiv zerkleinert.

8.3 Konservierung

Emulsionen gehören zu den wasserhaltigen Zubereitungen und sind mikrobiell anfällig, eine Konservierung stellt daher im Rezepturbetrieb den Normalfall dar. Zwar zeigen W/O-Emulsionen ein geringeres Kontaminationsrisiko als O/W-Zubereitungen, um ganz auf eine Konservierung verzichten zu können, sind die inneren Wassertröpfchen aber nicht klein genug. Solche geringen Größen können normalerweise nur in industriellem Maßstab erreicht werden und nicht durch rezepturmäßige Herstellung.

Geeignete Konservierungsmittel sind:

- Sorbinsäure (0,05–0,2 %) oder das entsprechende Salz Kaliumsorbat (0,07–0,3 %),
- Benzoesäure (0,1–0,5 %) oder das entsprechende Salz Natriumbenzoat (0,1–0,5 %).

Beide Konservierungsstoffe sind zur Konservierung leicht saurer Zubereitungen (pH-Wert ≤ 5) geeignet. Emulsionen mit basischem pH-Wert können mit Propylenglycol oder teilweise auch mit PHB-Estern konserviert werden.

MERKE
PHB-Ester können in mehrphasigen Systemen leicht in die Fettphase abwandern und stehen dann zur Konservierung der Wasserphase nicht mehr in ausreichender Konzentration zur Verfügung. Kritische Fette sind in diesem Zusammenhang vor allem Fettalkohole, Triglyceride und flüssige Wachse.

8.4 Kennzeichnung und Abgabe

Das Abgabegefäß für eine Emulsion richtet sich nach der Art der Anwendung. Emulsionen zum Auftragen auf die Haut werden in Schüttelmixtur-Flaschen mit Klappscharnierverschluss gefüllt, solche zur oralen Anwendung werden dagegen in Braunglasflaschen mit passender Dosierhilfe abgegeben. Für Emulsionen zur Anwendung in der Nase, also

Emma Muster	Hydrophile Triamcinolonacetonid-Emulsion 0,1% (NRF 11.90.)
1-mal täglich dünn auf die betroffenen Hautstellen auftragen	**20 g**
	Triamcinolonacetonid 0,02 g
Vor Gebrauch schütteln!	
Hergestellt am: 11.01.2024 Verwendbar bis: 12.07.2024	Sonstige Bestandteile: Sorbitanmonostearat, Macrogol-8-stearat, Glycerol 85%, Mittelkettige Triglyceride, Citronensäure, Kaliumsorbat, Gereinigtes Wasser.
Apotheke, Beispielstr. 1 13245 Musterstadt	

Abb. 8.7 Etikett für eine Emulsion (Schüttelmixtur-Flasche)

Nasenemulsionen, werden je nach Viskosität der Zubereitung Pipettengläser oder Tuben mit Kanülen aus Polyethylen als Abgabegefäße ausgewählt.

Da Emulsionen eine Phasentrennung aufweisen dürfen, muss die Zubereitung unmittelbar vor dem Gebrauch geschüttelt werden. Um Platz zum Schütteln zu haben, müssen entsprechende Gefäße daher ausreichend groß ausgewählt werden. Auf dem Etikett muss für den Patienten der Hinweis **„Vor Gebrauch schütteln"** aufgebracht werden (Abb. 8.7).

8.5 Prüfungen

Bei den Emulsionen erlaubt das Europäische Arzneibuch eine Trennung der beiden Phasen, wenn diese durch Schütteln leicht wieder aufgehoben werden kann. Zeigt sich also bei visueller Überprüfung der Zubereitung eine Phasentrennung, so ist durch Schütteln zu kontrollieren, ob erneut ein homogenes Aussehen erreicht werden kann.

Weiterhin empfiehlt es sich, als Endkontrolle eine Überprüfung der Phasenverteilung durchzuführen. Diese kann nach mehreren Methoden erfolgen:

8.5.1 Verdünnungsmethode

Emulsionen mit äußerer wässriger Phase lassen sich mit weiterem Wasser verdünnen. Wird also eine O/W-Emulsion auf der Haut verteilt, kann diese leicht mit Wasser abgewaschen werden.

W/O-Emulsionen lassen sich dagegen nur mit Öl verdünnen, die äußere Phase besteht hier aus Öl. W/O-Emulsionen können daher von der Haut nur mithilfe von Seifen abgewaschen werden.

8.5.2 Filterpapiermethode

Ein Tropfen der Emulsion wird auf ein Filterpapier getropft. Bei einer O/W-Emulsion kann um den Tropfen ein breiterer Feuchtigkeitsrand beobachtet werden, Wasser befindet sich bei diesem Emulsionstyp in der äußeren Phase. Bei einer W/O-Emulsion bildet sich kein solcher Feuchtigkeitsrand, da sich das Wasser in der inneren Phase befindet.

8.5.3 Färbemethode

Farbstoffe können die äußere Phase einer Emulsion anfärben. Die wässrige Phase kann durch eine Methylenblau-Lösung gefärbt werden, für die ölige Phase ist eine Sudan-III-Glycerol-RN-Lösung geeignet. Zur Durchführung werden eine Emulsionsprobe und ein Tropfen der jeweiligen Farblösung auf ein Uhrglas gegeben, mit einem Glasstab wird vorsichtig verrührt. Färbt sich die Probe gleichmäßig blau, liegt eine O/W-Emulsion vor, bei gleichmäßiger roter Farbe eine W/O-Emulsion. Die Färbemethode kann gut unter dem Mikroskop ausgewertet werden.

8.5.4 Messung der Leitfähigkeit

Nur O/W-Emulsionen können aufgrund ihrer wässrigen äußeren Phase den elektrischen Strom leiten, bei W/O-Emulsionen ist dies nicht der Fall. Taucht man also die Elektroden eines Konduktometers in die Probe ein, so kann nur bei einer O/W-Emulsion ein Ausschlag am Amperemeter beobachtet werden.

8

SPICKZETTEL

O/W-Emulsion	hydrophile Öl-in-Wasser-Emulsion
W/O-Emulsion	lipophile Wasser-in-Öl-Emulsion
Grenzfläche	Fläche, an der sich wässrige und ölige Flüssigkeit berühren
Grenzflächenspannung	Spannung an der Grenze zwischen beiden Flüssigkeiten
Emulgator	amphiphile Verbindung
HLB-Wert	Maß für das Verhältnis zwischen hydrophilem und lipophilem Anteil innerhalb eines Emulgators
Komplexemulgator	Mischung zweier Emulgatoren
Dispersitätsgrad	Teilchengröße der inneren Phase einer Emulsion
Phaseninversionstemperatur	Temperatur, bei der eine Emulsion ihre Phase ändert
Aufrahmung	Tröpfchen der inneren Phase steigen zur Oberfläche
Sedimentation	Tröpfchen der inneren Phase sinken zu Boden

ZUSAMMENFASSUNG

- Emulsionen gehören zu den flüssigen Arzneiformen. Sie bestehen aus zwei nicht miteinander mischbaren Flüssigkeiten und werden mithilfe von Emulgatoren stabilisiert.
- Die meisten Emulsionen liegen als O/W- oder W/O-Emulsionen vor.
- Nach der Bancroft-Regel wird diejenige Flüssigkeit, in der sich der Emulgator besser löst, zur äußeren Phase.
- Emulgatoren setzen die Grenzflächenspannung von Emulsionen herab.
- Von ihrem chemischen Aufbau her sind Emulgatoren amphiphile Verbindungen mit einem hydrophilen und einem lipophilen Anteil im Molekül.
- Emulgatoren lassen sich mithilfe des HLB-Werts nach ihrer Einsatzmöglichkeit einteilen.
- Im Rezepturbetrieb werden Emulsionen meist mithilfe von Fantaschale und Pistill hergestellt.
- Am häufigsten werden dabei die Lösungsmethode, die Suspensionsmethode, die Kombinationsmethode und die Schichtmethode angewendet.
- Durch den Einsatz von Rührgeräten können die Tröpfchen der inneren Phase weiter zerkleinert werden.

8.6 Praktische Übungen

8.6.1 Linimentum Calcariae DAB 6

Leinöl	1 Teil
Kalkwasser	1 Teil

Stellen Sie diese Emulsion nach der Schichtmethode her. Dazu füllen Sie beide Bestandteile in eine Rundflasche mit Klappscharnierverschluss und schütteln diese kräftig. Durch das Schütteln bildet sich aus den im Leinöl enthaltenen Fettsäuren und dem Calciumhydroxid des Kalkwassers eine Calciumseife als W/O-Emulgator.

Überprüfen Sie den Emulsionstyp mit der Färbemethode (▸ Kap. 8.6).

8.6.2 Hydrophile Basisemulsion DAC (NRF S.25.)

Sorbitanmonostearat, Typ I	2,0 g
Macrogol-8-stearat, Typ I	2,0 g
Glycerol 85 %	5,0 g
Mittelkettige Triglyceride	5,0 g
Wasserfreie Citronensäure	0,07 g
Kaliumsorbat	0,14 g
Gereinigtes Wasser	ad 100,0 g

Auch diese Emulsionsgrundlage kann nach der Schüttelmethode hergestellt werden, wählen Sie deshalb ein ausreichend großes Gefäß aus. Zur Herstellung von 100 g Emulsion wäre eine 200-ml-Gewindeflasche aus Glas geeignet.

Zunächst werden die beiden Emulgatoren Sorbitanmonostearat und Macrogol-8-stearat sowie die Flüssigkeiten Glycerol 85 % und Mittelkettige Triglyceride in die Gewindeflasche eingewogen und auf dem Wasserbad bei mindestens 60 °C geschmolzen. Anschließend können die beiden zuvor abgewogenen Feststoffe Wasserfreie Citronensäure und Kaliumsorbat hinzugefügt und der Ansatz mit auf mindestens 60 °C erwärmtem Gereinigtem Wasser ergänzt werden. Danach wird die Flasche verschlossen, kräftig geschüttelt und unter gelegentlichem Schütteln bis zum Erkalten stehen gelassen.

GUT ZU WISSEN

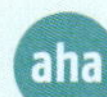

Um die Hände gegen die Hitze zu schützen, sollte die Flasche beim Schütteln mit einem Tuch umwickelt werden.

8.6.3 Hydrophile Triamcinolonacetonid-Emulsion 0,05 % (NRF 11.90.)

Triamcinolonacetonid (mikrofein gepulvert)	0,01 g
Glycerol (wasserfrei)	nach Bedarf
Hydrophile Basisemulsion DAC (NRF S.25.)	ad 20,0 g

8

Wiegen Sie zunächst den mikrofein gepulverten Arzneistoff auf einer Analysenwaage mithilfe einer Wägeunterlage ab und überführen Sie diesen in eine mit Pistill tarierte Fantaschale. Das Triamcinolonacetonid wird dann mit wasserfreiem Glycerol zu einer durchscheinenden, milchig weißen Suspension angerieben, an der Schalenwand dürfen keine Agglomerate mehr zu erkennen sein. Anschließend können Sie den Ansatz mit etwa der gleichen Menge Hydrophiler Basisemulsion unter häufigem Abschaben verrühren, danach kann die restliche Grundlage eingearbeitet werden.

GUT ZU WISSEN

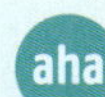

Nach der gleichen Methode kann man auch eine Emulsion mit dem Wirkstoff Betamethasonvalerat herstellen. Eine geprüfte Vorschrift dazu ist im NRF unter der Ziffer 11.47. zu finden.

8.6.4 Glucose-Monohydrat-Nasenemulsion 5 % (ZRB N07-01)

Glucose-Monohydrat	1,25 g
Menthol	0,025 g
Mittelkettige Triglyceride	18,1 g
Konserviertes Wasser DAC (NRF S.6.)	2,5 g
Wollwachsalkoholsalbe DAB	ad 25,0 g

Wiegen Sie zunächst Glucose-Monohydrat in ein mit Glasstab tariertes Becherglas ein und lösen Sie dieses unter Erwärmen in Konserviertem Wasser. Danach wird das Menthol in ein weiteres Becherglas eingewogen und in einem Teil der Mittelkettigen Triglyceride gelöst. Die Wollwachsalkoholsalbe wird in eine Fantaschale eingewogen und mit den restlichen Mittelkettigen Triglyceriden auf dem Wasserbad geschmolzen.

Verrühren Sie die Schmelze unter häufigem Abschaben homogen, bis etwa eine Temperatur von 35–40 °C erreicht ist. Anschließend können Sie die ölige Menthol-Lösung in die Schmelze einarbeiten und zum Schluss die Glucose-Lösung unter häufigem Abschaben mit dem Ansatz verrühren. Mögliche Verdunstungsverluste müssen mit Konserviertem Wasser ergänzt werden.

Die Wollwachsalkoholsalbe DAB enthält die beiden W/O-Emulgatoren Cetylstearylalkohol und Wollwachsalkohole, die erhaltene Nasenemulsion liegt also als W/O-Emulsion vor.

Die fertige Zubereitung kann in eine Braunglasflasche mit ölfester Pipettenmontur abgefüllt werden.

8.7 Theoretische Aufgaben

FRAGEN

● leicht ●● mittel ●●● schwer

●

1. Erklären Sie den Aufbau einer W/O-Emulsion.
2. Nennen Sie zwei anionische Emulgatoren und geben Sie den jeweiligen Emulsionstyp an.
3. Welchen Hinweis zur Applikation müssen Sie bei der Kennzeichnung einer Emulsion berücksichtigen?

●●

1. Sie schütteln Leinöl mit Kalkwasser. Welcher Emulgator und welcher Emulsionstyp entstehen?
2. Was versteht man bei der Herstellung von Emulsionen unter der Phaseninversionstemperatur?

●●●

1. Welcher Emulsionstyp leitet den elektrischen Strom? Erklären Sie kurz die Messung der Leitfähigkeit.
2. Beschreiben Sie die Herstellung einer Betamethasonvalerat-Emulsion mit Hydrophiler Basisemulsion DAC (NRF S.25.)

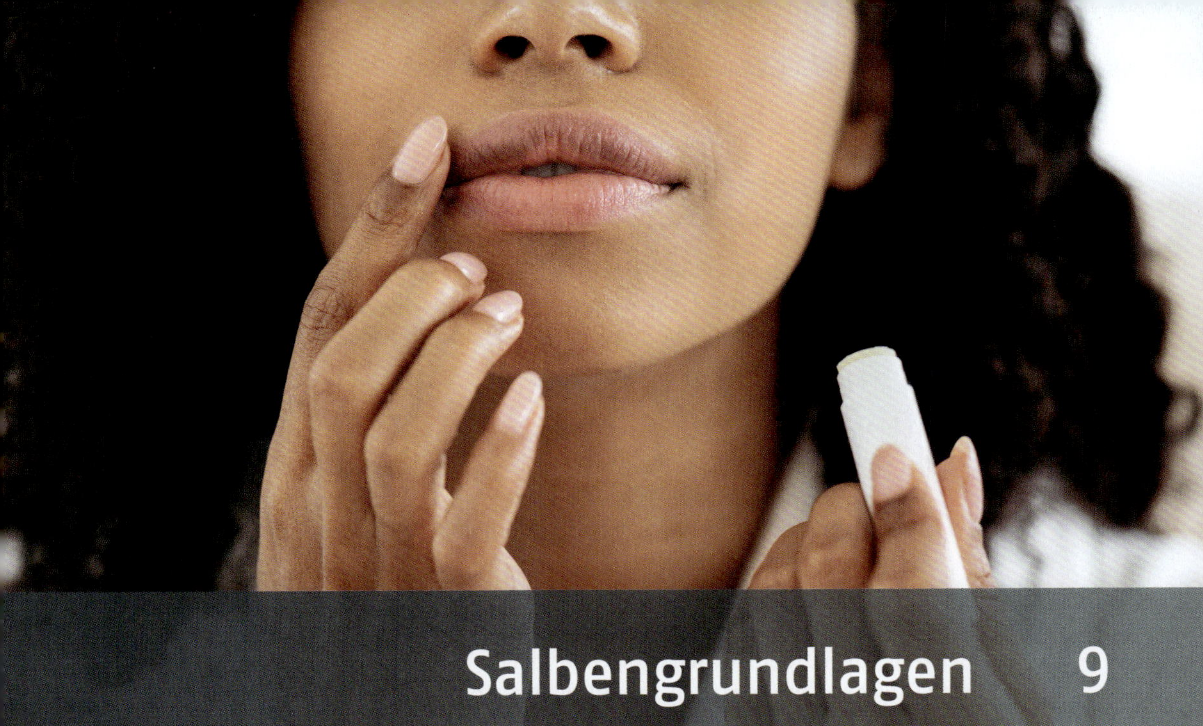

9 Salbengrundlagen

Dr. Annina Bergner

Im kosmetischen Bereich wird meist nicht eindeutig zwischen Salben und Cremes unterschieden. In der Pharmazie sind beide Begriffe jedoch klar voneinander getrennt. Salben enthalten kein Wasser und sind zur Hautpflege nicht geeignet. Sie bilden auf der Haut einen wasser- und luftundurchlässigen Film und können im Winter als Kälteschutz für Haut und Lippen verwendet werden. Cremes dagegen bestehen aus Wasser und Öl und werden traditionell zur Hautpflege eingesetzt.

9.1 Allgemeines zur Arzneiform

Halbfeste Zubereitungen ohne Arzneistoffe werden als Salbengrundlagen oder Dermatika-Grundlagen bezeichnet. Die meisten dieser Darreichungsformen werden in der Apotheke industriell vorgefertigt bezogen, können aber auch selbst hergestellt werden.

DEFINITION

Nach Ph. Eur. sind halbfeste Grundlagen zur kutanen Anwendung zur Applikation auf der Haut oder bestimmten Schleimhäuten bestimmt. Sie sorgen für eine lokale Wirkung, bringen Wirkstoffe perkutan zur Resorption oder üben eine schützende Funktion aus.

Halbfeste Grundlagen können folgendermaßen unterteilt werden, jede dieser Darreichungsformen kann sowohl hydrophil als auch lipophil vorliegen:

- Salben,
- Cremes,
- Gele,
- Pasten,
- Umschlagpasten.

9.1.1 Salben

Bei den Salben handelt es sich um einphasige, wasserfreie Grundlagen, in denen feste oder flüssige Substanzen verteilt sein können (◘ Tab. 9.1).

Hydrophobe oder lipophile **Salben** bestehen meist aus Kohlenwasserstoffen wie Vaseline und Paraffine, können aber auch pflanzliche Öle und tierische Fette enthalten. Die Grundlagen lassen sich von der Haut nicht abwaschen und zeigen einen Okklusionseffekt.

Wasser aufnehmende Salben werden auch als Adsorptionsgrundlagen bezeichnet. Neben den hydrophoben Salben enthalten diese auch Emulgatoren. Sie können also größere Mengen von Wasser aufnehmen, je nach Emulgator-Typ entstehen dann W/O- oder O/W-Cremes.

◘ **Tab. 9.1** Einteilung der Salben

Grundlagentyp	Beispiele
Hydrophobe Salben	▪ Weißes Vaselin Ph. Eur. ▪ Gelbes Vaselin Ph. Eur.
Wasser aufnehmende Salben	▪ Wollwachsalkoholsalbe DAB ▪ Hydrophile Salbe DAB
Hydrophile Salben	▪ Macrogolsalbe DAC

Eine Wasser aufnehmende Salbe, die in der Rezeptur häufig als Grundlage eingesetzt wird, ist unter dem Namen Unguentum Cordes® im Handel. Die Dermatika-Grundlage setzt sich aus den folgenden Bestandteilen zusammen: Weißes Vaselin, Dickflüssiges Paraffin, Macrogolstearat 400, Glycerolmonostearat und Sorbitanmonostearat.

REZEPTURTIPP

Das Einarbeiten von Wasser in Unguentum Cordes® sollte unter Anwendung von Wärme erfolgen. Dazu werden die Grundlage und Gereinigtes Wasser getrennt auf ungefähr 70 °C erwärmt, vereinigt und kalt gerührt. Kurz vor Erreichen der Raumtemperatur kann es zu einer Phasentrennung kommen, danach kann aber eine homogene Creme erhalten werden. Durch Zusatz von 30 % Wasser wird eine W/O-Creme, nach Zugabe von 50–60 % Wasser eine O/W-Creme erhalten. Der Bereich um 40 % Wasser sollte wegen einer auftretenden Phasenumkehr gemieden werden.

Hydrophile Salben bestehen aus wasserlöslichen Grundlagen, sie lassen sich daher von der Haut leicht abwaschen.

9.1.2 Cremes

Im Gegensatz zu den Salben bestehen Cremes immer aus zwei Phasen, einer hydrophilen und einer lipophilen Phase. Die hydrophile Phase besteht dabei aus Wasser, die lipophile aus meist pflanzlichen Fetten oder Ölen (◻ Tab. 9.2).

Lipophile Cremes: Die W/O-Cremes bestehen aus einer äußeren lipophilen und einer inneren wässrigen Phase. Sie enthalten W/O-Emulgatoren wie z. B. Wollwachsalkohole, Glycerol- und Sorbitanester und sind mit Wasser schlecht abwaschbar.

Hydrophile Cremes: In O/W-Cremes stellt Wasser die äußere Phase dar. Die Zubereitungen enthalten meist anionische oder nicht ionische O/W-Emulgatoren wie z. B. Emulgierender Cetylstearylalkohol oder verschiedene Macrogol-Ester. Hydrophile Cremes lassen sich leicht von der Haut abwaschen.

◻ **Tab. 9.2** Einteilung der Cremes

Grundlagentyp	Beispiele
Lipophile Cremes	■ Hydrophobe Basiscreme DAC (NRF S.41.) ■ Wollwachsalkoholcreme DAB ■ Kühlcreme DAB
Hydrophile Cremes	■ Anionische hydrophile Creme DAB ■ Nichtionische hydrophile Creme DAB
Amphiphile Cremes	■ Basiscreme DAC

Amphiphile Cremes: Diese Cremes nehmen eine Zwischenstellung ein, sie besitzen sowohl eine kontinuierliche hydrophile als auch eine kontinuierliche lipophile Phase. Sie enthalten W/O- und O/W-Emulgatoren und sind in der Einteilung der Ph. Eur. bei den hydrophilen Cremes zu finden.

9.1.3 Gele

Gele sind Flüssigkeiten, die mit einem Gelbildner verdickt sind.

Lipophile Gele: Oleogele bestehen aus lipophilen Flüssigkeiten wie Paraffinen oder pflanzlichen Ölen, die mit Siliciumdioxid verdickt werden.

Hydrophile Gele: Hydrogele bestehen aus Wasser, als weitere hydrophile Flüssigkeiten können Alkohole wie Ethanol, Glycerol oder Propylenglycol zugegeben werden. Sie werden mit hydrophilen Gelbildnern wie Celluloseverbindungen oder Carbomeren verdickt.

9.1.4 Pasten

Pasten enthalten in der Grundlage einen hohen Anteil eines fein verteilten Feststoffs, es handelt sich daher um Suspensionssalben.

9.2 Auswahl der Salbengrundlage nach Hautbeschaffenheit

Die ausgewählte Dermatika-Grundlage hat einen entscheidenden Einfluss auf die Wirkung einer Zubereitung. Bei akuten Hauterkrankungen kommen unter anderem feuchte Umschläge und Schüttelmixturen zum Einsatz, sie wirken austrocknend und entzündungshemmend. Bei subakuten Dermatosen werden Hydrogele, O/W-Cremes und O/W-Emulsionen angewendet, bei chronischen Erkrankungen der Haut sind dagegen eher W/O-Cremes und hydrophobe Salben indiziert.

Die Auswahl der Salbengrundlage richtet sich auch nach dem Hauttyp des Patienten (□ Tab. 9.3).

□ **Tab. 9.3** Hauttypen und geeignete Arzneiformen

Hauttyp	Geeignete Arzneiform
Eher fettige Haut mit stark gesteigerter Talgproduktion	▪ Alkoholische Lösungen ▪ Schüttelmixturen ▪ Hydrogele ▪ O/W-Cremes und O/W-Emulsionen
Eher trockene Haut mit verminderter Talgproduktion	▪ W/O-Cremes und W/O-Emulsionen ▪ Hydrophobe Salben ▪ Ölbäder

9.3 Praktische Übungen: Herstellung von Salben- und Cremegrundlagen

Die Herstellung halbfester Grundlagen erfolgt normalerweise klassisch in der Fantaschale mit Pistill. Diese können auf dem Wasserbad erhitzt werden, gut wärmeleitend sind hier Edelstahlschalen. Während des Kaltrührens der Grundlage müssen die Innenwand der Schale und die Oberfläche des Pistillkopfs regelmäßig mit einem Kartenblatt abgekratzt werden.

Geräte:

- Fantaschale mit Pistill,
- Spatelschlitten mit Kartenblatt,
- Wasserbad.

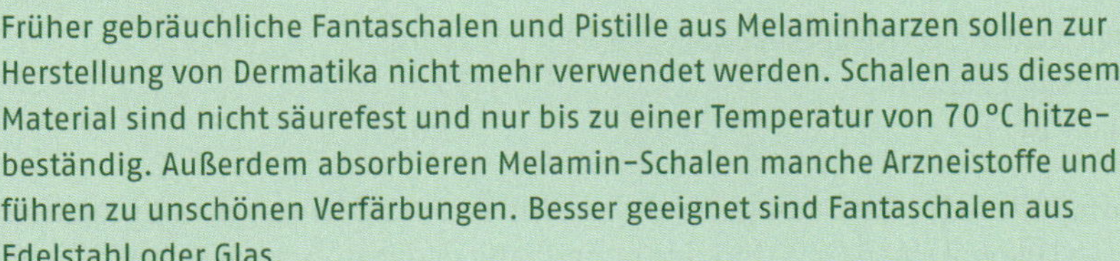

REZEPTURTIPP

Früher gebräuchliche Fantaschalen und Pistille aus Melaminharzen sollen zur Herstellung von Dermatika nicht mehr verwendet werden. Schalen aus diesem Material sind nicht säurefest und nur bis zu einer Temperatur von 70 °C hitzebeständig. Außerdem absorbieren Melamin-Schalen manche Arzneistoffe und führen zu unschönen Verfärbungen. Besser geeignet sind Fantaschalen aus Edelstahl oder Glas.

Enthält eine halbfeste Zubereitung keine festen Bestandteile, so können die Substanzen ohne Anwendung von Wärme in der Fantaschale vermischt werden. Zunächst wird dazu der Stoff mit der höchsten Viskosität eingewogen und anteilig mit flüssigen Bestandteilen verdünnt. Sind feste Bestandteile enthalten, so können alle Substanzen zunächst in der Fantaschale eingewogen und die Mischung dann auf dem Wasserbad geschmolzen und anschließend kalt gerührt werden.

9.3.1 Hydrophobe Salben

Wachssalbe DAB 6

Raffiniertes Erdnussöl	70,0 g
Gelbes Wachs	30,0 g

Die beiden Bestandteile werden zunächst auf dem Wasserbad erwärmt und geschmolzen, anschließend kann die Mischung unter regelmäßigem Abschaben der Schale und des Pistills kalt gerührt werden.

9.3.2 Wasser aufnehmende Salben

Wollwachsalkoholsalbe DAB

Wollwachsalkohole	6,0 g
Cetylstearylalkohol	0,5 g
Weißes Vaselin	93,5 g

Die Wollwachsalkoholsalbe (Unguentum alcoholum lanae) enthält mit den Wollwachsalkoholen und dem Cetylstearylalkohol zwei W/O-Emulgatoren. Sie gehört damit zu den Wasser aufnehmenden Salben vom Typ W/O.

Zur Herstellung werden alle Bestandteile auf dem Wasserbad geschmolzen und kalt gerührt.

REZEPTURTIPP
Beim Kaltrühren einer Grundlage soll die Fantaschale nicht in kaltes Wasser oder gar Eiswasser gestellt werden. Die einzelnen Bestandteile sollen möglichst fein zerteilt erstarren, ein schnelles Abkühlen fördert dagegen die Bildung grober Strukturen.

Hydrophile Salbe DAB

Emulgierender Cetylstearylalkohol (Typ A)	30,0 g
Dickflüssiges Paraffin	35,0 g
Weißes Vaselin	35,0 g

Die Hydrophile Salbe DAB (Unguentum emulsificans) enthält mit dem Emulgierenden Cetylstearylalkohol einen O/W-Emulgator und zählt damit zu den Wasser aufnehmenden Salben vom Typ O/W. Durch Zusatz von Wasser entsteht aus dieser Grundlage die Anionische hydrophile Creme DAB.

Die einzelnen Bestandteile können wieder auf dem Wasserbad geschmolzen und anschließend kalt gerührt werden.

9.3.3 Hydrophile Salben

Macrogolsalbe DAC

Macrogol 300	50,0 g
Macrogol 1500	50,0 g

Die Macrogolsalbe DAC (Macrogoli unguentum) ist frei von Emulgatoren und besitzt nur ein geringes Aufnahmevermögen für Wasser.

Die beiden Macrogol-Verbindungen werden zur Herstellung auf dem Wasserbad geschmolzen und bis zum Erkalten gerührt. Nach einigen Stunden ist es empfehlenswert, die Salbe noch einmal durchzurühren.

9.3.4 Lipophile Cremes

Lipophile Cremes oder W/O-Cremes bestehen aus einer äußeren lipophilen und einer inneren wässrigen Phase. Zur Herstellung wird die Fettphase zusammen mit den W/O-Emulgatoren auf dem Wasserbad bei etwa 60–70 °C vollständig geschmolzen, die Wasserphase wird auf die gleiche Temperatur gebracht und in Anteilen in die Schmelze eingearbeitet. Die Grundlage wird bis zum Erkalten gerührt, verdunstetes Wasser ergänzt und die Grundlage erneut kurz durchgerührt. Besteht die Fettphase nur aus flüssigen oder halbfesten Bestandteilen, können W/O-Cremes auch kalt hergestellt werden.

Wollwachsalkoholcreme DAB

Wollwachsalkoholsalbe DAB	50,0 g
Gereinigtes Wasser	50,0 g

Die Wollwachsalkoholsalbe DAB wird auf dem Wasserbad auf etwa 60 °C erwärmt und das auf die gleiche Temperatur gebrachte Wasser eingearbeitet. Die Creme wird kalt gerührt und verdunstetes Wasser ergänzt.

Kühlcreme DAB

Gelbes Wachs	7,0 g
Cetylpalmitat	8,0 g
Raffiniertes Erdnussöl	60,0 g
Gereinigtes Wasser	25,0 g

Lipophile Cremes ohne echten Emulgator werden als Quasi-W/O-Cremes bezeichnet, das bekannteste Beispiel dafür dürfte die Kühlcreme DAB (Unguentum leniens) sein. Dabei wird die wässrige Phase durch die Wachse und Öle mechanisch festgehalten, nach dem Auftragen bricht die Pseudoemulsion, und das austretende Wasser verdunstet. Auf diese Weise kommt es zu einem leichten Kühleffekt auf der Haut.

Alle lipophilen Bestandteile werden auf dem Wasserbad auf etwa 60 °C erwärmt und das auf die gleiche Temperatur gebrachte Gereinigte Wasser eingearbeitet. Nach dem Kaltrühren sind Verdunstungsverluste zu ergänzen.

Hydrophobe Basiscreme DAC (NRF S.41.)

Triglyceroldiisostearat	3,0 g
Isopropylpalmitat	2,4 g
Hydrophobes Basisgel DAC	24,6 g
Kaliumsorbat	0,14 g
Wasserfreie Citronensäure	0,07 g
Magnesiumsulfat-Heptahydrat	0,5 g
Glycerol 85 %	5,0 g
Gereinigtes Wasser	ad 100,0 g

Bei der Hydrophoben Basiscreme DAC handelt es sich um eine nicht ionische, wasserreiche W/O-Creme, die als industriell vorgefertigte Grundlage im Handel ist. Sie ist gut geeignet als wirkstofffreie Grundlage zur Intervalltherapie bei der Behandlung von Ekzemen. Bei bekannter Allergie gegen Wollwachsverbindungen stellt sie zudem eine Alternative zur Wollwachsalkoholcreme DAB dar.

Zur Herstellung wird zunächst das Salz Kaliumsorbat in Gereinigtem Wasser gelöst, anschließend können die weiteren Feststoffe Magnesiumsulfat-Heptahydrat und Wasserfreie Citronensäure sowie die Flüssigkeit Glycerol 85 % hinzugefügt werden. Nach dem Rühren kann eine klare, farblose Lösung erhalten werden.

Nun werden in einer mit Pistill tarierten Fantaschale der W/O-Emulgator Triglyceroldiisostearat mit Isopropylpalmitat und dem Hydrophoben Basisgel ohne Anwendung von

Wärme verrührt. Beim Hydrophoben Basisgel handelt es sich um ein Oleogel auf Basis von Dickflüssigem Paraffin, welches nur nach einem Spezialverfahren erhalten werden kann und daher vorgefertigt bezogen werden muss.

Die bereits hergestellte Lösung wird in die Fantaschale gegeben und das Ganze wird ohne Wärmeanwendung verrührt.

REZEPTURTIPP

Die Zubereitung der Hydrophoben Basiscreme DAC muss zwingend ohne Anwendung von Wärme erfolgen. Hydrophobes Basisgel DAC als Bestandteil der Creme zeigt bei Temperaturen über 60 °C eine irreversible Veränderung seiner Konsistenz.

9.3.5 Hydrophile Cremes

In hydrophilen oder O/W-Cremes stellt Wasser die äußere Phase dar. Zur Herstellung dieser Zubereitungen ist immer Anwendung von Wärme nötig. Die Fettphase wird zusammen mit den Emulgatoren auf mindestens 70 °C erwärmt, die auf die gleiche Temperatur erwärmte wässrige Phase wird eingearbeitet. Nach dem Kaltrühren der Grundlage werden Verdunstungsverluste der Wasserphase ergänzt.

REZEPTURTIPP

Nach der Herausnahme der Fantaschale aus dem Wasserbad ist wichtig, diese sorgfältig mit einem Tuch abzutrocknen. Ansonsten kommt es bei der Ergänzung des verdunsteten Wassers zu falschen Einwaagen durch äußerlich anhaftende Wassertropfen.

Anionische hydrophile Creme DAB

Hydrophile Salbe DAB	30,0 g
Gereinigtes Wasser	70,0 g

Ein wichtiger Vertreter der hydrophilen Cremes ist die Anionische hydrophile Creme DAB (Unguentum emulsificans aquosum). Bei dieser O/W-Creme handelt es sich um eine anionische Creme mit Cetylstearylalkohol und Natriumcetylstearylsulfat als Emulgatoren. Laut Arzneibuch wird die Creme mit Sorbinsäure 0,1 % konserviert, bei einer Verarbeitung mit säureempfindlichen Wirkstoffen ist auch eine Konservierung mit Propylenglycol möglich.

Formulieren Sie selbst eine geeignete Methode zur Herstellung der Creme.

Nichtionische hydrophile Creme DAB

Polysorbat 60	5,0 g
Cetylstearylalkohol	10,0 g
Glycerol 85 %	10,0 g
Weißes Vaselin	25,0 g
Gereinigtes Wasser	50,0 g

Die Nichtionische hydrophile Creme DAB (Unguentum emulsificans nonionicum aquosum) enthält nichtionische O/W-Emulgatoren und ist daher auch zur Verarbeitung mit kationischen Wirkstoffen geeignet. Die Creme kann durch Konservierung mit Sorbinsäure 0,1 % vor mikrobiellem Befall geschützt werden.

Zur Herstellung werden die beiden Emulgatoren zusammen mit Glycerol 85 % und Weißem Vaselin auf dem Wasserbad bei etwa 70 °C geschmolzen. Das auf die gleiche Temperatur gebrachte Gereinigte Wasser wird eingearbeitet. Nach dem Kaltrühren der Grundlage sind etwaige Verdunstungsverluste zu ergänzen.

Im Folgenden werden wichtige Schritte bei der Herstellung der Nichtionischen hydrophilen Creme DAB bebildert dargestellt.

Die **Vorbereitung der Einwaagen** zeigt der Kasten „Auf einen Blick“.

AUF EINEN BLICK

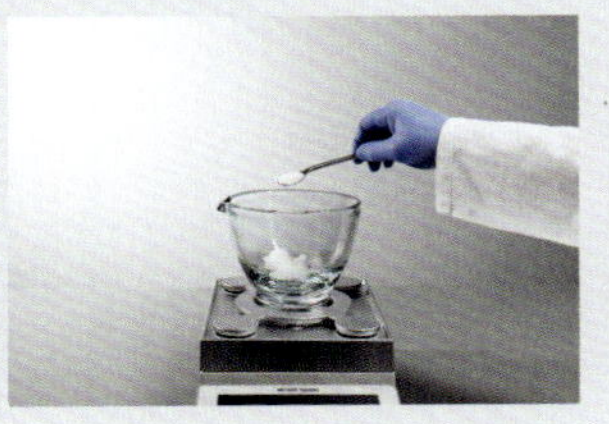

In eine Fantaschale aus Glas werden Weißes Vaselin, Glycerol 85 % sowie die beiden Emulgatoren Polysorbat 60 und Cetylstearylalkohol eingewogen.

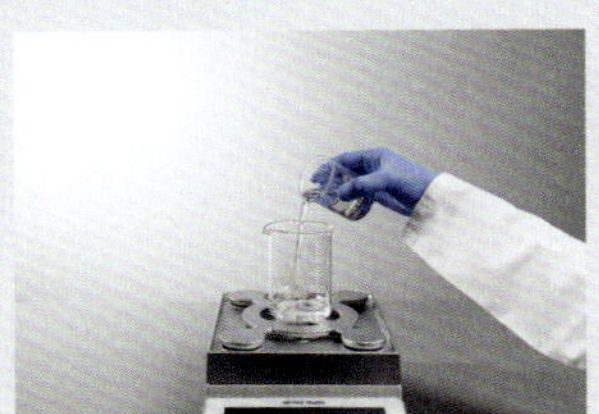

In ein Becherglas wird parallel die benötigte Menge Gereinigtes Wasser eingewogen. Bei einer Konservierung werden Kaliumsorbat und Citronensäure in das Becherglas mitabgewogen.

Die **richtige Position der Fantaschale auf dem Wasserbad** während des Erwärmungsvorgangs zeigt der Kasten „Auf einen Blick“.

AUF EINEN BLICK

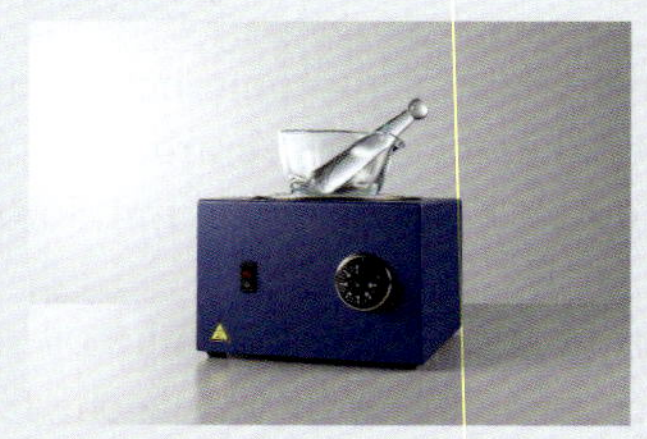

Die Position der Fantaschale ist zu hoch.

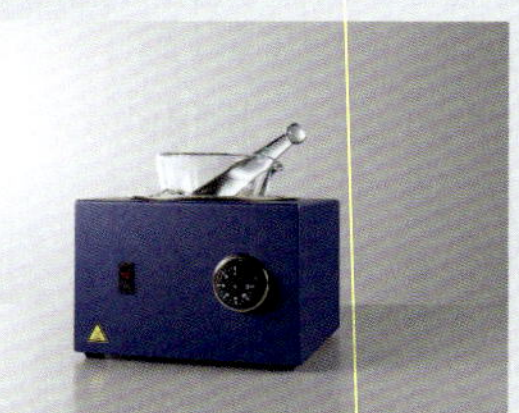

Die Position der Fantaschale ist korrekt.

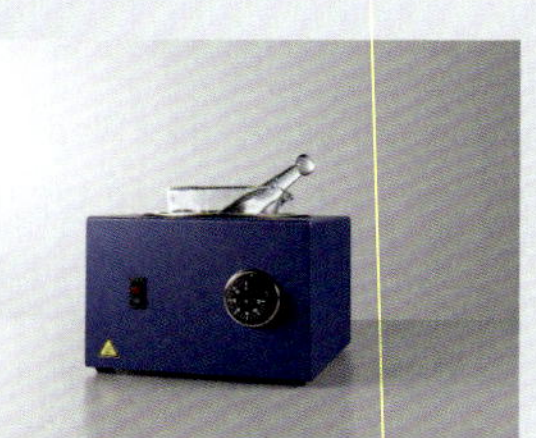

Die Position der Fantaschale ist zu niedrig.

Einen **Schmelzvorgang** zeigt der Kasten „Auf einen Blick“.

AUF EINEN BLICK

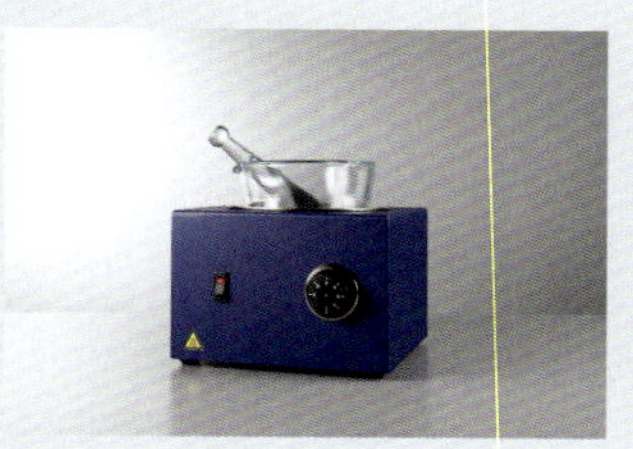

Unter gelegentlichem Rühren wird der Inhalt der Fantaschale auf dem Wasserbad erwärmt.

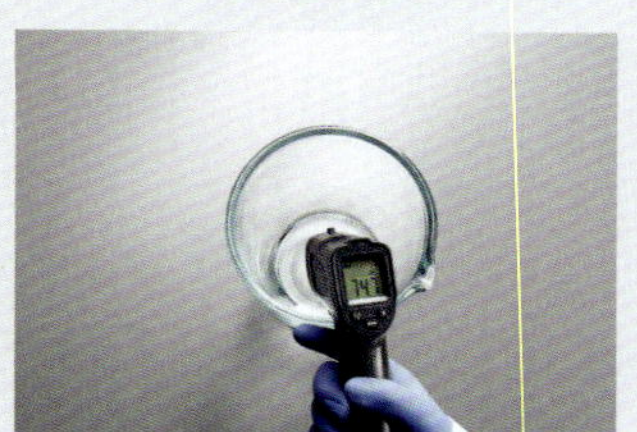

Als Inprozessprüfung bietet sich eine Temperaturmessung und optische Kontrolle der Schmelze an. 75 °C müssen erreicht werden und es dürfen keine festen Anteile mehr zu erkennen sein.

Die **Einarbeitung der wässrigen Phase** zeigt der Kasten „Auf einen Blick".

AUF EINEN BLICK

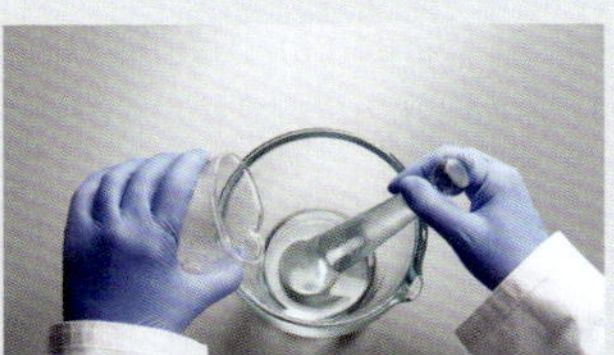

Die Lösung wird in mindestens zwei Portionen zur Schmelze gegeben und der Ansatz zwischendurch verrührt.

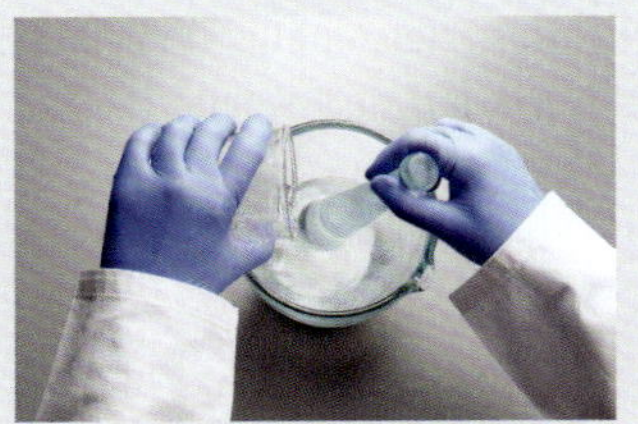

Der letzte Teil des Wassers wird in die Zubereitung eingearbeitet. Die Zubereitung muss milchig aussehen. Es dürfen keine großen Klumpen zu erkennen sein. Dies kann als Inprozessprüfung dokumentiert werden.

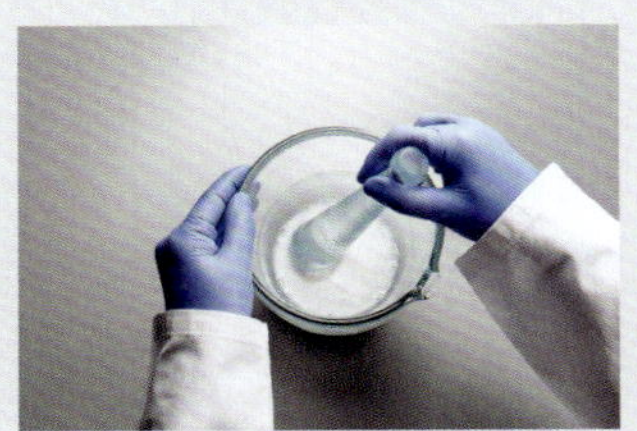

Der Ansatz wird vom Wasserbad genommen und unter häufigem Abschaben bis zum Erkalten gerührt.

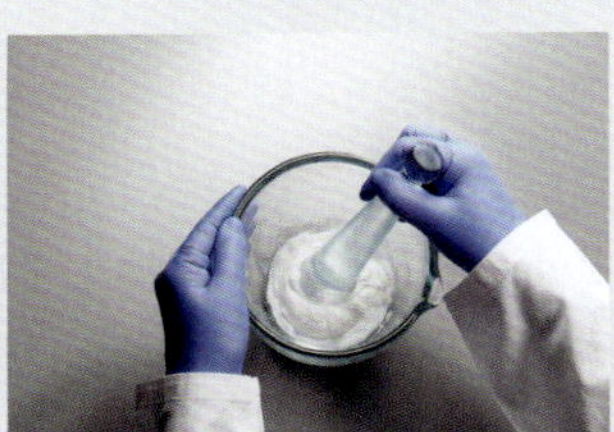

Die Konsistenz der erkalteten Creme ist sichtbar fester.

Das **Ergänzen von Verdunstungsverlusten** zeigt der Kasten „Auf einen Blick“.

AUF EINEN BLICK

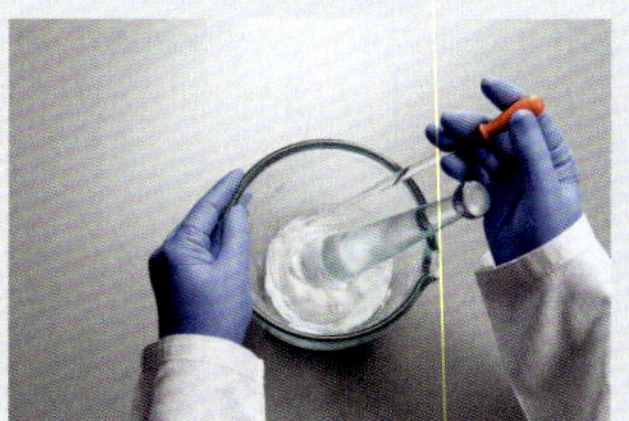

Verdunstungsverluste werden mit Gereinigtem Wasser in kleinen Anteilen unter Rühren ausgeglichen.

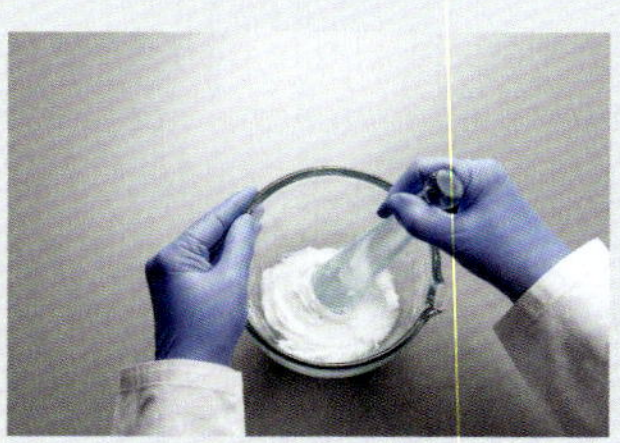

Die fertige Creme muss gleichmäßig und weiß aussehen. Luftblasen darf sie enthalten.

Basiscreme DAC

Glycerolmonostearat 60	4,0 g
Cetylalkohol	6,0 g
Mittelkettige Triglyceride	7,5 g
Weißes Vaselin	25,5 g
Macrogol-20-glycerolmonostearat	7,0 g
Propylenglycol	10,0 g
Gereinigtes Wasser	40,0 g

Bei der nichtionischen Basiscreme DAC handelt es sich nicht um eine reine O/W-Creme, sondern um einen Übergang zwischen W/O- und O/W-Zubereitungen. Die Creme gehört zu den amphiphilen Cremes und enthält die W/O-Emulgatoren Cetylalkohol und Glycerolmonostearat 60 und den O/W-Emulgator Macrogol-20-glycerolhydroxystearat.

REZEPTURTIPP

Basiscreme DAC lässt sich mit Wasser (maximal 80 %) und Fetten (maximal 20 %) mischen und ist in vielen wirkstoffhaltigen Dermatika des NRF als Grundlage enthalten.

Basiscreme DAC enthält bereits Propylenglycol in 20%iger Konzentration bezogen auf die Wasserphase und ist damit vor mikrobiellem Befall geschützt.

Zur Herstellung werden die beiden W/O-Emulgatoren zusammen mit Mittelkettigen Triglyceriden und Weißem Vaselin auf dem Wasserbad bei etwa 60 °C geschmolzen, dazu wird die auf die gleiche Temperatur erwärmte Mischung aus dem O/W-Emulgator, Propylenglycol und Gereinigtem Wasser anteilig gegeben. Die Creme wird bis zum Erkalten gerührt und verdunstetes Wasser ergänzt.

9.3.6 Gele

Im Gegensatz zu den Cremes sind Gele einphasige Zubereitungen, die durch Quellung mit verschiedenen Gelbildnern entstehen. Die festen Teilchen bilden dabei ein Gerüst, in das die Flüssigkeit durch Sorption oder mechanischen Einschluss immobilisiert wird. Bei der Herstellung von Gelen in der Rezeptur dominieren die Hydrogele, also solche, die aus Wasser und weiteren hydrophilen Flüssigkeiten bestehen.

Lipophiles Gel mit Aerosil®

Hochdisperses Siliciumdioxid	2,0 g
Rizinusöl	ad 25,0 g

Mit Hochdispersem Siliciumdioxid lassen sich pflanzliche Öle und Mineralöle zu lipophilen Gelen versteifen, zur Gelbildung sind dazu Konzentrationen zwischen 5 und 10 % nötig. Die klaren Gele fühlen sich beim Auftragen auf die Haut allerdings nicht sehr angenehm an.

Herstellung: Das Hochdisperse Siliciumdioxid wird vorsichtig mit der Flüssigkeit verrieben. Die feinen Stäube des Aerosils® dürfen nicht eingeatmet werden, das Tragen eines Mundschutzes ist empfehlenswert.

Hydroxyethylcellulosegel DAB

Hydroxyethylcellulose 10000	2,5 g
Glycerol 85 %	10,0 g
Gereinigtes Wasser	ad 100,0 g

Bei diesem hydrophilen, nichtionischen Gel kommt als Quellstoff eine Celluloseether-Verbindung zum Einsatz. Durch Ersatz der Wasserstoff-Atome in den Hydroxyl-Gruppen der Cellulose entstehen verschiedene Celluloseether wie Hydroxyethylcellulose. Das Gel kann mit Sorbinsäure 0,1 % oder Kaliumsorbat 0,5 % konserviert werden.

REZEPTURTIPP

Celluloseethergele lassen sich in der Fantaschale nach verschiedenen Methoden herstellen:

- **Aufstreuen des Gelbildners** auf die Flüssigkeit: Dieser wird durch Rühren dispergiert.
- **Anreiben des Gelbildners** mit einer hydrophilen Flüssigkeit wie Glycerol 85 % oder Propylenglycol, danach kann die restliche Flüssigkeit eingearbeitet werden.
- Bei alkoholhaltigen Hydrogelen wird der Gelbildner zunächst im Alkohol verteilt, eine Quellung erfolgt erst bei der Zugabe von Wasser.

NOCH MEHR INFOS

Ein Celluloseethergel kann auf zwei verschiedene Weisen hergestellt werden.

Das Video hinter dem QR-Code zeigt die Herstellung eines Celluloseethergels nach der Anreibemethode.

Das Video hinter dem QR-Code zeigt die Herstellung eines Celluloseethergels nach der Aufstreumethode.

Herstellung: Stellen Sie das Hydroxyethylcellulosegel nach einer der oben vorgestellten Methoden her.

Carmellose-Natrium-Gel DAB

Carmellose-Natrium 600	5,0 g
Glycerol 85 %	10,0 g
Gereinigtes Wasser	ad 100,0 g

Dieses hydrophile Gel enthält mit Carmellose-Natrium eine anionische Celluloseether-Verbindung als Gelbildner.

MERKE

Die einzelnen Celluloseether werden durch eine nachgestellte Zahl gekennzeichnet. Diese gibt die Viskosität einer 2 %igen Zubereitung in mPa · s (Millipascalsekunde) an. Je größer dabei diese Zahl, desto stärker verdickend wirkt der Gelbildner.

Herstellung: Carmellose-Natrium wird in der Fantaschale mit Glycerol 85 % angerieben, danach wird das Wasser eingerührt. Das Wasser kann kalt oder heiß sein. Beim Einrühren von heißem Wasser muss nach dem Abkühlen verdunstetes Wasser ergänzt werden.

Wasserhaltiges Carbomergel DAB

Carbomer (Polyacrylsäure) gehört zur Gruppe der anionischen Gelbildner, die sich zur Herstellung von rein wässrigen und auch von wässrig-alkoholischen Gelen eignet. Nach dem Dispergieren in der Flüssigkeit entstehen beim Neutralisieren mit Basen transparente Gele von hoher Viskosität. Als alkalische Verbindung wird neben einer Natriumhydroxid-Lösung die Substanz Trometamol verwendet. Gegenüber einer NaOH-Lösung hat Trometamol den Vorteil, als Feststoff leichter zu handhaben zu sein.

Carbomer 50000	0,5 g
Natriumhydroxid-Lösung 5 %	3,0 g
Gereinigtes Wasser	ad 100,0 g

Herstellung: Der Gelbildner wird mit wenig Gereinigtem Wasser angerieben, anschließend wird vorsichtig das weitere Wasser dazugegeben. Es sollte eine klare Dispersion ohne Pulvernester erhalten werden. Nun kann der pH-Wert mit einem Indikatorpapier gemessen werden. Er sollte im leicht sauren Bereich zwischen pH 3–4 liegen. Anschließend wird die frisch hergestellte Natronlauge dazugegeben und kräftig verrührt. Durch die Neutralisation der Zubereitung entsteht ein glasklares Gel mit einem pH-Wert zwischen 6 und 7.

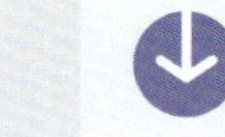

NOCH MEHR INFOS

Ein Carbomergel kann auf drei unterschiedliche Weisen hergestellt werden.

Das Video hinter dem QR-Code zeigt die Herstellung eines Carbomergels nach der Aufstreumethode.

Das Video hinter dem QR-Code zeigt die Herstellung eines Carbomergels nach der Anreibemethode.

Das Video hinter dem QR-Code zeigt die Herstellung eines Carbomergels nach der Methode Pulververreibung.

2-Propanolhaltiges Carbomergel DAB

Carbomer 50000	0,5 g
Natriumhydroxid-Lösung 5 %	1,0 g
2-Propanol	25,0 g
Gereinigtes Wasser	ad 100,0 g

Herstellung: Der Gelbildner wird mit einer kleinen Menge an Wasser angerieben, anschließend kann das restliche Wasser hinzugefügt und vorsichtig gerührt werden. Nach Zugabe des Alkohols 2-Propanol kann die Zubereitung mit der frisch hergestellten Natronlauge neutralisiert werden. 2-Propanol wirkt antimikrobiell und schützt das Gel vor mikrobiellem Befall.

Carbomergel pH 5 (NRF S.43.)

Carbomer 35 000	1,0 g
Trometamol	0,5 g
Natriumedetat (Dinatriumedetat-Dihydrat)	0,1 g
Propylenglycol	10,0 g
Gereinigtes Wasser	ad 100,0 g

Gele mit Carbomer 35000 können im Gegensatz zu solchen mit Carbomer 50000 auch auf Schleimhäuten angewendet werden.

MERKE
Bei der Herstellung von Carbomer-Gelen richtet sich der zu verwendende Carbomer-Typ nach dem Ort der Anwendung. Carbomer 50000 ist ausschließlich zur kutanen Applikation geeignet, während Carbomer 35000 auch zur Anwendung auf Schleimhäuten und zum Einnehmen verwendet werden darf. Die Zahl hinter dem Namen entspricht der in mPa·s (Millipascalsekunde) angegebenen Viskosität hergestellter Prüfgele, Carbomer 50000 wirkt also stärker verdickend als Carbomer 35000.

Das Carbomergel pH 5 enthält kein Konservierungsmittel, es ist durch den Gehalt an Propylenglycol vor mikrobiellem Verderb geschützt. Natriumedetat schützt den Gelbildner gegenüber einer Zersetzung durch Licht und bestimmte Metallionen.

Herstellung: Zunächst werden in einer Fantaschale die Feststoffe Carbomer 35000, Trometamol und Natriumedetat vermischt. Gereinigtes Wasser und Propylenglycol werden in einem mit Glasstab tarierten Becherglas gemischt und die Pulvermischung unter Rühren auf die Oberfläche aufgestreut. Bis zum Abschluss der Quellung wird der Ansatz gelegentlich gerührt, mögliche Verdunstungsverluste werden mit Gereinigtem Wasser ausgeglichen.

9.3.7 Pasten

Bei der Herstellung von Pasten ist darauf zu achten, dass die Feststoffe mikronisiert oder fein gepulvert verarbeitet werden müssen. Die Feststoffe werden in eine Fantaschale eingewogen und mit etwas Salbengrundlage oder einem flüssigen Bestandteil pastös angerieben. Dabei werden die Substanzen verrieben, bis alle Pulvernester beseitigt sind, anschließend wird erneut Grundlage oder Flüssigkeit im gleichen Verhältnis dazugegeben.

Zinkpaste DAB

Zinkoxid	25,0 g
Weizenstärke	25,0 g
Weißes Vaselin	50,0 g

Herstellung: Um eine gleichmäßige Verteilung zu erreichen, müssen die Feststoffe zunächst vor dem Verarbeiten getrocknet werden. Weizenstärke neigt dazu, in feuchter Luft zu verklumpen. Eine Mischung aus Zinkoxid und Weizenstärke wird in dünner Schicht verteilt im Trockenschrank 3–4 Stunden bei 40–45 °C getrocknet. Nach der genauen Einwaage der Feststoffe (50,0 g) werden diese mit einem Teil der Grundlage angerieben, nach und nach wird anteilig die gesamte Vaseline eingearbeitet. Zur Homogenisierung wird die fertige Paste über eine Salbenmühle gegeben.

Salbenmühle

Eine Salbenmühle wird auch Dreiwalzenstuhl genannt und besteht aus Hartporzellan- oder Steingutwalzen, die durch einen Elektromotor in rotierende Bewegungen versetzt werden. Insgesamt können drei bewegliche Walzen Agglomerate in einer Zubereitung

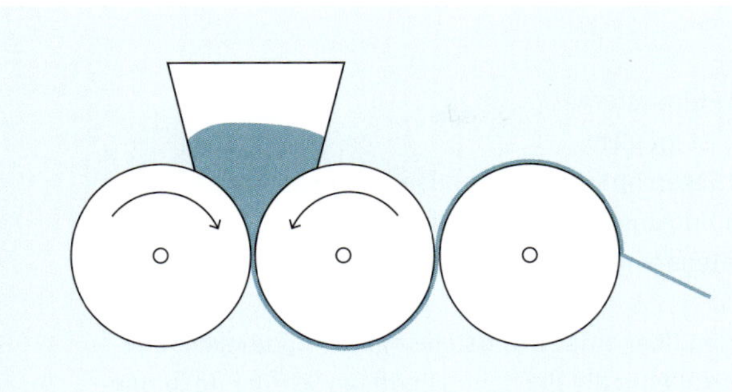

Abb. 9.1 Aufbau einer Salbenmühle (Dreiwalzenstuhl)

zerkleinern und diese dadurch homogenisieren. Die Paste wird dazu auf diese drei Walzen aufgebracht und weitertransportiert, gleichzeitig werden durch Druck, Reibungs- und Scherkräfte Teilchen zerkleinert und Pulveragglomerate zerstört (Abb. 9.1).

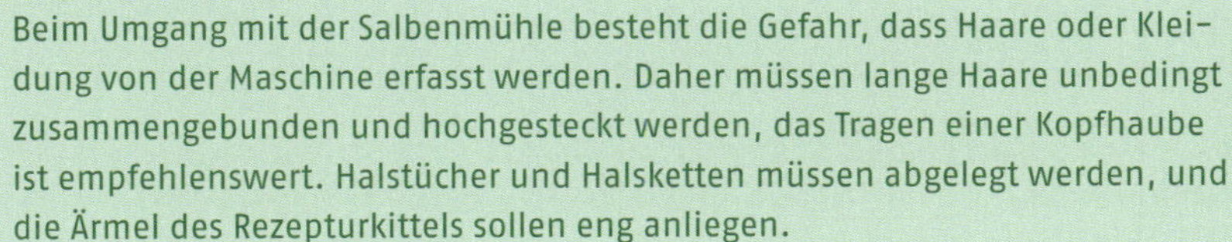

REZEPTURTIPP

Beim Umgang mit der Salbenmühle besteht die Gefahr, dass Haare oder Kleidung von der Maschine erfasst werden. Daher müssen lange Haare unbedingt zusammengebunden und hochgesteckt werden, das Tragen einer Kopfhaube ist empfehlenswert. Halstücher und Halsketten müssen abgelegt werden, und die Ärmel des Rezepturkittels sollen eng anliegen.

Praktisches Vorgehen:

- Ein Teil der Paste wird mithilfe eines Fülltrichters zwischen den Walzen I und II aufgebracht.
- Dreiwalzenstuhl anschalten.
- Restliche Paste anteilig auftragen und durchlaufen lassen.
- Gegebenenfalls Walzenabstände enger stellen und die Paste erneut durchlaufen lassen.
- Gerät ausschalten.
- Paste komplett in die Fantaschale überführen und noch einmal gut durchrühren.

9.4 Herstellung mit automatischen Rührsystemen

Neben der Herstellung von Salbengrundlagen mit Fantaschale und Pistill halten immer mehr elektrische Rührsysteme Einzug in die Apothekenrezeptur. Diese werden von den Herstellerfirmen unter dem Namen TOPITEC® und Unguator® vertrieben. Die nötige Energie zur Herstellung wird dabei durch einen Elektromotor erzeugt und über eine Welle mit einem Rühr- oder Mischwerkzeug in das Herstellungsgefäß übertragen.

Die Zubereitungen werden in Spenderdosen hergestellt. Diese sind zugleich Herstellungs- und Abgabegefäß. Durch die Etikettierung wird also aus dem ursprünglichen Herstellungsgefäß das Abgabegefäß der Rezeptur. Diese Art der Herstellung wird daher auch als **Ein-Topf-Methode** bezeichnet.

MERKE

Vorteile der automatischen Rührsysteme:

- Eine schnelle Zubereitung ist möglich.
- Im geschlossenen System liegen optimale Hygienebedingungen vor.
- Der Arbeitsschutz ist beim Umgang mit Gefahrstoffen verbessert.
- Durch Festlegung der Geräteparameter können häufig vorkommende Rezepturen standardisiert werden.
- Neuere Rührsysteme können über eine Schnittstelle mit der Apotheken-EDV verbunden werden, sodass alle für die Herstellung nötigen Schritte dokumentiert werden können.

Bei der Herstellung einer Dermatika-Grundlage werden alle Bestandteile in eine Kruke gegeben, die entsprechenden Geräteparameter ausgewählt und anschließend gerührt.

REZEPTURTIPP

Nach dem Befüllen der Spenderdose wird durch Herunterschieben des Hubbodens die eingeschlossene Luft möglichst komplett entfernt. So wird verhindert, dass zu viel Luft in die Zubereitung eingerührt wird.

Eine sinnvolle Festlegung der Herstellungsparameter spielt bei der Planung der Zubereitung eine entscheidende Rolle. Die Empfehlungen der Herstellerfirmen können in diesem Zusammenhang eine wichtige Hilfestellung sein, letztendlich liegt die Auswahl der Rührparameter aber in der Verantwortung der herstellenden Apotheke. Bei allen herzustellenden Rezepturen erhöht sich mit zunehmender Menge der Zubereitung normalerweise die Rührdauer. Bei der Auswahl der Rührgeschwindigkeit setzen die Herstellerfirmen aber auf unterschiedliche Prinzipien.

9.4.1 TOPITEC®-Mischsysteme

NOCH MEHR INFOS

Auf der Webseite von TOPITEC® findet man Herstellungstipps, Verarbeitungshinweise und Support-Videos zum Herstellen von Rezepturen mit dem TOPITEC®-Mischsystem.

Bei den TOPITEC®-Mischsystemen wird die Rührgeschwindigkeit nach der verwendeten Grundlage ausgewählt. Es wird unterschieden zwischen Cremes, Salben, Gelen, Pasten und einer weiteren Gruppe mit Emulsionen, Schüttelmixturen und Lotionen. Die Drehzahl variiert zwischen 300 und 4000 Umdrehungen pro Minute (UpM) und hängt von der Konsistenz der Grundlage ab. Bei manchen Grundlagen wird auch nach einem zweistufi-

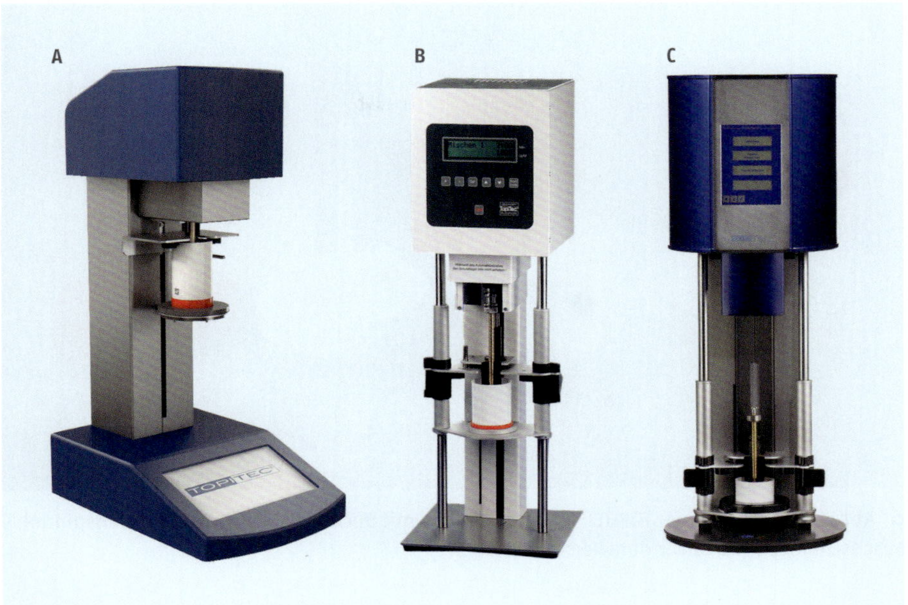

o Abb. 9.2 Verschiedene TOPITEC®-Mischsysteme. **A** TOPITEC® Expert, **B** TOPITEC® Automatic, **C** TOPITEC® Touch

gen Verfahren gerührt. Zunächst wird der Ansatz kurz und hochtourig vorgemischt und anschließend mit reduzierten Drehzahlen homogenisiert (o Abb. 9.2).

Herstellungsgefäße

TOPITEC®-Kruken bestehen aus einem Gefäß mit aufgeschraubtem Deckel, einem Hubboden und einer Drehspindel. Der Hubboden wird bei der Herstellung als Mischdeckel verwendet, die Drehspindel ermöglicht die dosierte Entnahme der Zubereitung. Als Werkzeuge zum Rühren dienen Mischscheiben, die am Ende der Herstellung im Abgabegefäß bleiben (o Abb. 9.3).

Nach dem Abschrauben des Deckels kann der Patient aus einer kleinen Öffnung einfach und hygienisch die Zubereitung entnehmen, eine Entnahme mit dem Finger ist nicht möglich.

TOPITEC®-Kruken sind in Größen zwischen 20 g und 200 g erhältlich, feste Bestandteile können sowohl im Wasserbad als auch in der Mikrowelle aufgeschmolzen werden. Größere Ansätze von 300 g bis 500 g können in TOPITEC®-Rezepturdosen hergestellt werden, auch diese können als Aufschmelzgefäß im Wasserbad oder in der Mikrowelle verwendet werden. Für Zubereitungen bis 1000 g kann das TOPITEC®-Defektursystem aus Edelstahl verwendet werden. Dieses Gefäß enthält in Bodennähe eine Auslassöffnung, in die Applikatoren für das Abfüllen in Tuben oder Spenderdosen eingeschraubt werden können.

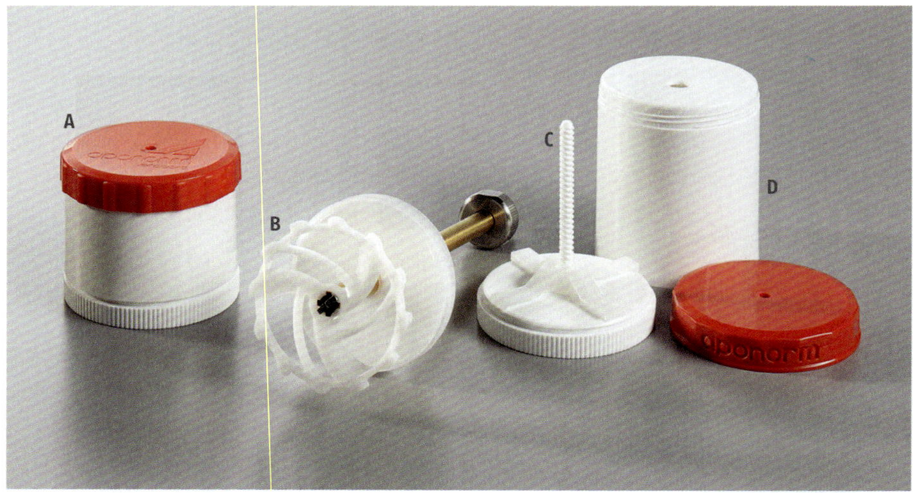

Abb. 9.3 Aufbau einer TOPITEC®-Kruke. **A** Kruke mit Deckel, **B** Hubboden mit Drehspindel, **C** Mischscheibe, **D** Kruke vor dem Verschließen

Befüllen

Die **Vorbereitung der TOPITEC®-Kruke** zeigt der Kasten „Auf einen Blick".

AUF EINEN BLICK

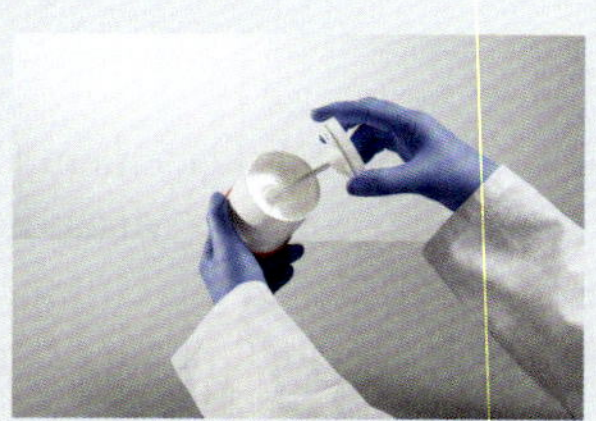

TOPITEC®-Kruken werden auf dem Deckel stehend befüllt. Die Gefäße werden dazu am Deckel festgehalten. Der Drehspindelfuß wird aus der Kruke herausgenommen.

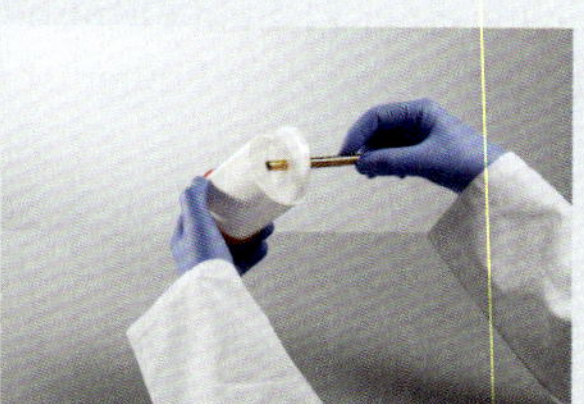

Mit der Werkzeugwelle muss außerdem der Hubboden aus der Kruke entfernt werden.

Nach dem Vorbereiten der Kruke geht es an die eigentliche Rezepturherstellung. Hier wird folgendermaßen vorgegangen.

- Die Rezepturbestandteile werden in die Kruke eingewogen.
- Die Mischscheibe wird auf der Werkzeugwelle befestigt. Die Werkzeugwelle wird zusammen mit dem Hubboden in die Kruke eingeführt.
- Um vorhandene Luft herauszudrücken, wird der Hubboden leicht nach unten geschoben.
- Die Kruke wird in den Geräteschlitten eingesetzt, und die Verriegelungsgriffe werden geschlossen.
- Rührzeiten und Umdrehungszahlen werden eingestellt und der Rührvorgang gestartet.

Die **Befüllung der TOPITEC®-Kruke** zeigt der Kasten „Auf einen Blick".

AUF EINEN BLICK

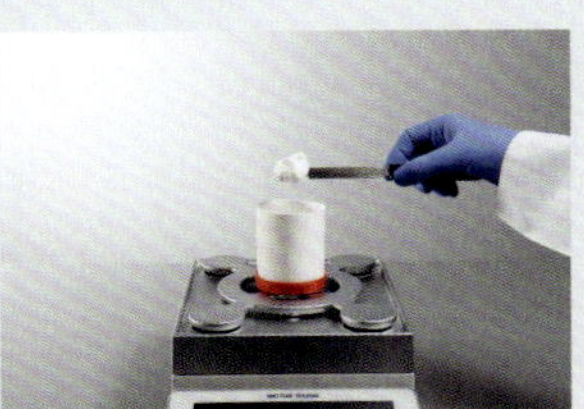

Die Rezepturbestandteile werden im Sandwich-Verfahren eingewogen. In die Kruke wird die Hälfte der zu verwendenden Grundlagenmenge eingewogen und mit einem Spatelmesser glatt gestrichen.

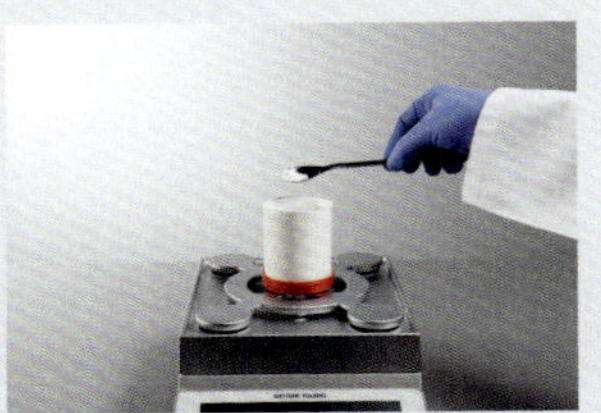

Auf die Grundlage wird das Wirkstoffpulver gleichmäßig verteilt eingewogen.

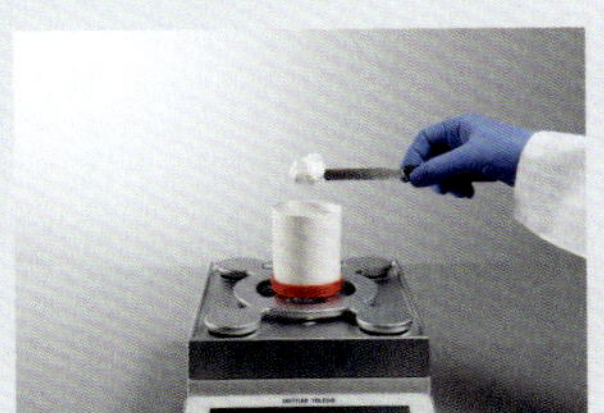

Nach der Einwaage des Arzneistoffs kann die andere Hälfte der Grundlage dazugegeben werden.

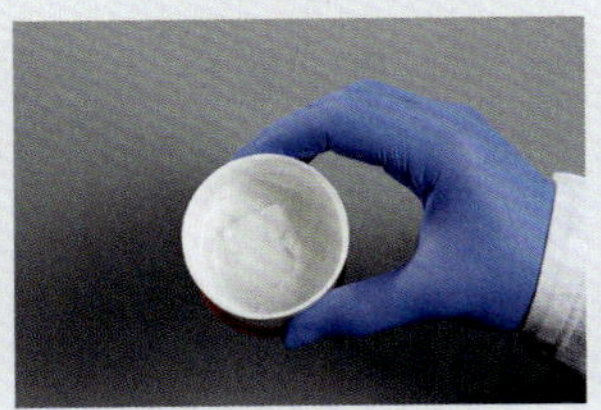

Vor dem Mischen müssen alle Feststoffe mit Grundlage bedeckt sein.

Die **Verteilung des Wirkstoffpulvers** in einer TOPITEC®-Kruke zeigt der Kasten „Auf einen Blick“.

AUF EINEN BLICK

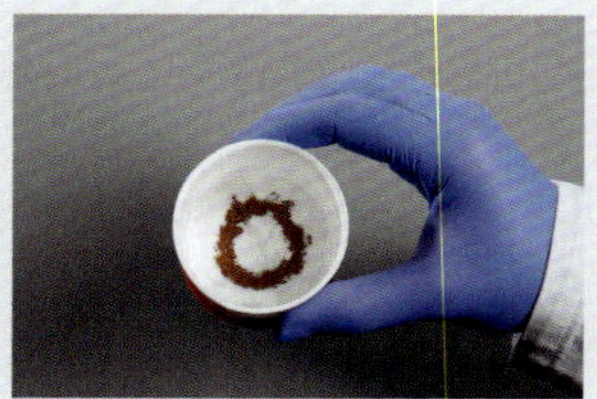

Bei niedrig dosierten Arzneistoffen (≤ 1 %) wird der Feststoff ringförmig zum Rand der Kruke versetzt eingewogen.

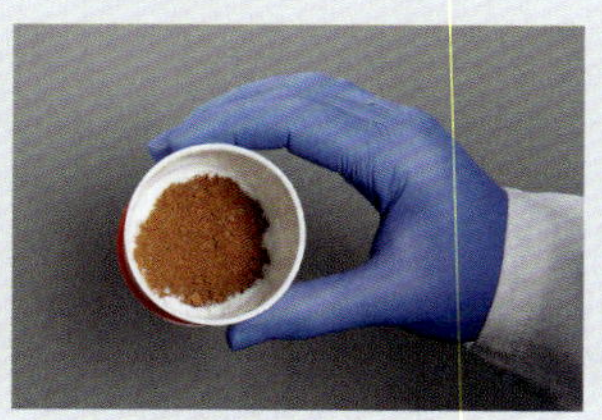

Bei höheren Konzentrationen als 1 % kann der Arzneistoff gleichmäßig auf der Oberfläche der Grundlage verteilt werden.

Das **Verschließen einer TOPITEC®-Kruke** zeigt der Kasten „Auf einen Blick“.

AUF EINEN BLICK

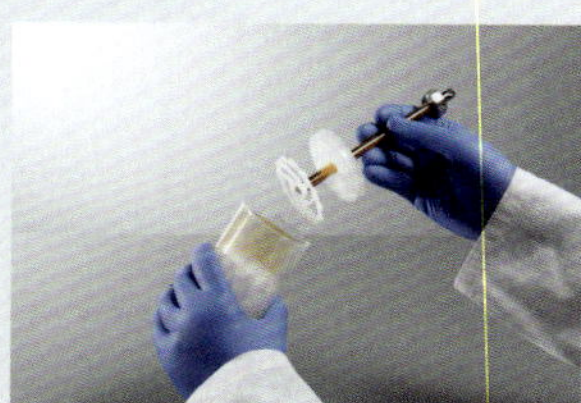

Die Mischscheibe wird auf der Werkzeugwelle befestigt.

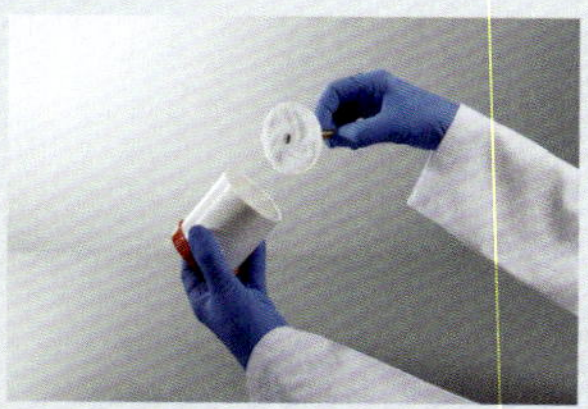

Die Werkzeugwelle wird zusammen mit dem Hubboden in die Kruke eingeführt.

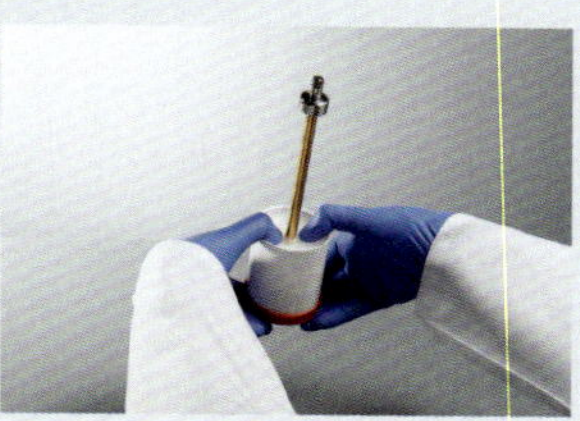

Um vorhandene Luft herauszudrücken, wird der Hubboden leicht nach unten geschoben.

Das **Einsetzen** einer **TOPITEC®-Kruke** in das Rührsystem und Starten des Rührvorgangs zeigt der Kasten „Auf einen Blick".

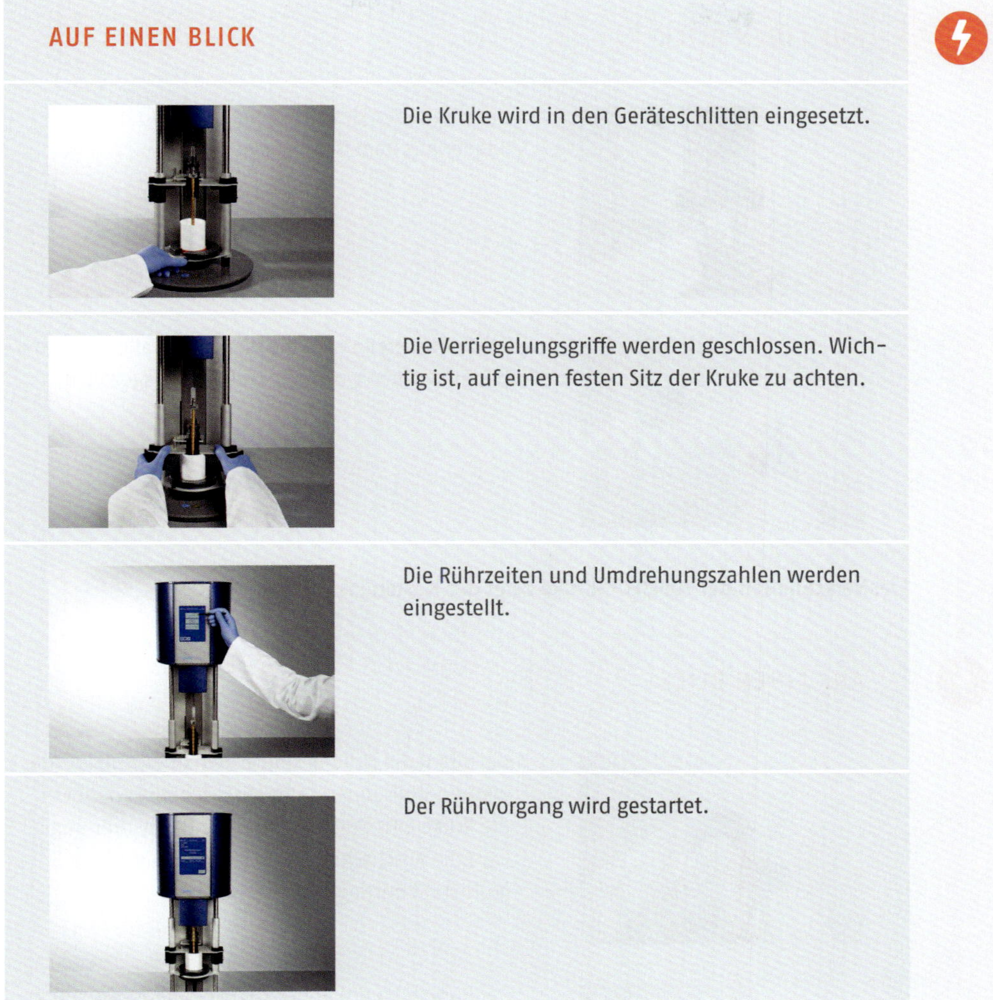

AUF EINEN BLICK

Die Kruke wird in den Geräteschlitten eingesetzt.

Die Verriegelungsgriffe werden geschlossen. Wichtig ist, auf einen festen Sitz der Kruke zu achten.

Die Rührzeiten und Umdrehungszahlen werden eingestellt.

Der Rührvorgang wird gestartet.

Nach dem Mischen

Nach Beenden des Mischvorgangs wird die Kruke wieder aus dem Gerät ausgespannt. Zur Endkontrolle wird die Werkzeugwelle mit Hubboden vorsichtig aus der Kruke herausgezogen. Nachdem die Zubereitung visuell überprüft wurde, wird der Hubboden samt Mischscheibe wieder in die Kruke eingesetzt. Durch eine Rechtsdrehung wird die Mischscheibe von der Werkzeugwelle entriegelt und die Welle aus der Kruke herausgezogen. Am Ende wird der Drehspindelfuß auf die Kruke gedrückt, und die Zubereitung kann gekennzeichnet werden.

Das **Herausnehmen der TOPITEC®-Kruke** aus dem Rührsystem und Überprüfung der Qualität der Zubereitung zeigt der Kasten „Auf einen Blick".

AUF EINEN BLICK

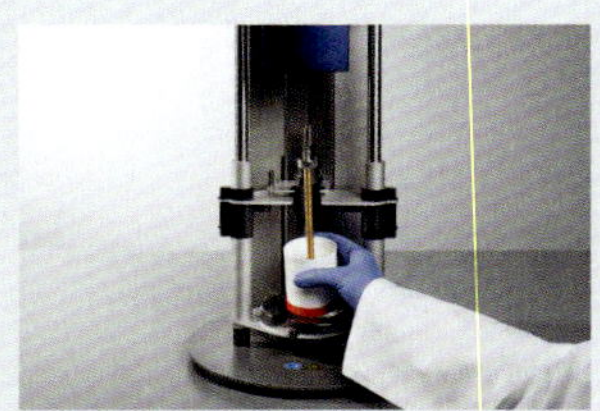

Nach Beenden des Mischvorgangs wird die Kruke wieder aus dem Gerät ausgespannt.

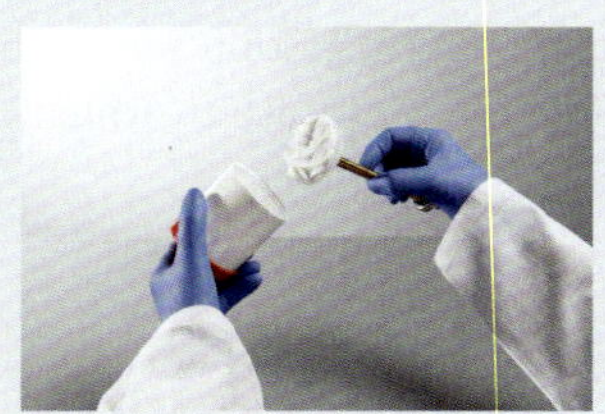

Zur Endkontrolle wird die Werkzeugwelle mit Hubboden vorsichtig aus der Kruke herausgezogen.

Das **Verschließen der TOPITEC®-Kruke** zeigt der Kasten „Auf einen Blick".

AUF EINEN BLICK

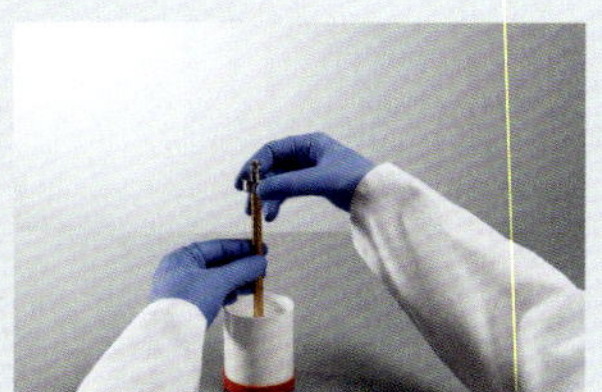

Nachdem die Zubereitung visuell überprüft wurde, wird der Hubboden samt Mischscheibe wieder in die Kruke eingesetzt. Durch eine Rechtsdrehung wird die Mischscheibe von der Werkzeugwelle (Rührstab) entriegelt.

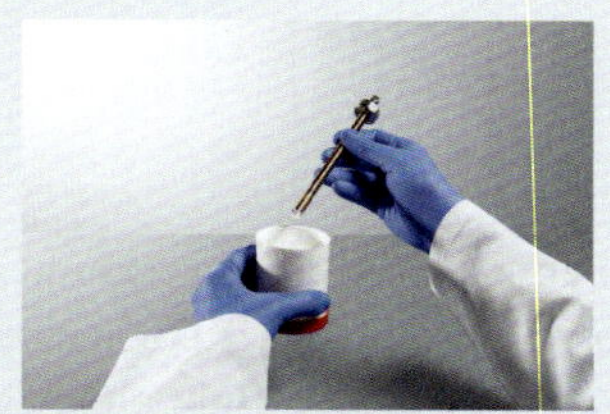

Der Rührstab wird aus der Kruke herausgezogen.

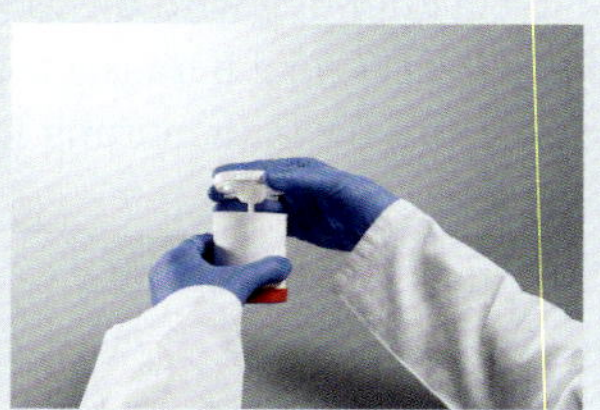

Am Ende wird der Drehspindelfuß auf die Kruke gedrückt.

AUF EINEN BLICK (FORTSETZUNG)

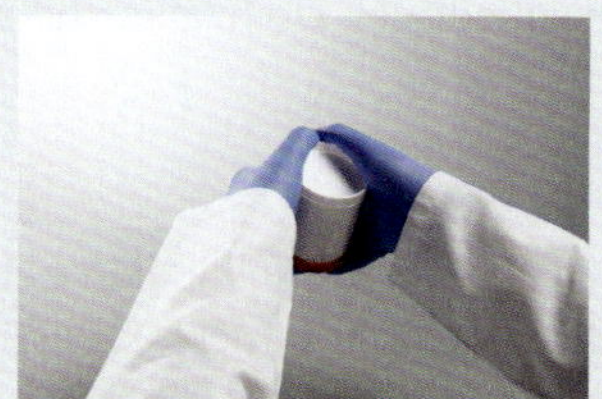

Der Drehspindelfuß wird bis zu einem hörbaren Klick-Geräusch einrasten gelassen.

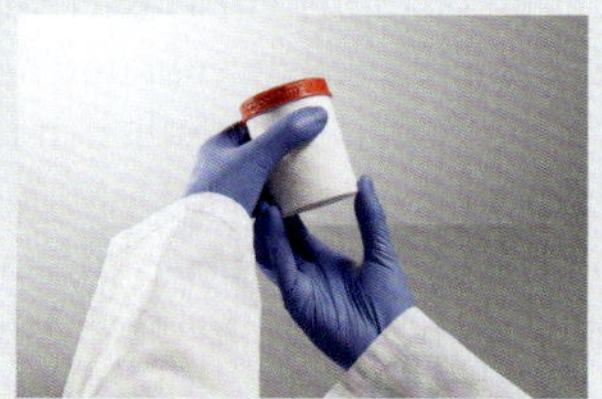

Der Fuß wird bis zum Widerstand zurückgedreht.

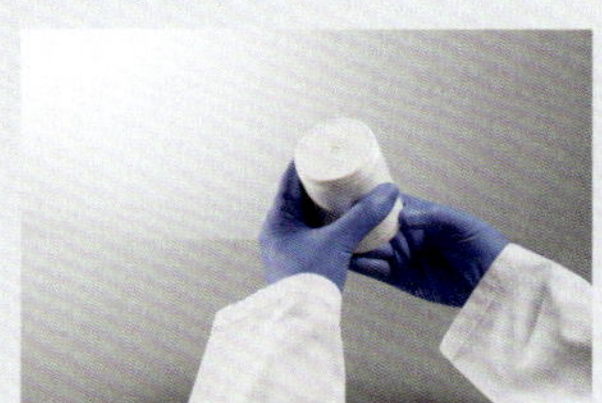

Die Kruke wird geöffnet. Es wird überprüft, ob die Zubereitung sauber entnommen werden kann.

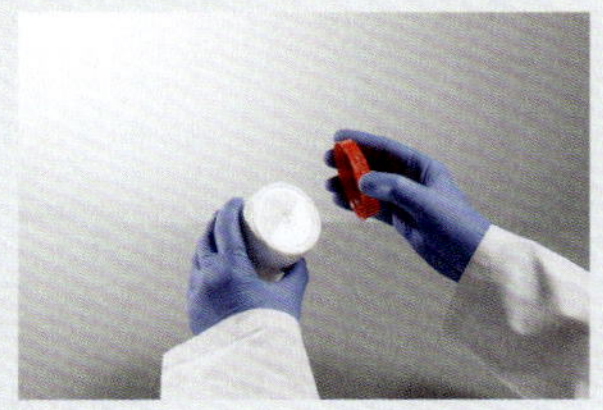

Abschließend wird die Kruke verschlossen und die Zubereitung mit einem Etikett gekennzeichnet.

Herstellung von Cremes unter Zufuhr von Wärme

Bei der Herstellung von O/W-Grundlagen ist zum Aufschmelzen fester Substanzen wie Wachse oder Emulgatoren Wärmezufuhr nötig. Die zu schmelzenden Bestandteile können in die TOPITEC®-Kruke eingewogen und auf dem Wasserbad bei 70–80 °C geschmolzen werden.

REZEPTURTIPP

Gereinigtes Wasser wird separat in der Mikrowelle in einem Becherglas mit Glasstab auf mindestens 70 °C erwärmt.

Bei manchen Grundlagen wie Anionischer hydrophiler Creme DAB reicht die Erwärmung der wässrigen Phase auf 70 °C aus, um niedrig schmelzende weitere Bestandteile darin anzuschmelzen. Die Grundlage kann bei Raumtemperatur verarbeitet werden. Dabei sollte kontinuierlich über einen langen Zeitraum bei niedrigen Drehzahlen bis zum Erkalten gerührt werden.

Herstellung von Gelen

Damit der Gelbildner gleichmäßig in der flüssigen Phase verteilt wird, sollte dieser Hilfsstoff zunächst in einem Teil der Flüssigkeit kurz bei hoher Drehzahl in der TOPITEC®-Kruke dispergiert werden. Dazu werden vorhandene Alkohole wie Propylenglycol und ungefähr 30 % des in der Zubereitung vorhandenen Anteils an Gereinigtem Wasser vorgelegt und der Gelbildner aufgestreut. Das Mischgefäß wird vorsichtig geschwenkt und dieser Ansatz mit hoher Drehzahl (1500–2000 UpM) gemischt. Nach Zugabe der restlichen Flüssigkeit wird der zweite Mischvorgang mit niedriger Drehzahl von maximal 500 UpM durchgeführt. Danach muss zunächst der Quellvorgang für rund 1 bis 2 Stunden abgewartet werden, falls nötig, kann die Zubereitung noch einmal bei 500 UpM homogenisiert werden.

MERKE

Gele aus Carbomer (Polyacrylsäure) bilden ihr Gelgerüst pH-abhängig unmittelbar beim Mischen aus, eine Quellzeit muss hier nicht abgewartet werden. Alle Bestandteile können daher in das Mischgefäß eingewogen werden, basische Verbindungen wie Natronlauge oder Trometamol werden als Letztes dazugegeben. Mit niedriger Drehzahl (500 UpM) wird dann einige Minuten gemischt.

NOCH MEHR INFOS

Das Video hinter dem QR-Code zeigt den Ablauf der Herstellung eines Gels im automatischen Rührsystem.

Anionische hydrophile Creme DAB

Hydrophile Salbe DAB	300,0 g
Gereinigtes Wasser	700,0 g

Zur Herstellung wird eine TOPITEC®-Defekturdose für 1000 g empfohlen. Zunächst wird die Tara der geöffneten TOPITEC®-Dose einschließlich des Mischdeckels und des eingeschobenen Mischwerkzeugs notiert. Dann wird die gesamte Grundlage vorgelegt und das auf mindestens 70 °C erwärmte, Gereinigte Wasser dazugegeben. Der Mischdeckel wird auf die Dose aufgeschraubt und das Mischwerkzeug für den folgenden Mischvorgang positioniert. Die TOPITEC®-Defekturdose wird in den Aufnahmering des TOPITEC®-Mischsystems eingesetzt und fixiert.

Geräteeinstellung

1. Stufe	1:00 Minuten	300 UpM
2. Stufe	8:00 Minuten	1500 UpM
3. Stufe	15:00 Minuten	300 UpM

Falls die Creme in der angegebenen Zeit noch nicht ausreichend abgekühlt ist, kann bei niedriger Drehzahl (300 UpM) in Intervallen von ca. 5:00 Minuten bis zum Erkalten weiter gemischt werden.

Kühlcreme DAB

Gelbes Wachs	7,0 g
Cetylpalmitat	8,0 g
Raffiniertes Erdnussöl	60,0 g
Gereinigtes Wasser	25,0 g

Die lipophile Creme wird in einer 100-g-TOPITEC®-Kruke hergestellt.

Zunächst wird die Tara der Kruke einschließlich des Hubbodens mit eingeschobener Werkzeugwelle und anhängender Mischscheibe aufgeschrieben. Gelbes Wachs und Cetylpalmitat werden zusammen mit dem Erdnussöl in die Kruke eingewogen und auf dem Wasserbad aufgeschmolzen. Das Wasser wird getrennt davon in einem Becherglas mit Glasstab auf die gleiche Temperatur, mindestens 70 °C, gebracht. Das erwärmte Wasser wird in die warme Schmelze überführt und die Kruke verschlossen. Um möglichst luftarm zu mischen, wird der Hubboden etwas in die Kruke hinuntergeschoben.

Geräteeinstellung

1. Stufe	0:30 Minuten	300 UpM
2. Stufe	4:00 Minuten	1500 UpM
3. Stufe	10:00 Minuten	300 UpM

Nach Ablauf der genannten Zeit ist die Kühlcreme DAB wahrscheinlich noch nicht ausreichend abgekühlt. Um die Ausbildung kristalliner Strukturen während des Abkühlens zu verhindern, sollte die Zubereitung für weitere 5 Minuten bei 300 UpM bis zum Erkalten gemischt werden.

2-Propanolhaltiges Carbomergel DAB

Carbomer 50000	0,5 g
Natriumhydroxid-Lösung 5 %	1,0 g
2-Propanol	25,0 g
Gereinigtes Wasser	73,5 g

Das Hydrogel wird in einer 100-g-TOPITEC®-Kruke hergestellt.

Zu Beginn wird die Tara der Kruke einschließlich des Hubbodens mit eingeschobener Werkzeugwelle und anhängender Mischscheibe notiert. Anschließend werden 2-Propanol und Gereinigtes Waser in die Kruke eingewogen und Carbomer aufgestreut. Um den Gelbildner mit der Flüssigkeit zu benetzen, wird die Kruke vorsichtig hin- und hergeschwenkt. Die Kruke wird verschlossen. Für einen luftarmen Mischvorgang sollte der Hubboden möglichst tief heruntergeschoben werden.

Geräteeinstellung

1:00 Minuten	2000 UpM

Nach dem ersten Mischen wird die Kruke geöffnet und die Natriumhydroxid-Lösung ergänzt.

REZEPTURTIPP

Da es sich bei der Natriumhydroxid-Lösung 5 % um einen Gefahrstoff handelt, sind beim Umgang Arbeitsschutzmaßnahmen zu beachten. Neben einer Schutzbrille sind Handschuhe zu tragen.

Geräteeinstellung

6:00 Minuten	500 UpM

Nach dem zweiten Mischen wird ein klares, farbloses Gel erhalten. Kleine, noch nicht völlig ausgequollene Gelklumpen quellen mit der Zeit nach.

9.4.2 Unguator®-Rührsysteme

Bei den Unguator®-Geräten richtet sich die Rührgeschwindigkeit nach der Art des entstehenden Endprodukts. Der Rührparameter „Emulsion" kommt zum Einsatz, um Flüssigkeiten bei Raumtemperatur in Wasser aufnehmende Grundlagen einzuarbeiten. Bei der Anwendung von Wärme ist dagegen der Parameter „Emulsion+" auszuwählen. Dieser ermöglicht das Kaltrühren von Rezepturgrundlagen und Cremes aus geschmolzenen Bestandteilen. Bei der Herstellung von Gelen wechseln sich bis zur Ausbildung der Gel-

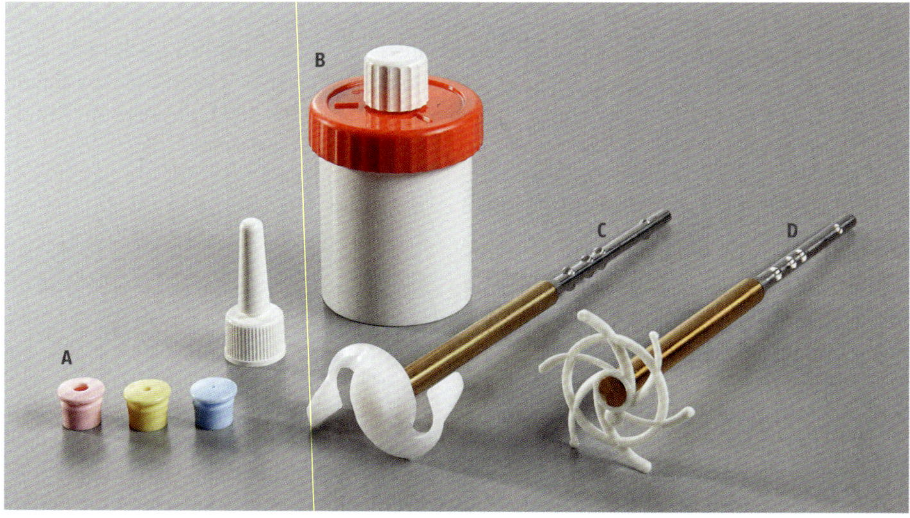

Abb. 9.4 A Unguator® Variodüsen, B Unguator® Kruke, C Unguator® Einwegrührer, D Unguator® Standardflügelrührer

struktur schnelle Rührvorgänge mit langsameren Quellvorgängen ab. Beim Mischen zweier Grundlagen ist der Rührparameter „Weich-in-Weich“ auszuwählen, halbfeste Substanzen können so miteinander gemischt werden.

Herstellungsgefäße

Die Rühreinheit beim Unguator®-Rührsystem besteht aus einer Kruke, einem Rührer und den einzelnen Rezepturbestandteilen. Während des Mischvorgangs bewegt sich der Rührer innerhalb der Kruke auf und ab. Durch den Kontakt zwischen Rührflügel und der Innenwand der Kruke werden die Substanzen vermischt. Wie bei automatischen Rührsystemen üblich handelt es sich bei der verwendeten Kruke sowohl um das Herstellungs- als auch um das Abgabegefäß, durch die kleine Entnahmeöffnung kann der Patient die Zubereitung hygienisch entnehmen. Die Kruken sind in Größen zwischen 15 ml und 2000 ml erhältlich (○ Abb. 9.4).

Als Rührer können Standardflügelrührer oder Einwegrührer zum Einsatz kommen. Aufgrund der 3-fachen Anzahl von Flügeln ist bei der Verwendung eines Einwegrührers der Materialkontakt in der Rezeptur 3-mal so häufig wie bei einem Standardflügelrührer, dadurch kommt es schneller zur Durchmischung der Zubereitung (○ Abb. 9.4).

Befüllen

Zum Befüllen der Kruke wird zunächst der weiße Schraubverschluss entfernt und anschließend der rote Krukendeckel abgeschraubt, anschließend kann der Rührer in das Krukengehäuse eingeführt und der Krukenboden senkrecht nach unten geschoben werden. Nun wird der Krukendeckel auf den im Krukengehäuse stehenden Rührer geschoben und der Rührer vorsichtig aus dem Krukengehäuse gezogen, Rührer und Deckel können abgelegt werden. Nach dem Einwiegen der Substanzen wird der Rührer mit dem Krukendeckel wieder auf das Krukengehäuse aufgeschraubt. Vor dem Rührvorgang sollte noch die Luft zwischen Deckel und Gehäuse entfernt werden. Dazu wird der Deckel geöffnet und der Krukenboden nach oben geschoben, anschließend wird die Rühreinheit fest verschraubt.

Nach dem Mischen

Nachdem der Rührvorgang zu Ende ist kann die Rühreinheit aus der Haltevorrichtung des Rührgeräts herausgelöst werden, der Deckel wird geöffnet und der Rührer herausgenommen. Dabei erfolgt gleich eine organoleptische Qualitätskontrolle der fertigen Rezeptur. Aus diesem Grund sollte auch bei Verwendung eines Einwegrührers der Krukendeckel am Ende kurz geöffnet werden. Danach wird der Krukendeckel wieder auf das Gehäuse geschraubt und gegebenenfalls mit einer Unguator® Variodüse versehen. Diese verkleinert die Entnahmeöffnung und ermöglicht ein direktes Auftragen der Zubereitung auf die Haut.

Nach der vorschriftsmäßigen Beschriftung ist die Kruke fertig zur Abgabe an den Patienten.

Wollwachsalkoholcreme DAB

Wollwachsalkoholsalbe DAB	50,0 g
Gereinigtes Wasser	50,0 g

Zum Einarbeiten von Flüssigkeiten in Wasser aufnehmende Salben bei Raumtemperatur eignet sich der Rührparameter „Emulsion". Zur homogenen Verarbeitung empfiehlt sich die Verwendung eines Einmalflügelrührers bei Ansätzen bis 200 ml.

Zur Herstellung wird die gesamte Masse der Wollwachsalkoholsalbe bodendeckend in die Kruke eingewogen, anschließend kann das Gereinigte Wasser hinzugefügt werden. Damit wenig Luft eingearbeitet wird, wird der verschiebbare Krukenboden vorsichtig nach oben geschoben. Anschließend wird bei Verwendung einer 100-ml-Kruke 2:20 Minuten bei 2150 Umdrehungen pro Minute gerührt.

REZEPTURTIPP

Bei vorher im Kühlschrank gelagerten Grundlagen kann das Einarbeiten von Wasser erschwert sein, durch leichte Erwärmung der Flüssigkeit kann die Emulgierung verbessert werden.

9.5 Konservierung

Ob eine halbfeste Salbengrundlage mit einem Konservierungsmittel versehen werden muss, hängt entscheidend von ihrem Wassergehalt ab. Wasserfreie Grundlagen wie Hydrophobe Salben oder Wasser aufnehmende Salben müssen nicht konserviert werden.

9.5.1 Lipophile Cremes

W/O-Zubereitungen enthalten Wasser in der inneren Phase und sind daher mikrobiell wenig anfällig. Im Idealfall sind die inneren Wassertröpfchen klein genug, um einer Vermehrung von Keimen keine günstigen Bedingungen zu bieten. Das DAB verlangt daher keinen Zusatz von Konservierungsstoffen bei den folgenden W/O-Cremes:

- Kühlcreme DAB,
- Lanolin DAB,
- Wollwachsalkoholcreme DAB.

Die Verwendbarkeitsfrist dieser Dermatika-Grundlagen beträgt nach Anbruch daher nur 3 Monate. Das NRF lässt dagegen alle seine lipophilen Cremes konservieren. Rezepturen, die auf Grundlage von W/O-Cremes hergestellt werden, sollten daher durch Zugabe eines Konservierungsmittels vor mikrobiellem Verderb geschützt werden.

9.5.2 Hydrophile Cremes

Hydrophile Dermatika-Grundlagen müssen konserviert werden, Wasser stellt hier die äußere Phase dar. Das DAB schlägt für folgende Grundlagen eine Konservierung mit 0,1 % Sorbinsäure vor:

- Anionische hydrophile Creme DAB,
- Nichtionische hydrophile Creme DAB.

Industriell vorgefertigt sind diese O/W-Cremes mit einer Mischung aus 0,05 % Sorbinsäure und 0,07 % Kaliumsorbat erhältlich. Im NRF sind folgende Grundlagen als Stammzubereitungen zu finden:

- Nichtionische hydrophile Creme SR DAC (NRF S.26.),
- Anionische hydrophile Creme SR DAC (NRF S.27.),
- Nichtionisches wasserhaltiges Liniment DAC (NRF S.39.),
- Wasserhaltiges Liniment SR DAC (NRF S.40.).

Zur Konservierung schlägt das NRF eine Mischung aus 0,14 % Kaliumsorbat und 0,07 % Wasserfreier Citronensäure vor.

9.5.3 Hydrogele

Hydrogele sind aufgrund ihres hohen Wassergehalts mikrobiell äußerst anfällig und müssen daher konserviert werden. Im DAB sind folgende Hydrogele monographiert:

- Wasserhaltiges Carbomergel DAB,
- Carmellose-Natrium-Gel DAB,
- Hydroxyethylcellulosegel DAB.

Zur Konservierung empfiehlt das DAB eine Mischung aus 0,1 % Sorbinsäure und 0,1 % Kaliumsorbat. Werden die Grundlagen industriell fertig bezogen, enthalten sie normalerweise eine Mischung aus 0,05 % Sorbinsäure und 0,07 % Kaliumsorbat.

9.6 Kennzeichnung und Abgabe

Laut Ph. Eur. müssen halbfeste Zubereitungen zur kutanen Anwendung, die Wasser oder andere flüchtige Stoffe enthalten, dicht verschlossen gelagert werden.

Kruken aus Kunststoff: Früher wurden halbfeste Zubereitungen überwiegend in einfache Kruken abgefüllt. Diese zylinderförmigen Dosen aus Kunststoff mit rotem Schraubdeckel sind zwar einfach zu befüllen, aus hygienischen Gesichtspunkten aber nicht empfehlenswert. Der Patient entnimmt die Arzneiform meist einfach mit dem Finger, dadurch und durch das ständige Öffnen können jedoch leicht Keime in das Gefäß gelangen und flüchtige Stoffe wie Wasser entweichen.

Hygienisch günstiger sind Drehdosierkruken, bei diesen Spenderdosen kann die Zubereitung wie aus einer Tube entnommen werden. Der Boden dieser Kruken dient als Kolben zum Herausdrücken der Darreichungsform, diese tritt dann aus einer kleinen Öffnung am Kopf der Kruke aus (o Abb. 9.5).

9

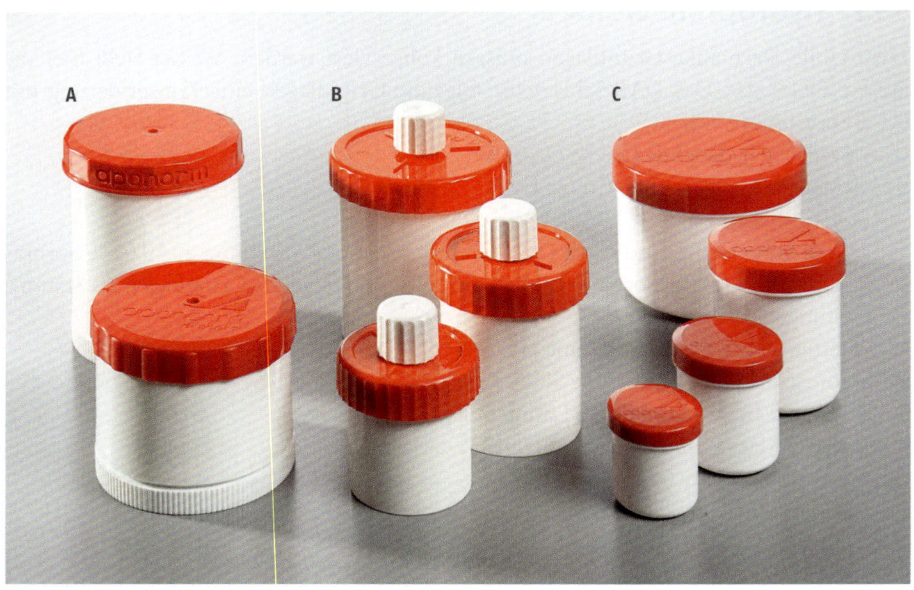

Abb. 9.5 A TOPITEC®-Kruken, B Unguator®-Kruken, C Kruken (Schraubdeckeldose)

Tuben aus Aluminium: Tuben ermöglichen eine einfache und saubere Entnahme der Zubereitung und bieten zudem einen Schutz vor Licht und Oxidation. Halbfeste Zubereitungen sollten vorzugsweise in Tuben abgefüllt werden. Aus Schutz vor Korrosion enthalten sie eine Innenschutzlackierung. Tuben sind hinten offen und können so mit einem Tubenfüllgerät von der Rückseite her befüllt werden. Anschließend werden die gefüllten Tuben durch Einfalzen mit einer Tubenschließzange verschlossen (Abb. 9.6).

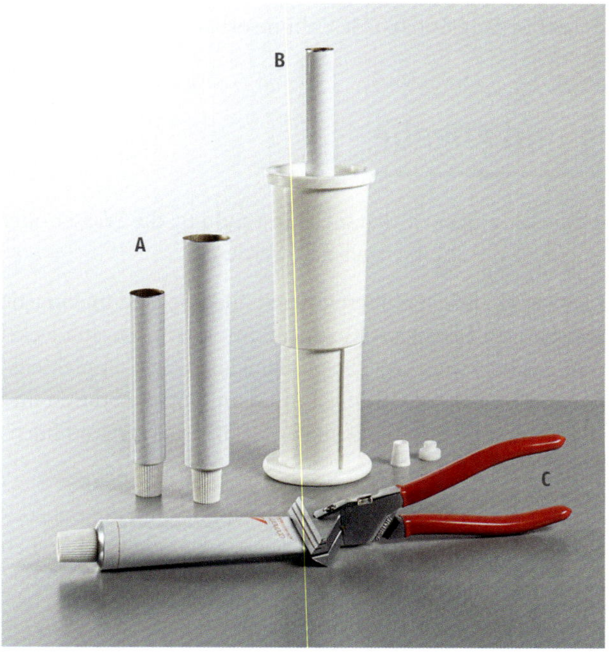

Abb. 9.6 A Aluminiumtuben, B Tubenfüller, C Tubenzange

Emma Muster

1-mal täglich dünn auf die betroffenen Hautstellen auftragen

Hergestellt am: 15.01.2024
Verwendbar bis: 16.07.2024

Apotheke, Beispielstr. 1
13245 Musterstadt

Nichtionische hydrophile Creme DAB

50 g

Bestandteile:
Polysorbat 60, Cetylstearylalkohol, Glycerol 85 %, Sorbinsäure, Weißes Vaselin, Gereinigtes Wasser

Abb. 9.7 Etikett für eine halbfeste Zubereitung (Spenderdose)

Tuben können aber auch von vorne mithilfe von Tubenfüllgeräten wie beispielsweise dem Confectopharm®-Tubenfüller befüllt werden. Bei diesem Gerät sind Fantaschale und Abfüllgerät in einem vereint.

Bei der **Kennzeichnung** von halbfesten Grundlagen müssen alle eingesetzten Hilfsstoffe angegeben werden, eine ausschließliche Angabe einer offizinellen Grundlage ist dabei nicht ausreichend (Abb. 9.7).

9

SPICKZETTEL

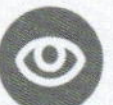

Salben	einphasige, wasserfreie Grundlagen
Cremes	bestehen aus einer hydrophilen und einer lipophilen Phase
Amphiphile Cremes	enthalten W/O- und O/W-Emulgatoren
Gele	mit einem Gelbildner verdichtete Flüssigkeiten
Pasten	enthalten in der Grundlage einen hohen Feststoffanteil
Wasser aufnehmende Salben	Grundlagen mit Emulgatoren
Lipophile Cremes	W/O-Cremes
Hydrophile Cremes	O/W-Cremes

ZUSAMMENFASSUNG

- Halbfeste Grundlagen können in Salben, Cremes, Gele oder Pasten unterteilt werden.
- Bei akuten Hauterkrankungen kommen meist O/W-Zubereitungen zum Einsatz, bei chronischen Hauterkrankungen werden eher W/O-Cremes verwendet.
- Halbfeste Grundlagen werden normalerweise mithilfe von Fantaschale und Pistill hergestellt.
- W/O-Cremes können in bestimmten Fällen auch ohne Anwendung von Wärme hergestellt werden, bei der Herstellung von O/W-Cremes ist immer Wärme nötig.
- Celluloseether als Gelbildner werden durch eine nachgestellte Zahl gekennzeichnet, diese gibt die Viskosität einer 2 %igen Zubereitung in mPa·s an.
- Zur Herstellung von Carbomer-Gelen muss immer eine Base zum Neutralisieren dazugegeben werden.
- Die Herstellung von Zubereitungen in automatischen Rührsystemen wird auch als Ein-Topf-Methode bezeichnet.
- Bei den TOPITEC®-Mischsystemen richtet sich die Rührgeschwindigkeit nach der eingesetzten Grundlage.
- Bei den Unguator®-Geräten wird die Rührgeschwindigkeit nach der Art des Endprodukts ausgewählt.

9.7 Theoretische Aufgaben

FRAGEN

● leicht ●● mittel ●●● schwer

●

1. Nennen Sie zwei Wasser aufnehmende Salben aus dem DAB.
2. Welche zwei alkalischen Verbindungen kommen in der Rezeptur bei der Herstellung von Carbomer-Gelen zum Einsatz?

●●

1. Welche Grundlage entsteht, wenn Sie 70 g Gereinigtes Wasser in 30 g Hydrophile Salbe DAB einarbeiten?
2. Beschreiben Sie zwei verschiedene Methoden zur Herstellung von Celluloseethergelen in der Fantaschale.

●●●

1. Beschreiben Sie, was man unter einer Quasi-W/O-Creme versteht.
2. Welcher Inhaltsstoff schützt die Basiscreme DAC vor mikrobiellem Befall?

Halbfeste Zubereitungen zur Anwendung auf der Haut 10

Dr. Annina Bergner

Cremes bestehen aus Wasser und Öl und werden traditionell zur Hautpflege eingesetzt. Überwiegt der Wasseranteil, spricht man von einer O/W-Creme (Öl-in-Wasser), die meist als Tagescreme dient. Ist der Fettanteil bei einer Creme höher, handelt es sich um eine W/O-Creme (Wasser-in-Öl), die eher als Nachtcreme verwendet wird. Aber auch bei kranker Haut spielen Cremes eine wichtige Rolle. Diese enthalten dann oft Wirkstoffe, z. B. Glucocorticoide. Die Herstellung solcher individuell auf die Hauterkrankung abgestimmter Rezepturen spielt im Apothekenalltag eine wichtige Rolle.

10.1 Allgemeines zur Arzneiform

Der überwiegende Anteil der halbfesten Zubereitungen, die in der Apotheke hergestellt werden, enthält einen oder mehrere Arzneistoffe. Dabei bestimmen die physikalischen Eigenschaften des Wirkstoffs entscheidend die Art der Verarbeitung in der Dermatika-Grundlage. Ist die Löslichkeit des Wirkstoffs in der Grundlage bei Raumtemperatur ausreichend hoch, so können Lösungszubereitungen hergestellt werden. In den meisten Fällen liegt der Wirkstoff in der Grundlage ungelöst und damit suspendiert vor, und die Herstellung muss dann als Suspensionssalbe erfolgen.

REZEPTURTIPP

Bei Individualrezepturen ist es häufig schwierig abzuschätzen, ob die Löslichkeit aller Arzneistoffe in der Grundlage ausreichend hoch ist. Nicht standardisierte Rezepturvorschriften sollten daher als Suspensionszubereitungen hergestellt werden.

10.2 Zubereitungen mit gelöstem Wirkstoff

In Lösungssalben liegt der Arzneistoff in der Salbengrundlage vollständig gelöst vor. Die Wirkstoffe müssen sich dabei bei Raumtemperatur lösen, Zufuhr von Wärme darf nicht nötig sein. Denn würde sich der Feststoff erst durch Erwärmen in der Grundlage auflösen, so könnte er beim Abkühlen wieder in Form großer Kristalle auskristallisieren. Dadurch wäre die Freisetzung des Wirkstoffs aus der Grundlage deutlich vermindert, und die Haut des Patienten könnte gereizt werden.

10.2.1 Lipophile Grundlagen

Zur Herstellung von Lösungssalben kommen als hydrophobe Grundlagen häufig Gelbes und Weißes Vaselin Ph. Eur., Wollwachsalkoholsalbe DAB und die industriell vorgefertigten Grundlagen Eucerinum® anhydricum und Unguentum Cordes® zum Einsatz. Typische Wirkstoffe zum Lösen in diesen Grundlagen sind Menthol, Campher, Methylsalicylat und ätherische Öle.

Herstellung

- Salbengrundlage und weitere lipophile Bestandteile auf dem Wasserbad schmelzen,
- Schmelze bis zum Erkalten rühren,
- Zugabe der Wirkstoffe,
- Wirkstoffe mit der Grundlage vermischen.

Menthol in Vaselin

Menthol	0,5 g
Dickflüssiges Paraffin	24,5 g
Weißes Vaselin	25,0 g

Menthol wird in einem mit Glasstab tarierten Becherglas in Dickflüssigem Paraffin ohne Anwendung von Wärme gelöst. Anschließend kann die klare Lösung in einer mit Pistill tarierten Fantaschale mit Weißem Vaselin unter häufigem Abschaben verrührt werden.

Methylsalicylat, Menthol und Campher in Wollwachsalkoholsalbe DAB

Methylsalicylat	2,0 g
Racemischer Campher oder D-Campher	1,8 g
Menthol	0,6 g
Mikrokristallines Paraffin 83 °C	4,0 g
Wollwachsalkoholsalbe DAB	11,6 g

Mikrokristallines Paraffin und Wollwachsalkoholsalbe werden in einer mit Pistill tarierten Fantaschale auf dem Wasserbad geschmolzen und bis zum Erkalten gerührt. Campher und Menthol werden in einem tarierten Becherglas in der Flüssigkeit Methylsalicylat ohne Anwendung von Wärme gelöst, die erhaltene Lösung kann in die erkaltete Salbengrundlage eingearbeitet werden.

10.2.2 Hydrophile Grundlagen

Hydrophile Grundlagen mit gutem Lösevermögen für viele Wirkstoffe sind typischerweise Macrogolsalben. Ein bekannter Vertreter davon ist die Macrogolsalbe DAC, die aus gleichen Teilen Macrogol 300 und Macrogol 1500 besteht (▸ Kap. 9.3.3).

10

Dithranol-Macrogolsalbe 0,5 % (NRF 11.53.)

Dithranol	0,25 g
Salicylsäure	1,5 g
Macrogolsalbe DAC	ad 50,0 g

Dithranol und Salicylsäure werden in einer mit Pistill tarierten Fantaschale mit einem Fünftel der Salbe ohne Anwendung von Wärme angerieben, anschließend wird die restliche Macrogolsalbe ergänzt und unter häufigem Abschaben verrührt.

In Konzentrationen zwischen 0,25 % und 0,5 % liegt der Wirkstoff Dithranol in der Macrogolsalbe gelöst vor. Die vollständige Auflösung ist in Fantaschalen aus Kunststoff schlecht zu erkennen, besser sind Schalen aus Edelstahl geeignet.

MERKE

Salicylsäure dient in der Dithranol-Macrogolsalbe zum Schutz vor oxidativer Zersetzung des Dithranols, es liegt also nicht als Wirkstoff vor. Dafür wird normalerweise eine 3%ige Konzentration eingesetzt, die Salicylsäure liegt in der Macrogolsalbe ebenfalls gelöst vor.

10.2.3 O/W- und W/O-Cremes

Wasserlösliche Arzneistoffe können im Wasseranteil von O/W-Cremes gelöst werden, bei guter Wasserlöslichkeit ist sogar ein Einarbeiten in W/O-Cremes möglich. Häufig vorkommende Wirkstoffe sind dabei **Chlorhexidindigluconat**, **Dexpanthenol**, **Harnstoff**, **Lauromacrogol 400** und **Octenidindihydrochlorid**. Beim Arzneistoff **Triclosan** handelt es sich um eine lipophile Verbindung, dieser kann ohne Anwendung von Wärme in einem lipophilen Hilfsstoff der jeweiligen Grundlage zur Lösung gebracht werden. Möglich ist dies sowohl in O/W-Cremes (z. B. Anionische hydrophile Creme SR DAC) als auch in W/O-Cremes (z. B. Hydrophobe Basiscreme DAC). Das Auflösen von Triclosan kann allerdings einige Zeit dauern, kurz nach der Herstellung können daher noch einzelne Kristalle im Mikroskop sichtbar sein. Innerhalb weniger Stunden lösen sich diese jedoch vollständig auf.

10.3 Zubereitungen mit ungelöstem Wirkstoff

Bei den meisten halbfesten Arzneiformen liegt der Wirkstoff in der Grundlage überwiegend ungelöst vor. Entsprechende Rezepturen müssen als Suspension hergestellt werden.

Wirkstoffe für Suspensionszubereitungen

Folgende häufig in der Rezeptur vorkommenden Arzneistoffe liegen in Dermatika-Grundlagen normalerweise ungelöst vor:

- Betamethasonvalerat
- Clobetasolpropionat
- Clotrimazol
- Erythromycin
- Hydrocortison
- Hydrocortisonacetat
- Metronidazol
- Miconazolnitrat
- Nystatin
- Prednisolon
- Prednisolonacetat
- Salicylsäure
- Tretinoin
- Triamcinolonacetonid
- Zinkoxid

10.3.1 Herstellung ohne Anwendung von Wärme

Wärme ist bei der Herstellung von Zubereitungen mit ungelöstem Arzneistoff unbedingt zu vermeiden. Die meisten Substanzen sind in der jeweiligen Grundlage nicht völlig unlöslich, durch Wärmezufuhr würde sich die Löslichkeit kurzfristig verbessern. Beim Abkühlen würden diese Stoffe jedoch wieder ausfallen, und es können sich Kristalle bilden. Wird die zu verarbeitende Dermatika-Grundlage zunächst in der Apotheke hergestellt, so ist unbedingt darauf zu achten, dass diese vor dem Einarbeiten des Wirkstoffs wieder vollständig auf Raumtemperatur abgekühlt ist.

10.3.2 Arzneistoffe mikrofein gepulvert

Die Teilchengröße der verwendeten Feststoffe hat entscheidenden Einfluss auf die physikalische Stabilität der hergestellten Suspension. Kristalline Feststoffe werden vor dem Verarbeiten zunächst in einer rauen Reibschale ausreichend zerkleinert und durch Sieben (Siebgröße 180) auf eine einheitliche Korngröße gebracht. Aus Arbeitsschutzgründen ist das Sieben von Arzneistoffen, die meist auch Gefahrstoffe sind, nicht praktikabel. Entsprechende Wirkstoffe werden daher direkt fein gepulvert (Teilchengröße ≤ 50 µm) oder möglichst mikronisiert (Teilchengröße ≤ 10 µm) bezogen.

10.3.3 Anreiben der Arzneistoffe

Nach der Herstellung der Dermatika-Grundlage wird in einem zweiten Schritt der Wirkstoff eingearbeitet. Um eine gleichmäßige Verteilung des Wirkstoffs zu gewährleisten, muss dieser mit einem Anreibemittel angerieben werden. Der Feststoff wird dazu mit einer geeigneten Flüssigkeit oder mit einem kleinen Teil der Grundlage kräftig angerieben. Idealerweise ist das Anreibemittel Bestandteil der Zubereitung und darf nur ein geringes Lösevermögen für den Wirkstoff haben. Die Menge an zugegebener Flüssigkeit muss ein Erkennen eventuell vorhandener Pulveragglomerate und ein anschließendes Zerkleinern erlauben.

REZEPTURTIPP

Das NRF empfiehlt bei Wirkstoffmengen bis 0,1 g ein Anreiben mit der 10-fachen Menge an Flüssigkeit, größere Mengen sollen in zwei Anteilen mit dem insgesamt Vierfachen unter Abschaben angerieben werden.

Als Anreibemittel kommen häufig Mittelkettige Triglyceride und Glycerol 85 % und Glycerol wasserfrei zum Einsatz.

Sind die Wirkstoffe mit dem Anreibemittel verarbeitet, kann die Grundlage in gleichen Anteilen ergänzt und vermischt werden. Restliche Flüssigkeiten der Zubereitung wie beispielsweise Pufferlösungen werden zum Schluss dazugegeben.

10.3.4 Rezepturkonzentrate

Gerade zur Herstellung von Suspensionssalben bietet sich die Verwendung von wirkstoffhaltigen Rezepturkonzentraten an. Der Einsatz dieser Konzentrate sorgt für eine homogene Verteilung des Wirkstoffs in der Rezeptur, ein Anreiben ist dann nicht nötig. Halbfeste Stammverreibungen erleichtern zudem die Einwaage kleiner Wirkstoffmengen.

Die Konzentration der Rezepturkonzentrate kann dabei auf verschiedene Weise angegeben werden. Die folgenden Angaben beziehen sich dabei auf ein und dieselbe Konzentration.

1 %	Massengehalt des Wirkstoffs beträgt 1 % (m/m).
1:100	1 g Wirkstoff ist in 100 g Verreibung enthalten.
1 + 99	1 g Wirkstoff ist mit 99 g Hilfsstoff verarbeitet.

Tab. 10.1 Gehaltsangaben bei Rezepturkonzentraten und Stammlösungen

Prozent	Verhältnis	Anteile
1%	1:100	1 + 99
2%	1:50	1 + 49
5%	1:20	1 + 19
10%	1:10	1 + 9
20%	1:5	1 + 4
50%	1:2	1 + 1

Tab. 10.1 gibt einen Überblick über die wichtigsten Gehaltsangaben bei Rezepturkonzentraten.

Beispiel

Sie sollen in der Apotheke 50 g Methoxsalen Creme 0,0006 % herstellen. Aufgrund der geringen Menge an Arzneistoff verwenden Sie ein Rezepturkonzentrat Methoxsalen 0,006 % Cordes® RK. Wie viel muss von dem Konzentrat abgewogen werden?

Lösung

Zunächst wird die Menge an Wirkstoff für 50 g Creme berechnet:
- 0,0006 g Wirkstoff sind in 100 g Creme enthalten,
- x g Wirkstoff sind in 50 g Creme enthalten,
- x = 0,0003 g Wirkstoff.

Im nächsten Schritt wird die Einwaage an Konzentrat berechnet, die nötig ist, um diese 0,0003 g Wirkstoff abzuwiegen:
- 0,006 g Wirkstoff sind in 100 g Verreibung enthalten.
- 0,0003 g Wirkstoff sind in x g Verreibung enthalten.
- x = 5 g.

Zur Herstellung von 50 g Methoxsalen-Creme 0,0006 % müssen also 5,0 g Methoxsalen 0,006 % Cordes® RK Konzentrat abgewogen werden.

Herstellung von Suspensionszubereitungen
- Dermatika-Grundlage herstellen oder bereitstellen,
- bei Eigenherstellung Abkühlung der Grundlage auf Raumtemperatur,
- fein gepulverten Wirkstoff anreiben oder direkt als Rezepturkonzentrat verwenden,
- Grundlage anteilig ergänzen und vermischen,
- Flüssigkeiten zum Schluss einarbeiten.

10.4 Herstellung mit automatischen Rührsystemen

Bei der Zubereitung einer Rezeptur mithilfe automatischer Rührsysteme werden alle Rezepturbestandteile in eine Kruke gegeben, die entsprechenden Geräteparameter ausgewählt und anschließend gerührt (▸ Kap. 9.4).

Um eine qualitativ hochwertige Zubereitung erhalten zu können, muss die Herstellung gut vorbereitet werden. Bei der Herstellung von Wirkstoff-haltigen Dermatika muss die Einwaage der Wirkstoffe je nach verwendetem Gerät auf bestimmte Weise erfolgen. Zur Anfertigung von Suspensionssalben sollten grundsätzlich nur fein gepulverte oder mikronisierte Arzneistoffe eingesetzt werden. Denn durch das Rühren in einer Kruke findet auch bei hohen Rührgeschwindigkeiten keine Zerkleinerung der Teilchen mehr statt. Häufig bietet sich auch die Verwendung von Rezepturkonzentraten an. Diese sorgen für die benötigte Teilchengröße und Homogenität der Zubereitung. Die automatischen Rührsysteme müssen dann nur noch das Konzentrat mit der benötigten Grundlage verrühren.

NOCH MEHR INFOS

In diesem Video befinden sich fünf Tipps zur Herstellung von halbfesten Zubereitungen im automatischen Rührsystem.

10.4.1 TOPITEC®-Mischsysteme

Bei allen TOPITEC®-Geräten werden die einzelnen Substanzen nach dem Sandwich-Verfahren eingewogen.

Sandwich-Verfahren

- Die Hälfte der Grundlage wird eingewogen und mit dem Spatelmesser glatt gestrichen.
- Bei niedrig dosierten Arzneistoffen (≤ 1 %) wird der Feststoff ringförmig zum Rand der Kruke versetzt eingewogen.
- Bei höheren Konzentrationen als 1 % kann der Arzneistoff gleichmäßig auf der Oberfläche der Grundlage verteilt werden.
- Möglicherweise benötigte Anreibemittel werden direkt zum Arzneistoff gegeben.
- Nach der Einwaage des Arzneistoffs kann die andere Hälfte der Grundlage dazugegeben werden.
- Vor dem Mischen müssen alle Feststoffe mit Grundlage bedeckt sein.
- Flüssigkeiten werden zum Schluss dazugegeben.
- Zum luftarmen Vermischen wird der Boden der Kruke möglichst nah auf die eingewogenen Bestandteile geschoben.

NOCH MEHR INFOS

Das Video hinter dem QR-Code zeigt die Wirkstoffeinarbeitung im Sandwich-Verfahren.

10.4.2 Unguator®-Rührsysteme

Bei Verwendung der Unguator®-Geräte erfolgt die Einwaage in Schichten.

Einwaage in Schichten

- Krukenboden und der untere Teil der Krukenwand werden lückenlos mit einem Teil der Grundlage ausgekleidet.
- Der Arzneistoff wird in eine Nische, die mit einem Spatel erzeugt werden kann, gegeben und von der Grundlage eingeschlossen.
- Der restliche Teil der Grundlage wird dazugegeben.
- Bei leicht geöffnetem Deckel wird durch Hochschieben des Krukenbodens die noch vorhandene Luft entfernt.

Durch die oben beschriebenen Verfahren zur Einwaage von Wirkstoffen wird einer Anhaftung der Feststoffe an der Wand der Kruke oder Rührwelle vorgebeugt. Weiterhin wird eine Agglomeratbildung der Pulver untereinander verhindert.

10.5 Praktische Übungen: Verarbeitung häufig vorkommender Wirkstoffe

Auf den folgenden Seiten sind Tipps und praktische Übungen zu den am häufigsten in Rezepturarzneimitteln vorkommenden Arzneistoffen zusammengestellt.

10.5.1 Aluminiumchlorid-Hexahydrat

Das Salz Aluminiumchlorid-Hexahydrat kommt als Adstringens und Antihidrotikum zur Anwendung, die Substanz hemmt die Schweißsekretion.

Aufgrund der guten Löslichkeit in Wasser und Alkoholen wird Aluminiumchlorid-Hexahydrat vorzugsweise zu wässrig-alkoholischen Lösungen oder zu Hydrogelen verarbeitet. Die Substanz wirkt korrosiv und greift Metalle an, Gegenstände aus Metall sind daher für die Herstellung ungeeignet, ebenso Packmittel und entsprechende Verschlüsse. Ein kurzfristiger Kontakt mit den Werkzeugwellen der automatischen Rührsysteme ist aber nicht problematisch.

Hydrogele

Zur Herstellung von Hydrogelen werden als Gelbildner meist Hydroxyethylcellulose-Verbindungen verwendet, geeignet wäre Hydroxyethylcellulose 250 in 5%iger Konzentration. Stärker verdickende Gelbildner wie Hydroxyethylcellulose 5000 (2,5 %) oder Hydroxyethylcellulose 10000 (1,5 %) werden in geringerer Konzentration eingesetzt, wegen der längeren Quellzeit ist die Herstellung aufwendiger.

Tab. 10.2 Kurzmonographie Aluminiumchlorid-Hexahydrat

Stoffangaben	Erläuterungen
Synonyme	Aluminium chloratum hexahydricum, Aluminiumchlorid · 6 H_2O.
Wirkung und Anwendung	■ Antihidrotikum und Adstringens, ■ bei übermäßigem Schwitzen in Konzentrationen zwischen 10 % und 30 %.
Galenische Eigenschaften	■ Weiße Kristalle oder weißes bis leicht gelbes Pulver, ■ sehr leicht löslich in Wasser, ■ leicht löslich in Ethanol 96 % (V/V), ■ kationisch, ■ reagiert schwach sauer.
Inkompatibilitäten	Mit anionischen Gelbildnern.
Rezeptierbarer pH-Bereich	Rezepturen sind im Bereich von pH ≤ 4 möglich.
Konservierung	Eine Konservierung ist nicht erforderlich.

Hydrophiles Aluminiumchlorid-Hexahydrat-Gel 15 % (NRF 11.24.)

Aluminiumchlorid-Hexahydrat	15,0 g
Hydroxyethylcellulose 250	5,0 g
Gereinigtes Wasser	ad 100,0 g

10

Zur Herstellung werden in einer mit Pistill tarierten Fantaschale aus Glas die beiden Feststoffe zunächst trocken vermischt, anschließend wird das Gereinigte Wasser dazugegeben und kurz gerührt. Unter gelegentlichem Rühren wird das Gel ungefähr 1 Stunde stehen gelassen. Das Gel enthält dann nur noch wenige Luftblasen und kann nach Ergänzung eventueller Verdunstungsverluste abgefüllt werden.

MERKE
Aluminiumchlorid-Hexahydrat zählt zu den kationischen Wirkstoffen und ist daher mit anionischen Gelbildnern wie Carbomer oder Carmellose-Natrium nicht verträglich.

Zubereitungen mit Aluminiumchlorid-Hexahydrat sind mikrobiell nicht anfällig, da der Wirkstoff selbst antimikrobielle Eigenschaften besitzt. Die Zugabe eines Konservierungsmittels ist daher nicht nötig.

Aufgrund der korrosiven Wirkung dürfen entsprechende Hydrogele nicht in Aluminiumtuben abgepackt werden, geeignet sind Weithalsgläser aus Braunglas oder Spenderdosen aus Kunststoff.

10.5.2 Ammoniumbituminosulfonat

Beim Wirkstoff Ammoniumbituminosulfonat handelt es sich um ein sulfoniertes Schieferöl, das aus dem Sedimentgestein Ölschiefer durch trockene Destillation gewonnen wird. Beim Einarbeiten in lipophile Cremes gilt die Substanz als problematischer Wirkstoff.

Hydrophile Cremes

Ammoniumbituminosulfonat lässt sich mit hydrophilen Grundlagen wie Basiscreme DAC und Anionischer hydrophiler Creme DAB verarbeiten. Teilweise kann es aufgrund von Wechselwirkungen zu einer Abnahme der Konsistenz kommen. In diesem Fall kann zur Stabilisierung ein Gelbildner wie Hydroxyethylcellulose dazugegeben werden.

Lipophile Cremes

Ein Einarbeiten in W/O-Grundlagen ist nicht ohne weitere Hilfsmittel nicht möglich. Wegen seiner grenzflächenaktiven Eigenschaften verhält sich Ammoniumbituminosulfonat wie ein O/W-Emulgator und stört daher andere W/O-Emulgatoren an der Grenzfläche zwischen Öl- und Wasserphase. Es kommt daher zu einer Verflüssigung der Grundlage mit anschließendem Austritt von Wasser. Eine Verarbeitung mit lipophilen, wasserfreien Grundlagen ist problemlos möglich. W/O-Grundlagen können mit Ammoniumbituminosulfonat nur mit geringem Wasseranteil verarbeitet werden, dabei sollten geprüfte Rezepturvorschriften bevorzugt werden.

Tab. 10.3 Kurzmonographie Ammoniumbituminosulfonat

Stoffangaben	Erläuterungen
Synonyme	Ichthyol®.
Wirkung und Anwendung	■ Antientzündlich, juckreizstillend und antibakteriell, ■ osmotische Zugwirkung, ■ bei entzündlichen Hauterkrankungen, in höheren Konzentrationen bei Abszessen und Furunkeln und akuten Verletzungen.
Galenische Eigenschaften	■ Zähe, schwarzbraune Flüssigkeit mit charakteristischem Geruch, ■ mischbar mit Wasser, ■ mischbar mit Wollwachs und Vaselin, ■ anionisch, grenzflächenaktiv.
Wirkstoffkombinationen	Mit Zinkoxid.
Inkompatibilitäten	■ Mit kationischen Wirkstoffen, ■ mit W/O-Grundlagen bei hohem Wasseranteil.
Rezeptierbarer pH-Bereich	Rezepturen sind im Bereich von pH 3–10 möglich.
Konservierung	Eine Konservierung ist nicht erforderlich.

Lipophile Ammoniumbituminosulfonat-Creme 10 % (NRF 11.12.)

Ammoniumbituminosulfonat	10,0 g
Wollwachsalkoholsalbe DAB	81,0 g
Gereinigtes Wasser	9,0 g

In einer mit Pistill tarierten Fantaschale wird zunächst die Wollwachsalkoholsalbe verteilt, danach wird der Wirkstoff und das Wasser hinzugegeben. Beide Substanzen werden ohne Anwendung von Wärme in die Salbe eingearbeitet.

Herstellung mit TOPITEC® TOUCH

Bei der Verwendung automatischer Rührsysteme ist eine Herstellung nach der Ein-Topf-Methode nicht möglich. Zuerst wird das Wasser in die Grundlage eingearbeitet, anschließend der Wirkstoff.

Zunächst wird das Wasser auf 70 °C erwärmt. Das erwärmte Wasser wird zusammen mit der Wollwachsalkoholsalbe in die tarierte Kruke eingewogen.

Geräteeinstellung

1. Stufe	0:30 Minuten	500 UpM
2. Stufe	4:00 Minuten	3000 UpM
3. Stufe	6:00 Minuten	(kalt rühren) 500 UpM

In der fertigen Grundlage wird mit dem Spatel eine Vertiefung gebildet und das Ammoniumbituminosulfonat eingewogen.

Geräteeinstellung

6:00 Minuten	700 UpM

10

REZEPTURTIPP

Die dunkle Flüssigkeit Ammoniumbituminosulfonat darf nicht mit pharmazeutisch verwendeten Teerverbindungen verwechselt werden. Ammoniumbituminosulfonat ist frei von polycyclischen aromatischen Kohlenwasserstoffen und daher weder teratogen noch mutagen.

10.5.3 Betamethasonvalerat

Betamethasonvalerat gehört zu den stark wirksamen Glucocorticoiden (Klasse III) und wird häufig in Rezepturen zur Kurzzeittherapie verordnet. Nach 2–7 Tagen wird meist auf ein schwächer wirksames Glucocorticoid gewechselt.

Hydrophile Cremes müssen auf den rezeptierbaren pH-Bereich von pH 2–5 eingestellt werden. Sofern nicht ohnehin eine mit Sorbinsäure vorkonservierte Grundlage verarbeitet wird oder ein anderer sauer reagierender Stoff wie Salicylsäure enthalten ist, kann dazu ein Citrat-Puffer verwendet werden.

Der Puffer aus Citronensäure 0,5 % und Natriumcitrat 0,5 % ist bei Bedarf frisch herzustellen:

Wasserfreie Citronensäure	0,05 g
Natriumcitrat-Dihydrat	0,05 g
Gereinigtes Wasser	zu 10,0 g

Hydrophile Betamethasonvalerat-Creme 0,1 % (NRF 11.37.)

Betamethasonvalerat (mikrofein gepulvert)	0,02 g
Mittelkettige Triglyceride	q. s.
Citronensäure 0,5 % – Natriumcitrat 0,5 % Lösung	1,0 g
Basiscreme DAC	ad 20,0 g

In einer mit Pistill tarierten Fantaschale wird der Wirkstoff zunächst mit Mittelkettigen Triglyceriden unter häufigem Abschaben angerieben. Da die Wirkstoffmenge unter 100 mg liegt, werden auf 1 Teil Betamethasonvalerat 10 Teile Mittelkettige Triglyceride eingesetzt. Beim Verstreichen der Anreibung an der Schalenwand dürfen keine Agglomerate erkennbar sein, sonst muss weiterverrieben werden. Zunächst wird anteilig die Basiscreme DAC unter häufigem Abschaben eingearbeitet, zum Schluss wird der Ansatz mit der Pufferlösung verrührt.

Tab. 10.4 Kurzmonographie Betamethasonvalerat

Stoffangaben	Erläuterungen
Synonyme	Betamethason-17-valerat, Betamethasonum valerianicum.
Wirkung und Anwendung	▪ Antientzündlich und juckreizstillend, ▪ bei Ekzemen und allergischen Hauterkrankungen in Konzentrationen zwischen 0,025 % und 0,15 %.
Galenische Eigenschaften	▪ Weißes, feines Pulver, ▪ praktisch unlöslich in Wasser, ▪ schwer löslich in Mittelkettigen Triglyceriden, ▪ löslich in Ethanol 96 % (V/V).
Stabilität	▪ Stabilitätsoptimum bei pH 3,5, ▪ bei wasserhaltigen Zubereitungen Zugabe eines Citrat-Puffers.
Wirkstoffkombinationen	Mit Salicylsäure und Clotrimazol.
Rezeptierbarer pH-Bereich	Rezepturen sind im Bereich von pH 2–5 möglich.
Konservierung	▪ Sorbinsäure, ▪ Propylenglycol.

REZEPTURTIPP

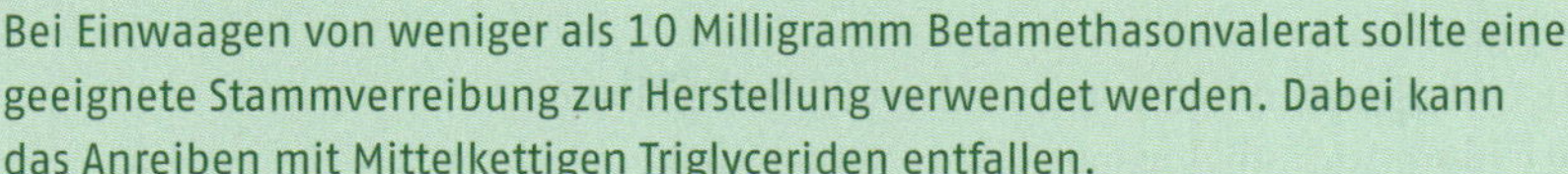

Bei Einwaagen von weniger als 10 Milligramm Betamethasonvalerat sollte eine geeignete Stammverreibung zur Herstellung verwendet werden. Dabei kann das Anreiben mit Mittelkettigen Triglyceriden entfallen.

10.5.4 Chlorhexidindigluconat

Chlorhexidin und seine Salze weisen eine antimikrobielle Wirkung gegen zahlreiche Bakterien auf, in Anwesenheit von Blut oder Eiter ist die Wirksamkeit vermindert. Am häufigsten zur Herstellung von Rezepturen wird Chlorhexidindigluconat verwendet, es kommt in Form einer wässrigen Lösung als Ausgangsstoff zum Einsatz.

Hydrophile Chlorhexidindigluconat-Creme 1 % (NRF 11.116.)

Chlorhexidindigluconat-Lösung 200 g/l	2,66 g
Basiscreme DAC	zu 50,0 g

Die Verarbeitung der Chlorhexidindigluconat-Lösung soll massebezogen erfolgen. Da die Lösung viskos ist, können volumetrische Messeinrichtungen möglicherweise nicht vollständig entleert werden.

Tab. 10.5 Kurzmonographie Chlorhexidindigluconat

Stoffangaben	Erläuterungen
Synonyme	Chlorhexidini gluconici.
Wirkung und Anwendung	▪ Antimikrobielle Wirkung, ▪ Lokalantiseptikum auf der Haut in Konzentrationen von 0,1–2 %.
Galenische Eigenschaften	▪ Verarbeitung als Chlorhexidindigluconat-Lösung 200 g/l (Dichte = 1,065 g/ml), ▪ mischbar mit Wasser, ▪ kationischer Arzneistoff.
Wirkstoffkombinationen	Mit Glucocorticoiden.
Inkompatibilitäten	▪ Mit anionischen Wirk- und Hilfsstoffen, ▪ mit Sorbinsäure vorkonservierten Grundlagen kommt es zu einer grauen Verfärbung.
Rezeptierbarer pH-Bereich	Rezepturen sind im Bereich von pH 4–8 möglich.
Konservierung	Eine Konservierung ist nicht erforderlich.

Die Stammlösung hat eine Dichte von 1,065 g/ml, die benötigte Einwaage zur Herstellung von 50 g Creme mit 1 % Chlorhexidindigluconat kann über einen einfachen Dreisatz leicht ausgerechnet werden:

- 200 g Chlorhexidindigluconat sind in 1000 ml enthalten,
- 0,5 g Chlorhexidindigluconat sind in x ml enthalten,
- x = 2,5 ml.

Aufgrund der Dichte von 1,065 g/ml wiegt diese 2,5 ml Lösung 2,66 g.

Zur Herstellung wird die Chlorhexidindigluconat-Lösung in einer mit Pistill tarierten Fantaschale mit der gesamten Menge an Grundlage versetzt und gerührt. Durch Einarbeiten des Chlorhexidindigluconats in die Basiscreme DAC kommt es zu einer Konsistenzabnahme. Bei der Herstellung der Zubereitung mit automatischen Rührsystemen ist diese Verflüssigung viel deutlicher, und es wird keine Creme mehr erhalten. Um dem entgegenzuwirken, müssen beim Mischen mit dem TOPITEC® sehr niedrige Drehzahlen von maximal 300 UpM eingestellt werden.

10.5.5 Clotrimazol

Das Antimykotikum Clotrimazol wird zur lokalen Therapie bei Infektionen der Haut und Schleimhaut eingesetzt.

Clotrimazol lässt sich problemlos mit zahlreichen Dermatika-Grundlagen zu einer halbfesten Zubereitung verarbeiten. Als verträglich gelten unter anderem folgende Grundlagen:

- Hydroxyethylcellulosegel DAB,
- Anionische hydrophile Creme DAB,
- Linola® Creme,
- Basiscreme DAC,
- Wollwachsalkoholcreme DAB.

Clotrimazol 1 % in Anionischer hydrophiler Creme DAB

Clotrimazol (mikrofein)	0,75 g
Anionische hydrophile Creme DAB	ad 75,0 g

Herstellung mit dem TOPITEC® Automatic

Die hydrophile Creme mit suspendiertem Wirkstoff wird in einer 100-g-TOPITEC®-Kruke hergestellt.

Die Einwaage der Bestandteile erfolgt im Sandwich-Verfahren. Dazu wird die Hälfte der Grundlage in die Kruke eingewogen, der Krukenboden gleichmäßig bedeckt und die Grundlage glatt gestrichen. Der Wirkstoff wird seitlich von der Mitte versetzt dazugegeben und die restliche Grundlage bis zum Endgewicht ergänzt. Die Kruke wird verschlossen und der Hubboden möglichst tief auf die enthaltenen Bestandteile geschoben.

Geräteeinstellung

5:00 Minuten	1000 UpM

Tab. 10.6 Kurzmonographie Clotrimazol

Stoffangaben	Erläuterungen
Synonyme	Clotrimazolum
Wirkung und Anwendung	■ Bei Pilzinfektionen der Haut in Konzentrationen zwischen 1 % und 2 %.
Galenische Eigenschaften	■ Weißes bis schwach gelbes Pulver, ■ praktisch unlöslich in Wasser, ■ leicht löslich in pflanzlichen Ölen und Macrogolen.
Stabilität	■ Im Neutralbereich und bei basischen pH-Werten stabil, ■ bei sauren pH-Werten Zersetzungsreaktionen.
Wirkstoffkombinationen	■ Mit Glucocorticoiden, ■ mit Salicylsäure mit stark verkürzter Aufbrauchfrist.
Inkompatibilitäten	Mit sauren Konservierungsmitteln.
Rezeptierbarer pH-Bereich	Rezepturen sind im Bereich von pH 3,5–10 möglich.
Konservierung	■ Propylenglycol, ■ PHB-Ester.

Es wird eine weiße Creme ohne erkennbare Agglomerate erhalten. Zur Beurteilung der fertigen Zubereitung kann eine kleine Menge Creme in dünner Schicht auf eine Glasplatte ausgestrichen werden, es dürfen keine sichtbaren Teilchen vorhanden sein.

MERKE
Wegen möglicher Unverträglichkeiten darf die Anionische hydrophile Creme DAB bei der Verarbeitung mit Clotrimazol nicht mit Sorbinsäure/Kaliumsorbat konserviert sein. Geeignet wäre eine Konservierung mit Propylenglycol.

10.5.6 Dexpanthenol

Neben Dermatika wird Dexpanthenol vor allem in Mundspülungen, Augen- und Nasentropfen sowie Zäpfchen angewendet. Die Substanz beschleunigt die Wundheilung und wirkt daher unterstützend bei Haut- und Schleimhautläsionen.

Dexpanthenol löst sich zwar sehr leicht in Wasser, aufgrund der hohen Viskosität dauert der Lösevorgang jedoch lange. Beim Einarbeiten in Dermatika-Grundlagen wird der Wirkstoff daher zunächst in etwas Wasser gelöst oder die Substanz wird direkt als wässriges Rezepturkonzentrat (Dexpanthenol-Stammlösung 50 % NRF S.36.) eingesetzt.

Tab. 10.7 Kurzmonographie Dexpanthenol

Stoffangaben	Erläuterungen
Synonyme	Panthenol, Provitamin B_5.
Wirkung und Anwendung	▪ Zur Unterstützung der Wundheilung in Konzentrationen von 2–5 %.
Galenische Eigenschaften	▪ Hochviskose, zähe Flüssigkeit, ▪ sehr leicht löslich in Wasser, Ethanol 96 % (V/V) und Propylenglycol.
Rezeptierbarer pH-Bereich	Rezepturen sind im Bereich von pH 3–7 möglich.
Konservierung	▪ Sorbinsäure, ▪ Propylenglycol.

Hydrophile Dexpanthenol-Creme 5 % (NRF 11.28.)

Dexpanthenol	2,5 g
Citronensäure	0,015 g
Gereinigtes Wasser	2,5 g
Basiscreme DAC	ad 50,0 g

Zur Herstellung werden in einer mit Pistill tarierten Salbenschale der Wirkstoff und Citronensäure zunächst in Gereinigtem Wasser gelöst. Anschließend wird die Grundlage anteilig dazugegeben und unter häufigem Abschaben in die Lösung eingerührt.

MERKE

Dexpanthenol hat in wässriger Lösung einen pH-Wert von 5. Aufgrund möglicherweise enthaltener Verunreinigungen kann der pH-Wert aber ins Basische ansteigen. Deshalb wird bei der Hydrophilen Dexpanthenol-Creme 5 % (NRF 11.28.) Citronensäure zur pH-Wert-Einstellung im schwach sauren Bereich dazugegeben.

10.5.7 Dithranol

Der Bedarf an Individualrezepturen mit Dithranol ist so hoch, weil zur Therapie unterschiedliche Konzentrationen und Darreichungsformen benötigt werden. Zur Minutentherapie werden wasserfreie, aber leicht abwaschbare Zubereitungen eingesetzt. Dithranol wird dabei zusammen mit Salicylsäure mit Macrogolsalbe DAC (▸Kap. 9.3.3) oder Abwaschbarer Salbengrundlage (NRF S.31.) verarbeitet. Bei der Langzeittherapie wird die Salbe dagegen nicht abgewaschen, sondern bleibt auf der Haut. Dabei kommen lipophile Grundlagen wie Unguentum Cordes® oder Weißes Vaselin zum Einsatz.

Tab. 10.8 Kurzmonographie Dithranol

Stoffangaben	Erläuterungen
Synonyme	Dithranolum, Cignolin.
Wirkung und Anwendung	■ Zur Therapie der Psoriasis vulgaris, ■ zur Warzenbehandlung in Konzentrationen von 0,05–3 %.
Galenische Eigenschaften	■ Gelbes, feinkristallines Pulver, ■ lipophile Substanz, ■ praktisch unlöslich in Wasser und Paraffinkohlenwasserstoffen wie Vaselin.
Stabilität	Zersetzt sich unter Einfluss von Licht und Sauerstoff zu orangebraunen Substanzen.
Wirkstoffkombinationen	Aufgrund der Anfälligkeit für Oxidationen erfolgt meist keine Kombination mit anderen Wirkstoffen.
Inkompatibilitäten	■ Wasser und basische Substanzen wie Zinkoxid beschleunigen die Zersetzungsreaktion, ■ Steinkohlenteerlösung.
Rezeptierbarer pH-Bereich	Rezepturen sind im Bereich von pH ≤ 7 möglich.
Konservierung	Wasserfreie Zubereitungen sind mikrobiell nicht anfällig.

10

Dithranol 2 % in Unguentum Cordes® mit Salicylsäure 1 % (ZRB D05-K02)

Dithranol	2,0 g
Salicylsäure (mikrofein gepulvert)	1,0 g
Unguentum Cordes®	ad 100,0

Zunächst werden in einer mit Pistill tarierten Fantaschale Dithranol und Salicylsäure eingewogen und mit wenig Grundlage unter häufigem Abschaben angerieben. Der Anreibung wird anteilig Unguentum Cordes® hinzugefügt und nach jeder Zugabe unter häufigem Abschaben vermischt.

MERKE

Zum Schutz vor oxidativer Zersetzung des Dithranols werden folgende Maßnahmen eingesetzt:

- Anwendung von Wärme vermeiden,
- Stabilisierung mit Salicylsäure,
- Abfüllung von Dithranol-Zubereitungen in Aluminiumtuben.

Dithranol-Vaselin 0,5 % (NRF 11.51.)

Dithranol	0,5 g
Salicylsäure-Verreibung 50 % DAC	1,0 g
mit Weißem Vaselin	
Dickflüssiges Paraffin	2,0 g
Weißes Vaselin	ad 100,0 g

Der Wirkstoff wird zunächst mit der Salicylsäure-Verreibung und Dickflüssigem Paraffin ohne Anwendung von Wärme angerieben. Es muss ein gelber Ansatz mit gleichmäßiger Beschaffenheit erhalten werden. Die Anreibung wird mit Weißem Vaselin unter häufigem Abschaben homogenisiert.

Die Salicylsäure liegt in einer Konzentration von 0,5 % als Antioxidans in der Zubereitung überwiegend suspendiert vor. Durch die Verwendung einer Verreibung sind die erforderliche Teilchengröße und homogene Verteilung gesichert.

REZEPTURTIPP
Werden Rezepturen mit Dithranol in automatischen Rührsystemen hergestellt, so sind die fertigen Zubereitungen in eine Aluminiumtube umzufüllen.

10.5.8 Erythromycin

Erythromycin gilt bei der Herstellung von Rezepturen als Problemarzneistoff, da es bei ungünstigen pH-Werten innerhalb von Stunden zur Zersetzung des Arzneistoffs kommen kann.

Hydrophile Erythromycin-Creme (NRF 11.77.)

Erythromycin (mikrofein gepulvert)	1,0 g
Mittelkettige Triglyceride	1,0 g
Basiscreme DAC	24,0 g
Citronensäure-Lösung 0,5 %	6,0 g
Propylenglycol	5,0 g
Gereinigtes Wasser	ad 50,0 g

Zur Herstellung wird Erythromycin in einer mit Pistill tarierten Fantaschale mit Mittelkettigen Triglyceriden zu einer gleichmäßigen Paste angerieben. In der Anreibung dürfen keine Agglomerate mehr zu erkennen sein.

MERKE
Ein Anreiben von Erythromycin mit Propylenglycol wird nicht mehr empfohlen, da sich der Wirkstoff teilweise löst und dann wieder auskristallisiert.

Tab. 10.9 Kurzmonographie Erythromycin

Stoffangaben	Erläuterungen
Synonyme	Erythromycinum.
Wirkung und Anwendung	■ Makrolidantibiotikum, ■ Lokaltherapeutikum in der Aknetherapie in Konzentrationen von 0,5–4 %.
Galenische Eigenschaften	■ Farbloses bis schwach gelbes Pulver, ■ schwer löslich in Wasser, ■ leicht löslich in Ethanol 96 % (V/V), ■ löslich in Propylenglycol, ■ reagiert basisch.
Stabilität	■ Chemische Stabilität stark pH-abhängig, ■ pH-Optimum bei pH 8–8,5.
Wirkstoffkombinationen	■ Aufgrund des ungewöhnlichen pH-Optimums ist eine Kombination mit anderen Arzneistoffen schwierig.
Inkompatibilitäten	■ Mit sauren Arzneistoffen wie Salicylsäure, ■ mit sauren Konservierungsmitteln wie Sorbinsäure oder Benzoesäure.
Rezeptierbarer pH-Bereich	Bei Suspension ist pH 7 bis 10, bei Lösungen ist pH 8–9 möglich.
Konservierung	Die Konservierung erfolgt mit Propylenglycol.

Die Basiscreme DAC wird anteilig dazugegeben und unter mehrmaligem Abschaben eingerührt. Danach können die Flüssigkeiten Citronensäure-Lösung 0,5 %, Propylenglycol und Gereinigtes Wasser in mehreren Anteilen in die Creme eingearbeitet werden.

REZEPTURTIPP

Liegt Erythromycin teilweise gelöst vor, wie in der Hydrophilen Erythromycin-Creme (NRF 11.77.), dann liegt der pH-Wert der Zubereitung teilweise bei 10. Durch Zugabe von Citronensäure-Lösung wird dieser auf pH 8 abgesenkt. Bei überwiegend suspendiertem Erythromycin wird der pH-Wert von der Grundlage bestimmt und muss durch Zugabe von Trometamol auf pH 8 angehoben werden.

Herstellung mit dem TOPITEC® AUTOMATIC

Die Herstellung der Zubereitung erfolgt in zwei Schritten.

Schritt I: Anreiben in der Kruke: Die Einwaage der Bestandteile erfolgt im Sandwich-Verfahren. Zunächst wird die Hälfte der Basiscreme DAC eingewogen und glatt gestrichen. Dann Erythromycin einwiegen und gleichmäßig verteilen, Mittelkettige Triglyceride ergänzen, restliche Grundlage dazuwiegen und glatt streichen. Der Hubboden muss so tief eingesetzt werden, dass er auf der Füllhöhe des Inhalts aufliegt.

Geräteeinstellung

5:00 Minuten	1000 UpM

Schritt II: Ergänzen restlicher Bestandteile: Nach dem Anreiben wird die Kruke vorsichtig geöffnet, und die Citronensäure-Lösung, Propylenglycol und Gereinigtes Wasser werden ergänzt.

Geräteeinstellung

5:00 Minuten	800 UpM

Auch bei der Herstellung mit automatischen Rührsystemen kann das Anreiben des Erythromycins mit Mittelkettigen Triglyceriden in der Fantaschale und eine anschließende Überführung in das Rührsystem sinnvoll sein.

Erythromycin 2 % in Linola® (ZRB D06-22)

Erythromycin (mikrofein gepulvert)	1,0 g
Tween-20-Lösung 10 %	q. s.
Linola® Creme	ad 50,0 g

Laut Herstellerangaben handelt es sich bei der Grundlage Linola® um eine O/W-Creme. Durch ihren hohen Wasseranteil von 82 % ist sie sehr niedrigviskos und verhält sich bei der Verarbeitung eher wie eine Emulsion. Zur Herstellung wird das Erythromycin in eine mit Pistill tarierte Fantaschale eingewogen. Anschließend wird eine ausreichende Menge der Tween-20-Lösung 10 % (maximal 4 % der Ansatzmenge) dazugegeben und das Erythromycin damit angerieben. Danach werden rund 30 % der benötigten Creme dazugegeben und zügig verrührt. Portionsweise wird die restliche Linola® Creme dazugegeben und unter häufigem Abschaben mit dem Ansatz verrührt.

REZEPTURTIPP

Die 10%ige Tween-20-Lösung gilt als mikrobiell anfällig und ist daher stets frisch herzustellen.

Auch bei der Herstellung mit dem TOPITEC®-Rührsystem wird empfohlen, das Erythromycin vor der Weiterverarbeitung in der Fantaschale anzureiben. Nur so kann eine homogene Beschaffenheit der Creme erreicht werden. Zusätzlich wird bereits ein relativ großer Anteil an Grundlage (hier rund 20 g) dazu gefügt und unter häufigem Abkratzen des Pistills und der Fantaschale mit der Anreibung homogenisiert. Anschließend wird der Ansatz quantitativ in die Kruke überführt und die restliche Grundlage nach dem Sandwich-Verfahren ergänzt. Die Geräteeinstellung beträgt dann 5:00 Minuten bei 1000 UpM.

10.5.9 Harnstoff

Harnstoff ist ein natürlicher Feuchthaltefaktor der Haut und in der Lage, die Wasserbindungskapazität der oberen Hautschicht zu erhöhen. Zubereitungen mit Harnstoff kommen daher zur Therapie zahlreicher Hauterkrankungen mit trockener Haut zum Einsatz.

Suspensionszubereitungen: Harnstoff ungelöst

In lipophilen Salbengrundlagen liegt Harnstoff suspendiert vor. Solche wasserfreien Harnstoff-Salben sind relativ aufwendig herzustellen. Bei der Lagerung verklumpt Harnstoff selbst bei den üblichen Aufbewahrungsbedingungen relativ leicht. Um eine ausrei-

Tab. 10.10 Kurzmonographie Harnstoff

Stoffangaben	Erläuterungen
Synonyme	Urea pura, Ureum.
Wirkung und Anwendung	▪ Therapie trockener Haut, beispielsweise chronische Ekzeme und Neurodermitis (Konzentrationen zwischen 5 % und 10 %), ▪ keratolytischer Zusatzstoff bei Zubereitungen mit Glucocorticoiden und Antimykotika, ▪ Keratolytikum bei Nagelmykosen (Konzentration 40 %).
Galenische Eigenschaften	▪ Weißes, kristallines Pulver, ▪ sehr leicht löslich in Wasser (1 g Substanz in 1 ml Wasser), ▪ praktisch unlöslich in Fetten, Ölen und Paraffinen.
Stabilität	▪ Wässrige Lösungen zersetzen sich zu Ammoniak und Kohlenstoffdioxid, es kommt zum Anstieg des pH-Werts auf teilweise über 9, ▪ bei der Herstellung ist Wärme zu vermeiden, ▪ Zusatz eines Puffers erhöht in wasserhaltigen Zubereitungen die Stabilität.
Wirkstoffkombinationen	▪ Harnstoff wird häufig mit Glucocorticoiden, Clotrimazol, Lauromacrogol 400, Salicylsäure und Natriumchlorid verordnet.
Rezeptierbarer pH-Bereich	Rezepturen sind im Bereich von pH 1–12 möglich.
Konservierung	▪ Sorbinsäure bei saurer Pufferung, ▪ PHB-Ester.

chende Teilchenzerkleinerung des Harnstoffs zu erreichen, ist nach der Herstellung in der Salbenschale meist eine Bearbeitung an einem Dreiwalzenstuhl nötig.

Harnstoff-Paste 40 % (NRF 11.30.)

Harnstoff	20,0 g
Weißes Vaselin	20,0 g
Wollwachs	ad 50,0 g

In einer mit Pistill tarierten Salbenschale werden zunächst Weißes Vaselin und Wollwachs zu einer gleichmäßigen Salbe verrührt. In den Ansatz wird Harnstoff eingearbeitet und zu einer Paste vermengt. Die zunächst noch körnige Paste wird mehrmals bei geringem Walzenabstand durch einen Dreiwalzenstuhl gegeben, in einer zweiten Salbenschale aufgefangen und vermischt. Nach der Behandlung am Dreiwalzenstuhl dürfen keine Harnstoff-Kristalle mehr zu erkennen sein.

REZEPTURTIPP

Bei der Verwendung einer Harnstoff-Stammverreibung 50 % (NRF S.8.) auf der Grundlage von Weißem Vaselin entfällt die Bearbeitung am Dreiwalzenstuhl, da das Rezepturkonzentrat bereits entsprechend bearbeitet worden ist.

Zubereitungen mit gelöstem Harnstoff

In wasserhaltigen Zubereitungen wie Cremes oder Emulsionen liegt Harnstoff aufgrund seiner guten Wasserlöslichkeit gelöst vor. Bei der Herstellung einer **O/W-Zubereitung** kann Harnstoff auf die Grundlage einfach aufgestreut und eingerührt werden. Dabei wird so lange gerührt, bis kein Knirschen mehr zu hören ist. Dieses Aufstreuen und Einrühren gelingt auch bei **W/O-Grundlagen**, wenn der Wasseranteil der Creme deutlich größer als die Menge an Harnstoff ist. Ansonsten wird der Harnstoff zunächst in einem Becherglas in Gereinigtem Wasser ohne Wärmeanwendung aufgelöst und diese Lösung dann in die lipophile Creme eingearbeitet.

Harnstoff 10 % in Unguentum Cordes® (ZRB D19–19)

Unguentum Cordes®	60,0 g
Harnstoff	10,0 g
Gereinigtes Wasser	ad 100,0 g

In einer mit Pistill tarierten Fantaschale wird Unguentum Cordes® vorgelegt und auf dem Wasserbad auf rund 70 °C erwärmt. Das Gereinigte Wasser wird in einem mit Glasstab tarierten Becherglas eingewogen und ebenfalls auf rund 70 °C erwärmt. Das warme Wasser wird unter häufigem Abschaben in die erwärmte Grundlage eingearbeitet und kalt gerührt. Danach werden Verdunstungsverluste mit Gereinigtem Wasser ausgeglichen.

Anschließend wird der zuvor abgewogene Harnstoff auf den Ansatz aufgestreut und unter Rühren und Abschaben in der W/O-Creme gelöst. Erneut werden etwaige Verdunstungsverluste mit Gereinigtem Wasser ausgeglichen.

Hydrophile Harnstoff-Creme 5 % (NRF 11.71.)

Harnstoff	5,0 g
(S)-Milchsäure (90 %)	1,0 g
Natrium-(S)-lactat-Lösung (50 %)	4,0 g
Anionische hydrophile Creme DAB, konserviert mit Sorbinsäure 0,1 %	ad 100,0 g

In einer mit Pistill tarierten Fantaschale wird die O/W-Creme eingewogen, und die beiden Flüssigkeiten Milchsäure und Natriumlactat-Lösung werden eingearbeitet. Zum Schluss wird der Harnstoff auf den Ansatz aufgestreut und eingerührt.

MERKE
Die Anionische hydrophile Creme DAB ist mit Sorbinsäure konserviert. Damit das Konservierungsmittel wirksam ist, muss bei der Hydrophilen Harnstoff-Creme zwingend ein Lactat-Puffer dazugegeben werden. Dieser besteht aus 1 % Milchsäure und 4 % Natriumlactat-Lösung und stabilisiert den pH-Wert der Zubereitung im schwach sauren Bereich. Die Konzentrationsangaben beziehen sich dabei auf die gesamte Zubereitung.

Herstellung mit TOPITEC®TOUCH

Die Einwaage der Bestandteile erfolgt im Sandwich-Verfahren. Die Hälfte der Anionischen hydrophilen Creme DAB wird in die Kruke eingewogen, der Boden gleichmäßig bedeckt und die Grundlage glatt gestrichen. Nun wird der Harnstoff dazugewogen und die restliche Grundlage ergänzt. Am Ende werden die beiden Flüssigkeiten dazugegeben.

Geräteeinstellung

Creme weich, 100 g:

1. Stufe	0:30 Minuten	2000 UpM
2. Stufe	3:00 Minuten	1000 UpM

Durch den endothermen Lösungsvorgang kühlt sich die Zubereitung während des Mischvorgangs ab, es entsteht keine unerwünschte Wärme.

10.5.10 Lauromacrogol 400

Der Wirkstoff Lauromacrogol 400 ist meist noch unter dem alten Namen Polidocanol 600 bekannt. Im Europäischen Arzneibuch ist mittlerweile unter dem Namen Lauromacrogol 400 eine Substanz mit strengeren Reinheitsanforderungen zu finden, Polidocanol 600 war dagegen im DAC mit weniger strengen Anforderungen monographiert. Weiterhin ist im Arzneibuch auch eine Hilfsstoffmonographie zur gleichen Substanz, mit geringerer Reinheit, unter dem Namen Macrogol-9-laurylether gelistet.

Wird Polidocanol bei Raumtemperatur gelagert, kann es leicht zu Entmischung in einen festen und flüssigen Anteil kommen. Die Substanz sollte daher vor der Verarbeitung im Kühlschrank aufbewahrt oder vor der Entnahme einer Teilmenge durch Aufschmelzen auf dem Wasserbad bei Temperaturen zwischen 40 °C und 50 °C homogenisiert werden.

10

Tab. 10.11 Kurzmonographie Lauromacrogol 400

Stoffangaben	Erläuterungen
Synonyme	Polidocanol 600, Thesit®.
Wirkung und Anwendung	■ Lokalanästhetikum, ■ beim Auftragen auf die Haut juckreizstillend, ■ therapeutische Konzentration zwischen 0,5 % und 10 %.
Galenische Eigenschaften	■ Weiße, salbenartige Substanz, bei Temperaturen über 25 °C farblose bis gelbliche Flüssigkeit, ■ mischbar mit Ethanol und Wasser, ■ wenig mischbar mit lipophilen Substanzen, ■ grenzflächenaktive Eigenschaften.
Inkompatibilitäten	■ Bei der Verarbeitung mit W/O-Cremes kann es zur Phasentrennung kommen.
Rezeptierbarer pH-Bereich	Die Verwendung ist pH-unabhängig.
Konservierung	■ Sorbinsäure, ■ PHB-Ester, ■ Propylenglycol.

Hydrophiles Polidocanol-Gel 5 % (NRF 11.117.)

Lauromacrogol 400	2,5 g
Propylenglycol	10,0 g
Carbomer 50000	0,25 g
Trometamol	0,15 g
Gereinigtes Wasser	ad 50,0 g

Zunächst werden in einer mit Pistill tarierten Fantaschale der Gelbildner Carbomer 50000 und Trometamol miteinander vermischt, die entstehende Pulvermischung wird mit Propylenglycol verrieben. Nacheinander werden der Wirkstoff und Gereinigtes Wasser unter Rühren ergänzt. Es entsteht ein farbloses, gleichmäßiges Gel.

Herstellung mit dem Unguator®BASIC

Die Unguator®-Kruke wird zusammen mit dem Einwegrührer tariert, anschließend können alle Bestandteile in die Kruke eingewogen werden. Der Ansatz wird gerührt, und am Ende der Herstellung wird die Dose durch Abschrauben des Deckels geöffnet.

Geräteeinstellung

Für Kruken in der Größe zwischen 50 und 100 ml:

1. Stufe Benetzen	0:30 Minuten	2150 UpM
2. Stufe Quellphase	9:30 Minuten	600 UpM

Die beiden Rührphasen werden dabei abwechselnd angewendet, bis die Zubereitung eine homogene Gelstruktur aufweist. Das Gel darf keine Agglomerate mehr enthalten, Luftblasen dürfen vorhanden sein, diese klaren beim Stehenlassen auf.

Verarbeitung mit hydrophilen und lipophilen Cremes

Beim Einarbeiten von Polidocanol in **O/W-Zubereitungen** kommt es meist zu einer deutlichen Verflüssigung der Creme. Diese Abnahme der Konsistenz tritt in automatischen Rührsystemen verstärkt auf. Bei der Herstellung hydrophiler Polidocanol-Cremes sollte daher nach Möglichkeit auf geprüfte Rezepturvorschriften zurückgegriffen werden. Auch bei der Verarbeitung des Wirkstoffs mit **W/O-Zubereitungen** sind standardisierte Vorschriften zu bevorzugen. Wird Polidocanol beispielsweise in die Wollwachsalkoholcreme DAB eingearbeitet, kommt zu einer Verflüssigung der Grundlage und zum Wasseraustritt.

10.5.11 Metronidazol

Metronidazol gehört zu den am häufigsten eingesetzten Wirkstoffen zur Behandlung der Rosazea mit Dermatika. Verschreibungen über entsprechende Rezepturen spielen daher eine große Rolle.

Die Verarbeitung von Metronidazol in halbfesten Zubereitungen wird von der Konzentration der Substanz bestimmt. Bis zu einer Konzentration von **0,75 %** kann Metronidazol in Wasser gelöst werden, und es können Metronidazol-haltige Gele mit Carbomer als Gelbildner hergestellt werden.

Ab einer Konzentration von **0,8 %** liegt Metronidazol in Dermatika zumindest teilweise suspendiert vor, und entsprechende Zubereitungen werden als Suspensionen hergestellt. Dafür muss dann mikrofein gepulverte Rezeptursubstanz oder ein geeignetes Rezepturkonzentrat verwendet werden. Die Anwendung von Wärme ist unbedingt zu

10

Tab. 10.12 Kurzmonographie Metronidazol

Stoffangaben	Erläuterungen
Synonyme	Metronidazolum.
Wirkung und Anwendung	▪ Bakterizid, ▪ bei Rosazea und Akne in Konzentrationen zwischen 0,5 % und 3 %.
Galenische Eigenschaften	▪ Weißes, kristallines Pulver, ▪ schwer löslich in Wasser und Ethanol 96 % (V/V), ▪ schlecht löslich in lipophilen Dermatika-Bestandteilen.
Inkompatibilitäten	Mit basisch reagierenden Wirkstoffen.
Rezeptierbarer pH-Bereich	Rezepturen sind im Bereich von pH 3–8 möglich.
Konservierung	▪ Sorbinsäure, ▪ Propylenglycol.

vermeiden, selbst hergestellte Dermatika-Grundlagen müssen vor der Verarbeitung mit Metronidazol völlig erkaltet sein.

Hydrophile Metronidazol-Creme 2 % (NRF 11.91.)

Metronidazol, fein gepulvert	1,0 g
Nichtionisches wasserhaltiges Liniment (NRF S.39.)	ad 50,0 g

Der Wirkstoff wird in einer mit Pistill tarierten Fantaschale mit einer kleinen Menge der Grundlage sorgfältig angerieben, anschließend wird mit restlichem Liniment aufgefüllt und unter häufigem Abschaben verrührt. In der fertigen Creme dürfen keine Agglomerate mehr zu erkennen sein.

REZEPTURTIPP

Zur Herstellung kann ein Rezepturkonzentrat verwendet werden. Geeignet wäre eine Metronidazol-Verreibung 10 % in Nichtionischer hydrophiler Creme SR. Das Anreiben des Wirkstoffs kann dann entfallen.

Herstellung mit TOPITEC® TOUCH

Bei der Herstellung mit automatischen Rührsystemen ist die Entstehung von Wärme zu vermeiden, andernfalls kann es zur Übersättigung und zu unkontrollierter Rekristallisation des Wirkstoffs kommen. Um die Wärmeentwicklung während des Rührvorgangs zu kompensieren, sollen die verwendeten Grundlagen vor der Verarbeitung durch eine Lagerung im Kühlschrank für rund 30 Minuten vorgekühlt werden. Die fertige Rezeptur darf dann nicht im Kühlschrank aufbewahrt werden.

Metronidazol wird mit etwa der Hälfte des Nichtionischen wasserhaltigen Liniments in der Kruke nach dem Sandwich-Verfahren eingewogen.

Geräteeinstellung

4:00 Minuten	800 UpM

Nun kann die restliche Grundlage eingewogen werden, und es wird erneut verrührt.

Geräteeinstellung

4:00 Minuten	800 UpM

10.5.12 Prednisolon

Prednisolon gehört zu den schwach wirksamen Glucocorticoiden zur Lokaltherapie und kommt bei entzündlichen Hauterkrankungen zum Einsatz.

Bei der Verarbeitung von Prednisolon in O/W-Grundlagen kommt es bereits nach kurzer Zeit zu einem verstärkten Wachstum von Kristallen. In solchen Zubereitungen sollte Prednisolon gegen Prednisolonacetat ausgetauscht werden. Dabei handelt es sich um den Ester des Prednisolons, dieser ist in wasserreichen Grundlagen stabil. Der Austausch kann dabei im Verhältnis 1:1 erfolgen, beide Substanzen zeigen bei dermaler Anwendung etwa

Tab. 10.13 Kurzmonographie Prednisolon

Stoffangaben	Erläuterungen
Synonyme	Prednisolonum.
Wirkung und Anwendung	■ Antientzündlich und juckreizstillend, ■ bei Hautallergien und Insektenstichen in Konzentrationen zwischen 0,25 % und 0,5 %.
Galenische Eigenschaften	■ Weißes, feinkristallines Pulver, ■ praktisch unlöslich in Wasser.
Stabilität	In hydrophilen Grundlagen erfolgt eine Umlagerung zu einer schwerlöslichen Hydratform und Kristallwachstum.
Wirkstoffkombinationen	Mit Harnstoff, Salicylsäure und Zinkoxid.
Inkompatibilitäten	Basisch reagierende Wirkstoffe.
Rezeptierbarer pH-Bereich	Rezepturen sind im Bereich von pH 3–7 möglich.
Konservierung	■ Sorbinsäure, ■ PHB-Ester, ■ Propylenglycol.

die gleiche Wirksamkeit. In lipophilen Grundlagen wie Wollwachsalkoholcreme DAB kann Prednisolon dagegen verarbeitet werden.

Hydrophile Prednisolonacetat-Creme 0,25 % (NRF 11.35.)

Prednisolonacetat (mikrofein gepulvert)	0,25 g
Mittelkettige Triglyceride	q. s.
Basiscreme DAC	ad 100,0 g

Zunächst wird Prednisolonacetat mit Mittelkettigen Triglyceriden in folgendem Mischungsverhältnis angerieben:

- Wirkstoff weniger als 100 mg: 1 Teil Wirkstoff und 10 Teile Mittelkettige Triglyceride werden angerieben.
- Wirkstoff ≥ 100 mg: 1 Teil Wirkstoff und 2 Teile Mittelkettige Triglyceride werden angerieben. Diese Verreibung wird erneut mit 2 Teilen Mittelkettigen Triglyceriden (bezogen auf die Wirkstoffmenge) verrieben.

Bei der entstehenden Suspension dürfen beim Verstreichen an der Schalenwand keine Agglomerate mehr zu erkennen sein, ansonsten muss weiterverrieben werden. Anschließend kann die Basiscreme DAC unter häufigem Abschaben anteilig eingearbeitet werden.

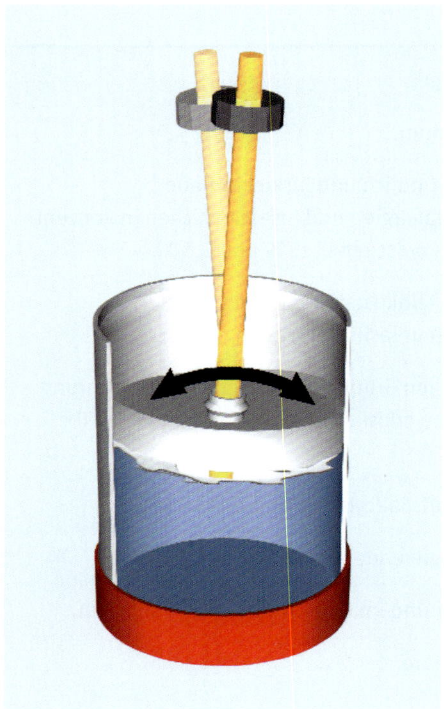

Abb. 10.1 Einwaage des Wirkstoffs nach dem Sandwich-Verfahren mit TOPITEC®. Der Hubboden wird so tief aufgesetzt, dass er auf der Füllhöhe des Inhalts aufliegt. Um Lufteinschlüsse zu vermeiden, muss der Hubboden durch vorsichtiges Drücken nach links und rechts leicht schief gestellt und nach unten geschoben werden.

Herstellung mit dem TOPITEC® Automatic

Zur Herstellung der hydrophilen Creme mit suspendiertem Wirkstoff werden alle Bestandteile zunächst nach dem Sandwich-Verfahren in die TOPITEC®-Kruke eingewogen. Zunächst wird die Hälfte der Basiscreme DAC dazugegeben und glatt gestrichen, dann wird Prednisolonacetat zum Krukenrand versetzt aufgestreut (Abb. 10.1). Informationen zum Arbeiten mit TOPITEC® siehe Kasten auf einen Blick im ▸Kap. 10.4.1.

Die Mittelkettigen Triglyceride werden direkt auf den Wirkstoff gegeben, bei 0,25 g Prednisolonacetat sollen 1,0 g Mittelkettige Triglyceride eingesetzt werden. Die restliche Grundlage wird bis zum Endgewicht ergänzt und glatt gestrichen.

Geräteeinstellung

6:00 Minuten	1500 UpM

Aufgrund neuer Untersuchungen reicht ein einmaliger Mischvorgang zur Herstellung der Zubereitung aus, die ehemalige Empfehlung zur Herstellung in zwei Schritten kann daher entfallen. Laut Angaben des NRF kann bei einer Herstellung der Creme mithilfe automatischer Rührsysteme der Zusatz von Mittelkettigen Triglyceriden entfallen, im Rezepturhandbuch von TOPITEC® wird der Hilfsstoff zur Herstellung jedoch empfohlen.

10.5.13 Salicylsäure

Salicylsäure zählt zu den am häufigsten vorkommenden Wirkstoffen in Dermatika. Die Substanz hat ausgeprägte keratolytische sowie antiphlogistische und antibakterielle Eigenschaften.

Suspensionszubereitungen

In Salben und Cremes liegt Salicylsäure überwiegend ungelöst vor, bei der Herstellung darf die Substanz nicht mit Rizinusöl angerieben werden. Der Wirkstoff löst sich teilweise in dem Öl und fällt bei der Verarbeitung mit der Grundlage teilweise wieder aus. Zum Anreiben können flüssige Paraffine oder die Grundlage selbst eingesetzt werden.

MERKE

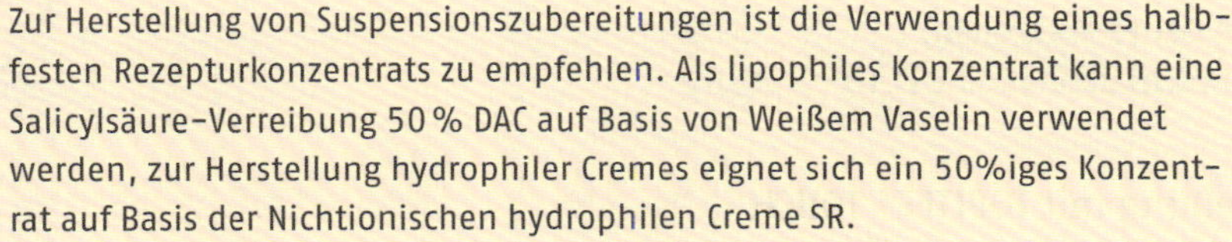

Zur Herstellung von Suspensionszubereitungen ist die Verwendung eines halbfesten Rezepturkonzentrats zu empfehlen. Als lipophiles Konzentrat kann eine Salicylsäure-Verreibung 50 % DAC auf Basis von Weißem Vaselin verwendet werden, zur Herstellung hydrophiler Cremes eignet sich ein 50%iges Konzentrat auf Basis der Nichtionischen hydrophilen Creme SR.

Tab. 10.14 Kurzmonographie Salicylsäure

Stoffangaben	Erläuterungen
Synonyme	Acidum salicylicum.
Wirkung und Anwendung	▪ Keratolytisch, antiphlogistisch und antimikrobiell, ▪ bei Psoriasis, übermäßiger Hornhautbildung und Kopfschuppen in Konzentrationen zwischen 1 % und 60 %.
Galenische Eigenschaften	▪ Weißes, kristallines Pulver oder weiße Kristallnadeln, ▪ schwer löslich in Wasser, ▪ leicht löslich in Ethanol 96 % (V/V), ▪ reagiert sauer.
Wirkstoffkombinationen	Häufig Kombination mit Glucocorticoiden.
Inkompatibilitäten	▪ Mit säurelabilen Wirkstoffen wie Erythromycin und Clotrimazol, ▪ aufgrund der phenolischen Struktur Unverträglichkeit mit nichtionischen Emulgatoren (meist galenisch nicht relevant).
Rezeptierbarer pH-Bereich	Rezepturen sind im Bereich von pH ≤ 4 möglich.
Konservierung	Eine Konservierung ist nicht erforderlich.

Salicylsäure-Vaselin 5 % (NRF 11.43.)

Salicylsäure-Verreibung 50 % DAC	10,0 g
Weißes Vaselin	90,0 g

In einer mit Pistill tarierten Fantaschale wird die Verreibung vorgelegt und mit Weißem Vaselin anteilig unter häufigem Abschaben vermischt.

Die Verwendung der Salicylsäure-Verreibung sorgt für die erforderliche Teilchengröße und Homogenität der fertigen Rezeptur. Dies gilt nicht nur für die klassische Herstellungsmethode mit Fantaschale und Pistill, sondern auch für die Anfertigung mit automatischen Rührsystemen. Wird Salicylsäure dagegen als feines Pulver verarbeitet, ist anschließend eine Bearbeitung der Zubereitung an der Salbenmühle nötig.

Wollwachsalkoholsalbe DAB mit Salicylsäure 10 %

Salicylsäure (mikrofein)	5,0 g
Wollwachsalkoholsalbe DAB	45,0 g

Herstellung mit TOPITEC® TOUCH

Die Herstellung erfolgt in einer 50-Gramm-TOPITEC®-Kruke, die Einwaage der Bestandteile erfolgt im Sandwich-Verfahren. Die Hälfte der Salbe wird in die Kruke eingewogen, glatt gestrichen und der Krukenboden gleichmäßig bedeckt. Salicylsäure wird ergänzt und gleichmäßig auf der Grundlage verteilt, die restliche Grundlage wird ergänzt.

Geräteeinstellung

„Salbe 50 g“

1. Stufe	1:00 Minuten	2000 UpM
2. Stufe	4:00 Minuten	1000 UpM

Um eine kleine Teilchengröße im Endprodukt zu gewährleisten, wird die Bearbeitung der fertigen Zubereitung an der Salbenmühle empfohlen.

10.5.14 Steinkohlenteerlösung

Steinkohlenteerlösung ist ein tensidhaltiger, ethanolischer Extrakt aus Steinkohlenteer. Die darin enthaltenen polycyclischen, aromatischen Kohlenwasserstoffe wirken mutagen und cancerogen. Bei gelegentlichem Gebrauch ist das Risiko zwar gering, trotzdem dürfen Zubereitungen mit Steinkohlenteerlösung nur mit strenger Indikationsstellung eingesetzt werden.

LCD-Vaselin 5 % (NRF 11.87.)

Steinkohlenteerlösung	5,0 g
Carbomer 50 000	1,0 g
Weißes Vaselin	ad 100,0 g

Tab. 10.15 Kurzmonographie Steinkohlenteerlösung

Stoffangaben	Erläuterungen
Synonyme	Liquor Carbonis detergens (LCD).
Wirkung und Anwendung	■ Antientzündlich und antiseptisch, ■ bei Psoriasis und chronischen Ekzemen in Konzentrationen zwischen 1 % und 20 %.
Galenische Eigenschaften	■ Dunkelbraune Flüssigkeit mit charakteristischem Geruch, ■ mischbar mit Ethanol 70 % (V/V), ■ grenzflächenaktiv.
Wirkstoffkombinationen	Mit Salicylsäure.
Inkompatibilitäten	Mit lipophilen Salben und Cremes.
Rezeptierbarer pH-Bereich	Rezepturen sind im Bereich von pH 2–8 möglich.
Konservierung	Eine Konservierung ist nicht erforderlich.

Zunächst wird das Carbomer in einer mit Pistill tarierten Fantaschale in geschmolzenem Vaselin unter häufigem Abschaben verrührt, bis zum Erkalten auf Raumtemperatur wird weitergerührt. Der Quellstoff muss sorgfältig in die Grundlage eingearbeitet werden, nur so lässt sich die Steinkohlenteerlösung gleichmäßig in dem Vaselin verteilen.

Herstellung mit TOPITEC® TOUCH

Bei der Herstellung mit automatischen Rührsystemen kann das Carbomer mit Vaselin ohne Aufschmelzen verarbeitet werden, die Herstellung erfolgt in zwei Schritten.

Zunächst werden Carbomer und Vaselin nach dem Sandwich-Verfahren eingewogen.

Geräteeinstellung

4:00 Minuten	1000 UpM

Anschließend wird die Steinkohlenteerlösung eingewogen und es wird nochmals gerührt.

Geräteeinstellung

4:00 Minuten	1000 UpM

Bei der Kennzeichnung der Rezeptur sind die beiden Hinweise „Ohne ärztliche Kontrolle nicht länger als 4 Wochen anwenden“ und „Nicht in Kontakt mit Augen oder Schleimhäuten bringen“ zu berücksichtigen.

10.5.15 Tretinoin

Tretinoin ist auch unter dem Namen Vitamin-A-Säure bekannt und wird häufig zur Behandlung von Hauterkrankungen, die von Verhornungsstörungen begleitet sind, eingesetzt.

Tretinoin gilt als teratogene Substanz, bei der Verarbeitung müssen umfangreiche Arbeitsschutzmaßnahmen eingehalten werden. Zur Herstellung halbfester Zubereitungen sollte ausschließlich mikrofein gepulvertes Tretinoin oder aus Gründen der Arbeitssicherheit ein lipophiles Rezepturkonzentrat 2 % eingesetzt werden.

MERKE
Retinoide sind stark teratogen!

Tab. 10.16 Kurzmonographie Tretinoin

Stoffangaben	Erläuterungen
Synonyme	Vitamin-A-Säure, Tretinoinum.
Wirkung und Anwendung	■ Auflockerung der Hornhaut der Hautoberfläche, abgestorbene Hautschuppen werden schneller abgebaut, ■ bei Akne und Psoriasis, auch bei lichtinduzierter Hautalterung in Konzentrationen zwischen 0,025 % und 0,1 %.
Galenische Eigenschaften	■ Gelbes oder schwach oranges kristallines Pulver, ■ praktisch unlöslich in Wasser, ■ schwer löslich in Alkoholen und Mittelkettigen Triglyceriden, ■ oxidationsempfindlich.
Stabilität	■ Rasche Zersetzung durch Licht, Sauerstoff und erhöhte Temperatur, ■ Lagerung lichtgeschützt und im Kühlschrank (bei 2–8 °C), ■ in wasserhaltigen Zubereitungen Zugabe eines Antioxidans zur Stabilisierung (Butylhydroxytoluol 0,04 %).
Wirkstoffkombinationen	Mit Glucocorticoiden und Harnstoff.
Inkompatibilitäten	Mit basisch reagierenden Wirkstoffen wie Erythromycin.
Rezeptierbarer pH-Bereich	Rezepturen sind im Bereich von ≥ pH 3 möglich.
Konservierung	■ Sorbinsäure, ■ Propylenglycol.

REZEPTURTIPP

Das lipophile Tretinoin-Rezepturkonzentrat 2 % ist unter S.29. im NRF monographiert. Es wird aus mikrofein gepulvertem Tretinoin, Butylhydroxytoluol-Paraffinkonzentrat 2 % (NRF S.35.) und Weißem Vaselin hergestellt. Das Rezepturkonzentrat kann unter anderem mit Basiscreme DAC und Hydrophober Basiscreme DAC verarbeitet werden.

Hydrophile Tretinoin-Creme 0,05 % (NRF 11.100.)

Tretinoin, mikrofein gepulvert	0,025 g
Butylhydroxytoluol-Paraffinkonzentrat 2 % (NRF S.35.)	1,0 g
Basiscreme DAC	ad 50,0 g

In einer mit Pistill tarierten Fantaschale wird der Wirkstoff mit dem Butylhydroxytoluol-Paraffinkonzentrat angerieben, anschließend wird der Ansatz mit der Basiscreme DAC unter häufigem Abschaben verrührt.

Bei der Verwendung des lipophilen Tretinoin-Rezepturkonzentrat 2% (NRF S.29.) werden davon 1,25 g in eine mit Pistill tarierte Fantaschale eingewogen und das Konzentrat und Butylhydroxytoluol-Paraffinkonzentrat zunächst mit der 10-fachen Menge an Basiscreme DAC verrührt. Anschließend kann der Ansatz mit der restlichen Grundlage unter häufigem Abschaben verrührt werden. Die fertige Zubereitung sollte in eine Aluminiumtube abgefüllt werden.

10.5.16 Triamcinolonacetonid

Triamcinolonacetonid gehört zu den mittelstark wirksamen Glucocorticoiden und ist das am häufigsten in Rezepturen verordnete externe Steroid. Die Substanz wird üblicherweise im Rahmen einer Kurzzeittherapie angewendet, nach 2 Wochen erfolgt ein Wechsel auf ein schwach wirksames Glucocorticoid.

In halbfesten Zubereitungen liegt Triamcinolonacetonid überwiegend suspendiert vor. In wasserhaltigen Zubereitungen ist meist keine Einstellung des pH-Werts nötig, da der rezeptierbare pH-Bereich relativ breit zwischen pH 2 und 9 liegt.

Hydrophile Triamcinolonacetonid-Creme 0,025 % mit Chlorhexidindigluconat 1 % (NRF 11.136.)

Triamcinolonacetonid (mikrofein gepulvert)	0,025 g
Mittelkettige Triglyceride	q. s.
Chlorhexidindigluconat-Lösung (200 g/l)	5,33 g
Basiscreme DAC	ad 100,0 g

Das mikrofein gepulverte Triamcinolonacetonid wird in einer mit Pistill tarierten Fantaschale mit den Mittelkettigen Triglyceriden angerieben. Bei Wirkstoffmengen unter 100 mg werden dabei 1 Teil Wirkstoff mit 10 Teilen Mittelkettigen Triglyceriden versetzt. Es soll eine durchscheinende Suspension erhalten werden.

Tab. 10.17 Kurzmonographie Triamcinolonacetonid

Stoffangaben	Erläuterungen
Synonyme	Triamcinoloni acetonidum.
Wirkung und Anwendung	▪ Antientzündlich und juckreizstillend, ▪ bei Neurodermitis, Ekzemen und Sonnenbrand in Konzentrationen zwischen 0,025 % und 0,1 %.
Galenische Eigenschaften	▪ Weißes, feines Pulver, ▪ praktisch unlöslich in Wasser, ▪ wenig löslich in Ethanol 96 % (V/V).
Wirkstoffkombinationen	Mit Harnstoff und Salicylsäure.
Rezeptierbarer pH-Bereich	Rezepturen sind im Bereich von pH 2–9 möglich.
Konservierung	▪ Sorbinsäure, ▪ PHB-Ester, ▪ Propylenglycol.

REZEPTURTIPP
Bei der Anreibung von Triamcinolonacetonid mit Mittelkettigen Triglyceriden dürfen beim Verstreichen an der Schalenwand keine Agglomerate mehr sichtbar sein, ansonsten muss weiter angerieben werden.

Die Anreibung wird mit rund einem Fünftel der Grundlage versetzt und unter häufigem Abschaben verrührt, dann wird die restliche Basiscreme DAC eingerührt. Zu diesem Ansatz wird die Chlorhexidindigluconat-Lösung dazugegeben und eingerührt.

Chlorhexidindigluconat-Lösung (200 g/l) hat die Dichte 1,065 g/ml. Die benötigte Einwaage für eine Creme mit 1 % Chlorhexidindigluconat kann über einen einfachen Dreisatz berechnet werden:

- 200 g Chlorhexidindigluconat sind in 1000 ml enthalten,
- 1 g Chlorhexidindigluconat sind in x ml enthalten,
- x = 5 ml.

Diese 5 ml Lösung wiegen aufgrund der Dichte von 1,065 g/ml 5,33 g.

Durch die Zugabe der Chlorhexidindigluconat-Lösung zur Grundlage nimmt die Konsistenz der Basiscreme DAC ab, es handelt sich dabei aber nicht um eine Unverträglichkeit. Bei einer Herstellung mit halbautomatischen Rührsystemen ist diese Konsistenzabnahme allerdings so ausgeprägt, dass es zu einer deutlichen Verflüssigung kommt. Es wird daher empfohlen, die Creme manuell mit Fantaschale und Pistill herzustellen.

10.6 Konservierung

Die meisten halbfesten Zubereitungen enthalten Wasser und sind daher mikrobiell anfällig, in besonderem Maße gilt das für O/W-Cremes und Hydrogele. Auf eine Konservierung kann hier nicht verzichtet werden. Einige Wirkstoffe zeigen jedoch in therapeutischer Konzentration selbst eine antimikrobielle Wirkung, dann ist der Zusatz eines Konservierungsmittels nicht nötig (▸ Kap. 1.11.1).

Zur Konservierung von Dermatika sind folgende Substanzen besonders geeignet:

- Sorbinsäure 0,1 % im pH-Bereich 3,5–5,5,
- PHB-Ester 0,1 % im pH-Bereich 1–8,5,
- Propylenglycol 20 % (bezogen auf die Wasserphase) unabhängig vom pH-Wert.

MERKE

Die PHB-Ester wie Methyl-4-hydroxybenzoat und Propyl-4-hydroxybenzoat wandern bei halbfesten Zubereitungen leicht in die lipophile Phase und stehen dann zum antimikrobiellen Schutz der Wasserphase nicht mehr in ausreichender Konzentration zur Verfügung. Dies betrifft vor allem Dermatika mit Fettalkoholen, Triglyceriden und flüssigen Wachsen in der Fettphase.

10.7 Kennzeichnung und Abgabe

Halbfeste Zubereitungen zur Anwendung auf der Haut, die Wasser oder andere flüchtige Substanzen enthalten müssen dicht verschlossen gelagert werden. Unter hygienischen Gesichtspunkten sind dazu Spenderdosen oder Tuben am besten geeignet.

Bei der Beschriftung ist darauf zu achten, dass neben den Wirkstoffen nach Art und Menge auch alle eingesetzten Hilfsstoffe auf das Etikett geschrieben werden müssen. Die alleinige Angabe der verwendeten Dermatika-Grundlage ist nicht ausreichend.

Emma Muster

1-mal täglich dünn auf die betroffenen Hautstellen auftragen

Hergestellt am: 15.01.2024
Verwendbar bis: 16.01.2025

Apotheke, Beispielstr. 1
13245 Musterstadt

Hydrophile Triamcinolonacetonid-Creme 0,05 % (NRF 11.38)

100 g

Triamcinolonacetonid 0,05 g

Sonstige Bestandteile:
Glycerolmonostearat 60, Cetylalkohol, Mittelkettige Triglyceride, Weißes Vaselin, Macrogol-20-glycerolmonostearat, Propylenglykol, Gereinigtes Wasser

Abb. 10.2 Etikett für eine halbfeste Zubereitung (Tube)

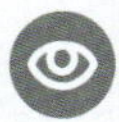

SPICKZETTEL

Lösungszubereitung	Wirkstoff löst sich in der Dermatika-Grundlage
Suspensionszubereitung	Wirkstoff liegt in der Dermatika-Grundlage suspendiert vor
Rezepturkonzentrat 5 %	Massengehalt des Wirkstoffs beträgt 5 % (m/m)
Rezepturkonzentrat 1:10	10 g Wirkstoff sind in 100 g Verreibung enthalten
Rezepturkonzentrat 1 + 99	1 g Wirkstoff ist mit 99 g Hilfsstoff verarbeitet

ZUSAMMENFASSUNG

- Löst sich ein Arzneistoff in der Grundlage bei Raumtemperatur gut, dann können Lösungszubereitungen hergestellt werden.
- Gut wasserlöslich sind die Wirkstoffe Chlorhexidindigluconat, Dexpanthenol, Harnstoff, Lauromacrogol 400 und Octenidindihydrochlorid.
- Das Antiseptikum Triclosan löst sich gut in lipophilen Hilfsstoffen.
- Die meisten Wirkstoffe liegen in halbfesten Darreichungsformen ungelöst vor und werden daher als Suspensionszubereitungen hergestellt.
- In Suspensionszubereitungen wird der fein gepulverte Wirkstoff zunächst mit einem Anreibemittel angerieben, dann wird die Grundlage anteilig eingearbeitet.
- Bei allen TOPITEC®-Rührsystemen werden die einzelnen Bestandteile nach dem Sandwich-Verfahren dazugegeben.
- Beim Einsatz eines Unguator®-Geräts erfolgt die Einwaage der Substanzen in Schichten.

10.8 Theoretische Aufgaben

FRAGEN

?

● leicht ●● mittel ●●● schwer

●

1. Nennen Sie drei Arzneistoffe, die in Dermatika-Grundlagen normalerweise ungelöst vorliegen.
2. Bei der Herstellung von halbfesten Suspensionszubereitungen sind einige Dinge zu beachten. Geben Sie dafür drei Beispiele.

●●

1. In der Dithranol-Macrogolsalbe wird als weitere Substanz meist noch Salicylsäure eingesetzt. Welche Aufgabe hat die Salicylsäure in der Zubereitung?
2. Mit welchen beiden Hilfsstoffen kann in Erythromycin-Zubereitungen der pH-Wert auf rund 8 eingestellt werden?

●●●

1. Sie stellen ein Gel mit Aluminiumchlorid-Hexahydrat her. Nennen Sie zwei geeignete Primärpackmittel dafür.
2. Was ist bei der Verarbeitung von Prednisolon in hydrophilen O/W-Grundlagen problematisch?

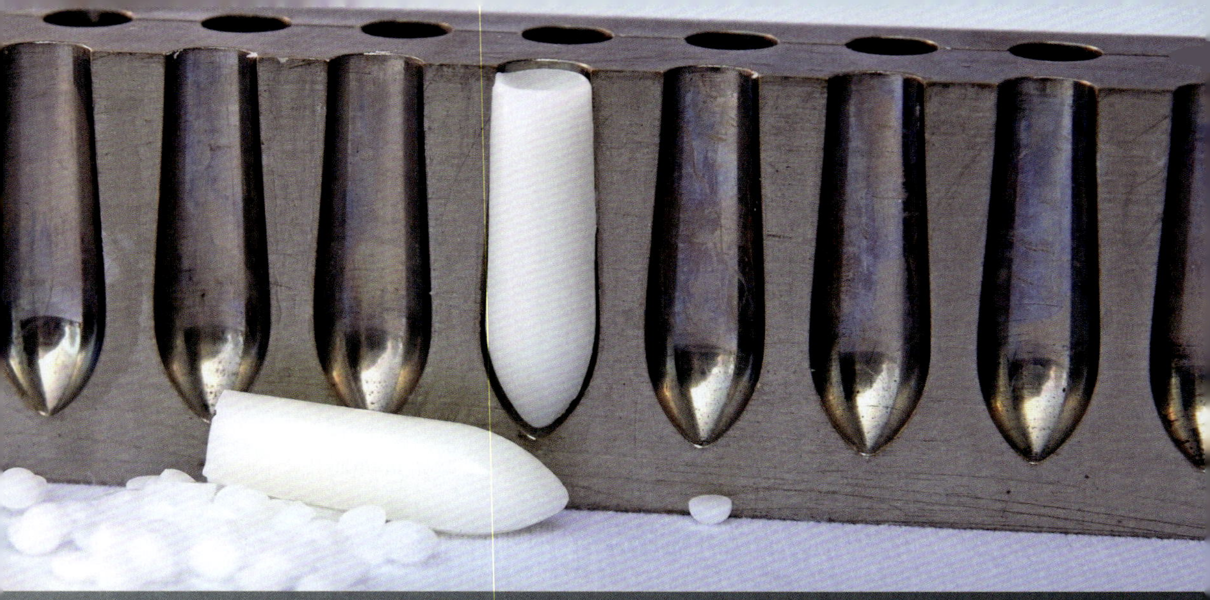

11 Suppositorien

Dr. Kirsten Seidel

Der Begriff Suppositorium leitet sich vom lateinischen Wort „supponere“ ab, was darunterlegen bedeutet. Für die Herstellung von Zäpfchen wird meistens eine feste, fettähnliche Grundlage aufgeschmolzen. Im flüssigen Zustand wird der Wirkstoff eingearbeitet. Die Masse wird anschließend in Formen ausgegossen. In diesen Formen härten die Zäpfchen aus. Die Anwendung durch den Patienten erfolgt durch Einführen der Zäpfchen in den After. Dort werden sie wieder flüssig, der Wirkstoff gelangt wieder aus der Grundlage heraus und kann seine Wirkung entfalten.

11.1 Allgemeines zur Arzneiform

Im Europäischen Arzneibuch sind Suppositorien als eine der „Arzneiformen zur rektalen Anwendung“ zu finden. Die Arzneibuch-Anforderungen beziehen sich vor allem auf die Einheitlichkeit (und Richtigkeit) des Gehalts sowie eine angemessene Zerfallszeit bei 36–37 °C (maximal 30 Minuten für fetthaltige Grundmassen und maximal 60 Minuten für wasserlösliche Grundmassen). Liegen ungelöste Feststoffe vor, soll ihre Partikelgröße „geeignet“ sein, ohne dass genaue Vorgaben gemacht werden.

Suppositorien kommen vor allem dann zur Anwendung, wenn Patienten nicht in der Lage sind, Arzneimittel zu schlucken. Sehr häufig werden Suppositorien daher in der Kinderheilkunde eingesetzt (die klassischen „Fieberzäpfchen“). Auch bei bewusstlosen Patienten bzw. bei Krampfanfällen kann die rektale Gabe von Arzneimitteln eine gute Lösung sein. Zusätzlich ist es bei Übelkeit eine gute Alternative, die Arzneimittel, die die Übelkeit vermindern sollen, nicht zu schlucken, sondern rektal zuzuführen.

Auch eine gewünschte lokale Wirkung kann Grund zur Applikation von Suppositorien sein, beispielsweise zur Behandlung von Hämorrhoiden oder auch als Abführzäpfchen.

Die in der Apotheke hergestellten Zäpfchen werden meist in der Torpedoform hergestellt, indem eine geschmolzene Grundlage mit dem Wirkstoff vermischt wird und diese warme und flüssige Mischung auf Formen verteilt wird, in denen sie dann zu Suppositorien aushärtet. Es gibt verschiedene Größen, wobei Kinder bis 4 Jahre meistens Suppositorien mit einer Masse von etwa 1 g erhalten, für Erwachsene ist die Standardgröße 2 g, und für eine besonders hohe Wirkstoffdosis können auch Formen für Suppositorien von 3 g verwendet werden. Diese sind in ○ Abb. 11.1 zu sehen.

Im Körper wird die Masse dann wieder flüssig – durch Schmelzen oder Lösen –, und der Wirkstoff steht lokal zur Verfügung oder kann durch die Schleimhaut in das Blut aufgenommen werden.

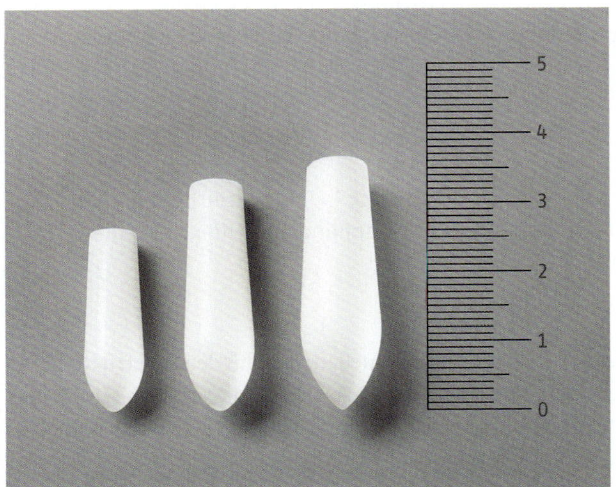

○ **Abb. 11.1** Unterschiedliche Zäpfchengrößen

Je nach Eigenschaften von Grundlagen und Wirkstoff kann der Wirkstoff in der Grundlage suspendiert vorliegen, in wenig Wasser gelöst und in der Grundlage emulgiert sein oder in der Grundlage gelöst vorliegen.

11.1.1 Grundmassen

Hartfett

Hartfett ist die Grundlage, die heutzutage der Standard in der Herstellung von Suppositorien ist. Es wird so hergestellt und zur Herstellung in einer geeigneten Qualität ausgewählt, dass es bei Körpertemperatur schmilzt, aber bei normaler Raumtemperatur fest ist und gelagert werden kann. Es hat damit die Kakaobutter abgelöst, die ebenfalls diese gewünschten Schmelzeigenschaften aufweist, jedoch in der Verarbeitung anspruchsvoller ist und aufgrund ungesättigter Fettsäuren vergleichsweise schnell ranzig wird.

Die Substanz, die im Europäischen Arzneibuch als „Hartfett“ bezeichnet wird, ist im technologischen Sinne gar kein „Fett“ (Fette sind Triglyceride, also drei Fettsäuren an einem Grundgerüst aus Glycerol), sondern es handelt sich um ein Gemisch aus Mono-, Di- und Triglyceriden. Das bedeutet, dass am Glycerol zum Teil auch noch eine oder zwei freie OH-Gruppen erhalten bleiben. Der genaue Anteil an freien OH-Gruppen beeinflusst die Eigenschaften des erhaltenen Hartfetts. Er wird durch die Hydroxylzahl beschrieben. Je niedriger sie ist, umso härter ist das Fett, umso höher sein Schmelzpunkt und umso geringer die Aufnahmefähigkeit für Wasser. Auch eine Veränderung der Eigenschaften während der Lagerung („Nachhärtung“) ist hier eher weniger zu erwarten. Je höher die Hydroxylzahl ist, umso stärker unterscheiden sich die Schmelz- und die Erstarrungstemperatur. Dies ist Vor- und Nachteil zugleich: Dass sich solche Grundmassen während der Verarbeitung länger im flüssigen Zustand befinden, macht sie leichter zu verarbeiten, weil den einzelnen Schritten beim Anreiben und Ausgießen mehr Zeit gewidmet werden kann. Gleichzeitig erhöht sich dadurch jedoch das Zeitfenster, in dem eine Sedimentation stattfinden kann. Hartfettgrundlagen mit einer höheren Hydroxylzahl weisen eine größere Elastizität als solche mit einer niedrigen Hydroxylzahl auf, zeigen daher beim Erkalten eine größere Volumenkontraktion und lassen sich daher leichter aus Edelstahlformen entnehmen.

MERKE
Hartfette mit einer niedrigen Hydroxylzahl erhalten in ihrer Bezeichnung häufig die Bezeichnung „H“ für hart und die mit einer höheren Hydroxylzahl die Bezeichnung „W“ für weich.

Für Apotheken sind aus unterschiedlichen Bezugsquellen verschiedene Hartfette lieferbar. Die Auswahl muss jedoch nicht aus eigenem Wissen erfolgen, sondern ein für den jeweiligen Wirkstoff geeignetes Hartfett ist in den standardisierten Rezepturen angegeben.

Die meisten Arzneistoffe liegen in Hartfett suspendiert vor, sodass eine Aufnahme des Wirkstoffs in den Körper erst möglich ist, wenn das Suppositorium so weit erweicht ist, dass der Arzneistoff aus der erweichten Grundmasse in den Rektalschleim sedimentieren kann und sich die Partikel dort lösen.

Sollen sehr wasserlösliche Arzneistoffe in Hartfett-Suppositorien verarbeitet werden, können Emulsionszäpfchen hergestellt werden, indem der Wirkstoff in einer kleinen Menge Wasser gelöst und diese Lösung dann durch Rühren in die Schmelze eingearbeitet und emulgiert wird. Für solche Emulsionssuppositorien wird dem Hartfett meist ein geeigneter Emulgator zugesetzt.

NOCH MEHR INFOS

Das Video hinter dem QR-Code zeigt die Herstellung von Emulsionssuppositorien.

Lösungszäpfchen aus Hartfett kommen in der Rezeptur eher selten vor, spielen jedoch bei Suppositorien mit einer Macrogol-Grundlage eine Rolle.

Macrogol

Suppositorien aus Macrogol (Polyethylengylcol) müssen sich nach der Applikation auflösen, da ihre Schmelztemperatur deutlich über der Körpertemperatur des Menschen liegt. Das gelöste Macrogol kann im Rektalschleim dafür sorgen, dass die Löslichkeit von Arzneistoffen durch einen Cosolvens-Effekt erhöht ist (▸ Kap. 4).

Nachteilig ist, dass durch osmotische Effekte deutlich mehr Reizerscheinungen als bei der Verwendung von Hartfett zu erwarten sind. Außerdem bestehen deutlich mehr chemische Inkompatibilitäten mit Arzneistoffen, einerseits bedingt durch die Etherstruktur der Macrogole, die in Wechselwirkungen mit phenolischen OH-Gruppen treten können, andererseits durch bei der Lagerung entstehende Peroxide, die oxidationsempfindliche Substanzen beeinflussen.

Suppositorien auf Macrogol-Basis werden als „tropenfeste" Suppositorien bezeichnet, da ihre Lagerung auch bei höheren Temperaturen möglich ist. Nichtsdestotrotz sollten sie nur hergestellt werden, wenn Untersuchungen zu Kompatibilität und Wirksamkeit verfügbar sind.

Zur Herstellung wird eine Mischung aus einem festen und einem flüssigen Macrogol aufgeschmolzen, wobei sich die verwendeten Kettenlängen und Anteile unterscheiden können. Im NRF ist eine Rezeptur für Vaginalsuppositorien enthalten (▸ Kap. 12), die entweder aus 60 Teilen Macrogol 400 und 40 Teilen Macrogol 6000 hergestellt wird oder aus gleichen Teilen Macrogol 400 und Macrogol 4000. In den Niederlanden wird zumeist eine Mischung aus einem Teil Macrogol 1500 mit 2 Teilen Macrogol 4000 genutzt.

Weitere

Eine Besonderheit stellen Glycerol-Natriumstearat-Zäpfchen dar, die als Abführzäpfchen eingesetzt werden (Glycerol-Zäpfchen NRF 6.15. und Glycerol-Zäpfchen für Kinder NRF 6.16.). Sie werden hergestellt, indem Stearinsäure gemeinsam mit Natriumbicarbonat-Monohydrat und Wasser für 10 Minuten auf dem siedenden Wasserbad unter Rühren erhitzt wird. Es entsteht Natriumstearat. Auch nach dem Glycerolzusatz wird dieses Erhitzen fortgeführt. Schließlich wird Wasser zugesetzt, und die fertige Lösung wird bei etwa 70 °C in die Formen gegossen.

11.1.2 Wirkstoff

Wie bei halbfesten Zubereitungen kann der Wirkstoff auch bei Suppositorien entweder gelöst, emulgiert (evtl. nach Auflösen in wenig Wasser) oder – in den meisten Fällen – suspendiert vorliegen. Wie auch in anderen Zubereitungen mit suspendiertem Wirkstoff stellt sich hier die Frage nach der geeigneten Partikelgröße. Hier ist jedoch keine pauschale Antwort (z. B. die Empfehlung, möglichst immer einen mikronisierten Wirkstoff zu verwenden) möglich, da sowohl die Herstellung als auch die Wirkung durch die gewählte Partikelgröße beeinflusst wird. Bei der Herstellung ist eine geringe Partikelgröße vorteilhaft: Während der Herstellung kommt es weniger schnell zu einer Sedimentation der Partikel im Gießvorrat, und auch in den gegossenen Suppositorien ist der Wirkstoff gleichmäßiger verteilt, wenn die Partikel kleiner sind. Diese langsame Sedimentation ist jedoch im Körper nicht immer gewünscht. Damit in einer schmelzenden Grundlage suspendierte Partikel auch systemisch (also nicht nur lokal im Rektum oder Dickdarm) wirken können, müssen sie in das Blut aufgenommen werden. Dies setzt voraus, dass sich die Wirkstoffpartikel im Rektalschleim lösen. Auch dieser Lösungsvorgang wird durch eine geringe Partikelgröße und damit einhergehende große Oberfläche unterstützt, was besonders für schlecht wasserlösliche Stoffe eine entscheidende Rolle spielt. Jedoch kann der Auflösungsprozess erst beginnen, wenn die Arzneistoffpartikel aus der erweichten Grundlage in den Rektalschleim sedimentiert sind. An dieser Stelle sind also größere Partikel von Vorteil, da sie die Grundlage schneller verlassen.

Was heißt das nun in der Praxis? Generell sollten die Partikel in Suspensionssuppositorien nicht größer als 180 µm sein, da sonst die Nachteile der großen Partikel überwiegen und eine Reizung der Rektalschleimhaut zu befürchten wäre. Dies kann jedoch auch geschehen, wenn gut wasserlösliche Arzneistoffe mit Irritationspotenzial (z. B. Acetylsalicylsäure) sich aus kleinen Partikeln zu schnell auflösen.

MERKE
Gut wasserlösliche Partikel dürfen also gerne eine Größe von 180 µm aufweisen, während schlecht wasserlösliche Partikel entweder mikronisiert oder mit einer Größe von etwa 45 µm verwendet werden sollten.

11.2 Herstellung

Da bei der Herstellung von Suppositorien immer zunächst die Grundlage aufgeschmolzen werden muss, bevor sie mit dem Arzneistoff vermengt und schließlich gegossen werden kann, werden im Folgenden zunächst genau diese Punkte allgemein betrachtet, bevor dann später die Erklärung folgt, wie die benötigte Menge an Grundlage denn überhaupt ermittelt werden kann. Grundsätzlich kommen in der Apotheke am häufigsten Suppositorien vor, die aus einem in Hartfett suspendierten oder emulgierten Arzneistoff bestehen. Weniger häufig müssen Suppositorien hergestellt werden, bei denen der Arzneistoff in Macrogol oder Natriumstearat gelöst vorliegt. In Hartfett gelöster oder in Macrogol suspendierter Arzneistoff stellt die absolute Ausnahme dar.

11.2.1 Schmelzen und Gießen von Zäpfchen

Hilfsmittel zum Gießen

Grundsätzlich stehen meist zwei verschiedene Hilfsmittel zur Verfügung, mit denen die flüssige Masse in die Formen gegossen werden kann: Gießschalen oder Gießflaschen. Historisch ist auch der Gießbecher nach Starke zu nennen, da er praktisch jedoch in den meisten Apotheke keine Rolle mehr spielt, wird er hier nicht weiter thematisiert. In ◘ Abb. 11.2 sind diese Hilfsmittel gezeigt.

Eine **Gießschale** ist sowohl zum Aufschmelzen der Grundlage, zum Anreiben oder Auflösen des Wirkstoffs als auch zum Ausgießen der Suppositorienmasse in die Gießform geeignet. Sie hat eine extra lange Ausgießöffnung, mit der ein gezieltes Ausgießen in die Öffnungen der Form möglich ist. Nachteil dieser Ausgießvorrichtung ist ein vergleichsweise großer Masseverlust. Es ist auch möglich, in einer klassischen Metallfantaschale zu arbeiten, hier ist dann jedoch als Hilfsmittel zum Ausgießen die Nutzung eines Glasstabes zu empfehlen. Werden Suspensionssuppositorien ausgegossen, ist es nötig, die arzneistoffhaltige Schmelze möglichst konstant mit einem **Pistill** oder einem **Glasstab** zu rühren, um eine Sedimentation des Wirkstoffs in der Schale zu verhindern. Dies würde dazu führen, dass der Wirkstoff in der Schale sedimentiert, wodurch die ersten Suppositorien deutlich weniger Wirkstoff enthalten als die letzten Suppositorien (◘ Abb. 11.3). Hierbei sind am Pistill größere Materialverluste zu befürchten, die Zerteilung von Agglomeraten ist jedoch einfacher. Beispielhaft ist eine Handhabung der Schale in diesem Video gezeigt.

NOCH MEHR INFOS

Die Herstellung von Suspensionszäpfchen mit einer Gießschale in einer Mehrweg-Edelstahlform wird in diesem Video gezeigt.

11

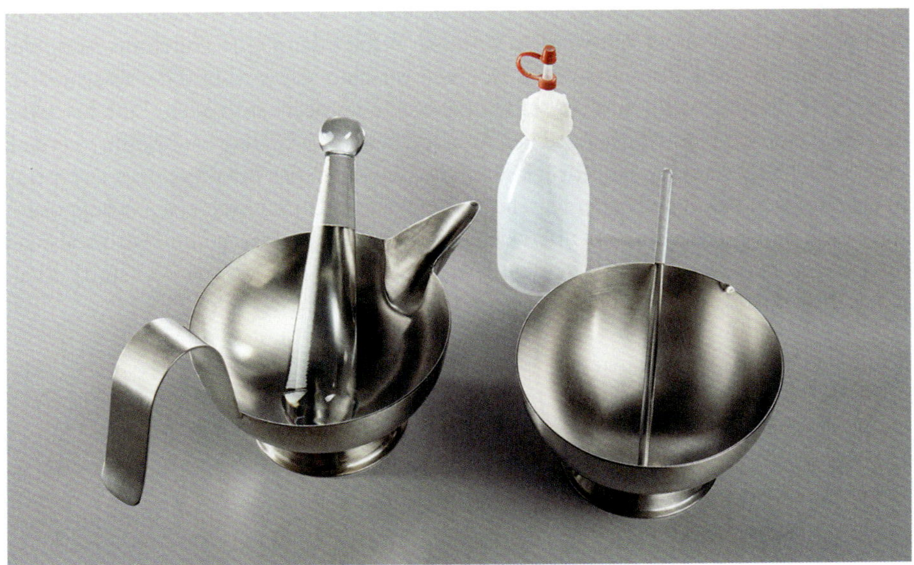

◘ **Abb. 11.2** Gießschalen und Gießflasche

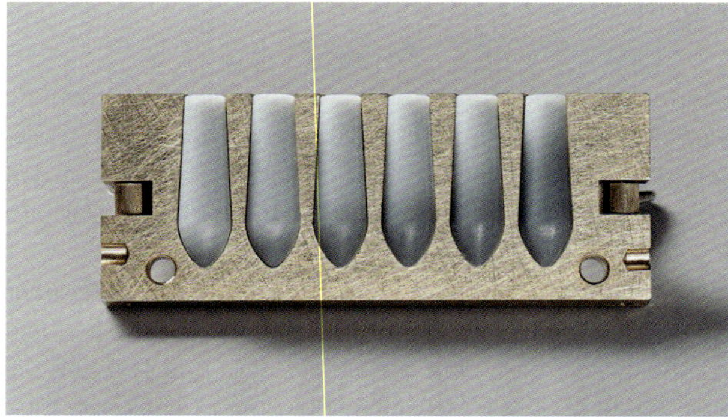

Abb. 11.3 Die Abbildung zeigt, wie sich eine Sedimentation des dunklen Modellwirkstoffs auf den Boden der Gießschale auf die Wirkstoffverteilung in den fertigen Zäpfchen auswirkt.

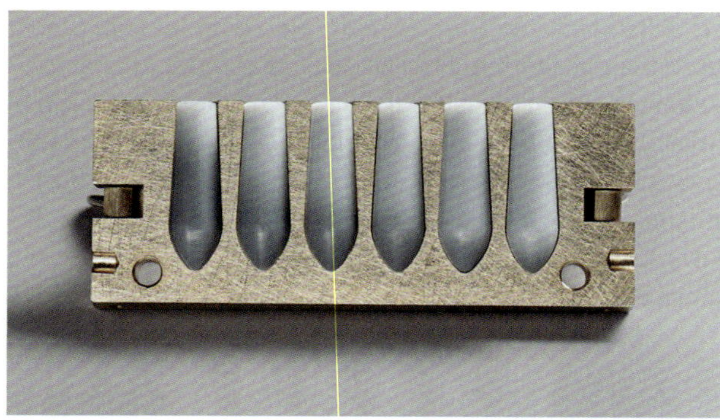

Abb. 11.4 Die Abbildung zeigt, wie sich eine Sedimentation des dunklen Modellwirkstoffs in Richtung der Auslassöffnung der Gießflasche auf die Wirkstoffverteilung in den fertigen Zäpfchen auswirkt.

Alternativ kann auch eine **Zäpfchengießflasche** (eine herkömmliche Quetschflasche aus Polyethylen) mit geradem Aufsatz zum Gießen von Suppositorien genutzt werden. Suspendierter Wirkstoff muss zwar zunächst in einer Fantaschale oder Gießschale angerieben werden, damit die Zerteilung von Agglomeraten sichergestellt ist, kann aber dann in eine solche Flasche umgefüllt werden. In dieser erfolgt dann eine Durchmischung des Inhaltes, indem die Öffnung mit dem Daumen verschlossen wird und die Flasche 2–3-mal auf den Kopf gestellt wird (zu starkes Schütteln würde zu störendem Lufteinschluss führen). Dann kann die Masse Zäpfchen für Zäpfchen in die Gießform überführt werden, indem die Flasche zusammengedrückt wird. Das Verteilen des Inhaltes durch das mehrmalige Auf-den-Kopf-Stellen der Flasche sollte nach dem Überführen von 2–3 Suppositorien wiederholt werden. Sedimentiert der Arzneistoff in der Flasche und wird während des Gießens nicht verteilt, würden hier die ersten Suppositorien zu viel Wirkstoff enthalten, während der Gehalt der letzten Suppositorien zu niedrig wäre (Abb. 11.4).

NOCH MEHR INFOS

In diesem Video wird die Herstellung von Lösungszäpfchen mithilfe einer Gießflasche gezeigt. Da der Wirkstoff gelöst vorliegt, muss hier nicht umgeschüttelt werden.

Unabhängig von der verwendeten Technik, zeigt also die Erfahrung, dass die letzten gegossenen Suppositorien meist einen falschen Wirkstoffgehalt aufweisen, weswegen die Empfehlung lautet, einen großen Aufschlag einzuplanen (▸Kap. 11.2.2) und die letzten Suppositorien entweder zu verwerfen oder aber gar nicht erst auszugießen.

Aufschmelzen

Das Aufschmelzen der Grundmasse erfolgt am besten in einer Suppositorien-Gießschale aus Edelstahl. Diese wird samt Pistill möglichst tief in das Wasserbad gehängt. Der Kasten „Auf einen Blick“ zeigt die korrekte Positionierung der Gießschale im Rezepturbad. Die Temperatur des Wasserbades sollte nicht zu hoch gewählt werden, um den Prozess kontrollierbar zu halten.

Beim Schmelzen von Hartfett kann man zwischen dem **Klarschmelzverfahren** und dem **Cremeschmelzverfahren** unterscheiden: Eine flüssige Schmelze, die klar ist, enthält keine ungelösten Bestandteile mehr und hat eine höhere Temperatur als eine Schmelze, die aufgrund vereinzelter ungelöster Bestandteile (keine sichtbaren großen Feststoffpartikel) ein cremiges Aussehen hat. Mit der höheren Temperatur der Klarschmelze geht eine niedrigere Viskosität einher, die dazu führt, dass suspendierte Wirkstoffpartikel leichter sedimentieren können.

Das Aussehen der Schmelze ist jedoch nur im wirkstofffreien Zustand ein Anhaltspunkt für die Viskosität der Schmelze, da das Einarbeiten größerer Mengen von weißem Arzneistoff eine Unterscheidung zwischen Klar- und Cremeschmelze verhindert. Daher sind das Messen und Dokumentieren der Temperatur mittels Thermometer sinnvoll. Den **Unterschied** zwischen **Klar- und Cremeschmelze** zeigt der Kasten „Auf einen Blick“.

AUF EINEN BLICK

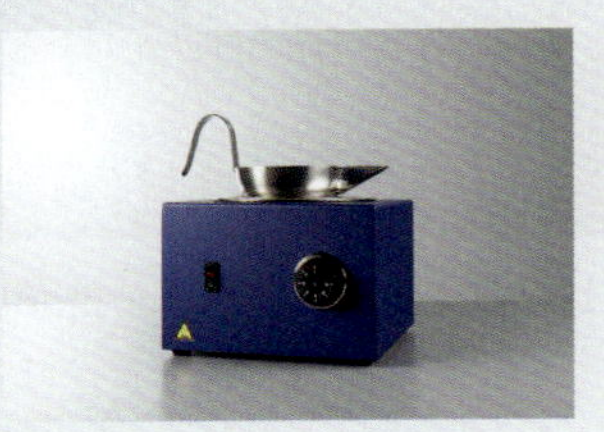

Hier ist die korrekte Position der Gießschale im Wasserbad zu sehen.

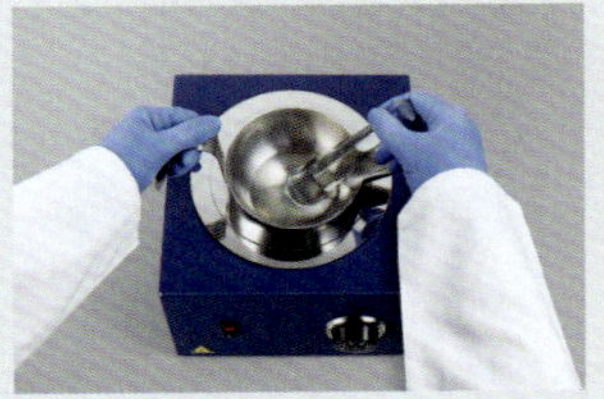

So sollte eine korrekt zubereitete Klarschmelze aussehen.

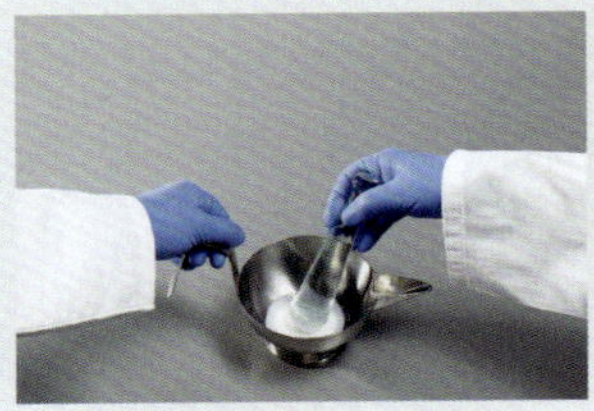

Die Cremeschmelze ist im Vergleich im Aussehen deutlich cremiger.

REZEPTURTIPP

Für das Ausgießen des Wirkstoffs sollte die Viskosität der arzneistoffhaltigen Schmelze so niedrig sein, dass möglichst wenig Sedimentation auftritt. Dies ist für die meisten Rezepturen und Gießtechniken bei einer Gießtemperatur von 34 °C gegeben.

Um die Gießtemperatur zügig zu erreichen, ist es empfehlenswert, die Grundmasse nicht zu heiß aufzuschmelzen: Wird die Grundmasse auf einem sehr heißen Wasserbad schnell bei 60–70 °C geschmolzen, muss sehr lange gerührt werden, um die Schmelze wieder bis zur Gießtemperatur abzukühlen. Dies kann durch Abrieb an der Schale zu einer starken Graufärbung der Suppositorien führen (○ Abb. 11.5). Hat das Wasserbad dagegen nur etwa 45 °C, dauert es weniger lange, bis die Gießtemperatur erreicht ist. Zudem lässt sich die Zeit des Aufschmelzens (im Gegensatz zum Kaltrühren) gut dazu nutzen, z. B. an der Dokumentation zu arbeiten.

Eine Herausforderung dabei ist es, dass suspendierter Wirkstoff zuerst mit der aufgeschmolzenen Grundlage anteilig angerieben werden muss, um dessen homogene und

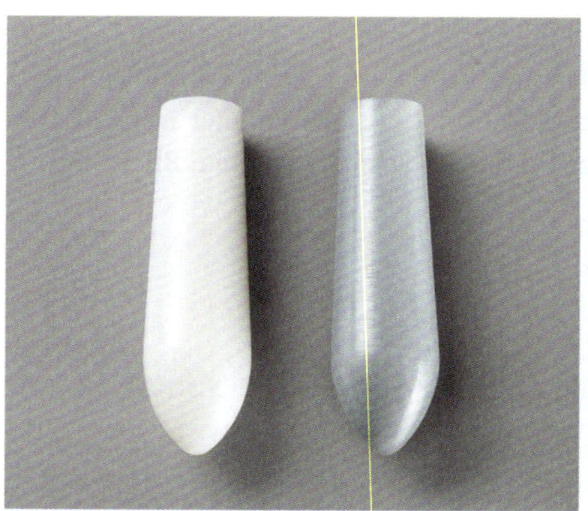

○ **Abb. 11.5** Graufärbung des Suppositoriums durch Abrieb der Schale bei zu langem Rühren der Schmelze

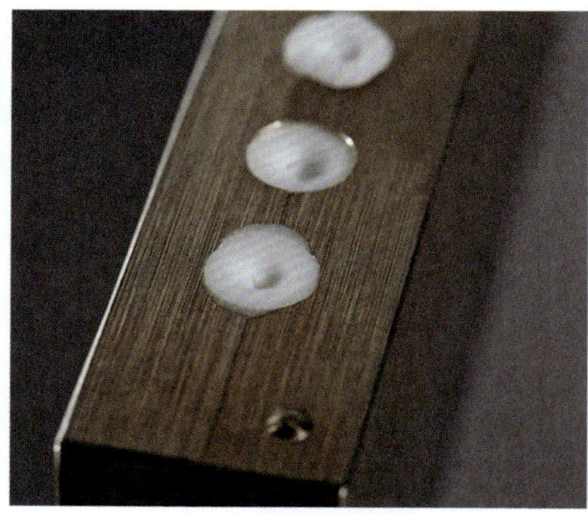

○ **Abb. 11.7** Gießkanäle in Suppositorien

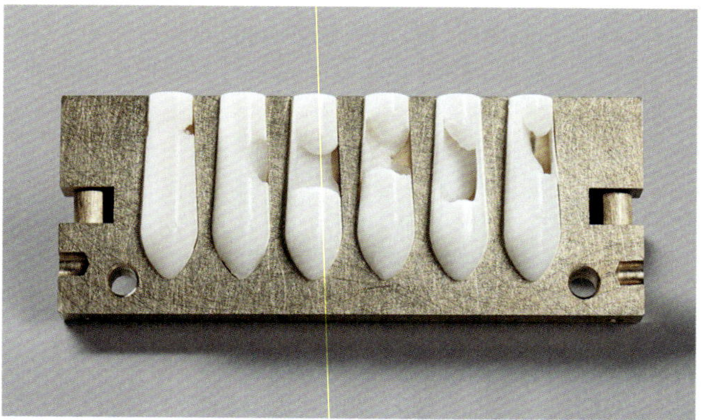

○ **Abb. 11.6** Lufteinschlüsse bei Suppositorien

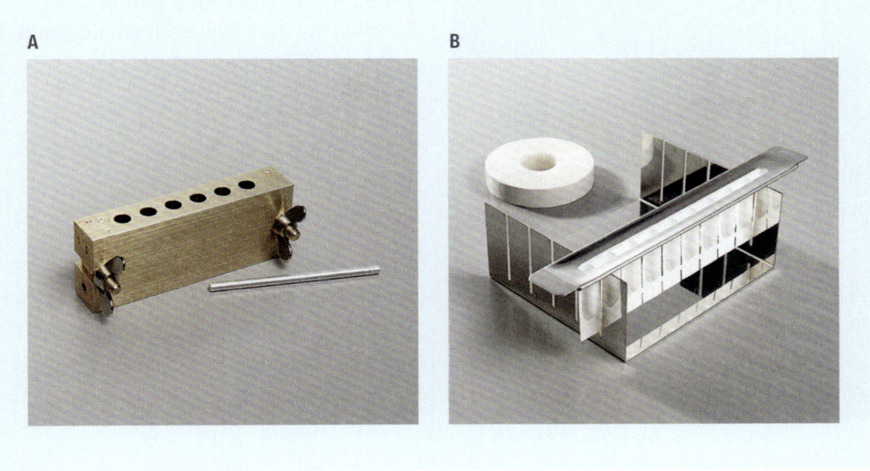

Abb. 11.8 Gießformen für Suppositorien. A Gießform aus Edelstahl, B Einmalgießform

agglomeratfreie Verteilung sicherzustellen. Je nach Dauer des Anreibens muss hierfür eine gewisse Zeit und damit auch eine gewisse höhere Temperatur der geschmolzenen Grundmasse eingeplant werden, damit die Schmelze nicht schon beim Ausgießen so kalt ist, dass sie vorzeitig erstarrt, was zu großen Lufteinschlüssen in den Suppositorien führen kann (Abb. 11.6). Zudem sollte ein mehrmaliges Aufschmelzen vermieden werden, da dies unter Umständen den Wirkstoff negativ beeinflussen kann.

Werden Suppositorien zu heiß gegossen, kann es einerseits zum Entstehen von Gießkanälen (Abb. 11.7) kommen. Andererseits kann innerhalb der Suppositorien eine Sedimentation des Wirkstoffs zur Spitze der Form auftreten, die im Fall sehr hoher Feststoffanteile dazu führen kann, dass die Spitzen sehr spröde und bröckelig werden.

Gießformen

Verschiedene Formen können zur Herstellung von Suppositorien verwendet werden. Ihre Gemeinsamkeit ist die Torpedoform. Es gibt dabei sowohl Formen zur Einmalverwendung als auch solche aus Edelstahl, wie es in Abb. 11.8 dargestellt ist.

Heutzutage werden Suppositorien meistens in Formen aus PE (Polyethylen) oder Polyvinylchlorid (PVC) gegossen, die zur **Einmalverwendung** gedacht sind und gleichzeitig als Verpackung der einzelnen Suppositorien dienen können. Dies ist eine sehr hygienische Vorgehensweise, da so die fertigen Suppositorien nicht mehr angefasst werden müssen, um sie anderweitig zu verpacken. Allerdings ist die visuelle Kontrolle der fertigen Suppositorien stark eingeschränkt, vor allem, wenn weiße Formen verwendet werden. Zur Stabilisierung während des Gießens können die einzelnen Streifen in spezielle Halterungen aus Edelstahl oder evtl. auch in alte Gießformen gestellt werden. Der Verschluss der Formen erfolgt mit einem speziellen Klebeband. Sie sind in Größen zu 1 g, 2 g oder 3 g erhältlich.

Gießformen aus **Edelstahl** werden aus mehreren Teilen so zusammengeschraubt, dass sie zur Entnahme der Suppositorien geöffnet werden. Sie sind ebenfalls in verschiedenen Größen und mit verschiedenen Anzahlen an Bohrungen erhältlich. Zusätzlich besteht bei einigen Formen die Möglichkeit, einen Gießrahmen anzubringen, der es ermöglicht, eine

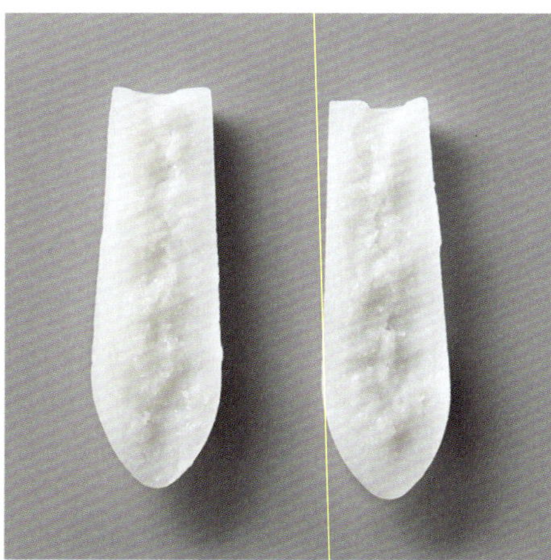

○ **Abb. 11.9** In der Mitte zerbrochenes Zäpfchen durch zu frühes Öffnen der Form

große Menge geschmolzener Suppositorienmasse auf einmal auszugießen und dann mit einem geeigneten Hilfsmittel (z. B. einem Kartenblatt) auf die Bohrungen zu verteilen. Bei den Edelstahlformen muss unbedingt darauf geachtet werden, dass sie richtig zusammengebaut sind, was an den an den Enden eingeprägten Zahlen zu erkennen ist. Diese müssen auf den entsprechenden Teilen übereinstimmen.

Dadurch, dass die Wärmeleitfähigkeit von Edelstahl deutlich höher ist als die von Kunststoff, härten Suppositorien in den Edelstahlformen etwas schneller aus als in den Einmalformen. Werden sie zu früh geöffnet, kann es dazu führen, dass die Suppositorien längs in der Mitte zerbrechen (○ Abb. 11.9).

11.2.2 Dosierung der Grundmasse

Rezepturaufschlag

REZEPTURTIPP

Für Suspensionssuppositorien werden im NRF die folgenden Zuschläge (für Wirkstoff und Grundmasse zu berechnen) empfohlen:

- Charge bis zu 6 Suppositorien: 4 Suppositorien Aufschlag,
- Charge mit 7–10 Suppositorien: 5 Suppositorien Aufschlag,
- Charge mit 11–20 Suppositorien: 6 Suppositorien Aufschlag,
- Charge mit 21–30 Suppositorien: 10 Suppositorien Aufschlag,
- Charge mit 31–40 Suppositorien: 9 Suppositorien Aufschlag.

Weiterhin ist die Verwendung von Gießschale und Pistill wenig empfehlenswert, wenn die Chargengröße sehr klein ist, da Untersuchungen gezeigt haben, dass die Herstellung mit einer Gießflasche insgesamt zu homogeneren Suppositorien führt.

Bei Lösungszäpfchen ist es ausreichend, mit einem Aufschlag von etwa 10 % (aufgerundet auf ganze Suppositorien) zu arbeiten.

Bestimmung der benötigten Grundmasse

Die Herstellung von Suppositorien ist (ähnlich der Kapselherstellung) dadurch eine besondere Herausforderung, dass am Ende in jedem Suppositorium die richtige Masse an Arzneistoff vorhanden sein soll, bei der Herstellung jedoch nicht ohne Weiteres die Möglichkeit besteht, diesen direkt einzuwiegen. Stattdessen muss ein großer Ansatz mit dem richtigen Verhältnis aus Arzneistoff und Grundmasse hergestellt werden, der dann so auf die einzelnen Formen verteilt werden muss, dass die Dosierung stimmt. Hierfür sind zwei Verfahren üblich, die im Folgenden näher erläutert werden: das Verfahren unter Nutzung des Verdrängungsfaktors und die Herstellung nach Münzel.

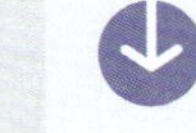

NOCH MEHR INFOS

Die benötigte Grundmasse kann entweder mit dem Verdrängungsfaktor oder nach dem Münzel-Verfahren bestimmt werden.

Das Video hinter dem QR-Code zeigt die Bestimmung der Grundmasse mithilfe des Verdrängungsfaktors.

Das Video hinter dem QR-Code zeigt die Bestimmung der Grundmasse nach dem Münzel-Verfahren.

Verdrängungsfaktor

Würde 1 g Arzneistoff im Suppositorium genau so viel Platz benötigen wie 1 g Grundlage, wäre die Herstellung einfach: Man könnte bestimmen, wie viel Grundlage in die Gießform passt, und die Grundlage durch Arzneistoff ersetzen. Doch leider ist dies nicht der Fall. Im Gegenteil – im Vergleich zur Grundlage benötigen alle Arzneistoffe unterschiedlich viel Platz für eine bestimmte Masse: Die Dichten von Arzneistoffen und Suppositoriengrundlagen unterscheiden sich deutlich. Wenn man aber weiß, wie viel Grundlage durch eine bestimmte Masse an Wirkstoff ersetzt wird, lässt sich dieses Problem lösen. Und genau das ist mithilfe des Verdrängungsfaktors gegeben. Er sagt aus, wie viel Gramm Grundlage durch 1 g eines suspendierten Arzneistoffs verdrängt werden.

Der Verdrängungsfaktor für eine bestimmte Kombination aus Wirkstoff und Grundlage lässt sich entweder experimentell bestimmen oder in Tabellen nachschlagen. Die umfangreichste Tabelle hierfür ist im DAC/NRF Anlage F enthalten. Viele Wirkstoffe haben einen Verdrängungsfaktor von etwa 0,7, insgesamt umfassen die tabellierten Werte für feste Substanzen jedoch einen Bereich von 0,13–0,92.

Für den Fall, dass ein bestimmter Wirkstoff nicht aufgeführt wird, kann der Verdrängungsfaktor auch experimentell bestimmt werden. Das Vorgehen ist im NRF beschrieben, soll hier jedoch aufgrund nur geringer Praxisrelevanz nicht weiter erläutert werden. Unter gewissen Voraussetzungen können zudem die folgenden Faustformeln angewendet werden:

- Bei einem geringen Wirkstoffanteil (weniger als 5 %, bei Kindersuppositorien also etwa bei weniger als 50 mg Wirkstoff, bei Erwachsenensuppositorien bei unter 100 mg Wirkstoff in der Einzeldosis) kann der Verdrängungsfaktor mit 1,0 angenommen werden.
- Bei mittlerem Wirkstoffanteil von etwa 5–20 % Wirkstoff darf der Verdrängungsfaktor für organische Moleküle für Hartfettgrundlagen mit 0,7 und für Macrogolmassen und Glycerol-Gelatine mit 1,0 angenommen werden.
- Wässrige Lösungen haben in Hartfett etwa einen Verdrängungsfaktor von 0,92.

Um nun diesen Faktor zur Berechnung der benötigten Grundlagenmasse zu nutzen, wird der Verdrängungsfaktor mit der Einzeldosis an Wirkstoff multipliziert. Das Ergebnis wird von der Masse an Grundlage abgezogen, die für ein Suppositorium aus reinem Wirkstoff benötigt werden würde (Kalibrierwert). Diese Kalibrierwerte können für Einmalgießformen der ▫ Tab. 11.1 entnommen werden.

Für Edelstahlformen müssen sie für jede Form einmalig bestimmt werden, indem alle Bohrungen der Form inklusive Gießschwarte mit der interessierenden Grundlage gefüllt werden. Nach dem Entfernen der Gießschwarte und Erstarren der Suppositorien werden diese gemeinsam gewogen, und die Gesamtmasse wird durch die Anzahl an Suppositorien geteilt.

Sollen mehrere Arzneistoffe eingearbeitet werden, werden alle Produkte aus Verdrängungsfaktor und Einzeldosis aufsummiert und dann vom Kalibrierwert abgezogen. Das Ergebnis ist die noch benötigte Masse an Grundlage je Suppositorium. Diese wird dann mit der Anzahl der herzustellenden Suppositorien multipliziert (Produktionsaufschlag berücksichtigen).

Für die weitere Verarbeitung wird dann der Arzneistoff inkl. Produktionsaufschlag eingewogen. Von der Grundmasse wird ein leichter Überschuss aufgeschmolzen. Die Einwaage der Grundmasse erfolgt zeitgleich zum Anreiben des Wirkstoffs. Ist das gewünschte Verhältnis aus Grundmasse und Wirkstoff erreicht, kann mit dem Ausgießen begonnen werden (ggf. nach Umfüllen in eine Gießflasche). Es wird nur die benötigte Anzahl an Suppositorien (aber inkl. Gießschwarte) gegossen, evtl. können wenige zusätzliche Suppositorien als Back-up dienen, falls ein Suppositorium zerbrechen sollte.

▫ **Tab. 11.1** Kalibrierwerte verschiedener Einmalgießformen

Zäfchenart	Wert für Hartfett	Wert für Macrogol
Kindersuppositorien (Torpedo, 1 g)	1,11 g	1,34 g
Erwachsenensuppositorien (Torpedo, 2 g)	2,12 g	2,57 g
Große Suppositorien (Torpedo, 3 g)	2,67 g	3,22 g

Beispiel: Verdrängungsfaktor

Nehmen wir an, es sollen 15 Suppositorien für Erwachsene auf Hartfettbasis hergestellt werden, die jeweils 100 mg Coffein, 1,05 mg Ergotamintartrat und (aus Gründen der chemischen Stabilität) 2 mg Weinsäure enthalten.

- Der Verdrängungsfaktor für Coffein beträgt 0,67, und der Verdrängungsfaktor für Ergotamintartrat beträgt 0,77.
- Für Weinsäure kann dem DAC/NRF kein Verdrängungsfaktor entnommen werden. Aufgrund des geringen Anteils an Weinsäure wird nach den oben erläuterten Faustformeln ein Verdrängungsfaktor von 1,0 angenommen.
- Das Coffein verdrängt je Suppositorium 0,1 g × 0,67 = 0,067 g Grundmasse.
- Ergotamintartrat verdrängt je Suppositorium 0,00105 g × 0,77 = 0,0008085 g Grundmasse.
- Für Weinsäure nehmen wir eine Verdrängung von 2 mg × 1 = 0,002 g Grundmasse an.
- Als Kalibrierwert für ein Erwachsenensuppositorium aus Hartfett nehmen wir 2,12 g (s. o.) an.
- Bei Verwendung einer Einmalgießform benötigen wir daher noch 2,12 g – 0,067 g –0,0008085 g – 0,002 g = 2,0501915 g Grundmasse. Hier runden wir noch nicht, obwohl eine solche Einwaage praktisch unmöglich ist.
- Für 15 Suspensionssuppositorien wird ein Aufschlag von 6 Suppositorien empfohlen, daher benötigen wir die folgenden Einwaagen (Tab. 11.2).

Tab. 11.2 Einwaagen für 15 Suspensionssuppositorien

Stoff	Einzelmenge	Gesamtmenge[1]	Bemerkung
Coffein	0,1 g	2,1 g	Analysenwaage
Ergotamintartrat	0,0105 g	0,2205 g	Analysenwaage
Weinsäure	0,002 g	0,042 g	Analysenwaage
Hartfett	2,0501915 g	43,054*0215* g	Überschuss aufschmelzen (etwa 45 g) und erst beim Anreiben abwiegen

[1] Insgesamt sind 21 Suppositorien (15 + 6) herzustellen.
Die kursiv geschriebenen Stellen können vernachlässigt werden.

Verfahren nach Münzel

Das Verfahren nach Münzel hat eine gewisse Ähnlichkeit mit der Ergänzungsmethode zur Füllung von Kapseln (▸ Kap. 4.2.3). Da hierbei der Wirkstoff einer höheren Temperaturbelastung ausgesetzt ist als beim Verdrängungsfaktor-Verfahren, ist es nicht für thermolabile Stoffe geeignet. Es besteht aus den folgenden Schritten:

1. Berechnung der benötigten Gesamtmasse an Wirkstoff (Rezepturaufschlag beachten),
2. Aufschmelzen einer Menge Grundmasse, die die Bohrungen in Mischung mit dem Wirkstoff nicht komplett ausfüllen wird (eine Füllung etwa zur Hälfte bis zwei Drittel ist gut geeignet),
3. Anreiben des Wirkstoffs mit der geschmolzenen Grundlage,
4. Ausgießen der Suppositorien so, dass die Bohrungen maximal zu etwa 2/3 gefüllt sind (wichtig: hier auf ein restloses Entleeren der Gießhilfe achten),
5. mit reiner Grundmasse alle Bohrungen füllen, die inkl. Rezepturaufschlag nötig sind, dabei Gießschwarte mitgießen,
6. Suppositorien erkalten lassen,
7. Gießschwarte entfernen und verwerfen,
8. Bohrungen enthalten nun mehr Suppositorien als die abzugebenden mit dem richtigen Verhältnis aus Wirkstoff und Grundlage,
9. Suppositorien aus der Form entnehmen und erneut aufschmelzen,
10. tatsächlich benötigte Anzahl inkl. Gießschwarte gießen; dabei sollte immer noch ein Rest verbleiben, der verworfen wird.

Im Kasten „Auf einen Blick" wird das **Verfahren nach Münzel** anhand eines Beispiels gezeigt.

Es sollen 6 Suppositorien an den erwachsenen Patienten abgegeben werden, die je 100 mg Wirkstoff enthalten.

Unter Berücksichtigung der empfohlenen Aufschläge wird daher ein Ansatz gewählt, der von 10 Suppositorien ausgeht.

Hierfür werden 10 Suppositorien × 100 mg/Suppositorium = 1000 mg Wirkstoff eingewogen.

Erwachsenensuppositorien haben etwa eine Masse von 2 g. Da die Bohrungen nicht komplett gefüllt werden sollen, wird berechnet, mit welcher Füllmasse die Bohrungen zur Hälfte gefüllt werden könnten:

10 Suppositorien × 50 % × 2 g = 10 g Grundmasse.

AUF EINEN BLICK

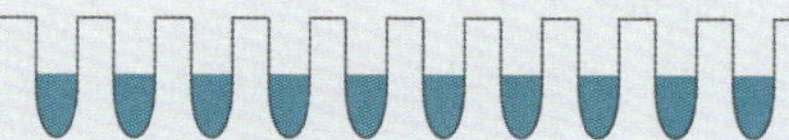

10 g Grundmasse wird aufgeschmolzen, 1000 mg Wirkstoff werden damit angerieben. Zuerst wird nur etwa 1 g der Schmelze verwendet, danach weitere 2 g zugegeben und verrührt. Dann folgt die Zugabe von 4 g Schmelze. Nachdem auch diese verrührt wurde, kann die wirkstoffhaltige Masse auf 10 Bohrungen verteilt werden, sodass diese maximal zu zwei Dritteln gefüllt sind.

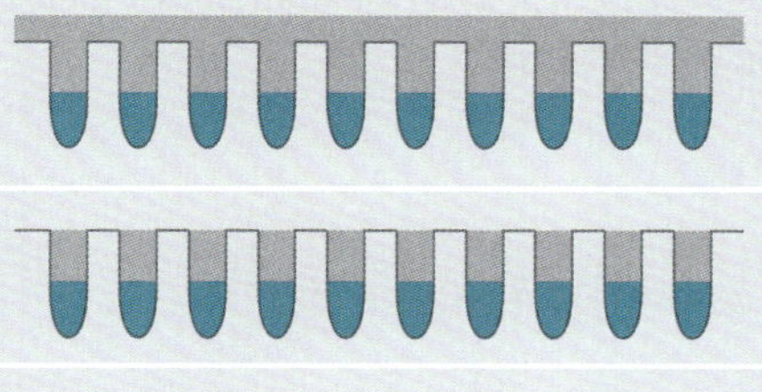

Die Bohrungen werden mit reiner Grundlage aufgefüllt, auch eine Gießschwarte wird gegossen.

Die Gießschwarte wird entfernt und verworfen.

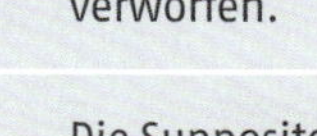

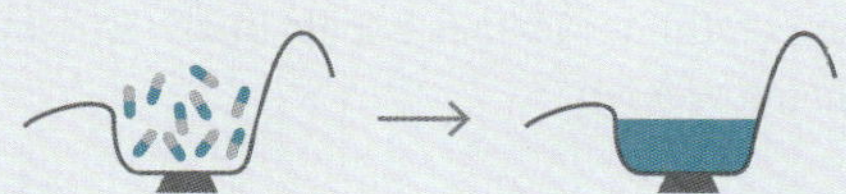

Die Suppositorien werden aus der Form entnommen und aufgeschmolzen.

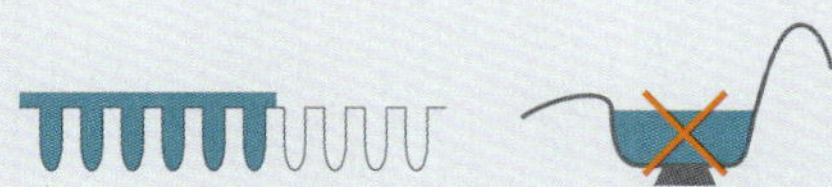

Aus der homogenen Schmelze werden unter Rühren die benötigten Suppositorien inkl. Gießschwarte gegossen, der Rest der Masse wird verworfen.

Sofern beim letzten Ausgießen die Sedimentation von Wirkstoff innerhalb der Suppositorien durch eine geeignete Temperatur vermieden werden kann, kann die Gießschwarte der ersten Suppositorien verwendet werden, falls doch zu viel Materialverlust aufgetreten ist, um alle benötigten Suppositorien inkl. Gießschwarte auf einmal zu gießen. Falls durch Herstellungsfehler ein erneutes Ausgießen erforderlich ist, muss die Gießschwarte inkl. aller bereits gegossenen Suppositorien verwendet werden.

11.2.3 Gießvorgang

Der Kasten „Auf einen Blick“ zeigt den **Ablauf des Gießvorgangs**.

AUF EINEN BLICK

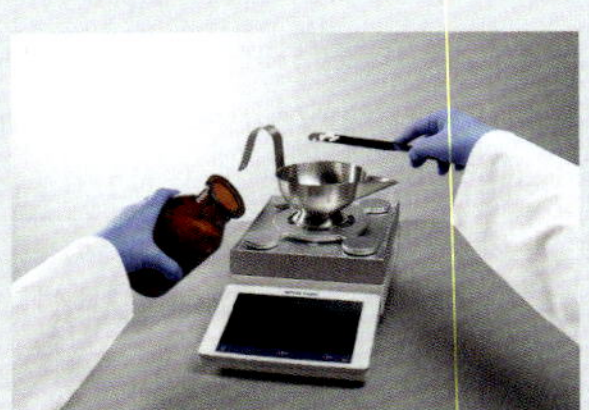

Nach dem Berechnen der Grundmassenmenge wird diese eingewogen.

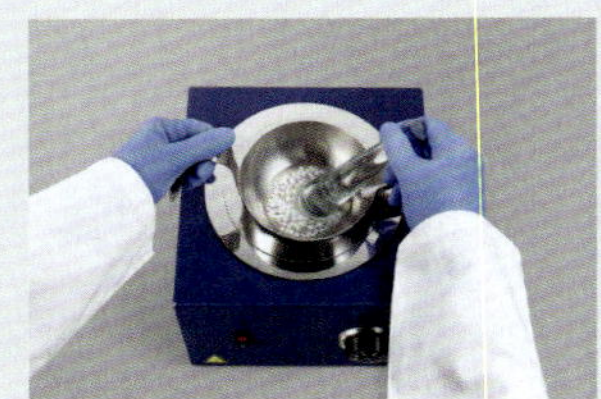

Auf dem Wasserbad kann die Grundmasse gleichmäßig aufschmelzen.

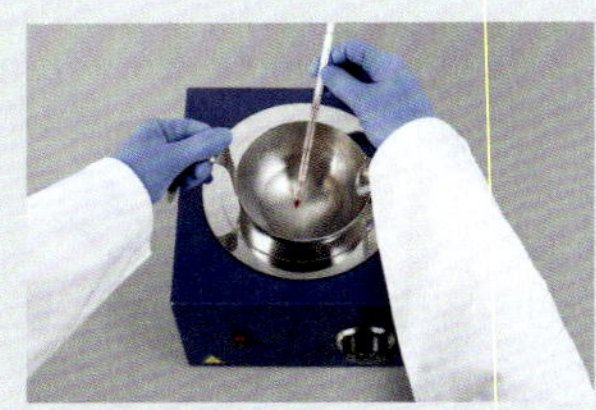

Die Temperatur der Schmelze sollte überwacht und kontrolliert werden.

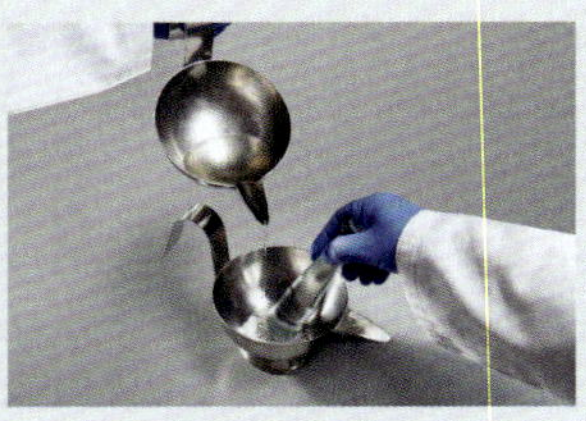

Mit der hergestellten Grundmasse wird nun der Wirkstoff angerieben.

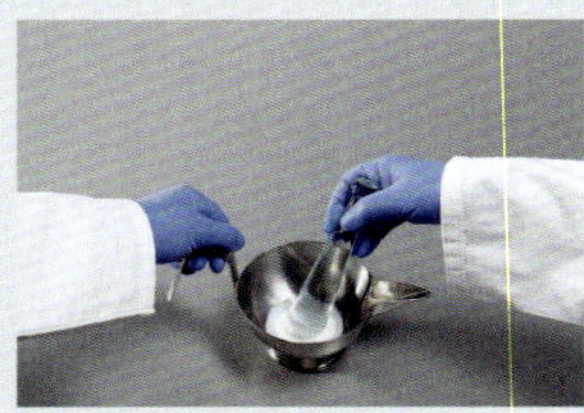

Die Grundlage wird nach und nach anteilig zu dem angeriebenen Wirkstoff gegeben.

AUF EINEN BLICK (FORTSETZUNG)

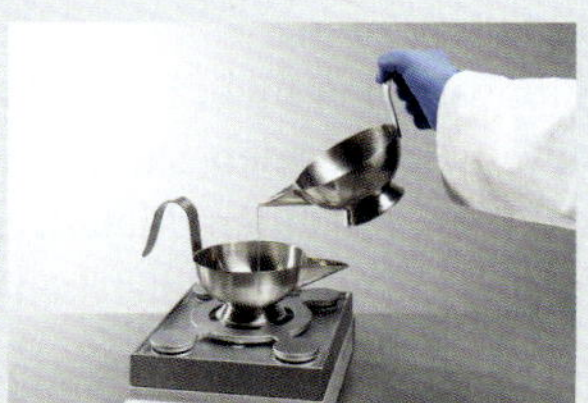

Die Grundmasse wird so lange zugeführt, bis die Endmasse erreicht ist.

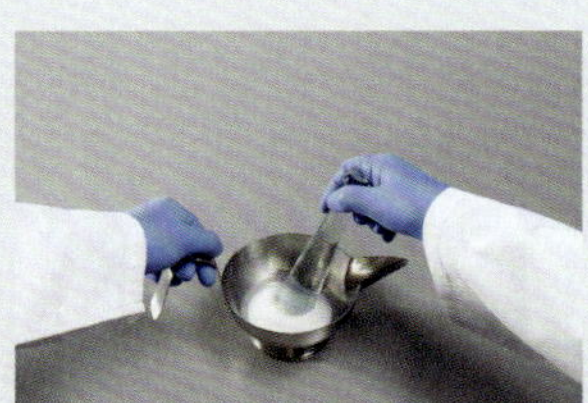

Die fertige Suppositorienmasse muss nun auf knapp über den Erstarrungspunkt abkühlen.

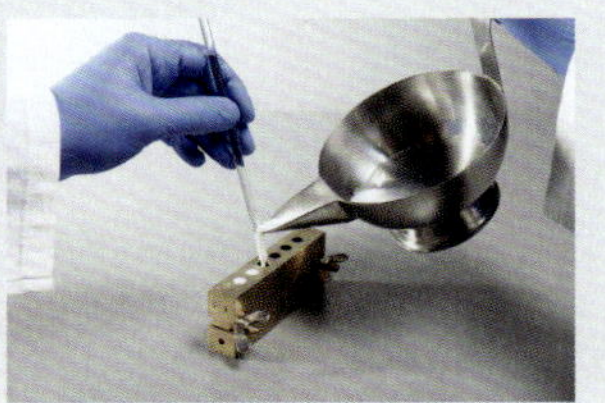

Mithilfe eines Glasstabs wird die Suppositorienmasse in die Gießform gegossen.

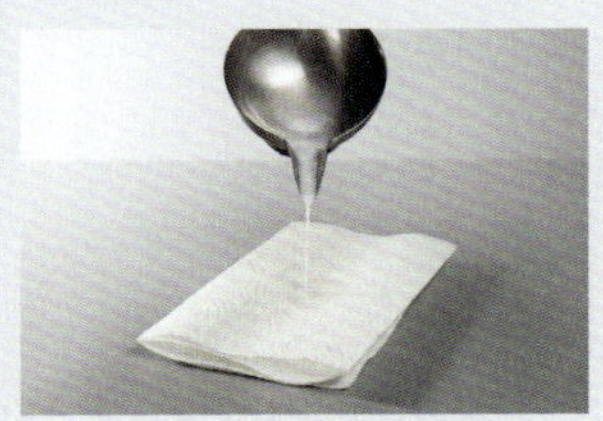

Der überschüssige Ansatz wird verworfen.

11.2.4 Vom Ausgießen zum Verpacken

Die Suppositorien müssen nach dem Gießen zunächst erstarren. Dies geschieht am sichersten bei Raumtemperatur, da ein zu rasches Abkühlen (z. B. im Kühlschrank) die Fettstruktur nachteilig beeinflussen kann. Wenn eine rasche Erstarrung nötig ist, kann das endgültige Aushärten in Einmalgießformen im Kühlschrank erfolgen, wenn zuvor mindestens 15 Minuten (besser 30 Minuten) eine Aushärtung bei Raumtemperatur erfolgt ist. Anderenfalls ist die Gefahr der Rissbildung stark erhöht.

Die Gießschwarte sollte entfernt werden, wenn die Suppositorien nicht mehr flüssig, jedoch noch nicht komplett erstarrt sind. Dies kann mit einem warmen Salbenmesser oder einem Kartenblatt erfolgen. Dabei sollte vermieden werden, mit einem Metallgegenstand viel Kraft auf eine Metallform anzuwenden, um das eventuelle Entstehen von Metallspänen nicht zu begünstigen. Auch eine Rasierklinge kann geeignet sein.

Das **Entfernen der Gießschwarte** mit einem warmen Salbenmesser oder einem Kartenblatt zeigt der Kasten „Auf einen Blick".

AUF EINEN BLICK

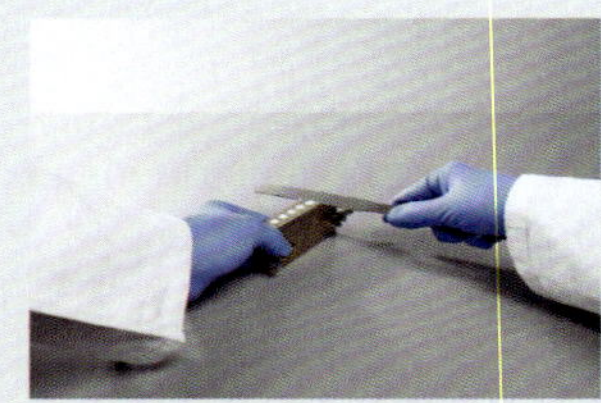

Zur Entfernung der Gießschwarte kann ein warmes Salbenmesser genommen werden.

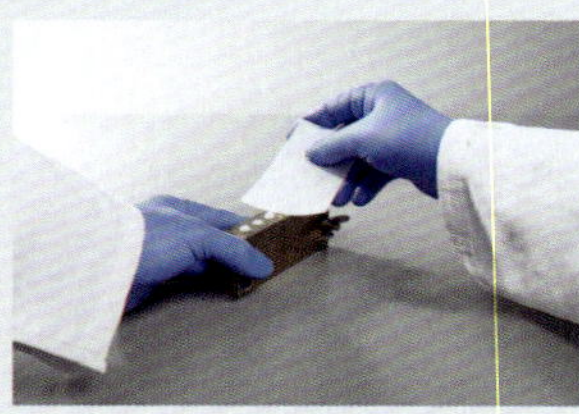

Die Gießschwarte kann auch mit einem Kartenblatt entfernt werden.

Für in Einmalformen gegossene Suppositorien dient die Gießform ebenfalls als Verpackung: Sie muss nur durch einen geeigneten Klebestreifen verschlossen werden. Es sind geeignete Pappschachteln erhältlich, in die diese Formen dann eingelegt werden können.

Das **Verpacken von in Einmalformen gegossenen Suppositorien** zeigt der Kasten „Auf einen Blick".

AUF EINEN BLICK

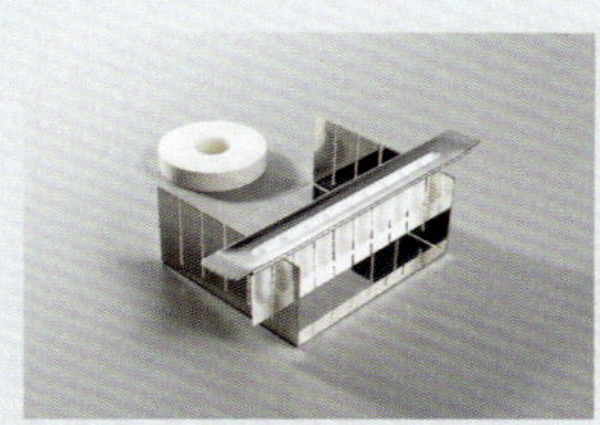

Hier ist der Aufbau einer Einmalgießform für Suppositorien zu sehen.

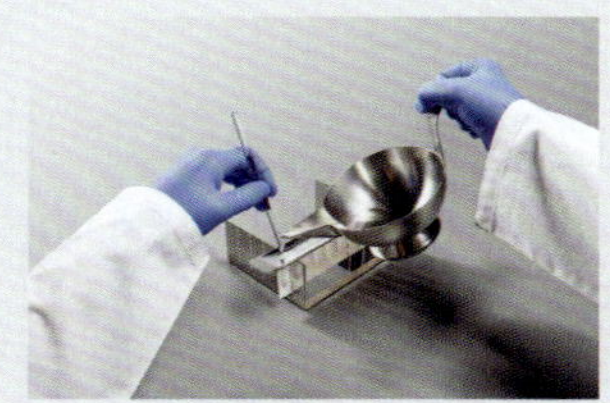

Die Suppositorien werden vorsichtig gegossen.

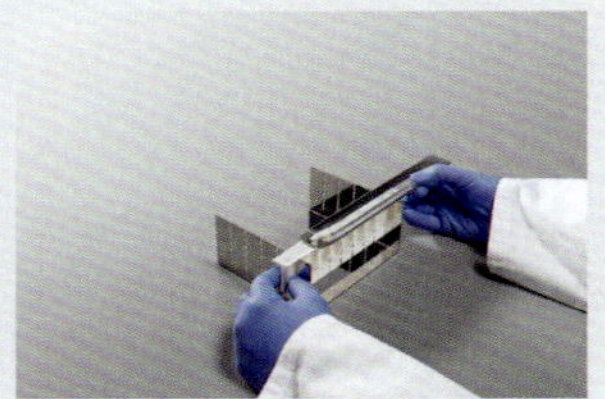

Die Gießschwarte muss sauber entfernt werden.

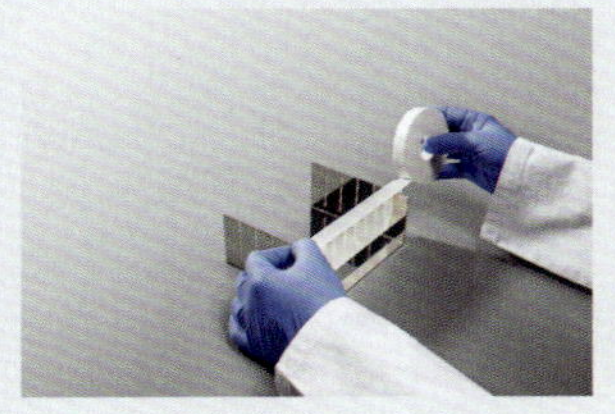

Mit einem Klebeband wird die Einmalform verschlossen.

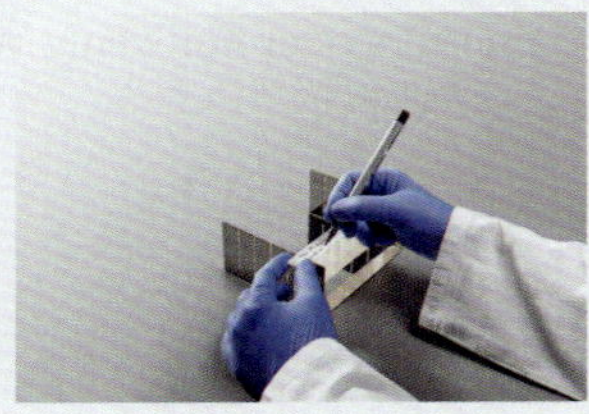

Die Einmalform wird mit den Patienten- und Arzneimitteldaten beschriftet.

Bei Nutzung einer Edelstahlschale werden die einzelnen Suppositorien aus der Verpackung gelöst. Hierfür sollten (frische) Handschuhe getragen werden. Die Suppositorien können nach dem Aushärten meist in der geschlossenen Form durch Herunterdrücken schon etwas gelockert werden, bevor dann die Entnahme nach Öffnung der Form erfolgt.

Sollte die Form zu früh geöffnet werden, kann es passieren, dass die Suppositorien der Länge nach geteilt sichtbar werden. Die Suppositorien werden einzeln verpackt (beispielsweise in Abschnitte aus Alufolie) und können so in eine Kruke oder in ein Braunglas gegeben werden. Das **Verpacken von in Edelstahlformen gegossenen Suppositorien** zeigt der Kasten „Auf einen Blick“.

AUF EINEN BLICK

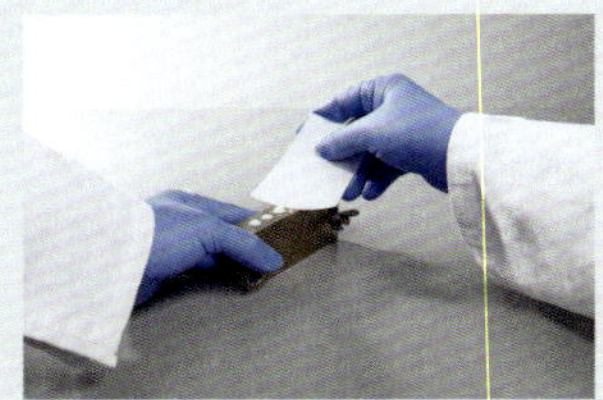

Die erhärtete Gießschwarte wird entfernt.

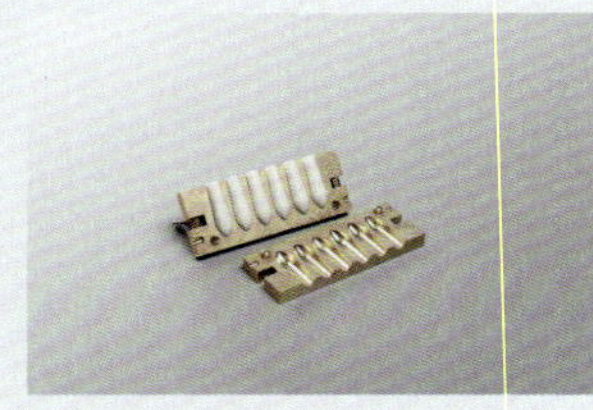

Zuletzt wird die Form geöffnet und die Suppositorien können entnommen werden.

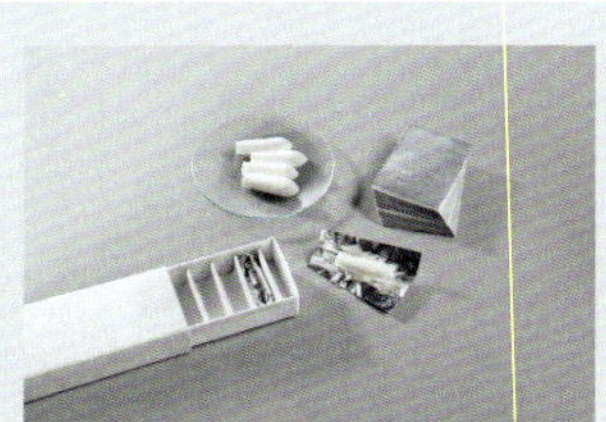

Die Suppositorien werden einzeln verpackt und können dann in ein Sammelbehältnis gegeben werden.

11.3 Konservierung

Die meisten Suppositorien sind mikrobiell nicht anfällig, da sie kein oder nur wenig Wasser enthalten. Eine Konservierung erfolgt daher üblicherweise nicht.

11.4 Kennzeichnung und Abgabe

Bei der Kennzeichnung und auch im Abgabegespräch ist es sinnvoll, noch einmal ganz deutlich zu machen, wie die Applikation der Arzneiform erfolgt. Immer wieder gibt es Geschichten von Patienten, die Suppositorien geschluckt haben, obwohl dies nun einmal nicht vorgesehen ist.

Emma Muster

Bei Bedarf ein- bis dreimal täglich ein Suppositorium tief in den After einführen

Hergestellt am: 16.01.2024
Verwendbar bis: 17.01.2025

Apotheke, Beispielstr. 1
13245 Musterstadt

Dimenhydrinat-Zäpfchen 150 mg

10 Stück

Ein Zäpfchen enthält:
Dimenhydrinat 0,15 g

Sonstige Bestandteile:
Hartfett

Arzneimittel für Kinder unzugänglich aufbewahren. Nicht über 25 °C aufbewahren.

Abb. 11.10 Etikett für Suppositorien

Die Verwendbarkeit von Suppositorien beträgt in der Regel 1 Jahr, unabhängig davon, ob sie auf der Basis von Hartfett oder Macrogol hergestellt werden. Ist Wasser enthalten, kann es nötig sein, die Verwendbarkeit zu reduzieren. Abb. 11.10 zeigt ein Beispieletikett für Suppositorien.

Weiterhin kann es sein, dass die Analgetika-Warnhinweis-Verordnung beachtet werden muss. Diese gilt für nicht verschreibungspflichtige orale und rektale Darreichungsformen (auch Rezepturarzneimittel), die Acetylsalicylsäure, Dexibuprofen, Diclofenac, Ibuprofen, Naproxen, Paracetamol, Phenazon oder Propyphenazon enthalten (sofern sie nicht ausschließlich zur Thrombozytenaggregationshemmung vorgesehen sind). Entsprechende Rezepturarzneimittel müssen wie folgt gekennzeichnet werden: „Ohne ärztlichen Rat nicht länger anwenden als von der Apothekerin oder vom Apotheker empfohlen!"

11.5 Prüfungen

11.5.1 Inprozesskontrollen

Als wesentliche Inprozesskontrolle ist zunächst das Verhalten des Wirkstoffs zu nennen. Soll er sich lösen, so kann das Vorliegen einer klaren Lösung geprüft werden. Suspendierte Wirkstoffe sollen hingegen gleichmäßig verteilt und klumpenfrei vorliegen. Werden Emulsionen zubereitet, sollen feine Tröpfchen gleichmäßig verteilt sein, eine Phasentrennung darf zu keinem Zeitpunkt erkennbar sein.

Sowohl die Schmelz- als auch die Ausgießtemperatur sollten überprüft und dokumentiert werden. Die Schmelztemperatur sollte nicht zu hoch sein, um eine unnötig lange Prozessdauer zu vermeiden. Muss eine geschmolzene Grundlage sehr lange gerührt werden, damit sie auf Ausgießtemperatur abkühlt, kann es zu einer deutlichen gräulichen Verfärbung der Suppositorien durch Abrieb von der Gießschale kommen. Die meisten

Hartfettgrundlagen können unabhängig vom Gießhilfsmittel bei 34 °C gut ausgegossen werden (aus der Gießschale werden 33–34 °C empfohlen, aus der Gießflasche 34–35 °C). Die optimale Gießtemperatur von Macrogol-Suppositorien liegt bei etwa 55 °C.

Schließlich kann auf die richtige Anzahl gegossener Suppositorien sowie das vollständige Vorhandensein einer Gießschwarte bzw. deren korrektes Entfernen sowie die Abwesenheit von Gießkanälen kontrolliert werden.

Das **Überprüfen der Schmelz- und Ausgießtemperatur** zeigt der Kasten „Auf einen Blick".

AUF EINEN BLICK

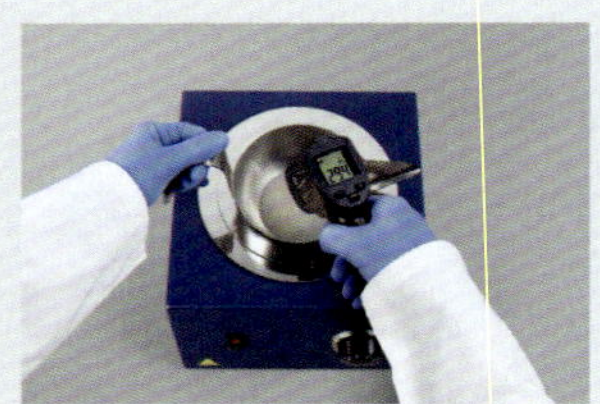

Die Schmelztemperatur wird überprüft.

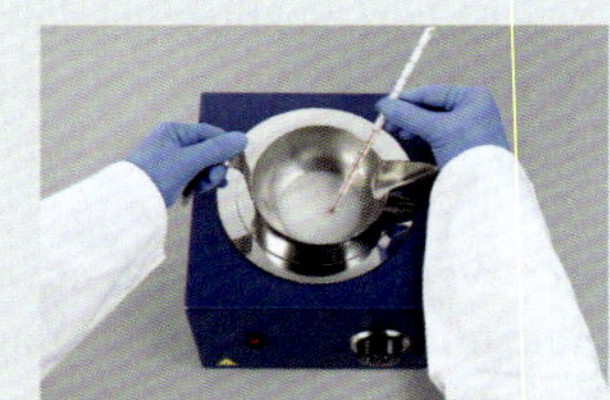

Die Ausgießtemperatur wird überprüft.

11.5.2 Endkontrollen

Die Möglichkeit von Endkontrollen ist stark davon abhängig, ob Gießformen zur Einmalverwendung oder Edelstahlformen verwendet werden.

Da Gießformen zur Einmalverwendung direkt zur Verpackung genutzt werden können, entfällt die Möglichkeit der Betrachtung einzelner Suppositorien. Lediglich die gesamte Masse des gefüllten Streifens könnte kontrolliert werden, um größere Lufteinschlüsse zu erkennen. Dies ist eingeschränkt auch visuell möglich, wenn transparente Streifen verwendet oder weiße Streifen im Durchlicht betrachtet werden. Hierbei fallen jedoch nur Lufteinschlüsse auf, die sich mindestens an einem Rand des Suppositoriums befinden.

Diese Prüfung auf Masserichtigkeit erfolgt durch Wiegen des gefüllten Folienstreifens, Abzug der Leermasse eines solchen Streifens und Vergleich mit der ermittelten berechneten Sollmasse der hergestellten Zäpfchenzahl (bei Herstellung mithilfe des Verdrängungsfaktors zu berechnen aus der Summe von Grundlage, Wirk- und ggf. Hilfsstoffen). Eine denkbare Grenze für eine tolerierte Abweichung liegt bei ± 3 %. Für Suppositorien aus Edelstahlformen ist eine vergleichbare Berechnung nach der Entnahme der Suppositorien möglich.

AUF EINEN BLICK

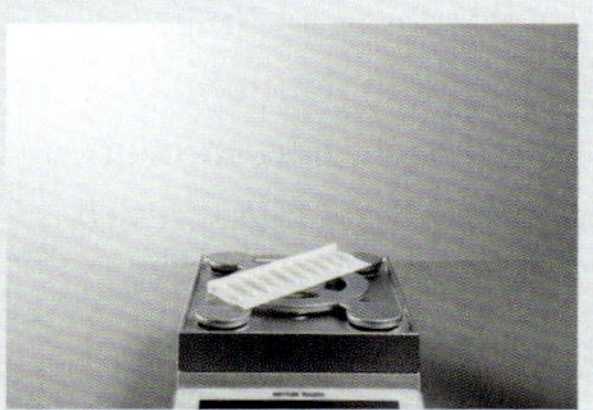

Die Endkontrolle erfolgt durch Wiegen des befüllten Folienstreifens.

Werden die Suppositorien aus der Form entnommen, ist es zudem möglich, eine Prüfung der Masseneinheitlichkeit durchzuführen, indem jedes einzelne Suppositorium gewogen wird. Hierbei sollte die relative Standardabweichung einen Wert von 5 % nicht überschreiten. Sind einzelne Suppositorien besonders schwer oder leicht, sollten sie genauer in Augenschein genommen werden, und das Risiko einer Fehldosierung muss eingeschätzt werden.

Weiterhin sollten hier weder Brüche noch Risse erkennbar sein. Auch Ende und Spitze sollten genau betrachtet und auf eine Veränderung der Struktur oder Konsistenz durch Sedimentation von Wirkstoffen oder durch eingearbeitete Luft untersucht werden.

Eine Anforderung, die Suppositorien erfüllen müssen, die jedoch in der Apotheke nicht überprüft werden kann, ist die Einheitlichkeit und Richtigkeit des Gehalts der hergestellten Suppositorien. Daher ist es umso wichtiger, bei der Herstellung mit großer Sorgfalt zu arbeiten und potenzielle Fehlerquellen gut zu beobachten.

SPICKZETTEL

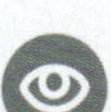

Gießschwarte	Überstand an Schmelze auf der Gießform, der benötigt wird, damit die erstarrten Suppositorien die Form vollständig ausfüllen
Kalibrierwert	Masse eines Suppositoriums aus der reinen Grundlage
Münzel-Verfahren	experimentelles Verfahren zur Bestimmung der benötigten Menge an Grundlage
Verdrängungsfaktor	ein Maß dafür, wie viel Grundlage ein Wirkstoff verdrängt

ZUSAMMENFASSUNG

- Suppositorien sind einzeldosierte Arzneiformen zur rektalen Anwendung.
- Sie können zu einer lokalen oder zu einer systemischen Wirkung führen.
- Meistens bestehen sie aus Hartfett, in dem ein Wirkstoff suspendiert vorliegt.
- Das Hartfett muss im Körper schmelzen, und die Wirkstoffpartikel müssen sich für die Wirkung auflösen.
- Auch Gemische aus Macrogol können als Grundlage verwendet werden. Diese müssen sich im Körper auflösen.
- Die Ermittlung der benötigten Menge an Grundlage kann rechnerisch mithilfe des Verdrängungsfaktors erfolgen. Zur experimentellen Ermittlung wird das zweifache Ausgießen nach Münzel angewendet.
- Um eine hohe Qualität zu erzielen, wird meistens mit einem großzügigen Aufschlag von rechnerisch mehreren Suppositorien gearbeitet. Nicht benötigte Grundmasse wird dann entweder gar nicht erst ausgegossen, oder die Suppositorien vom Ende des Gießvorgangs werden verworfen.
- Für Kinder bis 4 Jahre wiegen die Suppositorien meist 1 g, Suppositorien für Erwachsen wiegen meist circa 2 g. Für besonders große Wirkstoffdosen können auch Suppositorien von etwa 3 g hergestellt werden.
- Als Gießformen stehen Einmalformen oder Edelstahlformen zur Mehrfachverwendung zur Verfügung.
- Zum Gießen können Edelstahlgießschalen mit Pistill/Glasstab oder Gießflaschen aus Kunststoff verwendet werden.
- Suppositorien werden immer mit einer Gießschwarte gegossen, die kurz vor dem vollständigen Erstarren entfernt wird.

11.6 Praktische Übungen

11.6.1 Bestimmung des Kalibrierwerts

Bestimmen Sie den Kalibrierwert einer Suppositorien-Gießform für Hartfett verschiedener Qualitäten und für Macrogol, indem Sie mit den folgenden Grundlagen jeweils 10 Suppositorien gießen:

a) Hartfett H15,
b) Hartfett W30,
c) Macrogol (60 Teile Macrogol 400 und 40 Teile Macrogol 6000).

Lassen Sie die Suppositorien erstarren, entfernen Sie die Gießschwarte und wiegen Sie alle Suppositorien gemeinsam. Teilen Sie die Gesamtmasse durch die Anzahl der erhaltenen Suppositorien.

11.6.2 Dimenhydrinat-Suppositorien 150 mg (ZRB R08-01)

Dimenhydrinat	0,15 g
Hartfett (Hydroxylzahl 30–50)	q. s.

Berechnen Sie mithilfe des Verdrängungsfaktors, wie viel Hartfett zur Herstellung von 10 Suppositorien nötig ist, die jeweils aus Hartfett W 35 (Hydroxylzahl 30–50) mit einer Einzeldosis von 0,15 g Dimenhydrinat bestehen. Planen Sie einen Aufschlag entsprechend der Auflistung unter ▸ Kap. 11.2.2 ein. Stellen Sie die Suppositorien entsprechend her.

11.6.3 Ammoniumbituminosulfonat-Zäpfchen 300 mg (NRF 25.6.)

Bei dieser Rezeptur handelt es sich um Emulsionssuppositorien. Für eine Einmalgießform (Torpedo) mit einer Suppositoriengröße von 2 g werden je Suppositorium die folgenden Bestandteile benötigt:

Ammoniumbituminosulfonat	0,3 g
Gereinigtes Wasser	0,3 g
Tensidhaltiges Hartfett	1,52 g

Hinweis: 100 g tensidhaltiges Hartfett besteht aus 2,0 g Macrogol-8-stearat, 3,0 g gebleichtem Wachs und 95,0 g Hartfett mit einer OH-Zahl von 20–30, die gemeinsam aufgeschmolzen werden.

Stellen Sie 6 Suppositorien nach dieser Rezeptur her. Stellen Sie hierfür zunächst das tensidhaltige Hartfett im Überschuss durch Aufschmelzen und Verrühren her. Es darf vor der Weiterverarbeitung erstarren (in der Schale oder in der Suppositorienform). Wiegen Sie nun das benötigte tensidhaltige Hartfett, das Wasser und das Ammoniumbituminosulfonat in eine Gießschale ein und schmelzen Sie alles auf dem Wasserbad auf. Ergänzen Sie verdunstetes Wasser und rühren Sie die Masse, bis sie ein gleichmäßiges dunkelbraunes Aussehen hat. Gießen Sie die Schmelze unter gelegentlichem Rühren in die Form.

11.6.4 Eisenpulver-Suppositorien nach Münzel

Stellen Sie mithilfe der Methode nach Münzel 10 Suppositorien her, bei denen jeweils eine Einzeldosis einen Gehalt von 0,1 g Eisenpulver enthält. Verwenden Sie dabei für das erste Ausgießen das Klarschmelzverfahren, um eine Sedimentation des Eisens innerhalb der Suppositorien zu provozieren. Für das zweite Ausgießen wählen Sie bitte eine deutlich niedrigere Gießtemperatur. Prüfen Sie die fertigen Suppositorien auf die Gleichförmigkeit der Masse, indem Sie alle hergestellten Suppositorien einzeln auswiegen und die relative Standardabweichung der Masse berechnen.

11.7 Theoretische Aufgaben

FRAGEN

● leicht ●● mittel ●●● schwer

●

1. Definieren Sie die Standardgrundlage für Suppositorien.
2. Nennen Sie das rechnerische Verfahren zur Bestimmung der Grundmasse bei der Herstellung von Suppositorien sowie das experimentelle Verfahren zur Herstellung von Suppositorien.

●●

1. Erklären Sie, warum bei der Herstellung von Suppositorien mit suspendiertem Wirkstoff ein vergleichsweise großer Rezepturaufschlag verwendet werden muss.
2. Nennen Sie die Grundlage, die für sogenannte tropenfeste Suppositorien verwendet werden kann. Erklären Sie den Grund dafür.

●●●

1. Beschreiben Sie vier Unterschiede in den Eigenschaften zwischen Hartfetten mit hoher und niedriger Hydroxylzahl.
2. Berechnen Sie das Gewicht eines Suppositoriums, das in einer 2-g-Einmalform (Kalibrierwert 2,12 g) gegossen wird und aus 200 mg Arzneistoff (f = 0,78) sowie der erforderlichen Menge an Hartfett besteht.

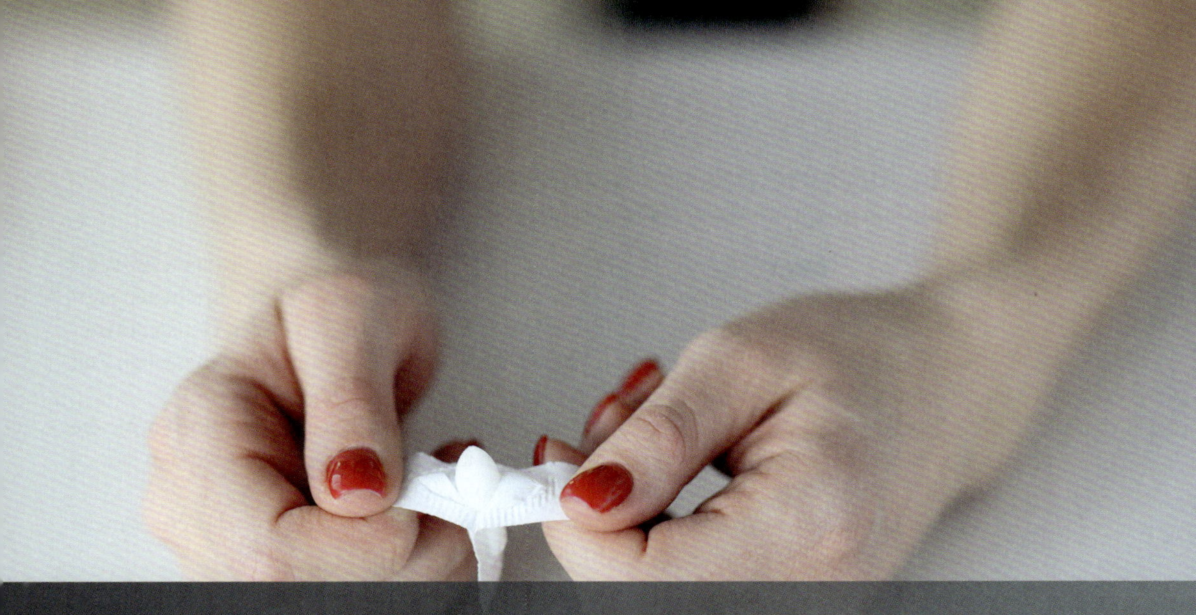

Vaginalzäpfchen 12

Dr. Kirsten Seidel

Vaginalzäpfchen sind die Exoten der Rezeptur. Auch zur praktischen Relevanz gibt es wenig Erkenntnis. Dennoch gehören Sie in ein solches Lehrbuch hinein. Die meisten Punkte der Herstellung entsprechen der Herstellung von Suppositorien zur rektalen Anwendung. Daher wird in dem Kapitel nur auf die Besonderheiten für die vaginale Applikation eingegangen.

12.1 Allgemeines zur Arzneiform

Im Europäischen Arzneibuch sind Vaginalzäpfchen als eine der „Zubereitungen zur vaginalen Anwendung“ enthalten. Technologisch sind sie den in ▸ Kap. 11 beschriebenen Suppositorien sehr ähnlich. Auch sie müssen den einheitlichen und richtigen Gehalt aufweisen und den Arzneistoff durch Schmelzen oder Lösen innerhalb einer angemessenen Zeit freigeben.

Sie unterscheiden sich von den Suppositorien hauptsächlich durch ihre Form, die ursprünglich eher eiförmig war. Sie werden auch als Ovula bezeichnet. Es werden jedoch auch Vaginalzäpfchen in der klassischen Torpedoform beschrieben.

Die Herstellung von Vaginalglobuli ähnelt der von Suppositorien, jedoch werden meist andere Grundlagen gewählt, wie nachfolgend erläutert.

12.1.1 Grundmassen

Da die Vagina keinen Schließmuskel hat, ist es für die Applikation von Vaginalzäpfchen vorteilhaft, wenn die Grundlage an der Schleimhaut haften kann. Dies wird vor allem durch eine Grundlage auf der Basis von Glycerol und Gelatine erreicht. Auch die Verwendung von Hartfett- oder Macrogol-Grundlagen ist denkbar, wenngleich diese keine besonders ausgeprägte Haftung an der Schleimhaut aufweisen.

Glycerol-Gelatine-Massen

Die Konsistenz dieser aus Gelatine, Wasser und Glycerol gemischten Grundlagen erinnert ein wenig an Gummibärchen. Bei Körpertemperatur verflüssigen sie sich, da die Übergangstemperatur zwischen Gel und Sol bei Körpertemperatur liegt und zusätzlich das Glycerol eine hygroskopische Wirkung ausübt. Sie wurden ursprünglich beispielsweise im DAB beschrieben und bestehen aus 12,5 Teilen Gelatine, 25 Teilen Wasser und 62,5 Teilen Glycerol 85 %. Mittlerweile handelt es sich nicht mehr um offizinelle Grundlagen. Hinsichtlich des praktischen Stellenwerts ist wenig bekannt.

Wird mit dieser Grundlage gearbeitet, ist vor allem bei größeren Ansätzen die Verwendung einer Gießflasche empfehlenswert, um Verdunstungsverluste zu vermeiden.

Diese Grundlage ist mikrobiell anfällig, daher sind auf ihr basierende Vaginalzäpfchen nur sehr eingeschränkt verwendbar. Eine Konservierung wird eher nicht in Betracht gezogen. In den gängigen Tabellen zu Aufbrauchfristen wird keine Lagerung im Kühlschrank empfohlen, die Verwendbarkeit ist jedoch auf 4 Wochen begrenzt. Wesentlich ist zudem eine dichte Verpackung, um ein Austrocknen zu vermeiden.

Die Einarbeitung suspendierter Wirkstoffe gestaltet sich aufgrund von Blasenbildung schwierig, weswegen sie eher für gelöste Wirkstoffe zum Einsatz kommen könnten. Zudem kann es zu Unverträglichkeiten von Wirkstoffen mit der Gelatine kommen.

Macrogol

Im NRF ist in der Rezeptur Progesteron-Vaginalzäpfchen 25 mg NRF 25.1. eine Zubereitung auf der Grundlage einer Macrogol-Masse beschrieben. Die Lagerung dieser Zäpfchen soll im Kühlschrank erfolgen, um den Austritt von Macrogol 400 an der Oberfläche zu vermeiden.

Die grundsätzlichen Eigenschaften sind bereits in Kapitel ▸Kap. 11.1.1 erläutert worden. Es existiert die Empfehlung, zur Erleichterung der Applikation und Verminderung von Reizerscheinungen Vaginalzäpfchen auf Macrogolbasis vor dem Einführen mit Wasser zu befeuchten. Die Datenlage zum dadurch bewirkten Effekt ist jedoch gering.

Hartfett

Im NRF ist in der Rezeptur Progesteron-Vaginalzäpfchen 100/200/400 mg NRF 25.5. eine Zubereitung auf der Grundlage von Hartfett beschrieben. Hierbei kommt ein Hartfett mit einer niedrigen Hydroxylzahl zum Einsatz. Weitere allgemeine Informationen sind in ▸Kap. 11.1.1 zu finden. Die Ausbreitung auf der Vaginalschleimhaut kann besser sein, wenn das Hartfett ein hydrophiles Tensid enthält. Spezifisch für Vaginalzäpfchen ist der Abgabehinweis, dass es zum Ausfluss der geschmolzenen Grundlage aus der Vagina kommen kann, weswegen Slipeinlagen oder Ähnliches hilfreich sind, um unangenehme Flecken zu vermeiden. Außerdem kann die Barrierefunktion von Kondomen oder Diaphragmen durch Hartfett beeinträchtigt werden.

12.2 Herstellung

Grundsätzlich ist die Herstellung von Vaginalzäpfchen sehr vergleichbar zur Herstellung von Suppositorien, die in Kapitel 11 bereits ausführlich erläutert wurde. Gerade, wenn die gleichen Formen und/oder Grundlagen zum Einsatz kommen, gelten die dortigen Beschreibungen. Im Folgenden werden daher nur noch einige Besonderheiten erläutert. Auch der Rezepturaufschlag sollte beachtet werden.

12.2.1 Gießformen

Wie bei den Suppositorien kann man auch hier mit Edelstahlformen oder Einmalformen arbeiten. Die Einmalformen weisen eine Ovulaform auf und werden vergleichbar zu den Suppositorienformen eingesetzt.

12

Die Edelstahlformen weisen einen Zapfen auf, der nach dem Erhärten von den eigentlichen Vaginalglobuli abgetrennt wird. Zur Berechnung der benötigten Einzeldosis muss

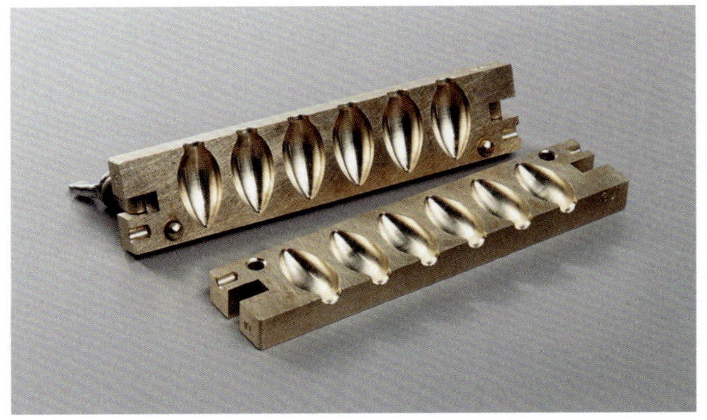

Abb. 12.1 Gießform für Ovula

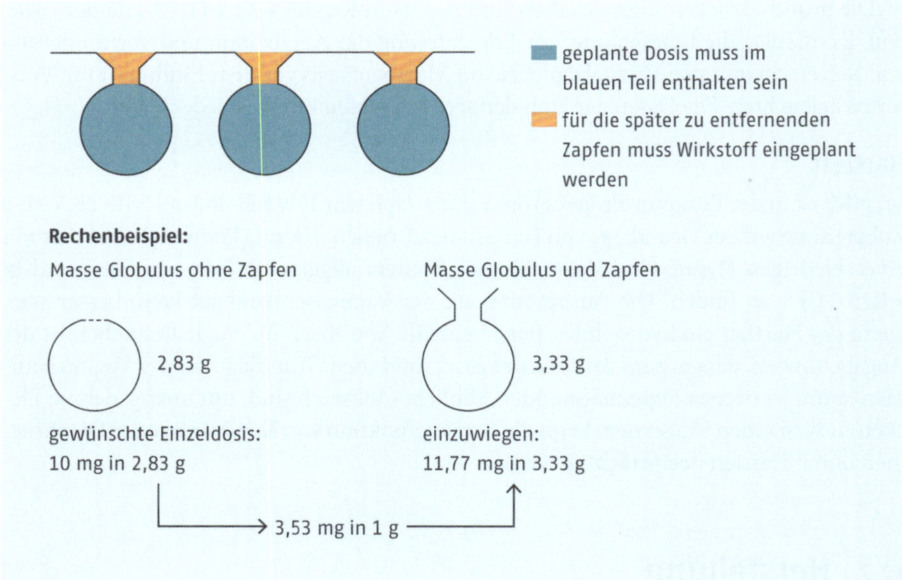

Abb. 12.2 Verhältnis aus Zapfen und Globulus muss für jede Gießform ermittelt werden.

daher auch berücksichtigt werden, dass bei gleichmäßiger Verteilung des Wirkstoffs ein Aufschlag für diese Zapfen nötig ist. Dieser ist zusätzlich zum allgemeinen Rezepturaufschlag zu berücksichtigen, da er rein rechnerisch die Einzeldosis je Zäpfchen erhöht. Das Verhältnis aus Zapfen und Globulus ist für jede Gießform leicht unterschiedlich und kann wie in Abb. 12.2 dargestellt ermittelt werden.

Für jede Gießform kann also ein individueller Faktor berechnet werden, mit dem die gewünschte Einzeldosis multipliziert werden muss, um den Verlust durch Abtrennung der Zapfen zu berücksichtigen. Dieser berechnet sich aus:

$$\frac{\text{Masse Globulus mit Zapfen}}{\text{Masse Globulus ohne Zapfen}} = \text{Korrekturfaktor} > 1$$

Im Beispiel beträgt der Faktor $3{,}33\,g \div 2{,}83\,g = 1{,}177$.
Alternativ kann die Herstellung nach Münzel erfolgen.

12.2.2 Schmelzen der Grundmasse

Während Hartfett und Macrogol analog zur Herstellung von Suppositorien in einer Gießschale auf dem Wasserbad aufgeschmolzen werden können, empfiehlt sich für die Herstellung von Glycerol-Gelatine-Massen das Erwärmen und Verrühren der Bestandteile mittels Glasstab in einem Becherglas auf der Heizplatte. Hierbei muss vor allem darauf geachtet werden, die Einarbeitung von Luft und damit auch die Schaumbildung möglichst zu vermeiden. Es ist darauf zu achten, verdunstetes Wasser zu ergänzen. Um weitere Verdunstungsverluste während des Gießens zu vermeiden, kann die flüssige Masse in eine Gießflasche umgefüllt werden.

12.2.3 Weitere Herstellungsschritte

Die weiteren Schritte in Bezug auf Dosieren, Ausgießen, Erhärten und Verpackung entsprechen weitgehend der Vorgehensweise bei Suppositorien und werden daher hier nicht näher erläutert.

Erwähnenswert ist nur, dass Vaginalzäpfchen auf Basis der Glycerol-Gelatine-Grundmasse nach dem Abkühlen auf Raumtemperatur noch für circa 15 Minuten im Kühlschrank aufbewahrt werden sollten, um eine ausreichende Festigkeit zu gewährleisten. Die Entfernung der Gießschwarte kann sehr gut mithilfe einer Rasierklinge erfolgen.

Auch zum Abtrennen der Zapfen der Vaginalglobuli ist sie geeignet. Die Verpackung erfolgt je nach verwendeter Gießform in Analogie zu den Suppositorien.

NOCH MEHR INFOS

Die Herstellung von Glycerol-Gelatine-Ovula zeigt dieses Video. Hierbei wird das Dosierungsverfahren nach Münzel angewendet.

12.3 Konservierung

Die meisten Vaginalzäpfchen sind mikrobiell nicht anfällig, da sie kein oder nur wenig Wasser enthalten. Bei der Verwendung von Glycerol-Gelatine-Massen gilt dies nicht. Dennoch wird üblicherweise keine Konservierung zugesetzt. Stattdessen wird die Verwendbarkeit der mikrobiell anfälligen Zubereitungen auf 4 Wochen eingeschränkt.

Emma Muster

Ab dem 14.-17. Zyklustag bis zum Einsetzen der Menstruation täglich morgens und abends je 1 Vaginalzäpfchen in die Scheide einführen

Hergestellt am: 16.01.2024
Verwendbar bis: 17.01.2025

Apotheke, Beispielstr. 1
13245 Musterstadt

Im Kühlschrank lagern!

Progesteron-Vaginalzäpfchen 25 mg
(NRF 25.1)

15 Stück

1 Vaginalzäpfchen enthält:
Progesteron 0,025 g

Sonstige Bestandteile:
Macrogol 400, Macrogol 6000

Abb. 12.3 Etikett für Vaginalsuppositorien

12

12.4 Kennzeichnung und Abgabe

Wie bei allen einzeldosierten Arzneiformen muss klar erkenntlich sein, welche Einzeldosis jeweils enthalten ist. Auch die Anwendung muss klar ersichtlich sein und sollte eventuell auch im Abgabegespräch nochmals erläutert werden. In ○ Abb. 12.3 ist beispielhaft ein Etikett für Vaginalzäpfchen gezeigt.

SPICKZETTEL

Korrekturfaktor Vaginalglobuli	Wirkstoff – Einwaage je ED = $\frac{\text{m (Globuli mit Zapfen)}}{\text{m (Globuli ohne Zapfen)}}$ × Einzeldosis
Glycerol-Gelatine-Masse	12,5 Teile Gelatine + 25 Teile Wasser + 62,5 Teile Glycerol 85 %

ZUSAMMENFASSUNG

- Im Allgemeinen erfolgt die Herstellung von Vaginalzäpfchen analog der Suppositorienherstellung.
- Neben den dort üblichen Grundlagen aus Hartfett bzw. Macrogol kann eine Grundlage aus Glycerol, Gelatine und Wasser verwendet werden.
- Diese Glycerol-Gelatine-Masse ist mikrobiell anfällig und daher nur 4 Wochen haltbar.
- Bei der Verwendung von Formen für Vaginalglobuli aus Edelstahl muss der zu verwerfende Wirkstoff im Zapfen der Form berücksichtigt werden.
- Hartfettgrundlagen können bei Applikation zu Fettflecken in der Unterwäsche führen. Die Barrierefunktion von Kondomen und Diaphragmen kann eingeschränkt sein.
- Vaginalzäpfchen auf Macrogolbasis können vor dem Einführen mit Wasser befeuchtet werden.

12.5 Praktische Übungen

12.5.1 Dexpanthenol-Vaginalzäpfchen 5 %

Stellen Sie 10 Vaginalzäpfchen nach der folgenden Rezeptur her (beachten Sie einen angemessenen Rezepturaufschlag). Die Masse eines Suppositoriums soll dabei etwa 2 g betragen.

Dexpanthenol-Stammlösung 50 % (NRF S.36.)	10 T
Macrogol-8-stearat (Typ I)	1,8 T
Hartfett (Hydroxylzahl 30–50)	ad 100 T

Schmelzen Sie zunächst das Hartfett und den Emulgator unter Rühren auf. Arbeiten Sie anschließend ebenfalls unter Rühren die Wirkstofflösung ein. Sobald Sie eine geeignete Gießtemperatur erreicht haben, gießen Sie die Vaginalzäpfchen unter Rühren aus, lassen sie erstarren und entfernen die Gießschwarte. Prüfen Sie auf Masseneinheitlichkeit.

12.5.2 Ascorbinsäure-Vaginalzäpfchen

Stellen Sie 5 Vaginalglobuli her, von denen jedes eine Einzeldosis von 25 mg Ascorbinsäure enthalten soll.

Ascorbinsäure	0,025 g
Glycerol-Gelatine-Grundmasse	q. s.

Ermitteln Sie die benötigte Grundmasse, indem Sie das zweifache Ausgießen nach Münzel durchführen. Berücksichtigen Sie bei Verwendung der Globuliform aus Edelstahl, dass Sie einen Aufschlag auf die Einzeldosis zusätzlich zum allgemeinen Produktionsaufschlag berücksichtigen müssen.

12.5.3 Progesteron-Vaginalzäpfchen 25 mg (NRF 25.1.)

Stellen Sie 15 Stück der folgenden Vaginalzäpfchen her (beachten Sie einen angemessenen Rezepturaufschlag):

Progesteron (mikrofein)	0,025 g
Macrogolgrundlage	ad 2,57 g

Hinweis: Die Macrogolgrundlage besteht aus einem Teil Macrogol 400 und einem Teil Macrogol 4000. Die Menge 2,57 g bezieht sich auf die Verwendung einer Torpedo-2-Gießfolie.

Stellen Sie in einem Becherglas zunächst die Macrogolgrundlage durch Aufschmelzen der Bestandteile auf dem siedenden Wasserbad her. Legen Sie in einem zweiten Becherglas das Progesteron vor und lösen Sie dieses ebenfalls auf dem Wasserbad in der benötigten Menge Macrogolgrundlage. Überführen Sie die heiße Lösung in eine Spritzflasche und lassen Sie diese auf etwa 60 °C (± 5 °C) abkühlen. Gießen Sie die Vaginalzäpfchen mit einer Gießschwarte aus. Falls beim Erstarren eine Unterfüllung der Formen auftritt, wird mit Schmelze nachgefüllt. Entfernen Sie die Gießschwarte, sobald die Vaginalzäpfchen annähernd vollständig erhärtet sind.

12.6 Theoretische Aufgaben

FRAGEN

● leicht ●● mittel ●●● schwer

●

1. Nennen Sie eine Grundmasse, die für Vaginalzäpfchen verwendet wird und bei Suppositorien keine Rolle spielt.
2. Nennen Sie zwei Grundmassen, die sowohl für Vaginalzäpfchen als auch für Suppositorien in Betracht kommen.

●●

1. Nennen Sie die Bestandteile und ihre Anteile in der Glycerol-Gelatine-Grundmasse.
2. Beschreiben Sie die Probleme, die mit der Verwendung der Glycerol-Gelatine-Grundmasse einhergehen können.

●●●

1. Berechnen Sie die Einwaage des Wirkstoffs, wenn 12 Vaginalglobuli à 15 mg Arzneistoff in einer Edelstahlform hergestellt werden sollen. Die Globuli mit Zapfen wiegen 3,28 g, und die Globuli ohne Zapfen wiegen 2,87 g. Es soll ein Rezepturaufschlag von 6 Globuli eingeplant werden.
2. Berechnen Sie die Menge an Hartfett, die im Fall 1 benötigt wird, wenn der Verdrängungsfaktor des Wirkstoffs 0,72 beträgt.

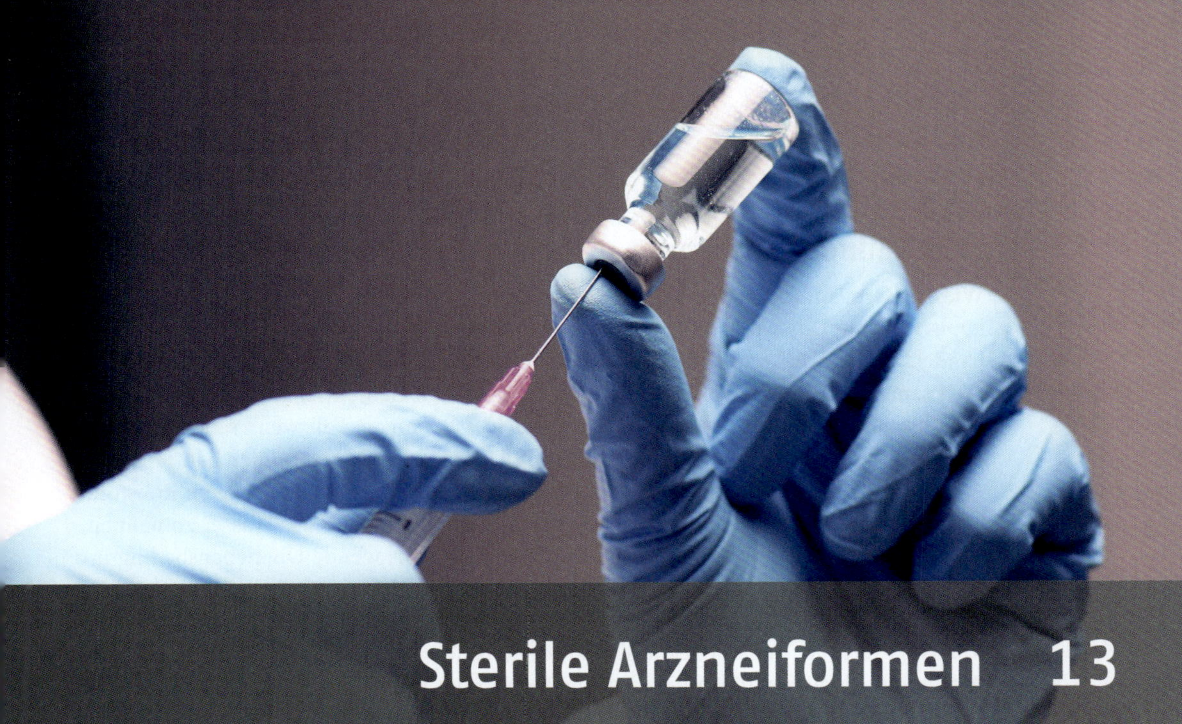

Sterile Arzneiformen 13

Dr. Kirsten Seidel

Im Gegensatz zu den sonst in diesem Buch behandelten Arzneiformen, sind die sterilen Arzneiformen nicht über ihre Anwendung oder ihre Zusammensetzung definiert, sondern anhand des erforderlichen Hygienestatus. Während die bisher betrachteten Arzneiformen alle eine gewisse (wenn auch niedrige) Anzahl an Mikroorganismen beinhalten dürfen, müssen sterile Arzneiformen absolut frei von vermehrungsfähigen Mikroorganismen sein.

13.1 Allgemeines

13.1.1 Mikroorganismen

Wie die Bezeichnung **Mikro**organismen schon sagt, handelt es sich bei ihnen um mikroskopisch kleine Lebewesen, die mit dem bloßen Auge nicht erkannt werden können. Es handelt sich um Bakterien, Hefen und Schimmelpilze, die (zumeist) unsichtbar unsere Welt samt Lebewesen bevölkern. Treten sie in größeren Gemeinschaften auf, werden sie auch für das bloße Auge sichtbar – dies ist jedoch erst dann der Fall, wenn schon eine Vermehrung in den Bereich von Millionen bis Milliarden Zellen stattgefunden hat.

Der Eintrag in die Rezeptur kann auf den verschiedensten Wegen erfolgen: Rohstoffe können eine geringe Keimbelastung aufweisen, hier ist vor allem das Wasser zu nennen, das trotz seiner Nährstoffarmut einigen Bakterien hervorragende Überlebensbedingungen bietet. Auch Packmittel und Werkzeuge können als Überträger von Keimen in die Rezeptur in Betracht kommen. Ein weiterer Aspekt ist die Raumluft – hier befinden sich Kleinstpartikel, an denen ebenfalls Mikroorganismen anhaften können, die durch entsprechende Verwirbelungen oder Strömungen in die Rezeptur gelangen können. Nicht zuletzt ist der Mensch zu nennen, der (neben der bekannten Besiedlung des Darms) unter anderem sowohl auf der Haut als auch in den Atemwegen von Mikroorganismen besiedelt ist, die bei entsprechendem Verhalten (Berührungen, sprechen, husten, niesen etc.) die Rezeptur kontaminieren können.

Bakterien vermehren sich durch Zweiteilung, ihre Zahl nimmt also unter optimalen Bedingungen exponentiell zu. Diese Bedingungen sind durch ein passendes Angebot an Nährstoffen, Wasser, Sauerstoff sowie eine für den Organismus passende Umgebungstemperatur geprägt.

Bestimmte Mikroorganismen (Bacillus-Arten) sind in der Lage, Endosporen als Überlebensformen auszubilden. Befindet sich ein Bacillus z. B. in einer trockenen Umgebung, stirbt er nicht ab (wie es viele andere Mikroorganismen tun würden), sondern verpackt seine Erbinformation in Endosporen, die gegenüber Extrembedingungen wie Hitze und Trockenheit sehr widerstandsfähig sind. Gelangen diese Endosporen nun in eine Umgebung, die vermehrungsfreundlich ist, können sie auskeimen und sich weiter vermehren.

13.1.2 Sterilität

Sterilität bedeutet die Abwesenheit vermehrungsfähiger Mikroorganismen mit einer Sicherheit von 1:1 000 000 – dies bedeutet, dass unter theoretisch 1 000 000 hergestellten Einheiten nur eine einzige mit vermehrungsfähigen Mikroorganismen kontaminiert sein darf.

Sterile Arzneiformen sind für unterschiedliche Applikationen erforderlich. Im Rezepturbereich sind hierbei besonders die Arzneimittel zur Anwendung am Auge zu nennen. Aber auch Zubereitungen für die Anwendung auf offenen Wunden oder solche zur Injektion in die Harnblase (intravesikal) sind im NRF enthalten und können in der Rezeptur gefordert sein. Darüber hinaus geht es vor allem um Parenteralia (relevant in Bezug auf Zytostatika oder die parenterale Ernährung).

13.1.3 Rechtlicher Hintergrund

Gesetzliche Regelungen

In der Apothekenbetriebsordnung wird in § 4 gefordert: „Die Herstellung steriler Arzneimittel muss möglich sein, soweit es sich nicht um Arzneimittel zur parenteralen Anwendung handelt." Unter diese Zubereitungen fallen insbesondere alle Zubereitungen für die Anwendung am Auge, aber auch z. B. Lösungen zur Versorgung und Desinfektion von offenen Wunden.

§ 35 der Apothekenbetriebsordnung regelt die Voraussetzungen, die erfüllt sein müssen, damit Parenteralia in der Apotheke hergestellt werden dürfen. Diese erfordern zum Beispiel besonders qualifiziertes und geschultes Personal, Räumlichkeiten von einem besonders hohen Reinheitsgrad in Bezug auf Partikel und Luftkeimzahl, die nur durch eine Schleuse betreten werden dürfen, sowie besondere Schutzkleidung. Diese Punkte (inklusive geeigneter Kontrollen) und weitere relevante Aspekte der Herstellung von Parenteralia müssen im QMS geregelt sein.

Annex 1 GMP-Leitfaden

Für Apotheken mit Herstellungserlaubnis spielen der GMP-Leitfaden und der Ende 2022 revidierte Annex 1 zur Herstellung steriler Arzneimittel eine wesentliche Rolle. Auch Apotheken, die zur Herstellung von Parenteralia ausgestattet sind, könnten in Anlehnung an dessen Inhalte inspiziert werden, auch wenn dieser für sie rechtlich nicht bindend ist. Auch wenn die hier beleuchteten Aspekte vor allem in der pharmazeutischen Industrie von Relevanz sind, könnten Inspektoren durchaus einige dort genannte Aspekte auch von diesen Apotheken erwarten.

Die **Kontaminationskontrollstrategie** ist dabei bei der Überarbeitung neu aufgenommen worden. Nichtsdestotrotz beinhaltet sie nicht zwangsläufig neue Elemente in Bezug auf die Qualitätssicherung. Sie dient vor allem dazu, alle Maßnahmen zur Kontaminationskontrolle an einem Ort zusammenzufassen. Es muss also beschrieben werden, welche Vorkehrungen getroffen werden, um eine Kontamination steriler Arzneimittel zu vermeiden. Dies bezieht sich auf Ausstattungen, deren Qualifizierung, Schulung von Personal, die Qualität von Hilfsmitteln und Ausgangsstoffen, die Prozesse selbst und Ähnliches.

Auch der Stellenwert von **Prozesssimulationen** wurde in der Überarbeitung verdeutlicht. Hierbei werden die üblichen Prozesse nicht mit den sterilen Arzneimitteln durchlaufen, sondern unter der Verwendung mikrobiologischer Nährmedien, die anschließend bebrütet werden. So können eventuelle Kontaminationen erkannt werden, die Ursache sollte ermittelt werden und die Wirksamkeit von korrigierenden Maßnahmen muss dann innerhalb kontaminationsfreier Prozesssimulationen bestätigt werden. Zudem ist die Prozesssimulation das Kontrollwerkzeug zur Qualifizierung neuer Mitarbeiter in diesem Bereich.

13.1.4 Sterilisationsverfahren in der Rezeptur

Sterilisation bedeutet, dass potenziell vorhandene Mikroorganismen durch geeignete Verfahren entfernt werden. Man muss sich dabei vor Augen führen, dass ein Kontakt des Sterilisationsgutes mit einer „normalen" Umgebung dabei schon wieder zu einer erneuten Kontamination führen kann. Die besondere Herausforderung ist die Unsichtbarkeit der Mikroorganismen, weswegen alle Prozesse unter Beteiligung steriler Geräte und Substanzen unter strengen Sicherheitsvorkehrungen und mit besonderer Aufmerksamkeit durchgeführt werden müssen.

Heißluftsterilisation

Die Heißluftsterilisation kommt vor allem zur Vorbereitung von Glasgeräten zum Einsatz. Man kann davon ausgehen, dass eine Temperatur von 160 °C über einen Zeitraum von zwei Stunden ausreichend ist, um vorhandene Bakterien und Endosporen abzutöten. Soll dieses Verfahren beispielsweise dazu genutzt werden, um Bechergläser und Glasstäbe zur Herstellung von Augentropfen zu sterilisieren, sollten diese gut mit Alufolie abgedeckt werden, damit bei Entnahme der Geräte aus dem Trockenschrank keine Umgebungsluft für eine erneute Kontamination sorgen kann. Da nur die Sterilität des Gefäßinneren notwendig ist, ist diese Maßnahme auch ausreichend. Die Gläser müssen dabei trocken sein, da durch Wassertropfen eine Veränderung der zugeführten Wärme zu erwarten ist.

Autoklavieren

Autoklavieren bedeutet, dass man heißen Wasserdampf unter Druck setzt und so als Standardbedingungen bei 121 °C und 2 bar das Sterilisationsgut für 15 Minuten behandelt. Auch verschlossene Gefäße mit wässrigen Flüssigkeiten können so sterilisiert werden, wobei der Dampf dann durch die Flüssigkeit selbst entsteht. Für Apotheken wird sich die Anschaffung eines größeren Autoklaven in den meisten Fällen nicht lohnen, ein kleiner Druckkessel ist jedoch für viele Anwendungen absolut ausreichend (o Abb. 13.1). Da in diesem jedoch keine optimalen Sterilisationsbedingungen herrschen (es ist nicht möglich, die Luft vor dem Prozess vollständig zu entfernen, um hierdurch sicherzustellen, dass der Dampf alle Stellen erreicht), ist es empfehlenswert, Lösungen vor dem Autoklavieren bereits einer Sterilfiltration zu unterziehen. Dies hat zudem den Vorteil, dass auch eventuelle Bakterienrückstände (die durch das Abtöten entstehen) nicht in hoher Konzentration im Produkt zu erwarten sind.

Sterilfiltration

Bei der Sterilfiltration werden Mikroorganismen nicht abgetötet, wie es bei den vorgenannten Verfahren der Fall ist, sondern sie werden wirklich aus dem Produkt entfernt. Dies geschieht, indem ein Filter (in der Apotheke meist als Membranfilter mit Luer-Lock zum Aufsetzen auf Spritzen) verwendet wird, dessen herstellerseitige Überprüfung gezeigt hat, dass er in der Lage ist, eine definierte Suspension des besonders kleinen Bakteriums

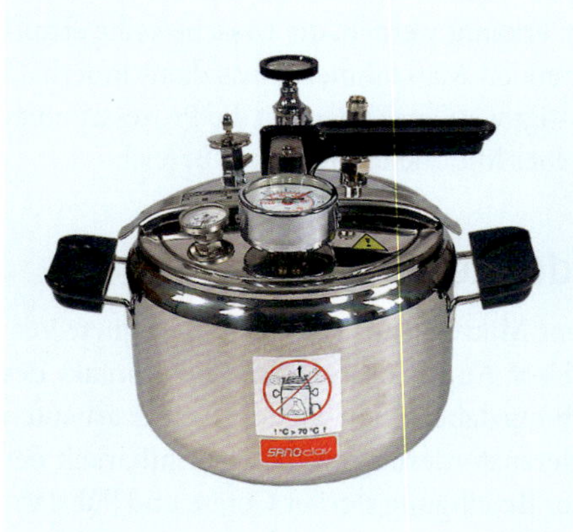

o **Abb. 13.1** Kleiner Autoklav

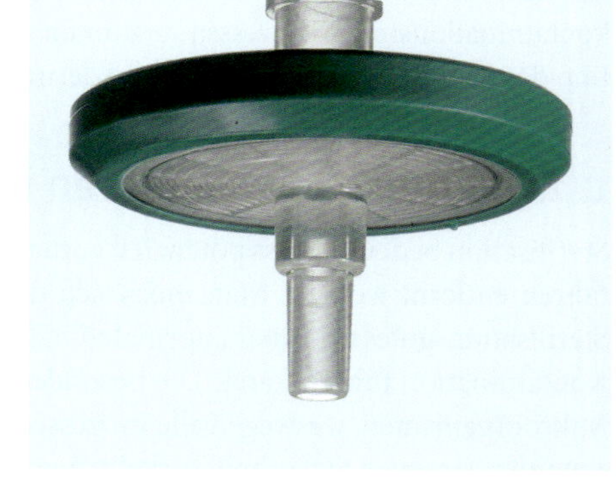

o **Abb. 13.2** Filter aus Polyethersulfon (PES)

Brevundimonas diminuta so aufzureinigen, dass im Filtrat keine Keime mehr enthalten sind. Diese Filter werden dann mit der Porengröße 0,2 µm bezeichnet. Für hydrophile oder lipophile Flüssigkeiten bestehen diese Filter aus unterschiedlichen Materialien. Für hydrophile Lösungen wird heutzutage bevorzugt Polyethersulfon (PES, ○ Abb. 13.2) eingesetzt, für lipophile Lösungen können z. B. Filter aus Polytetrafluorethylen (PTFE) oder aus Polyvinylidendifluorid (PVDF) zum Einsatz kommen.

Ihre Integrität muss im Rahmen von Inprozesskontrollen überprüft werden. Der entsprechende Test wird im NRF als Membranfilter-Integritätstest (DAC-Probe 12) bezeichnet. Häufig findet man auch die Bezeichnung „Bubble-Point-Test". Hierbei wird beobachtet, welcher Druck nötig ist, um den durch die Sterilfiltration benetzten Filter „freizublasen", was anhand des Aufsteigens eines kontinuierlichen Blasenstroms in wässriger Umgebung zu sehen ist. Eine genaue Beschreibung des Vorgehens findet sich in ▸ Kap. 13.2.1.

Aseptisches Arbeiten

Aseptisches Arbeiten bedeutet, dass sterile Bestandteile mit sterilen Arbeitsgeräten unter keimarmen Bedingungen so verarbeitet werden, dass eine Kontamination während oder nach der Verarbeitung ausgeschlossen werden kann. Häufig ist auch eine Sterilfiltration Teil eines solchen Prozesses.

Aseptisches Arbeiten erfordert eine besonders gut kontrollierte Umgebung mit niedriger Keim- und Partikelbelastung, eine möglichst gute Barriere zwischen dem Produkt und der Umwelt und sowohl besondere Fähigkeiten als auch besondere Schutzkleidung in Bezug auf das Personal.

13.2 Eigenschaften und Herstellung steriler Arzneiformen

13.2.1 Augentropfen

Eigenschaften

Neben der unbedingt geforderten Sterilität sollten Augentropfen so zusammengesetzt sein, dass sie das Auge möglichst nicht reizen. Eine Reizwirkung würde zu Tränenfluss führen, was wiederum die Augentropfen verdünnen und zu schnell entfernen würde. Hierzu spielen vor allem zwei Aspekte eine Rolle: der pH-Wert und die Osmolalität der Augentropfen.

Die Osmolalität ist ein Maß für die Anzahl gelöster Teilchen (Ionen und Moleküle). Sind in den Augentropfen auf der äußeren Seite der Hornhaut, die als semipermeable Membran fungiert, mehr Teilchen gelöst als im Kammerwasser auf ihrer inneren Seite, ist das System bestrebt, dies auszugleichen, was zu einem Ausstrom von Kammerwasser führen würde. Sind weniger Teilchen gelöst, würde vermehrt Flüssigkeit aus dem Tränenfilm und den Augentropfen in das Kammerwasser strömen.

Die Tränenflüssigkeit selbst hat einen pH-Wert von 7,4 und eine Osmolalität von 286 mosmol/kg. Um das Auge möglichst wenig zu reizen, ist es das Ziel, die Augentropfen so zusammenzusetzen, dass sie einen pH-Wert von 6,5–8,5 („euhydrischer Bereich") und eine Osmolalität von 250–300 mosmol/kg („Isotonie") aufweisen. Gerade in Bezug auf den pH-Wert ist dies nicht immer mit dem Stabilitäts- und Wirksamkeitsoptimum der Wirkstoffe vereinbar, daher kann in Ausnahmefällen ein anderer pH-Wert akzeptabel sein.

Zur Einstellung der Osmolalität müssen in den meisten Fällen mehr gelöste Teilchen vorhanden sein, als durch Wirkstoff und evtl. Konservierungsmittel bereits da sind. Dann werden Isotonisierungsmittel zugesetzt. Diese müssen chemisch indifferent sein und sollten zudem den pH-Wert nicht nachteilig beeinflussen. Häufig werden zu diesem Zweck Natriumchlorid oder Mannitol verwendet. Historisch bedingt gibt es auch viele Rezepturen, die zu diesem Zweck Borsäure bzw. Natriumtetraborat enthalten. Da dies jedoch eine CMR-Substanz ist, sollte ihr Einsatz nur in unvermeidbaren Fällen erwogen werden bzw. die Verarbeitung unter Einhaltung entsprechender Schutzmaßnahmen erfolgen. Die zur Isotonisierung benötigte Menge kann mithilfe verschiedener Formeln berechnet werden. Dies ist heutzutage aber aufgrund einer Vielzahl standardisierter Zubereitungen kaum noch von praktischer Bedeutung und kann daher bei Bedarf an anderer Stelle nachgelesen werden.

Weiterhin müssen Augentropfen frei von Partikeln sein, die eine Reizwirkung am Auge hervorrufen könnten. Da Suspensionsaugentropfen in der Apotheke nicht hergestellt werden können, lässt sich diese Anforderung in eine absolute Partikelfreiheit von rezepturmäßig hergestellten Augentropfen übersetzen.

Augentropfen müssen konserviert sein, sofern sie in Mehrdosenbehältnissen abgegeben werden (klassische Augentropfenflaschen). Sie sind dann 4 Wochen nach Anbruch haltbar. Zur Konservierung werden meistens Benzalkoniumchlorid, Chlorhexidinsalze oder Thiomersal verwendet. Das Konservierungsmittel muss explizit auf dem Etikett angegeben werden. Unkonservierte Augentropfen, wie sie z. B. zur Anwendung im Rahmen von Operationen am Auge erforderlich sein können, müssen daher in Einzeldosisbehältnissen abgefüllt werden. Sie dürfen nur bis 24 h nach Anbruch verwendet werden.

Herstellung

Die Herstellung von Augentropfen erfolgt zumeist, indem die Lösung unter möglichst keimarmen Bedingungen hergestellt und anschließend in ein steriles Abgabegefäß sterilfiltriert wird. Als Trägersubstanz wird im NRF standardmäßig Wasser für Injektionszwecke verwendet. Sofern vorhanden, sollte die Herstellung in einem Laminar-Air-Flow-Gerät (LAF) oder einer Rezepturwerkbank erfolgen. Ist das nicht möglich, sollte möglichst in geschlossenen Systemen gearbeitet werden, die steril gekauft werden können und möglichst lange in der Originalverpackung verbleiben. Eine Sterilisation im Endbehältnis durch Autoklavieren scheitert vor allem an der Verfügbarkeit geeigneter Gefäße für Augentropfen.

Wässrige Lösungsaugentropfen in Mehrdosenbehältnissen werden ohne LAF anhand der folgenden Schritte hergestellt:

1. Schaffung hygienischer Bedingungen durch aufgeräumte Arbeitsfläche, Oberflächen- und Händedesinfektion etc.,
2. Einwaage aller Bestandteile (10–20 % Rezepturaufschlag sind angemessen),
3. Herstellung der Lösung im (z. B. mit Alufolie) verschlossenen Becherglas, hier Inprozesskontrolle wie Bestimmung des pH-Werts durch Tüpfeln auf einen Indikatorstreifen oder Eintauchen eines Indikatorstreifens in eine dafür abgenommene Probe möglich,
4. Lösung ohne Filter in eine sterile Spritze mit Luer-Lock-Verbindung aufziehen (Achtung: Falls hier eine Kanüle verwendet wird, ist sie danach nicht mehr steril),

5. Sterilfilter und großlumige (neue) sterile Kanüle auf die Spritze aufsetzen,
6. Schutzfolie der sterilen Augentropfenflasche an einer Stelle desinfizieren, die zum Durchstechen und Befüllen geeignet ist,
7. Folie an der desinfizierten Stelle durchstechen und die Lösung in die Flasche filtrieren,
8. Innerhalb der Verpackung die Augentropfenflasche mit Tropfermontur und Deckel versehen,
9. Den verwendeten Filter mittels Membranfilter-Integritätstest prüfen (▸Kap. 13.2.1).

Steht eine LAF zur Verfügung, so darf die Verpackung der Flasche innerhalb der LAF geöffnet und die Lösung direkt in die Flasche filtriert werden. Dort wird sie dann direkt verschlossen, bevor sie aus der LAF entfernt wird.

Die **Herstellung wässriger Augentropfen im Mehrdosenbehältnis** ohne Laminar-Air-Flow-Box zeigt der Kasten „Auf einen Blick".

AUF EINEN BLICK

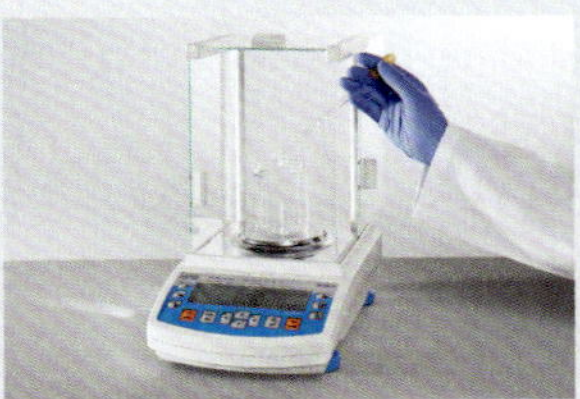

In ein steriles Becherglas werden mittels steriler Pasteurpipetten oder Einmalspritzen Wasser für Injektionszwecke, Stammlösungen von Hilfsstoffen und Konservierungsmitteln eingewogen. Cave: Konservierungsmittelstammlösungen sollten zuletzt zugegeben werden, damit Ausfällungen vermieden werden.

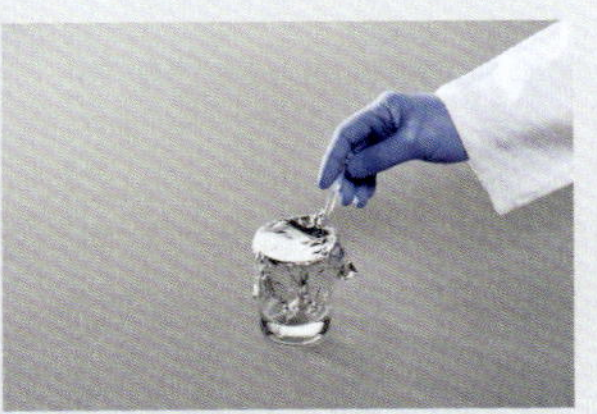

Die Bestandteile werden im verschlossenen Becherglas gelöst.

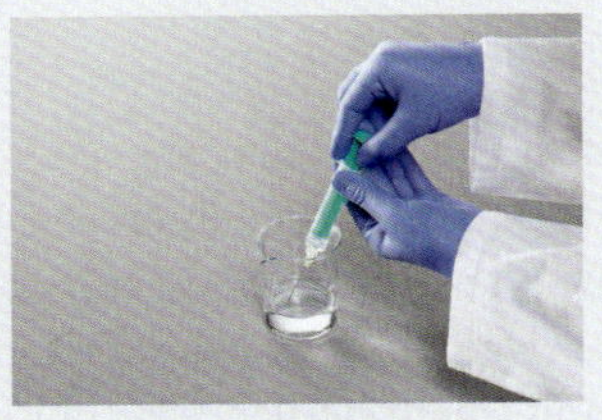

Die Lösung wird ohne Filter in die Spritze aufgezogen.

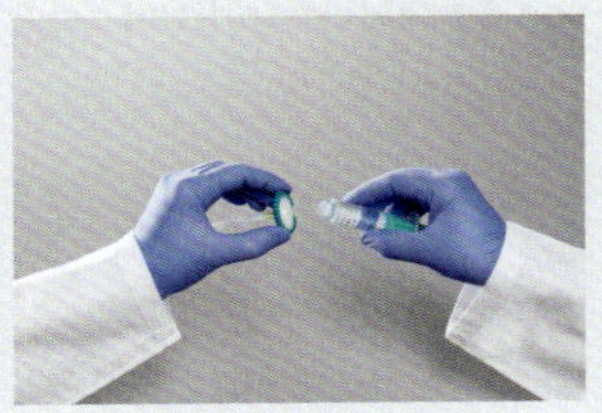

Nach dem Füllen der Spritze wird der Filter mit der Kanüle auf die Spritze aufgesetzt. Hinweis: Das Abfüllen in Einzeldosenbehältnisse erfolgt direkt im Anschluss an diesen Schritt.

AUF EINEN BLICK (FORTSETZUNG)

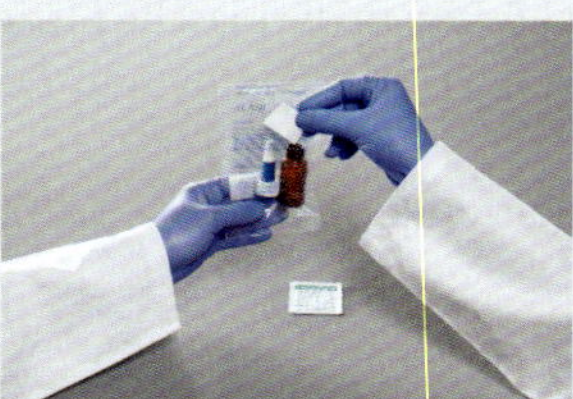

Die Schutzfolie muss großflächig desinfiziert werden und das Desinfektionsmittel sollte man abdunsten lassen.

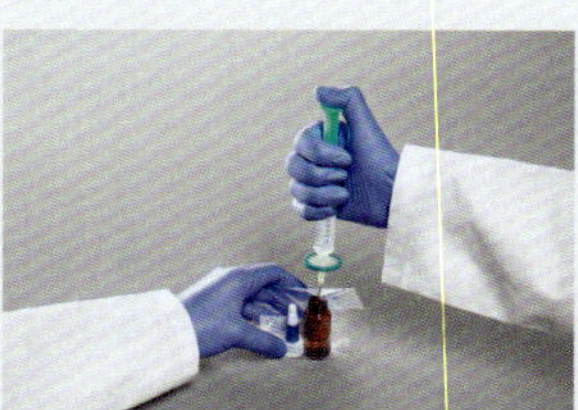

Die Schutzfolie wird an der desinfizierten Stelle durchgestochen, damit die Lösung berührungsfrei in die Augentropfenflasche filtriert werden kann.

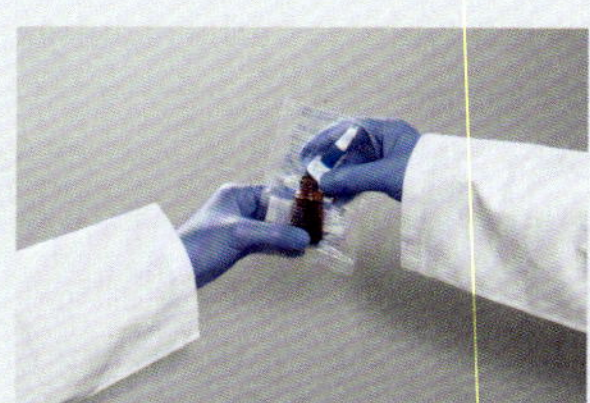

In der Schutzfolie wird der Deckel aufgesetzt und die Flasche verschlossen.

REZEPTURTIPP

Da bei dieser Herstellung ein Teil der Augentropfen in Filter und Kanüle verbleibt, sollte ein Mehransatz von 10–20 % auf die ganze Rezeptur eingeplant werden.

Sollen Augentropfen in Einzeldosisbehältnissen hergestellt werden, kann entweder das Redipac®-System verwendet werden, oder sterile Spritzen mit einem Volumen von 1 ml werden zur Verpackung und Applikation genutzt. Zur Befüllung dieser Spritzen können sie mithilfe eines Adapters an den Sterilfilter angeschlossen werden, der auf die Spritze mit der Rezeptur aufgesetzt wird. Anschließend können sie mit einem sterilen Verschlusskonus mit Lock-Ansatz verschlossen werden. Die **Füllung von Einzeldosisspritzen** zeigt der Kasten „Auf einen Blick“.

AUF EINEN BLICK

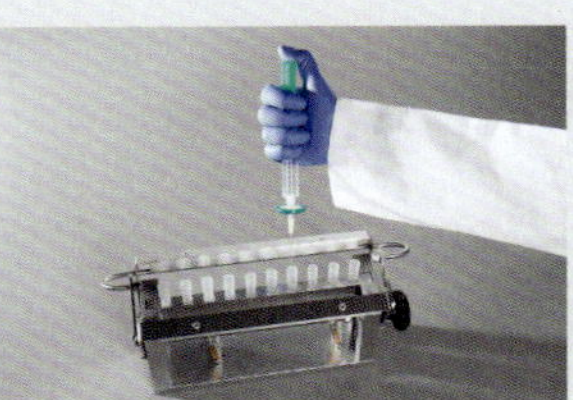

Mit dem Redipac®-System ist eine effiziente Mehrdosenabfüllung möglich.

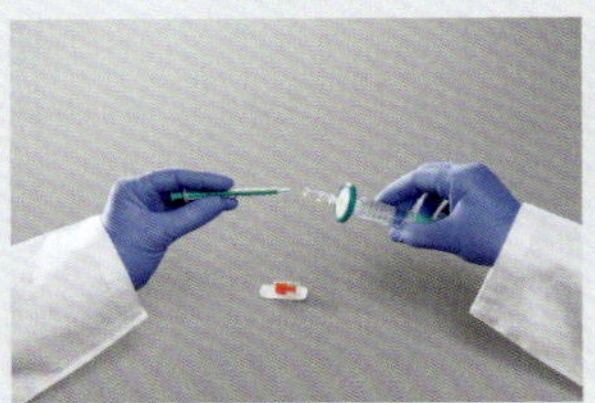

Nach dem Aufsetzen des Sterilfilters wird die Einmalspritze, die die unsterile Augentropflösung enthält, über einen Luer-Lock-Adapter mit 1-ml-Einmalspritzen (Einzeldosisspritze) verbunden.

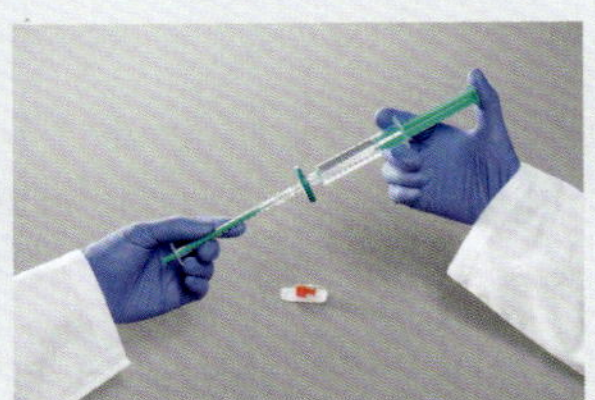

Die Augentropflösung wird in 1-ml-Einmalspritzen sterilfiltriert.

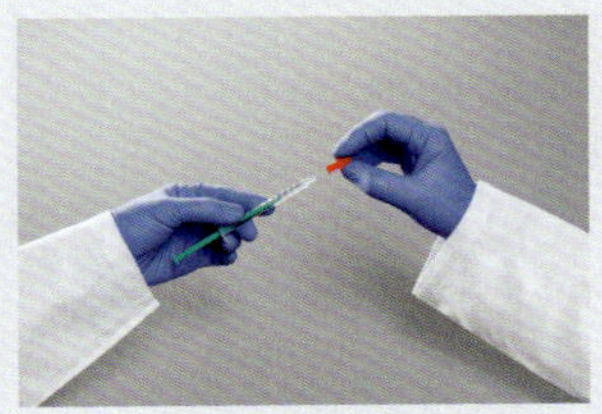

Die mit der sterilfiltrierten Augentropflösung befüllten 1-ml-Einmalspritzen werden mit einem Verschlusskonus verschlossen.

Prüfung

Als Inprozesskontrolle kommt für Augentropfen vor allem die Überprüfung des **pH-Werts** infrage. Dabei muss beachtet werden, dass entweder eine kleine Probe der Lösung entnommen wird, in die ein Indikatorstreifen hineingehalten werden kann, oder die Prüfung durch Tüpfeln auf einen Indikatorstreifen erfolgt.

Weiterhin muss geprüft werden, ob die fertige Zubereitung **frei von Partikeln** ist. Dies erfolgt am besten in der Augentropfenflasche aus Glas, bevor das Etikett aufgebracht wird. Für die Prüfung wird die Flasche geschüttelt (dies würde Partikel durch Bewegung sichtbar machen) und vor einem hellen oder dunklen Hintergrund betrachtet (siehe Kasten „Auf einen Blick“). Werden Kunststoffflaschen verwendet, kann die Prüfung auf Partikelfreiheit so nicht erfolgen, sondern muss bereits während der Herstellung im Becherglas und in der Spritze beobachtet und sichergestellt werden. Dies ist jedoch grundsätzlich nicht empfehlenswert.

AUF EINEN BLICK

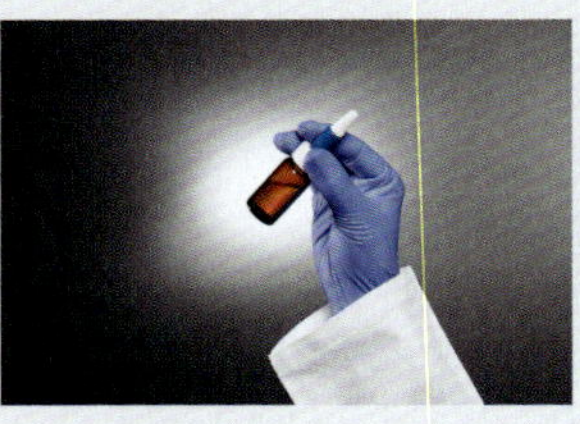

Es wird eine visuelle Prüfung auf Schwebeteilchen vor einem hellen Hintergrund vorgenommen.

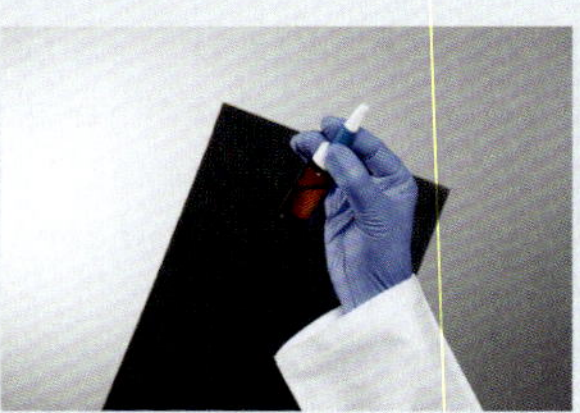

Die Betrachtung des Stoffs vor einem dunklen Hintergrund wird ebenfalls als Prüfung auf Schwebeteilchen vorgenommen.

Die einzige Prüfung, die es ermöglicht, die Sterilität der Zubereitung zumindest annähernd einzuschätzen, ist die Prüfung auf **Membranfilter-Integrität**. Hierzu ist folgendermaßen vorzugehen:

1. Die verwendete-10-ml Spritze wird vom Filter getrennt und mit Luft gefüllt (falls eine andere Größe verwendet wurde, empfiehlt es sich, für den Test auf eine 10-ml-Spritze zu wechseln, da hier das Kontrollvolumen gut erkennbar ist).
2. Die luftgefüllte Spritze wird erneut auf den Filter mit Kanüle gesetzt.
3. Die Kanüle wird in ein Becherglas mit Wasser getaucht.
4. Die Luft in der Spritze wird durch Herabdrücken des Kolbens so weit komprimiert, dass ein kontinuierlicher Blasenstrom im Wasser zu beobachten ist.
5. Das hierfür nötige Volumen wird abgelesen.
6. Sofern das Volumen weniger als 2 ml beträgt, ist der Test bestanden.
7. Sofern das Volumen 2 ml oder mehr beträgt, wird der Filter mit Wasser gespült, um eventuelle oberflächenaktive Rückstände zu entfernen bzw. die vollständige Benetzung des Filters sicherzustellen. Im Anschluss wird der Test wiederholt. Ist das Volumen immer noch zu groß, muss die Sterilfiltration der Zubereitung wiederholt werden, da die Integrität des Sterilfilters nicht gewährleistet ist.

Die **Durchführung eines Bubble-Point-Tests** zeigt der Kasten „Auf einen Blick“.

AUF EINEN BLICK

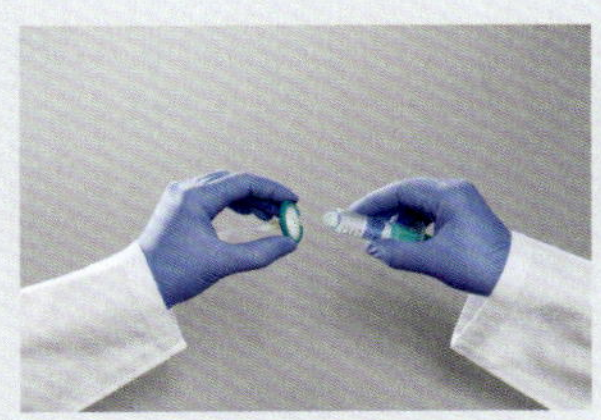

Die Spritze wird wieder von der Filtereinheit mit Kanüle getrennt und mit 10 ml Luft gefüllt.

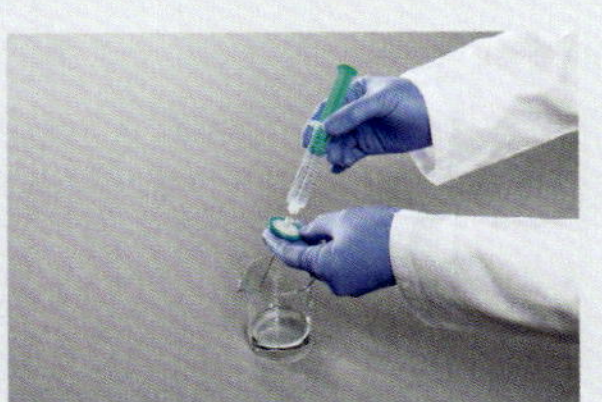

Zu Beginn wird der Filter mit Kanüle aufgesetzt. Die Kanüle wird in ein mit Wasser gefülltes Becherglas getaucht. Die aufgenommene Luft wird durch kraftvolles Auspressen durch den Filter bis zum Austreten eines Blasenstroms aus der Kanülenspitze gedrückt.

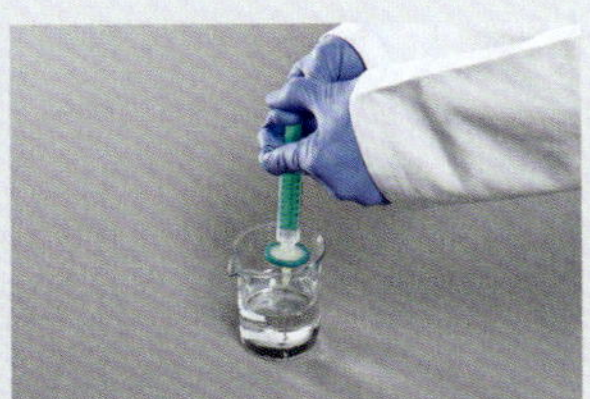

Des Volumens wird abgelesen, sobald Luftblasen austreten. Bei ≤ 2 ml ist der Filter intakt.

13.2.2 Augencremes und Augensalben

Auch halbfeste Zubereitungen zur Anwendung am Auge müssen steril sein. Dies bringt die Limitation mit sich, dass im Rahmen der Rezeptur nur solche Cremes und Salben (Gele sind eher unüblich) hergestellt werden können, in denen die Wirkstoffe gelöst vorliegen. Das aseptische Einarbeiten suspendierter Partikel kann im Apothekenbetrieb nicht realisiert werden. Zur Einarbeitung wässrig gelöster Stoffe in Wasser aufnehmende Grundlagen eignet sich die **Drei-Spritzen-Technik**. Hier wird im Inneren der Spritzen ein geschlossenes System erhalten. Eine Sterilfiltration direkt in Spritzen hinein kann erfolgen (in Analogie zur Abfüllung von Einmaldosen von Augentropfen).

Die **Herstellung einer sterilen Augencreme** zeigt der Kasten „Auf einen Blick“.

AUF EINEN BLICK

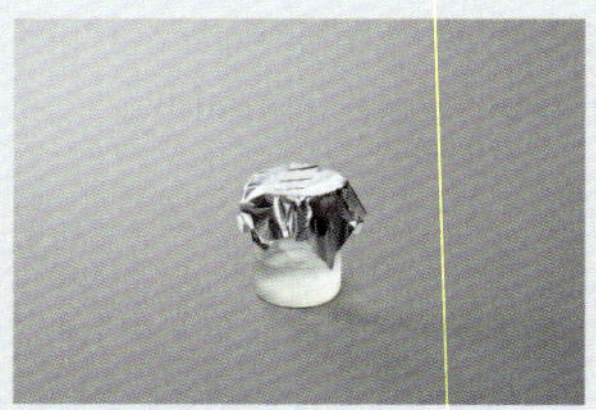

Die lipophilen Bestandteile werden in ein vorsterilisiertes Becherglas eingewogen, mit Alufolie abgedeckt und für 120 Minuten bei 160 °C z. B. im Trockenschrank sterilisiert.

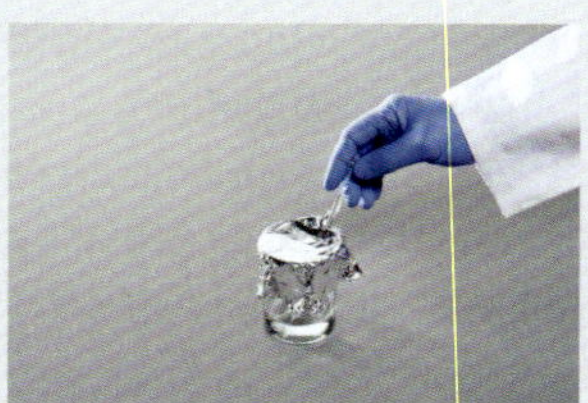

Nach dieser Zeit wird die hydrophile Lösung in einem zweiten vorsterilisierten Becherglas hergestellt (möglichst ebenfalls mit Alufolie verschlossen).

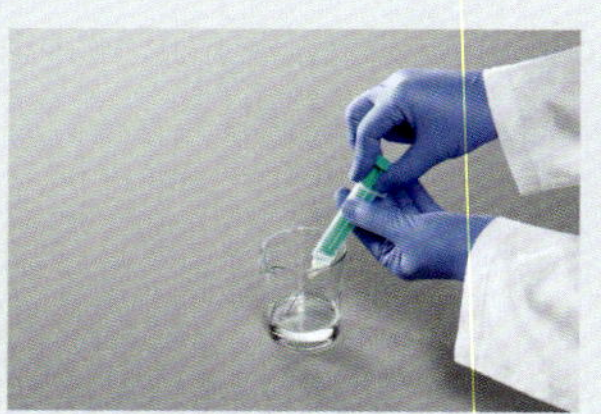

Die wässrige Lösung wird in eine erste sterile Spritze aufgezogen und die Luft wird entfernt. Dieser Schritt sollte genutzt werden, um bei Lösungen, die eine andere Dichte als 1,0 g/ml aufweisen, mithilfe einer Waage das später benötigte Volumen zu ermitteln.

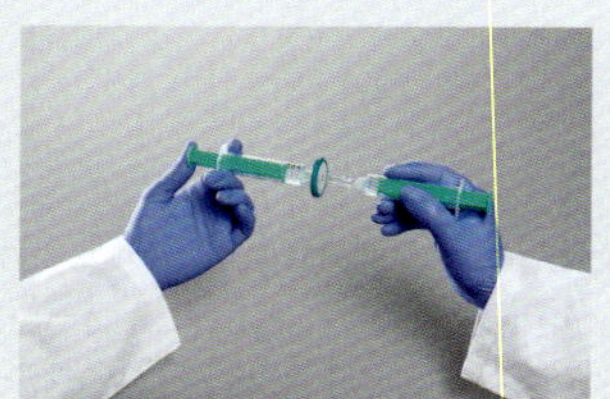

Ein hydrophiler Sterilfilter wird auf diese Spritze aufgesetzt und mithilfe eines Adapters die zweite sterile Spritze an den Filter angeschlossen. Die Lösung wird aus der ersten in die zweite Spritze sterilfiltriert. Hierbei kann die benötigte Menge anhand des unter Schritt 3 bestimmten Volumens abgelesen werden. Die zweite Spritze wird mit einem Konus verschlossen, der Test auf Filterintegrität wird durchgeführt.

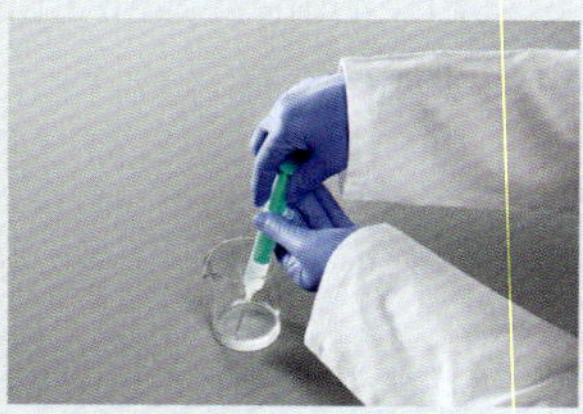

Die sterilisierte und noch flüssige lipophile Phase wird in eine dritte Spritze aufgenommen (wiegen, zügig arbeiten).

AUF EINEN BLICK (FORTSETZUNG)

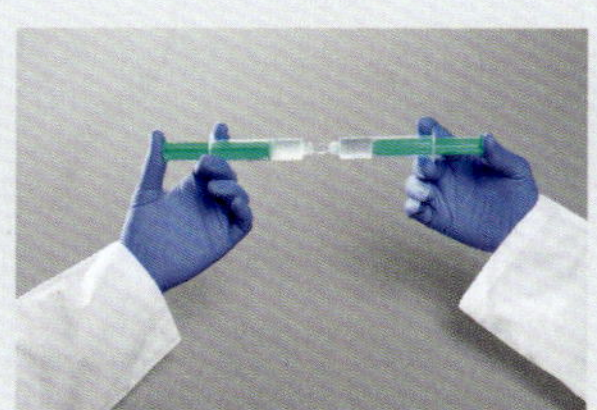

Mithilfe des Adapters wird die zweite Spritze nach dem Trennen vom Sterilfilter mit der dritten Spritze verbunden.

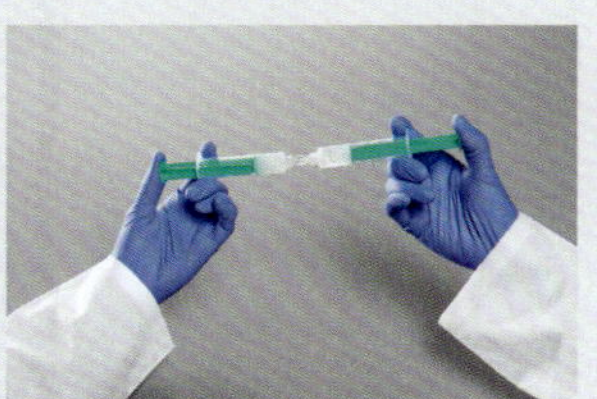

Durch kräftiges Hin- und Herbewegen der Kolben wird die Creme homogenisiert. Dabei auf restlosen Übergang achten.

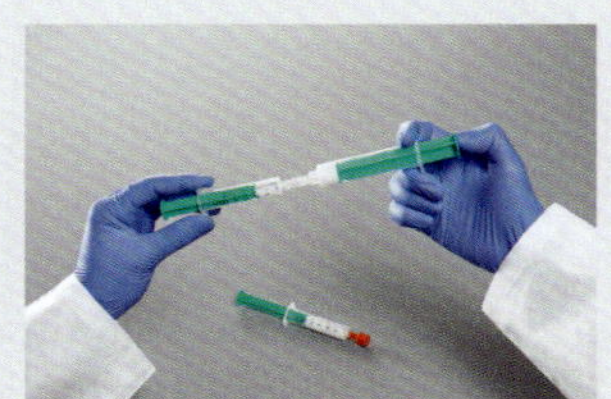

Am Ende kann die Zubereitung in kleinere Spritzen abgefüllt werden.

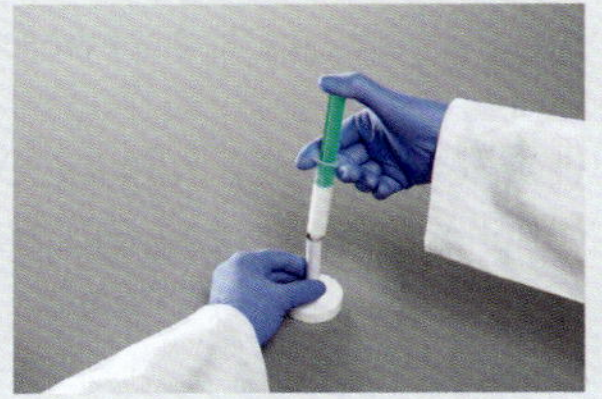

Die Abfüllung in sterile Tuben ist ebenfalls möglich.

13.2.3 Sterile Arzneimittel zur Wundversorgung

Allgemeines

Lösungen zur Wundversorgung müssen steril sein, um eine Infektion der offenen Wunde zu vermeiden. Wie bei Augentropfen handelt es sich hier um Lösungen. Im Gegensatz zu Augentropfen gibt es hier jedoch die Möglichkeit, die Lösungen im Endbehältnis zu sterilisieren, da entsprechend geeignete Packmittel für den Apothekenbetrieb zur Verfügung stehen.

Auch eine chemothermische Behandlung kann hier zum Einsatz kommen (etwa ein Erhitzen auf 100 °C für 30 Minuten), da häufig antimikrobiell wirksame Substanzen in diesen Lösungen als Wirkstoff enthalten sind. Die antimikrobielle Wirksamkeit ist bei erhöhter Temperatur ebenfalls erhöht, sodass dann zur Abtötung von Keimen zwei Faktoren gleichzeitig wirksam sind: die chemische Wirksamkeit und die Temperatureinwirkung.

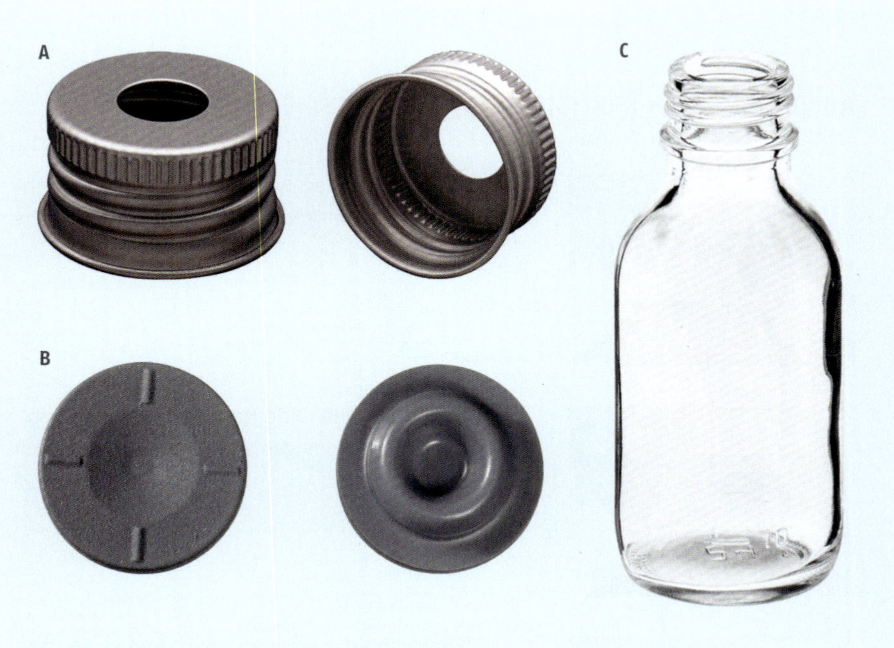

Abb. 13.3 A Aluverschluss für Infusionsflaschen, B Gummihohlstopfen, C Infusionsflasche

Geeignete Packmittel

Diese Lösungen müssen in Einzeldosen abgepackt werden, da ein klassisches Mehrdosenbehältnis eine Kontamination während der Anwendung bzw. Entnahme nicht verhindern kann, Konservierungsmittel jedoch für den Einsatz auf offenen Wunden ungeeignet sind. Die Wirkstoffe selbst sind zum Teil in zu geringer Konzentration für eine konservierende Wirkung vorhanden oder haben kein ausreichendes Wirkspektrum.

Geeignete Packmittel sind Glasflaschen hoher hydrolytischer Resistenz mit einer Verschlusskappe aus Aluminium. Diese enthält meist ein Mittelloch, das mit einem Hohlstopfen verschlossen werden muss (Abb. 13.3).

13.2.4 Zytostatika

Allgemeines

Zytostatika sind Substanzen, die das Wachstum (bzw. die Teilung) von Zellen verhindern bzw. die Zellen abtöten. Sie werden zur Behandlung von Krebs eingesetzt. Viele Zytostatika werden dabei in Form von sterilen Pulvern verkauft, die in einer sterilen Flüssigkeit (meist mitgeliefert) gelöst werden müssen, bevor dann die richtige Dosierung z. B. in einen Infusionsbeutel überführt wird. Die Dosierung wird patientenindividuell berechnet, wobei die Körperoberfläche des Patienten ausschlaggebend für die Dosierung ist. Ihre Bestimmung ist jedoch nicht Teil dieses Lehrbuchs.

Hier muss also doppelter Schutz durchgehend präsent sein: Die herstellende Person muss vor den Zytostatika geschützt sein (es handelt sich um CMR-Substanzen, sie sind karzinogen, mutagen und reproduktionstoxisch) und das Zytostatikum vor der Kontamination durch die herstellende Person sowie die Umgebung. Dieses doppelte Schutzkonzept hat verschiedene Bausteine, die im Wesentlichen bestehen aus:

- geeigneter Schutzkleidung,
- Räumlichkeiten mit kontrollierter und geeigneter mikrobiologischer Belastung und Partikelzahl,
- kontrollierter und geeigneter direkter Umgebung (reine Werkbank),
- geeigneter Handhabung unter Anwendung steriler Hilfsmittel und Hilfsmitteln für den Havarie-Fall (sogenannte Spill-Kits),
- Durchführung durch geschultes Personal,
- Kontrolle durch Prozesssimulationen.

Die umfassende Beschreibung der Herstellung von Zytostatika inklusive aller Rahmenthemen ist in diesem Lehrbuch nicht vorgesehen, stattdessen sei auf die entsprechenden Leitlinien verwiesen. Der Fokus des folgenden Abschnitts liegt auf den „handwerklichen" Tätigkeiten und den geeigneten Hilfsmitteln.

NOCH MEHR INFOS

Für die Herstellung von Zytostatika in der Apotheke sind vor allem zwei Dokumente wesentlich: die BAK-Leitlinie zur aseptischen Herstellung und Prüfung applikationsfertiger Parenteralia und der Kommentar der BAK zu dieser Leitlinie. Nach dem Scannen des QR-Codes muss auf der Homepage der ABDA unter „Leitlinien und Arbeitshilfen" der Unterpunkt „Parenteralia-Herstellung" ausgewählt werden, um zu der Leitlinie und dem Kommentar zu gelangen

Wie in der Rezeptur üblich, sind auch für die Herstellung von Zytostatika Plausibilitätsprüfungen durchzuführen (die sich vor allem auf die Dosierung und weniger auf Inkompatibilitäten beziehen). Die Herstellung muss anhand einer Herstellanweisung und Herstelldokumentation nachvollziehbar festgehalten werden. Auch die Kennzeichnung erfolgt analog zur Kennzeichnung von herkömmlichen Rezepturen, wobei aus Gründen der Therapiesicherheit weitere Angaben zum Herstellungs- und Anwendungszeitpunkt, zur Kühlkettenpflicht o. Ä. und Chargenbezeichnung der Dokumentation aufgebracht werden.

Herstellung

Grundsätzlich sind die folgenden Arbeitsschritte von Bedeutung:

1. Die sterile Trägerflüssigkeit muss aus einem sterilen Vorrat (häufig ein zweites Vial) aseptisch in das Glasvial mit dem sterilen Wirkstoff überführt werden (sofern das Zytostatikum nicht schon in gelöster Form im Handel ist).
2. Die richtige Dosis muss aufgezogen werden.
3. Diese Dosis wird in einen Infusionsbeutel überführt (sofern nicht die Spritze selbst für die Therapie an entsprechende Geräte angeschlossen wird).

Es ist hierbei möglich, mit herkömmlichen sterilen Spritzen und Kanülen zu arbeiten. Dabei muss jedoch beispielsweise kompensiert werden, dass das Zuspritzen von Flüssigkeit in ein geschlossenes Gefäß zu einem Überdruck führt, was wiederum für CMR-Gefahrstoffe aus Arbeitsschutzgründen absolut vermieden werden muss. Spritzen und

Kanülen sollen über Luer-Lock miteinander fest verbunden sein, um durch evtl. auftretenden Überdruck bedingte Undichtigkeiten zu vermeiden. Durchstich- bzw. Kontaktstellen müssen immer desinfiziert werden. Recapping von Kanülen (also das erneute Aufsetzen der Schutzkappe nach Benutzung) soll nicht erfolgen, um Stichverletzungen mit Gefahr der gesundheitlichen Beeinträchtigung der herstellenden Person zu vermeiden. Zusätzlich sollen die Kanülen zur Entnahme bzw. Überführung mit einem sterilen Tupfer umwickelt gehandhabt werden, um die Kontamination der Herstellungsumgebung mit Gefahrstoff zu vermeiden. Alle genutzten Materialien müssen in einem speziellen Zytostatikamüll entsorgt werden.

Um drucklos zu arbeiten, ist folgende Vorgehensweise zur Überführung des Lösemittels geeignet:

1. Mithilfe der Kanüle wird Luft aus dem Wirkstoffvial entnommen, die dem Volumen an Flüssigkeit entspricht, das später zugesetzt werden soll. Es entsteht ein Unterdruck (der aufgrund der reinen Arbeitsumgebung und der kurzen Zeit toleriert werden kann).
2. Diese Luft wird in das Flüssigkeitsvial gespritzt, wodurch zunächst ein Überdruck erzeugt wird. Er wird durch die Entnahme des benötigten Flüssigkeitsvolumens ausgeglichen.
3. Nun kann die Flüssigkeit in das Wirkstoffvial gegeben werden, wodurch sich etwa wieder ein Normaldruck einstellt. Sollte noch ein Überdruck vorhanden sein, kann Luft in die Spritze gelassen werden, bis sich der Kolben nicht mehr „von selbst“ bewegt. Die Spritze sollte ggf. entlüftet (bzw. gewechselt) werden, bevor sie zum Abmessen der Dosis genutzt wird.
4. Durch vorsichtiges Schwenken kann der Wirkstoff gelöst werden.
5. Nun kann die berechnete Dosis entnommen und je nach weiterer Verwendung z. B. in einen Infusionsbeutel injiziert werden.

Dieses Verfahren kann z. B. dann genutzt werden, wenn stark schäumende Zytostatika verarbeitet werden, die bei Luftzufuhr durch einen Spike zu schlecht zu verarbeiten sind.

Spikes (oder auch Entnahmekanülen) sind Aufsätze, die einerseits ein Durchstechen von Stopfen und Durchfluss von Flüssigkeiten ermöglichen (wie Kanülen), die jedoch zusätzlich eine zweite Öffnung haben, durch die Luft hindurchtreten kann, wodurch ein Druckausgleich ermöglicht wird. Die Luft wird dabei durch Sterilfilter geleitet, sodass hier keine mikrobiologische Verunreinigung zu befürchten ist. Sie werden mittels Luer-Lock mit den Spritzen verbunden (o Abb. 13.4).

Die Spikes können nach dem Einstechen in den Gefäßen belassen und mit einem integrierten Deckel verschlossen werden. Die Entnahme muss über Kopf erfolgen, damit die vergleichsweise kurze Spitze auch in der Flüssigkeit ist. Es gibt auch Varianten, die zusätzlich einen integrierten Partikelfilter enthalten. Das Lösen des Wirkstoffs in der Flüssigkeit kann ebenfalls bei aufgesetztem Spike erfolgen. Das im Stopfen verursachte Loch ist deutlich größer als das einer Kanüle, weswegen ein Gefäß nach dem Entfernen eines Spikes „offen“ ist und nicht mehr aufbewahrt werden sollte.

Sofern die Lösung direkt in der Spritze abgegeben wird, muss die Spritze mit einem Konus verschlossen werden. Anderenfalls erfolgt das Zuspritzen der Dosis beispielsweise in einen Infusionsbeutel. Die richtige Dosis muss dabei mittels Vier-Augen-Prinzip kontrolliert werden.

Das endgültige Abgabegefäß wird in einen Plastikbeutel verpackt, um zu verhindern, dass bei Transport und Handhabung das Personal in Kontakt mit dem Zytostatikum kommt.

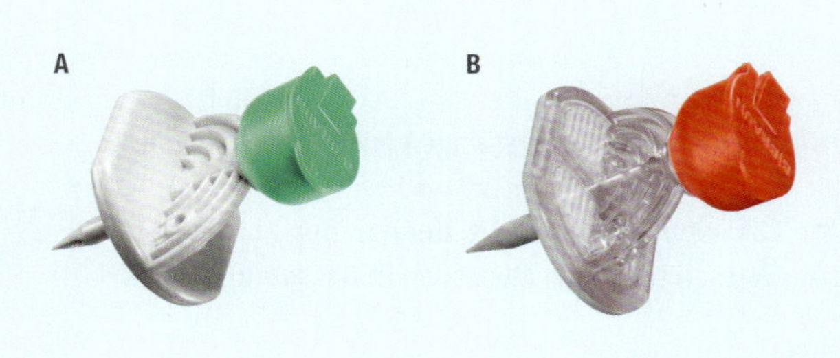

Abb. 13.4 A Mini-Spike® BBraun mit integriertem, bakteriendichten Belüftungsfilter und grünem Schnappdeckel, B Mini-Spike® Chemo BBraun mit integriertem Belüftungsfilter, Partikelfilter und rotem Schnappdeckel

SPICKZETTEL

Aseptisches Arbeiten	so arbeiten, dass sterile Ausgangsstoffe unter Beibehaltung der Sterilität zum Endprodukt verarbeitet werden; beinhaltet häufig eine Sterilfiltration
Euhydrie	ein pH-Wert, der durch das Auge gut toleriert wird
Isotonie	eine Osmolalität, die der des menschlichen Auges (Tränenflüssigkeit, Kammerwasser) entspricht: 286 mosmol/kg; in der Praxis ein Bereich von 250 mosmol/kg bis 300 mosmol/kg
GMP-Leitfaden	Dieser offizielle Text beschreibt wie genau die „Gute Herstellungspraxis" (GMP = good manufacturing practice) bei der Herstellung von Arzneimitteln einzuhalten ist. Das Werk besteht aus dem eigentlichen Leitfaden und verschiedenen Anhängen („Annex"). Im Annex 1 ist die Herstellung von sterilen Arzneiformen näher beschrieben. Der Fokus liegt dabei auf der industriellen Herstellung, für Apotheken ist er nicht komplett verbindlich. Dennoch sollen Kernelemente auch in Apotheken umgesetzt werden.
parenteral	wörtlich Gabe von Arzneimitteln unter Umgehung des Magen-Darm-Trakts, häufig in Form von Injektionen oder Infusionen
Spike	ein Hilfsmittel, mit dem (nach Aufsatz einer Spritze) sterile Lösungen unter Druckausgleich aseptisch aus Gefäßen entnommen werden können
Sterilität	Freiheit von vermehrungsfähigen Mikroorganismen
Zytostatika	Wirkstoffe, die eingesetzt werden, um krankhaftes Zellwachstum (bei Krebserkrankungen) zu unterdrücken

ZUSAMMENFASSUNG

- Sterile Arzneiformen dürfen keine vermehrungsfähigen Mikroorganismen enthalten.
- Mikroorganismen können aus der Umgebung (Luft, Geräte), den Ausgangsstoffen (Wirkstoffe, Hilfsstoffe, Wasser) oder vom Menschen in das Produkt gelangen.
- Eine Kontamination mit Mikroorganismen ist nicht sichtbar und kann in der Apotheke nicht überprüft werden.
- Daher müssen sterile Arzneiformen unter besonderen Hygienestandards hergestellt werden.
- Die Herstellung steriler Arzneiformen wie Augentropfen muss in allen Apotheken möglich sein.
- Die Herstellung von Parenteralia (z. B. Zytostatika) erfordert besondere Voraussetzungen (z. B. im Hinblick auf die Räumlichkeiten) und darf nur mit einer speziellen Erlaubnis erfolgen.
- Bakterien können durch Sterilisation mit heißem Dampf (Autoklavieren) oder trockener Hitze abgetötet werden.
- Durch eine Sterilfiltration mithilfe von besonders kleinen Filtern (0,2 µm) können Bakterien aus Flüssigkeiten entfernt werden.
- Sterilfilter können als Membranfilter auf Spritzen gesetzt werden. Nach dem Einsatz werden sie mittels Integritätstest geprüft.
- Arzneiformen zur Anwendung am Auge müssen steril sein.
- Augentropfen sollen möglichst reizarm sein. Sie sollten daher nach Möglichkeit einen pH-Wert zwischen 6,5 und 8,5 und eine Osmolalität von 250–300 mosmol je kg aufweisen. Um dies in Kombination mit einer ausreichenden Stabilität und Wirksamkeit zu gewährleisten, sollten bevorzugt standardisierte Rezepturen angefertigt werden. Gerade der pH-Wert kann aus Gründen der Wirksamkeit und Stabilität jedoch nicht für alle Rezepturen eingehalten werden.
- Augentropfen können durch einen Sterilfilter direkt in das sterile Abgabegefäß hinein sterilfiltriert werden. Die Herstellung ist auch ohne LAF möglich, wenn das Gefäß in der Verpackung verschlossen wird.
- Augentropfen in Mehrdosenbehältnissen müssen konserviert sein. Unkonservierte Augentropfen müssen in Einzeldosisbehältnisse abgefüllt werden.
- Augencremes können mit der Drei-Spritzen-Technik in einem geschlossenen und sterilen System hergestellt werden.
- Zytostatika sind Gefahrstoffe, vor denen sich die herstellende Person besonders schützen muss. Zudem darf die Sterilität der Zubereitungen nicht bei der Herstellung gefährdet werden. Daher gibt es hier besonders umfangreiche Vorschriften und Schutzvorkehrungen.
- Die Vereinigung von pulverförmigen Zytostatika und Lösemitteln sowie die Dosierung erfolgt am einfachsten unter Verwendung von Spikes. Auch die Herstellung mit Kanüle und Spritze ist möglich, dabei müssen jedoch die Druckbehältnisse in den Gefäßen berücksichtigt werden.

13.3 Praktische Übungen

13.3.1 Augentropfen

Atropinsulfat-Augentropfen 1 % (NRF 15.2.)

Stellen Sie 10 g Augentropfen nach der folgenden Rezeptur her. Planen Sie dabei einen Rezepturaufschlag von 20 % ein:

Atropinsulfat (Monohydrat)	1,0 g
Borsäure	1,61 g
Thiomersal-Stammlösung 0,02 5 (NRF S.4.)	10,0 g
Wasser für Injektionszwecke	ad 100,0 g

Lösen Sie hierzu Atropinsulfat und Borsäure so in Wasser (im abgedeckten Becherglas), dass die Lösung 90 % der Ansatzmenge ausmacht. Ergänzen Sie die Thiomersal-Lösung und mischen Sie den Ansatz. Sterilfiltrieren Sie die Lösung direkt in die verpackte Augentropfenflasche.

Neutrale Indometacin-Augentropfen 0,1 % ohne Konservierung (NRF 15.15.)

Stellen Sie 5 g Augentropfen nach der folgenden Rezeptur her. Planen Sie dabei einen Rezepturaufschlag von 20 % ein:

Indometacin (fein verrieben)	0,1 g
Natriumtetraborat (Decahydrat)	0,3 g
Natriummonohydrogenphosphat-Dodecahydrat	3,0 g
Natriumdihydrogenphosphat-Dihydrat	0,25 g
Mannitol	1,6 g
Wasser für Injektionszwecke	ad 100,0 g

Lösen Sie zunächst Natriumtetraborat und Natriummonohydrogenphosphat-Dodecahydrat in etwa einem Fünftel des Wassers. Streuen Sie das Indometacin auf die Lösung auf und lösen Sie es unter Rühren. Setzen Sie nun zeitnah das Natriumdihydrogenphosphat-Dihydrat hinzu und lösen Sie es ebenfalls. Schließlich fügen Sie das Mannitol und das restliche benötigte Wasser zu. Der pH-Wert dieser Lösung soll zwischen 7,0 und 7,5 liegen. Füllen Sie nun den Ansatz unter Sterilfiltration in 10 Einzeldosen à 0,5 ml ab.

13.3.2 Halbfeste Zubereitungen zur Anwendung am Auge

Erythromycin-Augensalbe 0,5 % (ZRB A06-01)

Erythromycin (mikrofein)	0,025 g
Wollwachs	0,3 g
Cetylstearylalkohol	0,125 g
Dickflüssiges Paraffin	1,99 g
Weißes Vaselin	ad 5,0 g

Schmelzen Sie in einem sauberen Becherglas Wollwachs, Cetylstearylalkohol, Dickflüssiges Paraffin und Weißes Vaselin auf dem siedenden Wasserbad auf und verrühren Sie die Bestandteile mit einem Glasstab. Sterilisieren Sie die Schmelze bei 160 °C für 120 Minuten (z. B. im Trockenschrank) und lassen Sie diese anschließend auf ca. 100 °C abkühlen. Reiben Sie das Erythromycin in einer Fantaschale aus Edelstahl mit ca. einem Viertel der heißen Schmelze an. Fügen Sie die restliche Schmelze hinzu und verrühren Sie alles homogen. Überführen Sie den Ansatz erneut in den Trockenschrank und erhitzen Sie ihn so lange auf 100 °C, bis das Erythromycin vollständig gelöst ist. Das dauert etwa 30 Minuten. Schaffen Sie eine hygienische Arbeitsumgebung und sterilfiltrieren Sie die Zubereitung direkt in eine vorsterilisierte Augensalbentube. Drücken Sie die Öffnung noch in der Verpackung zusammen, sobald die Salbe erstarrt ist. Entnehmen Sie diese dann aus der Verpackung und verschließen Sie die Tube endgültig.

Glucose-Augencreme 40 %, unkonserviert

Stellen Sie 10 g der folgenden Zubereitung her. Planen Sie hierbei einen Aufschlag von 20 % ein.

Glucose-Monohydrat	44,0 g
Wasser für Injektionszwecke	27,4 g
Emulgierende Augensalbe DAC (S.48.)	ad 100,0 g

Hinweis: Emulgierende Augensalbe DAC besteht aus einem Teil Cholesterol, 42,5 Teilen Dickflüssigem Paraffin und Weißem Vaselin ad 100 Teilen.

Stellen Sie zunächst die Grundlage her und sterilisieren Sie diese im Trockenschrank für zwei Stunden bei 160 °C. Arbeiten Sie dann mithilfe der Drei-Spritzen-Technik die Glucoselösung ein.

13.3.3 Lösungen zur Wundversorgung

Chlorhexidindigluconat-Lösung 1 %, steril (ZRB D08-31)

Stellen Sie 100 ml (100,3 g) der folgenden Lösung her:

Chlorhexidindigluconat-Lösung 20 % (m/v)	5,33 g
Essigsäure 6 %	q. s.
Gereinigtes Wasser	ad 100,33 g

Wiegen Sie die Wirkstofflösung in ein Becherglas und geben Sie das Gereinigte Wasser dazu. Stellen Sie anschließend mit der Essigsäure auf pH 5 ein (tüpfeln!). Filtrieren Sie die Lösung durch einen Membranfilter in das Abgabgefäß (Porengröße max. 1,2 µm) und prüfen Sie auf Partikelfreiheit. Autoklavieren Sie die Lösung bei 121 °C für 15 Minuten.

13.3.4 Zytostatika

Bereiten Sie zwei Vials mit Zytostatika-Dummies vor, indem Sie in ein Vial etwas Spüli geben und in das zweite Vial eine Löffelspitze Mannitol sowie wenige Krümel Methylenblau. Bereiten Sie außerdem zwei Vials mit je 11 ml Wasser als Lösemittel vor. Verschließen Sie die Vials. Lösen Sie nun die „Zytostatika" im Wasser, indem Sie das Wasser in das Wirkstoffvial überführen. Ziehen Sie dann eine Dosis von jeweils 5 ml in die Spritze auf und verschließen Sie die Spritze mit einem geeigneten Verschluss. Arbeiten Sie hierzu:

a) mit Spritze und Kanüle,
b) mit einem Spike.

Was beobachten Sie?

13.4 Theoretische Aufgaben

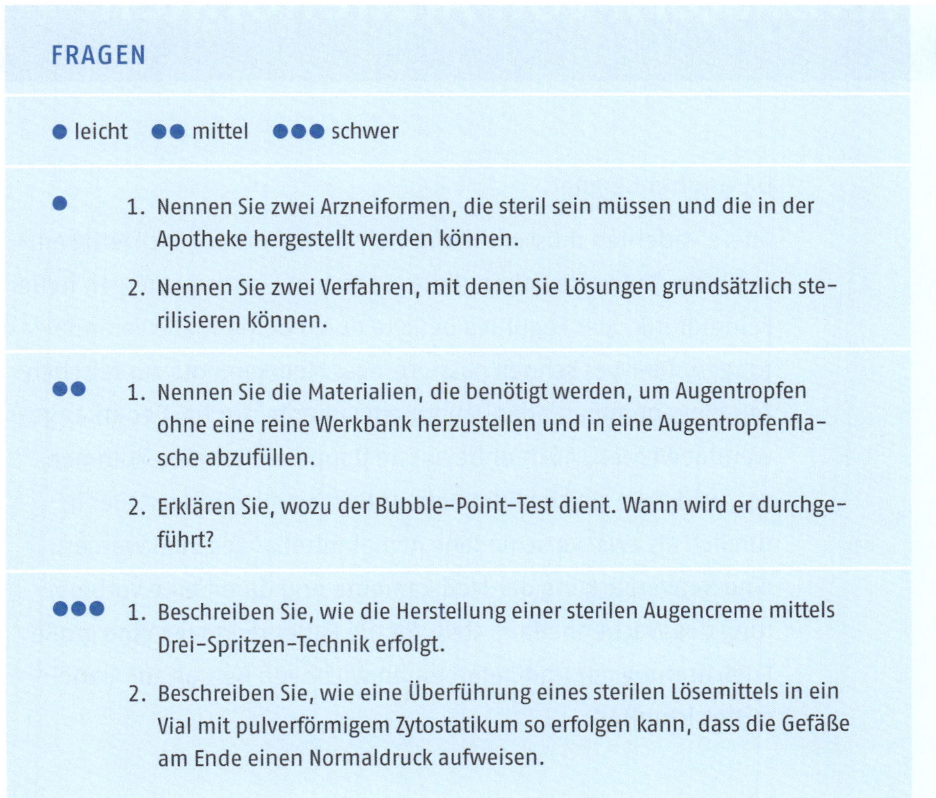

FRAGEN

● leicht ●● mittel ●●● schwer

●

1. Nennen Sie zwei Arzneiformen, die steril sein müssen und die in der Apotheke hergestellt werden können.
2. Nennen Sie zwei Verfahren, mit denen Sie Lösungen grundsätzlich sterilisieren können.

●●

1. Nennen Sie die Materialien, die benötigt werden, um Augentropfen ohne eine reine Werkbank herzustellen und in eine Augentropfenflasche abzufüllen.
2. Erklären Sie, wozu der Bubble-Point-Test dient. Wann wird er durchgeführt?

●●●

1. Beschreiben Sie, wie die Herstellung einer sterilen Augencreme mittels Drei-Spritzen-Technik erfolgt.
2. Beschreiben Sie, wie eine Überführung eines sterilen Lösemittels in ein Vial mit pulverförmigem Zytostatikum so erfolgen kann, dass die Gefäße am Ende einen Normaldruck aufweisen.

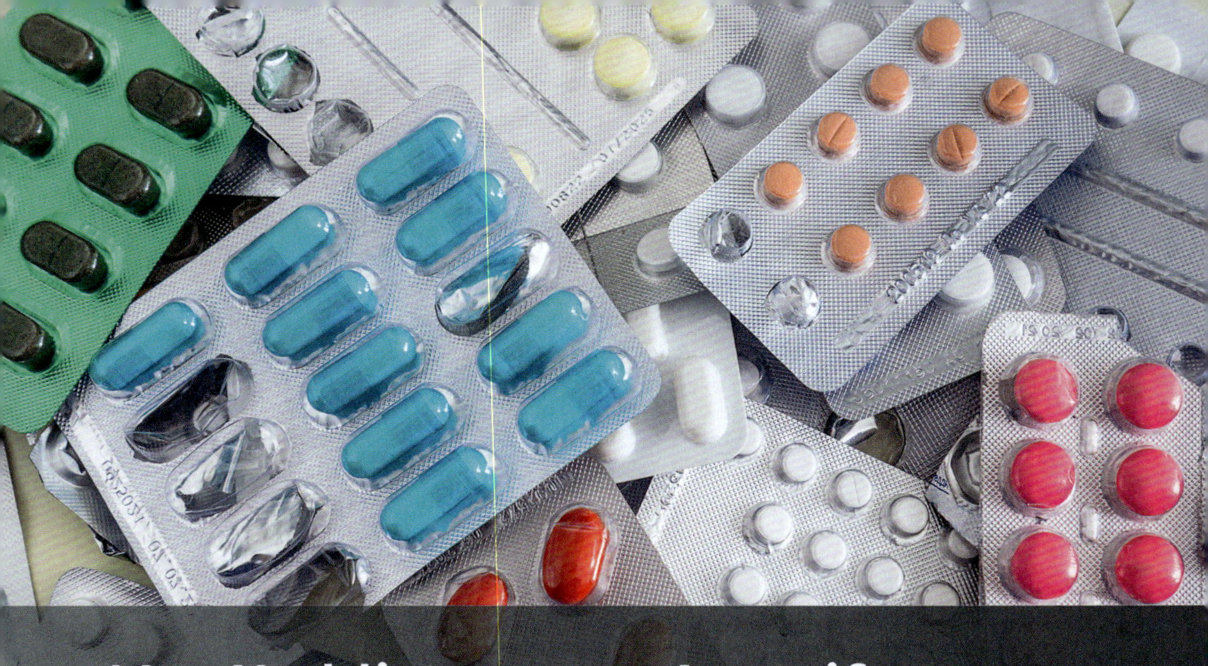

14 Verblistern von Arzneiformen

Dr. Annina Bergner

Ältere Patienten müssen häufig viele Arzneimittel gleichzeitig einnehmen. Teilweise haben diese Menschen Einschränkungen in der Feinmotorik oder kognitive Defizite durch dementielle Veränderungen. Da ist es schnell passiert, dass Medikamente zur falschen Zeit eingenommen oder Dauermedikamente nur bei Bedarf angewendet werden. Auch unbewusste Doppeleinnahmen kommen vor, weil zwei gleiche Präparate unterschiedlicher Hersteller irrtümlich als zwei verschiedene Arzneimittel angesehen werden. Eine Neuverpackung der Medikamente und damit eine Vorbereitung des Wochenbedarfs stellt für die Patienten meist eine große Erleichterung dar und liefert einen wichtigen Beitrag zur Arzneimittelsicherheit.

14.1 Patientenindividuelle Medikamentendosierung

Bei der patientenindividuellen Dosierung von Arzneimitteln werden die benötigten Medikamente für den Patienten nach einem vom Arzt ausgestellten individuellen Medikationsplan im Voraus zusammengestellt. Versicherte der gesetzlichen Krankenkassen haben Anspruch auf die Erstellung eines solchen Medikationsplans in Papierform, wenn mindestens drei verschriebene systemisch wirkende Arzneimittel gleichzeitig angewendet werden müssen. Die Medikamente müssen dabei mindestens über einen Zeitraum von 28 Tagen eingenommen werden. Dieser Medikationsplan kann als Grundlage für das Vorab-Bereitstellen verwendet werden (o Abb. 14.1).

14.1.1 Patientenindividuelles Stellen

Nach § 1a ApBetrO ist patientenindividuelles Stellen „die auf Einzelanforderung vorgenommene und patientenbezogene Neuverpackung von Fertigarzneimitteln für bestimmte Einnahmezeitpunkte des Patienten in einem wiederverwendbaren Behältnis".

Patientenindividuelles Stellen wird immer mit der Hand durchgeführt, zur Neuverpackung werden üblicherweise Wochendosiersysteme (Wochendispenser) verwendet. Der Bedarf wird also für eine Woche im Voraus gestellt.

Bei den Wochendispensern handelt es sich um Plastikgefäße mit Unterteilungen, diese können nach Reinigung und Desinfektion auch mehrfach verwendet werden. Ein Nachteil dabei ist eine mögliche Veränderung der gestellten Dosierungen, die nicht erkennbar ist.

In einem Arbeitsgang ist jeweils ein Wochendosiersystem ohne Unterbrechung zu befüllen.

Durchführung

- Vorbereitung des Arbeitsplatzes gemäß Hygieneplan,
- Heraussuchen aller für den Patienten zu stellenden Medikamente und des Medikationsplans,
- Aufstellen des gereinigten Wochendosiersystems,
- Verteilen der Arzneimittel auf die einzelnen Fächer,
- Beschriftung des Wochendosiersystems,
- Zurückstellen der Medikamente.

14

MERKE
Jedes Arzneimittel wird einzeln verteilt und dreifach kontrolliert, und zwar beim Herausnehmen, beim Verteilen und beim Zurücklegen der Verpackung. Das richtige Stellen wird durch eine zweite Person kontrolliert (Vier-Augen-Prinzip).

Medikationsplan

für: **Rudolf Testmann** geb. am: **19.10.1959**

ausgedruckt von:
Praxis Dr. Michael Müller
Schloßstr. 22, 10555 Berlin
Tel.: 030-1234567
E-Mail: dr.mueller@kbv-net.de

ausgedruckt am: 25.04.2016

TEST

Wirkstoff	Handelsname	Stärke	Form	morgens	mittags	abends	zur Nacht	Einheit	Hinweise	Grund
Metoprololsuccinat	Metoprololsuccinat 1A Pharma 95 mg retard	95 mg	Tabl	1	0	0	0	Stück		Herz/Blutdruck
Ramipril	Ramipril-ratiopharm	5 mg	Tabl	1	0	0	0	Stück		Blutdruck
Insulin aspart	NovoRapid Penfill	100 E/ml	Lösung	20	0	20	0	I.E.	Wechseln der Injektionsstellen, unmittelbar vor einer Mahlzeit spritzen	Diabetes
Simvastatin	Simva-Aristo	40 mg	Tabl	0	0	1	0	Stück		Blutfette
zu besonderen Zeiten anzuwendende Medikamente										
Fentanyl	Fentanyl AbZ 75 µg/h Matrixpflaster	2,375mg	Pflast	alle drei Tage 1				Stück	auf wechselnde Stellen aufkleben	Schmerzen
Selbstmedikation										
Johanniskraut	Laif Balance	900 mg	Tabl	1	0	0	0	Stück		Stimmung

Für Vollständigkeit und Aktualität des Medikationsplans wird keine Gewähr übernommen

DE-DE-Version 2.1 vom 24.03.2016

Abb. 14.1 Medikationsplan

14.1.2 Patientenindividuelles Verblistern

Auch das patientenindividuelle Verblistern ist im § 1a der ApBetrO definiert. Es handelt sich dabei um „die auf Einzelanforderung vorgenommene und patientenbezogene manuelle oder maschinelle Neuverpackung von Fertigarzneimitteln für bestimmte Einnahmezeitpunkte des Patienten in einem nicht wiederverwendbaren Behältnis".

Beim Verblistern kommen immer Einwegverpackungen zum Einsatz, der Vorgang selbst kann manuell oder auch maschinell durchgeführt werden. Am bekanntesten ist in Deutschland dabei das Multi-Dose-Verfahren. Alle Medikamente eines bestimmten Einnahmezeitpunktes befinden sich dabei in einer Vertiefung der Blisterkarte oder gemeinsam in einem Blistertütchen.

Manuelles Verblistern

Beim manuellen Verblistern werden alle benötigten Tabletten oder Kapseln von Hand auf die unterschiedlichen Einnahmezeitpunkte verteilt. Dabei kommen meist Einweg-Kartenblister zum Einsatz. Diese bestehen aus einem Blistereinsatz aus Plastik, der durch Verkleben mit einer Karte verschlossen wird. Dieser Blistereinsatz enthält einzelne Einbuchtungen, in die das jeweilige Arzneimittel eingefüllt wird. Der Kartenblister wird mithilfe eines Aufklebers mit allen notwendigen Angaben beschriftet. Der Ablauf ist dabei der gleiche wie beim manuellen Stellen.

GUT ZU WISSEN

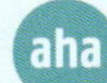

Bei einer Änderung der Medikation gibt es für die Kartenblister „Reparatur-Kits". Nach Öffnung und Korrektur des betroffenen Einnahmezeitpunkts kann die jeweilige Einbuchtung durch spezielle Klebestreifen wieder verschlossen werden.

Maschinelles Verblistern

Bei dieser Art der Verblisterung werden computergesteuerte Verblisterungsautomaten eingesetzt. Die Arzneimittel werden in einzelnen Containern in der Maschine gelagert und nach Aufforderung freigegeben. Jeder Patient besitzt dabei ein eigenes Tablettenkonto, eingehende Verordnungen können dazugebucht werden.

Bei den Schlauchblistern werden die Arzneimittel für jeden Einnahmezeitpunkt in durchsichtige Tütchen eingeschweißt, der Bedarf wird dabei hintereinander hergestellt. Auch Kartenblister können mittlerweile maschinell hergestellt werden.

14.2 Anforderungen an die neu verpackende Apotheke

Die Vorausetzungen für das patientenindividuelle Stellen und Verblistern von Arzneimitteln in der Apotheke sind im § 34 ApBetrO genau geregelt.

Die einzelnen Abläufe beim Neuverpacken müssen in ein Qualitätsmanagementsystem aufgenommen werden, nur so ist die Qualität des Endprodukts sichergestellt. Zunächst muss genau überprüft werden, welche Arzneimittel zum Stellen oder Verblistern geeignet sind. Dabei müssen sowohl der Wirkstoff als auch die Darreichungsform

Blisterfähigkeit

Handelsname	
PZN	
Wirkstoff	
Darreichungsform	
Indikation	

Beurteilung

Verwendete Literatur	

			Maßnahmen
Größe geeignet?	☐ Ok		
Black-List	☐ Nein		
Abrieb	☐ Gering	☐ Mittel	
Hygroskopizität	☐ Gering	☐ Mittel	
Lichtempfindlichkeit	☐ Gering	☐ Mittel	
Oxidationsempfindlichkeit	☐ Gering	☐ Mittel	
Bruchfestigkeit	☐ Ok		
Wechselwirkungen im Multi-Dose-Beutel			
Mögliche Lagerung: Zeitraum ohne Originalpackmittel lt. Literatur			

Ergebnis

Das Fertigarzneimittel ist verblisterbar unter Einhaltung der festgelegten Maßnahmen ☐ ja

Kassette Nr. ____________________ Validiert am ____________________

Datum ____________________ Unterschrift Apotheker(in) ____________________

Abb. 14.2 Formular zur Dokumentation der Blisterfähigkeit

bezüglich ihrer physikalisch-chemischen Eigenschaften betrachtet werden. Die meisten festen, peroralen Arzneiformen können gestellt oder verblistert werden, bei flüssigen oder halbfesten Arzneiformen ist das meistens nicht möglich. Ungeeignete Arzneimittel zum Stellen oder Verblistern:

- Brause- und Schmelztabletten, Weichgelatinekapseln,
- CMR-Stoffe,
- Suppositorien und Augenarzneimittel,
- die meisten flüssigen und halbfesten Darreichungsformen,
- Betäubungsmittel,
- Akut- und Bedarfsmedikation.

Neben allgemeiner Literatur können die Packungsbeilage, die Fachinformation und Angaben der Hersteller zur Information genutzt werden. Geeignete Fertigarzneimittel werden dann in einer Whitelist, nicht geeignete in einer Blacklist zusammengestellt. Diese Prüfung der Blisterfähigkeit muss dokumentiert werden (o Abb. 14.2).

Beim Stellen und Verblistern von Arzneimitteln handelt es sich um eine pharmazeutische Tätigkeit, daher dürfen ausschließlich Mitglieder des pharmazeutischen Personals dafür eingesetzt werden.

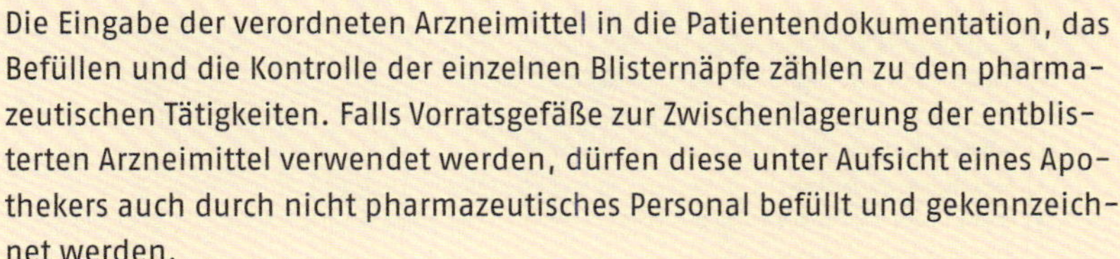

MERKE
Die Eingabe der verordneten Arzneimittel in die Patientendokumentation, das Befüllen und die Kontrolle der einzelnen Blisternäpfe zählen zu den pharmazeutischen Tätigkeiten. Falls Vorratsgefäße zur Zwischenlagerung der entblisterten Arzneimittel verwendet werden, dürfen diese unter Aufsicht eines Apothekers auch durch nicht pharmazeutisches Personal befüllt und gekennzeichnet werden.

Für regelmäßiges Stellen und Verblistern wird in der Apotheke ein separater Raum benötigt. Dieser darf nur für diesen Zweck verwendet werden. Falls ausnahmsweise für einen einzelnen Patienten gestellt oder verblistert wird, so darf dies auch in der Rezeptur durchgeführt werden.

14.3 Dokumentation

Beim Stellen und Verblistern von Arzneimitteln handelt es sich um die Herstellung einer Rezeptur. Nach §7 ApBetrO muss dazu eine Plausibilitätsprüfung durchgeführt werden. Weiterhin muss eine schriftliche Herstellungsanweisung erstellt werden. Der eigentliche Vorgang ist von der herzustellenden Person durch ein Herstellungsprotokoll zu dokumentieren. Das neu verpackte Arzneimittel darf erst nach einer Prüfung durch den Apotheker freigegeben werden.

Die Plausibilitätsprüfung ist dabei eine Überprüfung der ärztlichen Verordnung unter pharmazeutischen Gesichtspunkten. Diese wird von einem Apotheker durchgeführt. o Abb. 14.3 zeigt ein Beispiel für eine mögliche Herstellungsanweisung für eine Verblisterung.

Herstellungsanweisung Verblisterung

Schritt 1: Hygiene

Arbeitsplatz/Geräte/Raum

- Geräte und Raum regelmäßig reinigen gemäß Hygieneplan
- Arbeitsfläche und Gerätschaften mind. 1-mal täglich, sowie vor jeder Herstellung reinigen mit geeigneten, zugelassenen Desinfektionsmitteln hier: ______________________
- Produktberührende Geräte/-teile vor jedem Gebrauch desinfizieren gemäß Hygieneplan

Personalhygiene

- Vor dem Verblistern Hände waschen und desinfizieren
- Sauberen, langärmligen, geschlossenen Kittel anziehen, lange Haare zusammenbinden, ggf. Kopfhaube und Mundschutz tragen

Schritt 2: Plausibilitätsprüfung

(entsprechend den Vorgaben in der BAK-Leitlinie zur Information und Beratung des Patienten bei der Abgabe von Arzneimitteln – Erst- und Wiederholungsverordnung):

- Arzneistoff/die Arzneistoffkombination geeignet?
- Dosierung und Anwendungsdauer therapeutisch üblich?
- Darreichungsform für den Patienten geeignet?
- Interaktionen zwischen den verordneten Arzneimitteln?

Zusätzlich:

- Geeignete Medikation?
- Geeignete Darreichungsform?
- Physikalische, chemische und mikrobielle Stabilität des neuverpackten Arzneimittels innerhalb des Haltbarkeitszeitraum sichergestellt?
- Wechselwirkungen zwischen Arzneimitteln für einen Einnahmezeitpunkt?
- Kompatibilität Arzneimittel – Material des neuen Primärpackmittels?
- Unterscheidung der Arzneimittel möglich?
- Ggf. Prüfung der Voraussetzung für Teilbarkeit von Tabletten

Schritt 3: Herstellung planen und vorbereiten

Herstellungsort: Blisterraum

Zeitplanung

Ungestörtes Arbeiten, keine Unterbrechungen während des Verblisterungsprozesses

Ausgangsstoffe

Fertigarzneimittel aus den Lagerungsorten:

a) Kanister im Blister-Automaten
b) Fertigarzneimittellager (Medikamente in Originalverpackung)
c) Übervorrat Blisterraum
d) Entblisterte Medikamente

Arbeitsschutzmaßnahmen

Auswahl nach Gefährdungsbeurteilung

Dokumentation

Herstellungsprotokoll vorbereiten

Herstellungsanweisung Verblisterung

Schritt 4: Verblisterung (Herstellung des neuverpackten Arzneimittels)

Die Herstellung erfolgt gemäß Handbuch des Blisterautomatenherstellers und den ebenfalls am Arbeitsplatz vorhandenen Handbuch, in dem die jeweiligen individuell auf den Betrieb bezogenen notwendigen Abläufe hinterlegt sind („Qualitätsmanagement-Handbuch").
Die Herstellung darf ausschließlich durch Mitarbeiter erfolgen, die im Bereich Verblisterung geschult sind (Schulungszertifikate hinterlegt).

Schritt 5: Kontrollen

Außergewöhnliche Vorkommnisse während der Herstellung werden auf dem Herstellungsprotokoll dokumentiert.

Inprozesskontrollen

- Organoleptische Prüfung:
- Ordnungsgemäßer Verschluss der Schlauchbeutel (Kontrolle Schweißnaht)
- Ordnungsgemäßer, gut leserlicher Aufdruck
- Keine defekten Kapseln oder zerbrochenen Tabletten im Schlauchbeutel
- Keine Verpackungsrückstände (z.B. Reste Blisterfolie) im Schlauchbeutel

Endkontrolle

- Abgleich mit des neuverpackten Arzneimittels mit dem Medikationsplan
- Dokumentation auf dem Herstellungsprotokoll

Das hergestellte Arzneimittel muss vor der Abgabe an den Patienten/Kunden durch den Apotheker freigegeben werden.

Herstellungsanweisung gültig ab: ____________________

____
Unterschrift Apotheker(in)

Datum, Stempel der Apotheke

Abb. 14.3 Herstellungsanweisung für eine Verblisterung

Die Neuverpackung der Arzneimittel muss von der herstellenden Person in einem Herstellungsprotokoll dokumentiert werden. Dieses Dokument muss folgende Informationen enthalten:

- Ausgangs-Arzneimittel mit Chargennummern,
- Herstellungsbedingungen,
- mögliche Inprozesskontrollen,
- Name des Patienten,
- Name der herstellenden Person,
- Ergebnisse der Endkontrolle,
- Freigabe des Apothekers.

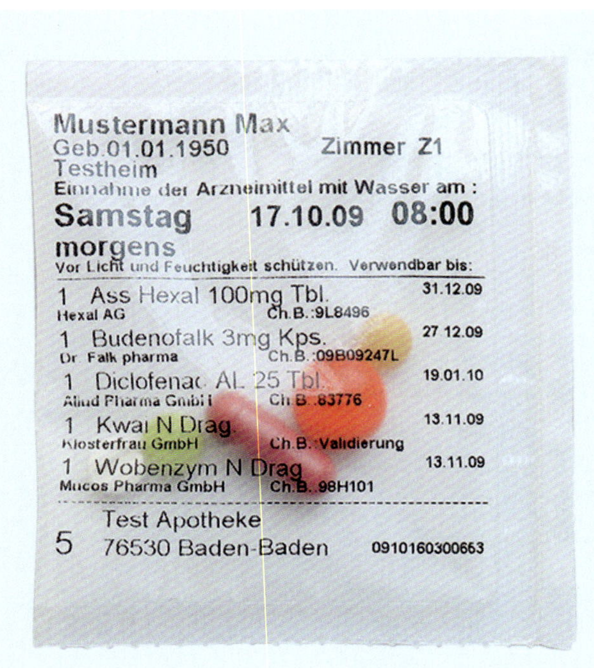

Abb. 14.4 Mindestangaben für ein neu verpacktes Arzneimittel

14.4 Kennzeichnung

Das neu verpackte Arzneimittel muss entsprechend gekennzeichnet werden. Die Beschriftung muss dabei in deutscher Sprache, lesbar und dauerhaft angebracht sein (Abb. 14.4).

Folgende Mindestangaben müssen auf dem neu verpackten Arzneimittel stehen:

- Vor- und Nachname des Patienten,
- Bezeichnung der enthaltenen Arzneimittel mit Angabe der Stärke,
- Chargenbezeichnung der Arzneimittel,
- Hinweise zur Einnahme,
- Chargenbezeichnung des befüllten Wochendosiersystems,
- Verfallsdatum des Wochendosiersystems,
- Hinweise zur Lagerung,
- Name und Anschrift der abgebenden Apotheke.

SPICKZETTEL

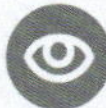

Stellen	Neuverpackung in einem wiederverwendbaren Behältnis
Verblistern	Neuverpackung in einem nicht wiederverwendbaren Behältnis
Whitelist	Liste mit geeigneten Fertigarzneimitteln zur Neuverpackung
Blacklist	Liste mit ungeeigneten Fertigarzneimitteln zur Neuverpackung

ZUSAMMENFASSUNG

- Patientenindividuelles Stellen und Verblistern wird in der Apotheke meist von Hand durchgeführt, zur Neuverpackung werden Wochendosiersysteme verwendet.
- Anhand des Medikationsplans des Patienten muss überprüft werden, welche Fertigarzneimittel zur Neuverpackung geeignet sind.
- Beim Stellen und Verblistern von Medikamenten handelt es sich um die Herstellung einer Rezeptur.
- Es muss eine Plausibilitätsprüfung durchgeführt werden, die Neuverpackung muss nach einer Herstellungsanweisung erfolgen, und es muss ein Herstellungsprotokoll ausgefüllt werden.

14.5 Theoretische Aufgaben

FRAGEN

● leicht ●● mittel ●●● schwer

● 1. Welche Fertigarzneimittel eignen sich nicht zum Stellen oder Verblistern? Nennen Sie drei Beispiele.

Antworten zu den Fragen

Kapitel 1

Einführung in die Herstellung von Arzneimitteln

● leicht ●● mittel ●●● schwer

●

1. Sorbinsäure, Benzoesäure, PHB-Ester.
2. Ionische Wechselwirkungen, grenzflächenaktive Wirkstoffe und W/O-Emulgatoren.

●●

1. Die Aufbrauchfrist beginnt mit dem Anbruch und endet mit dem Datum, nach dem das Arzneimittel nicht mehr verwendet werden darf.
2. Herstellungsanweisung, Herstellungsprotokoll, Prüfanweisung, Prüfprotokoll.

●●●

1. Schutzbrille, Mundschutz, Schutzhandschuhe.
2. Angaben zur Wirk- und Hilfsstoffen.

Kapitel 2

Teegemische

● leicht ●● mittel ●●● schwer

●

1. Cortex, Herba und Radix.
2. Kaltauszüge werden mit kaltem Wasser angesetzt und 30 Minuten bei Raumtemperatur stehen gelassen. Ihre mikrobiologische Qualität ist problematisch.

●●

1. 2 Wochen.

●●●

1. Altlatein: Folia Melissae, Neulatein: Melissae folium.

Kapitel 3

Pulver und Puder

● leicht ●● mittel ●●● schwer

●

1. Die Korngröße des Pulvers liegt unter 90 µm.
2. Es handelt sich dabei um ein Salz ohne Kristallwasser, dieses ist stark hygroskopisch und nimmt Feuchtigkeit aus der Luft aus.
3. Talkum, Zinkoxid, Weißer Ton, Titandioxid, Magnesiumcarbonat.

●●

1. Zusatz eines Fließregulierungsmittels, Trocknen, Erhöhung der Korngröße.
2. Lactose oder Glucose.

●●●

1. Mit einem Dosierlöffel oder Dosierbecher werden 20 Einzeldosen entnommen und die Einzelmasse und die Durchschnittsmasse bestimmt. Dabei dürfen höchstens 2 Einzelmassen um mehr als 10 % und keine Einzelmasse um mehr als 20 % von der Durchschnittsmasse abweichen.
2. Brausepulver enthalten eine Säure und Carbonate oder Hydrogencarbonate. Durch chemische Reaktion entsteht bei Zugabe von Wasser zunächst Kohlensäure, die zur Bildung von CO_2 führt.

Kapitel 4

Kapseln

● leicht ●● mittel ●●● schwer

●

1. 99,5 % Mannitol 35 und 0,5 % Hochdisperses Siliciumdioxid.
2. Gelatine.

●●

1. Verwendung des Standardfüllmittels mit definierter Schüttdichte von 0,475–0,525 g/cm^3.
2. Hochdisperses Siliciumdioxid verbessert die Fließfähigkeit des Wirkstoffs, der hier mehr als die Hälfte der Pulverfüllung ausmacht.

●●●

1. Sehr viel überschüssiges Pulver ist nach dem erschütterungsfreien Befüllen noch auf dem Kapselbrett zu finden.
2. Das Ergebnis ist 4,2 g.

Kapitel 5

Granulate

● leicht ●● mittel ●●● schwer

●

1. Das Granulat wird mit einem magensaftresistenten Überzug aus Celluloseacetatphthalat oder Methacrylsäure-Verbindungen überzogen und zerfällt erst im Dünndarm.
2. Aggregieren, Dispergieren, Trocknen, Egalisieren.

●●

1. Stärkelösungen, Gelatinelösungen, Lösungen aus Polymeren wie Celluloseether oder Polyvinylpyrrolidon.

●●●

1. Bessere Fließfähigkeit, keine Entmischung, keine Bildung von Agglomeraten, kaum Staubentwicklung.

Kapitel 6

Lösungen

● leicht ●● mittel ●●● schwer

●

1. Hydrophile Lösemittel: Wasser, Ethanol, 2-Propanol, Glycerol, Propylenglycol, Macrogol.

   Lipophile Lösemittel: Fette Öle (z. B. Mittelkettige Triglyceride, Erdnussöl, Rizinusöl), Octyldodecanol, flüssige Wachse (z. B. Isopropylmyristat, Isopropylpalmitat, Oleyoleat).

2. Mikronisierte Salicylsäure (größere Oberfläche) löst sich schneller.

●●

1. Lösungsvermittlung, durch Einschluss lipophiler Wirkstoffmoleküle in Mizellen
2. Volumenkontraktion

●●●

1. Umwandlung in % (m/m):

Ethanol 45 % (V/V) → Ethanol 37,8 % (m/m),
Ethanol 70 % (V/V) → Ethanol 62,39 % (m/m), Dichte 0,88556 g/ml,
Ethanol 90 % (V/V) → Ethanol 85,66 % (m/m),
benötigt: 1000 ml × 0,88556 g/ml = 885,56 g Ethanol 62,39 % (m/m).

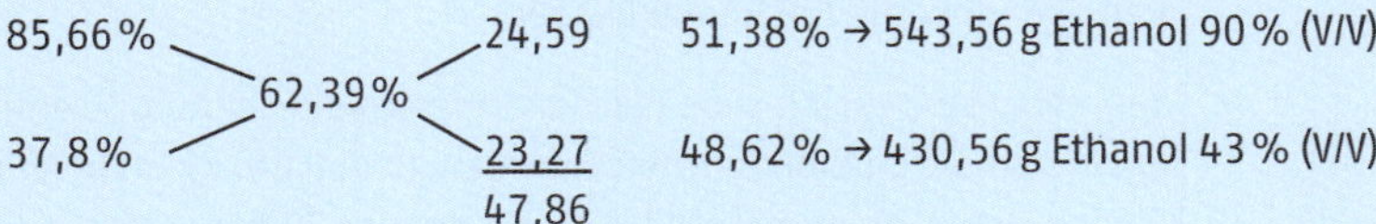

2. Diffusionskoeffizient, Partikelgröße, Dicke der Diffusionsschicht, Sättigungslöslichkeit, momentan gelöste Substanz.
3. Zum Lösen von 1 g Substanz werden 1–10 ml des Lösemittels benötigt.

Kapitel 7

Suspensionen

● leicht ●● mittel ●●● schwer

●

1. Bei dem gepulverten Wirkstoff: Er besteht aus größeren Partikeln, und größere Partikel sedimentieren schneller.
2. In der Rezeptur die häufigste sind die dermale und die perorale Applikation.
3. Damit genügend Platz ist, um die Suspension vor der Entnahme aufzuschütteln.

●●

1. Partikelgröße, Viskosität der äußeren Phase, Dichte des Feststoffs, Dichte der äußeren Phase.
2. Erhöhung der Viskosität und dadurch Stabilisierung der Suspension durch Verlangsamung der Sedimentation.

●●●

1. Freie Sedimentation: Alle Partikel sedimentieren ihrer Größe nach, das Sediment wird also immer größer.

   Behinderte Sedimentation: Die Partikel bilden insgesamt ein lockeres Gerüst, das immer weiter in sich zusammensackt. Das Sedimentvolumen wird über die Zeit immer kleiner.
2. Wenn eine Suspension viele Teilchen unterschiedlicher Größe enthält, lagern sich die größten Teilchen zuerst am Boden ab. Kleinere Teilchen können sich dann immer weiter in vorhandene Zwischenräume setzen, sodass ein kompakter und fester Kuchen entsteht. Verhindern lässt sich dies, wenn alle Teilchen eine ähnliche Größe haben oder ihre Zusammenlagerung durch Abstoßung oder Oberflächenveränderungen verhindert wird.

Kapitel 8

Emulsionen

● leicht ●● mittel ●●● schwer

●

1. Bei einer W/O-Emulsion liegen die hydrophilen Bestandteile in einer äußeren Ölphase verteilt vor.
2. Natriumstearat (O/W) und Magnesiumstearat (W/O).
3. „Vor Gebrauch schütteln!"

●●

1. Calciumseife, W/O-Emulsion.
2. Bei einer bestimmten Temperatur ändern manche Emulsionen ihre Phasenlage.

●●●

1. Emulsionen mit äußerer wässriger Phase (O/W-Emulsionen) können den Strom leiten. Elektroden eines Konduktometers werden in die Emulsionsprobe eingetaucht. Fließt ein Strom, so kommt es am Amperemeter zu einem Ausschlag.
2. Abwiegen des Arzneistoffs auf der Analysenwaage, Anreiben in einer Fantaschale mit wasserfreiem Glycerol zu einer Suspension, Zugabe der gleichen Menge an Grundlage unter häufigem Abschaben, Einarbeiten der restlichen Grundlage.

Kapitel 9

Salbengrundlagen

● leicht ●● mittel ●●● schwer

●

1. Wollwachsalkoholsalbe DAB, Hydrophile Salbe DAB.
2. Trometamol, NaOH-Lösung.

●●

1. Anionische hydrophile Creme DAB.
2. Gelbildner auf die Flüssigkeit aufstreuen und durch Rühren dispergieren, Anreiben des Gelbildners mit einer hydrophilen Flüssigkeit und danach die restliche Flüssigkeit einarbeiten.

●●●

1. Quasi-W/O-Cremes sind lipophile W/O-Cremes ohne echten Emulgator. Die wässrige Phase wird durch Öle und Wachse mechanisch festgehalten, nach dem Auftragen auf die Haut bricht die Pseudoemulsion, und das Wasser kann verdunsten.
2. Basiscreme DAC enthält Propylenglycol in 20%iger Konzentration bezogen auf die Wasserphase.

Kapitel 10

Halbfeste Zubereitungen zur Anwendung auf der Haut

● leicht ●● mittel ●●● schwer

●

1. Betamethasonvalerat, Erythromycin, Metronidazol.
2. Wirkstoff muss fein gepulvert vorliegen, Wirkstoff wird zunächst mit einer Flüssigkeit oder wenig Grundlage angerieben, Anwendung von Wärme ist zu vermeiden.

●●

1. Salicylsäure schützt den Wirkstoff Dithranol vor oxidativer Zersetzung.
2. Zum Absenken des pH-Werts wird Citronensäure verwendet, zum Anheben Trometamol.

●●●

1. Weithalsglas aus Braunglas, Spenderdose aus Kunststoff.
2. Es kommt nach kurzer Zeit zu einem Kristallwachstum, Prednisolon sollte daher gegen das stabilere Prednisolonacetat ausgetauscht werden.

Kapitel 11

Suppositorien

● leicht ●● mittel ●●● schwer

●

1. Hartfett (ein Gemisch aus Mono-, Di- und Triglyceriden).
2. Rechnerisch: Verdrängungsfaktor, experimentell: Verfahren nach Münzel.

●●

1. Weil die letzten gegossenen Suppositorien aufgrund von Sedimentation absehbar einen zu hohen (Gießschale) oder zu niedrigen (Gießflasche) Gehalt beinhalten würden.
2. Macrogol: Es wird eine Mischung verwendet, die erst bei deutlich höheren Temperaturen (über 50 °C) schmilzt. Die Schmelztemperatur von Hartfett-Suppositorien liegt etwa bei Körpertemperatur, daher würden die Suppositorien in den Tropen schon bei der Lagerung schmelzen.

●●●

1. Hartfette mit einer niedrigeren Hydroxylzahl sind härter, können weniger gut Wasser aufnehmen, werden leichter spröde und haben einen größeren Unterschied zwischen Schmelz- und Erstarrungstemperatur als solche mit einer höheren Hydroxylzahl.
2. Verdrängtes Hartfett = 0,2 g × 0,78 = 0,156 g,
   noch benötigtes Hartfett = 2,12 g − 0,156 g = 1,964 g,
   Suppositorienmasse = 0,2 g + 1,964 g = 2,164 g.

Kapitel 12

Vaginalzäpfchen

● leicht ●● mittel ●●● schwer

●

1. Glycerol-Gelatine-Grundmasse.
2. Hartfett bzw. Macrogol.

●●

1. 12,5 Teile Gelatine,
   25 Teile Wasser,
   62,5 Teile Glycerol 85 %.
2. Mikrobiell anfällig, Globuli trocknen leicht aus, Inkompatibilitäten mit Gelatine, schlecht geeignet für suspendierte Wirkstoffe.

●●●

1. Korrekturfaktor = 3,28 g ÷ 2,87 = 1,143,
   Wirkstoffeinwaage ED = 15 mg × 1,143 = 17,14 mg,
   Wirkstoffeinwaage gesamt = 17,14 × (12 + 6) = **308,52** mg.
2. 17,14 mg × 0,72 = 12,34 mg Hartfett werden verdrängt,
   3,28 g − 0,01234 g = 3,267 g Hartfett je ED benötigt,
   3,267 × (12 + 6) = **58,8** g Hartfett werden benötigt,
   der Unterschied zu (12 + 6) × 3,28 g = 59,04 g ist vernachlässigbar klein.

Kapitel 13

Sterile Arzneiformen

● leicht ●● mittel ●●● schwer

●

1. Augentropfen, Augencremes, Augensalben, Augenbäder, Injektabilia, Lösungen zur Wundversorgung.
2. Sterilfiltration, Autoklavieren (heißer Wasserdampf).

●●

1. Sterile verpackte Augentropfenflasche mit Montur, Becherglas mit Glasstab und Alufolie, sterile Einmalspritze, 2 sterile Kanülen, Sterilfilter.
2. Um zu prüfen, ob der verwendete Membranfilter intakt ist. Durchführung im Anschluss an die Sterilfiltration.

●●●

1. Fettphase hitzesterilisieren und in Spritze 1 aufziehen, wässrige Phase in Spritze 2 aufziehen und durch Sterilfilter in Spritze 3 filtrieren, Spritze 1 und 3 mit Adapter verbinden und Inhalt durch Hin- und Herdrücken der Kolben vermischen, abfüllen.
2. Luft mit Spritze + Kanüle aus Zyto-Vial entnehmen und in Lösemittel-Vial einbringen, Lösemittel aufziehen und in Zyto-Vial überführen, evtl. Überdruck in Spritze entweichen lassen.

Kapitel 14

Verblistern von Arzneiformen

● leicht ●● mittel ●●● schwer

●

1. Suppositorien, Augenarzneimittel, Brausetabletten, Betäubungsmittel.

Literatur

ABDA – Bundesvereinigung Deutscher Apothekerverbände (Hrsg). Deutscher Arzneimittel-Codex/Neues Rezeptur-Formularium (DAC/NRF) und Online-Rezepturhinweise. Avoxa – Mediengruppe Deutscher Apotheker, Deutscher Apotheker Verlag, Eschborn, Stuttgart 2024

Arzneimittelkommission der Deutschen Apotheker (AMK). Information der AMK über Bedenkliche Rezepturarzneimittel. Stand: Mai 2018

Bergner A. Kapseln aus Fertigarzneimitteln herstellen – so geht's! www.ptaheute.de/praxiswissen/rezeptur/kapseln-aus-fertigarzneimitteln-herstellen-so-geht-s (Abruf 12.09.2023)

Bergner A. Praxishilfe Rezeptur. Schritt-für-Schritt-Anleitungen für die Apotheke. 2. Auf., Deutscher Apotheker Verlag, Stuttgart 2021

Bouwman-Boer Y, Fenton-May V, Le Brun P. Practical Pharmaceutics. Springer, 2016

Daniels R, Ziegler AS (Bearb). Thoma/Daniels Apothekenrezeptur und -defektur. 1. Aufl. inkl. 10. Akt.lfg., Deutscher Apotheker Verlag, Stuttgart 2022

Deutsches Arzneibuch 2023. Amtliche Ausgabe. Deutscher Apotheker Verlag, Avoxa – Mediengruppe Deutscher Apotheker, Stuttgart, Eschborn 2023

Europäisches Arzneibuch. Amtliche deutsche Ausgabe. Grundwerk 2020 inkl. 8. Nachtrag, Deutscher Apotheker Verlag, Avoxa – Mediengruppe Deutscher Apotheker, Stuttgart, Eschborn 2023

Fagron SyrSpend® SF Kompatibilitätstabelle. Fagron GmbH & Co. KG, Glinde 2022

Fahr A. Voigt Pharmazeutische Technologie. 13. Aufl., Deutscher Apotheker Verlag, Stuttgart 2021

Pharmazeutisches Laboratorium des NRF (Hrsg). Tabellen für die Rezeptur. 11. und 12. Aufl., Govi (Imprint) in der Avoxa – Mediengruppe Deutscher Apotheker, Eschborn 2021

WEPA Apothekenbedarf. TOPITEC® TOUCH Rezepturhandbuch. WEPA Apothekenbedarf GmbH & Co KG, Hillscheid 2017

Ziegler AS (Hrsg). Ziegler Rezepturbibliothek® – ZRB. Deutscher Apotheker Verlag, Stuttgart 2022

Bildnachweis

ABDA – Bundesvereinigung Deutscher Apothekerverbände e. V. Empfehlung der Bundesapothekerkammer: Abb. 1.11

Adobe Stock Kapiteleinstiegsfotos Kap. 1: contrastwerkstatt/stock.adobe.com, Kap. 2: HandmadePictures/stock.adobe.com, Kap. 3: stocksnapper/stock.adobe.com, Kap. 4: PhotoHunter/stock.adobe.com, Kap. 5: S. Kobold/stock.adobe.com, Kap. 6: Christian Horz/stock.adobe.com, Kap. 7: Designpics/stock.adobe.com, Kap. 8: Atlas/stock.adobe.com, Kap. 9: Prostock-studio/stock.adobe.com, Kap. 10: fotoduets/stock.adobe.com, Kap. 11: cuhle-fotos/stock.adobe.com, Kap. 12: megaflopp/stock.adobe.com, Kap. 13: tan/stock.adobe.com, Kap. 14: stsvirkun/stock.adobe.com

B. Braun SE Abb. 13.4

Bauer/Frömming/Führer Pharmazeutische Technologie, 11. Aufl. (Seite 392, 393): Abb. 5.2, Abb. 5.3

Bergner Annina Vorlagen für Abb. 6.1, Abb. 8.1, Abb. 8.2, Abb. 8.3, Abb. 8.4, Abb. 8.5, Abb. 8.6

BODE Chemie GmbH HARTMANN SCIENCE CENTER: Fotos Seite 22

Fahr Voigt Pharmazeutische Technologie, 13. Aufl. (Seite 408): Abb. 9.1

Lennartz Laborprogramm für Apotheken: Abb. 1.12, Abb. 1.13

Neukirchen Apothekenpraxis für PTA, 5. Aufl. (Seite 171): Abb. 1.10

Queckenberg Stellen und Verblistern (Seite 2, 45, 79, 88): Abb. 14.1, Abb. 14.2, Abb. 14.3, Abb. 14.4

Rezepturetiketten Abb. 1.14, Abb. 2.2, Abb. 3.2, Abb. 4.9, Abb. 5.4 , Abb. 6.2, Abb. 7.1, Abb. 8.7, Abb. 9.7, Abb. 10.2, Abb. 11.10, Abb. 12.3: Vorlagen Dr. Annina Bergner und Laborprogramm Dr. Lennartz

Schöffling Arzneiformenlehre, 6. Aufl. (Seite 180): Abb. 5.1

Seidel Kirsten Abb. 4.1, Abb. 4.4, Abb. 4.6, Abb. 4.7 Abb. 7.2, Abb. 7.3, Abb. 12.2: Vorlagen Dr. Kirsten Seidel

Telles/Ulrike Manestar, www.telles.de Geräte- und Rezepturfotos, soweit nicht anderweitig gelistet

Thoma/Daniels Apothekenrezeptur und -defektur, 1. Aufl. inkl. 10. Akt.lfg. (Seite 37, 48, 57): Abb. 4.3, Abb. 4.5, Abb. 4.8

WEPA Apothekenbedarf GmbH & Co KG Abb. 9.2, Abb. 10.1, Abb. 13.1, Abb. 13.2, Abb. 13.3

Sachregister

A

F

G

I

M

T

U

Z

Die Autorinnen

Dr. rer. nat. Annina Bergner

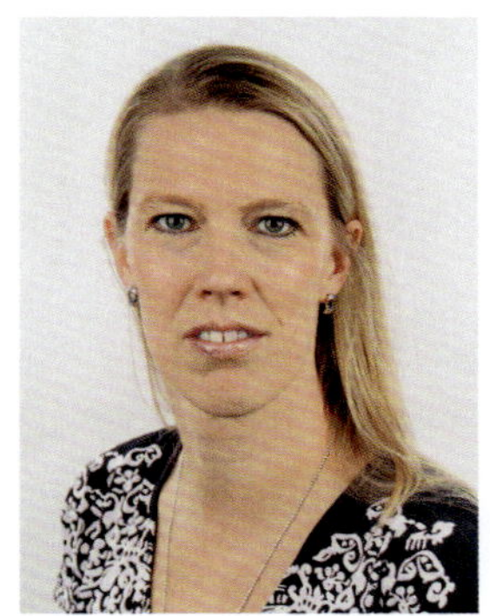

Studium der Pharmazie an der Universität Würzburg und Promotion am dortigen Lehrstuhl für Pharmazeutische Technologie. Langjährige Tätigkeit als Apothekerin an der PTA-Schule in Würzburg und Fachprüferin im Prüfungsausschuss für PTA. Heute freiberufliche Fachjournalistin, unter anderem für die PTAheute und die PTAheute Online-Redaktion. In ihren Beiträgen beschäftigt sie sich vor allem mit der Verbesserung der Qualität der Arzneimittelherstellung in der Apotheke. Referentin zahlreicher Fort- und Weiterbildungen für PTA und Apotheker bei der Bayerischen Landesapothekerkammer. Weiterhin ist sie Autorin des PTAheute-Buchs: „Praxishilfe Rezeptur, Schritt-für-Schritt-Anleitungen für die Apotheke".

Dr. rer. nat. Kirsten Seidel

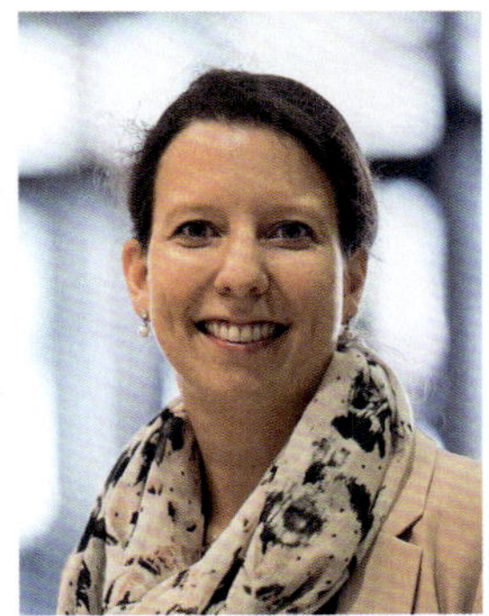

Studium der Pharmazie an der Christian-Albrechts-Universität zu Kiel, Diplom und Promotion (2013) in der Pharmazeutischen Technologie, Schwerpunkt der Arbeiten „emulgierende Systeme". Dozentin in der Pharmazeutischen Technologie der Christian-Albrechts-Universität zu Kiel. Schwerpunkte: Herstellung steriler Arzneimittel, Arzneimittellösungen, rezepturtypische Herstellung, Biopharmazie, Mikrobiologie. Mitarbeit in der Weiter- und Fortbildung von Apothekern und PTA für Rezepturthemen.